心超笔记

第二辑

主 编 杨好意
副主编 张 棣 黎贵华

科学出版社
北京

内 容 简 介

《心超笔记》第二辑继续保持第一辑的创作风格，从整体思路、血流动力学思路和临床思路上，对超声心动图诊断心血管疾病进行思考和总结。全书分为九章，内容分别为基础篇、切面篇、先天性心脏病篇、心脏瓣膜病篇、冠心病篇、川崎病及心包疾病篇、心脏重症篇、临床思路篇和治疗篇。基础篇中重点介绍了超声心动图的规范化检查、标准化测量和条理化报告；切面篇中关于肺动脉瓣短轴切面的章节，首次对肺动脉瓣短轴切面的操作手法和临床应用等方面做了全面系统的阐述；本书重点介绍了超声心动图对先天性心脏病和心脏重症的诊断和鉴别诊断，还有部分罕见的先天性心脏病。全书语言通俗易懂，每章节都设置了导读栏目，先对目前临床现状的误区加以阐述，再由表及里、由浅入深地详述专业知识。

本书适用于超声科医师、心内科医师、心外科医师，以及相关研究人员。

图书在版编目（CIP）数据

心超笔记. 第二辑 / 杨好意主编. -- 北京：科学出版社，2025.4. -- ISBN 978-7-03-080768-7

Ⅰ. R540.4

中国国家版本馆CIP数据核字第2024FW6962号

责任编辑：高玉婷 / 责任校对：张　娟
责任印制：师艳茹 / 封面设计：吴朝洪

版权所有，违者必究。未经本社许可，数字图书馆不得使用

科 学 出 版 社 出版
北京东黄城根北街16号
邮政编码：100717
http://www.sciencep.com

三河市春园印刷有限公司印刷
科学出版社发行　各地新华书店经销

*

2025年4月第　一　版　开本：787×1092　1/16
2025年4月第一次印刷　印张：17
字数：376 000
定价：138.00元
（如有印装质量问题，我社负责调换）

编者名单

主　编　杨好意　华中科技大学同济医学院附属同济医院
副主编　张　棣　广西医科大学第一附属医院
　　　　　黎贵华　广西壮族自治区荣誉军人康复医院
编　者　（按姓氏笔画排序）
　　　　　丁久香　襄阳职业技术学院附属医院
　　　　　王　菁　华中科技大学同济医学院附属同济医院
　　　　　王俊力　武汉大学中南医院
　　　　　孔文娟　广西壮族自治区荣誉军人康复医院
　　　　　石小红　广东省中医院
　　　　　史　倩　中国科学技术大学附属第一医院
　　　　　史玉露　蚌埠市第二人民医院
　　　　　史辉妹　厦门大学附属翔安医院
　　　　　朱慧萍　莆田市肿瘤医院
　　　　　任传江　哈尔滨市双城区人民医院
　　　　　许　婷　黄石市第五人民医院
　　　　　许志辉　抚州市第一人民医院
　　　　　孙　杰　华中科技大学同济医学院附属同济医院
　　　　　李　巧　山东第一医科大学附属省立医院
　　　　　李　阳　蚌埠医科大学第一附属医院
　　　　　李　璇　抚州市第一人民医院
　　　　　李　馨　解放军总医院第六医学中心
　　　　　杨　敏　池州市人民医院
　　　　　杨　鸿　上海交通大学医学院苏州九龙医院
　　　　　杨　霞　深圳市妇幼保健院
　　　　　余　芬　武汉市中心医院
　　　　　余　锴　武汉市东西湖区人民医院
　　　　　沈　虎　昭通仁安医院

宋家琳　海军军医大学第二附属医院
张　芸　武汉市硚口区妇幼保健院
张　侠　信阳市中医院
陈君耀　海南省肿瘤医院
易惠明　华中科技大学同济医学院附属同济医院
罗德清　武汉康健妇婴医院
侯晴沙　云南省第一人民医院
袁海霞　上海中医药大学附属普陀医院
夏洪波　荆州市第二人民医院
凌小燕　成都市郫都区中医医院
高玉芳　蚌埠市第三人民医院
梅　芳　武汉市第一医院
彭　玲　湖北省沙洋监狱管理局总医院
程　静　中山市坦洲人民医院
董　静　南京医科大学附属南京医院
詹　波　信阳市第四人民医院
潘玉娥　神农架林区人民医院

序

竹密不妨流水过，山高岂碍白云飞

己亥年末，庚子年初，一场突如其来的疫情打破了往日的平静，江城告急，生活的节奏忽然慢了下来，空荡的街道，紧闭的家门，城市像被按下了暂停键。疫情牵动着每个人的心，山水迢迢，跨越时空，远隔重洋，难忘风雨同舟的坚定与陪伴。我和杨好意教授隔洋对话，互致问候，牵念之情油然。短暂的聊天之中分享了好意教授的成功和喜悦，尤其令我感动的是他在大疫跌宕之际仍可潜心埋头于《心超笔记》（第二辑）的编撰实属不易。

桃李春风一杯酒，江湖夜雨十年灯。《心超笔记》（第一辑）自2017年秋问世以来至今已七载春秋。很荣幸有机会了解到《心超笔记》（第二辑）的内容安排，感觉到所涉内容十分丰富、精彩。作者立意新颖独特，值得期待。值此好意教授主编的《心超笔记》（第二辑）即将面世，平台发展跃上新台阶之际，将"竹密不妨流水过，山高岂碍白云飞"这句禅诗与好意教授共勉，期望他一如既往，砥砺前行，笃行致远。人世间的波诡云谲焉能束缚人一生的翅膀，对一个有人生目标、生活信念和生命尊严的人来说，面对坎坷永远是挡不住的流水潺潺、白云悠悠。密林高峰恰似纷繁芜杂的世间万法，无形之水、不定之云犹如生命的清净自性，心境恬淡如水安之若素。记得好意教授己亥中秋曾言："一方庭院深幽处，半卷闲书一壶茶……浮华不堪烟花剪，唯有清欢半盏茶。"

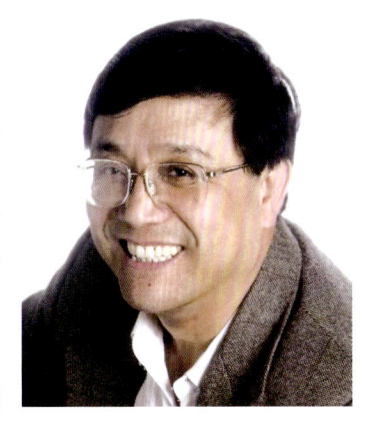

愿山河无恙，你我安康！

首都医科大学附属北京安贞医院
海峡两岸医药卫生交流协会超声医学分会创会主任委员、终身名誉主任委员

初稿于庚子七月　悉尼
修订于甲辰九月教师节　北京

前 言

《心超笔记》(第一辑)自2017年秋问世以来至今已七载春秋,经历了最初出版时"妆罢低声问夫婿,画眉深浅入时无"所刻画的新嫁娘般的忐忑不安,度过了3年疫情跌宕的沉寂时刻,而今,收获了如愿的幸福和喜悦。科学出版社编辑告诉我,在社临床医学类图书中,《心超笔记》(第一辑)总印次、总印数和产值三项主要指标居排行榜前列。

2020年,一场突如其来的疫情撕破了岁月静好的画卷,三年艰苦卓绝的抗疫之路在时代洪流中留下了浓重的一笔,每个人的生活都受到一定程度的冲击,在人生和命运的跌宕起伏中让人五味杂陈,百感交集。然而,没有一个冬天不可逾越,也没有一个春天不会来临,每一朵花都有自己的春天。应广大读者的迫切需求和热切期盼,本着不忘初心、砥砺前行的坚定信念,克服重重困难,经过不懈努力,终于编撰完成《心超笔记》(第二辑),并即将出版。

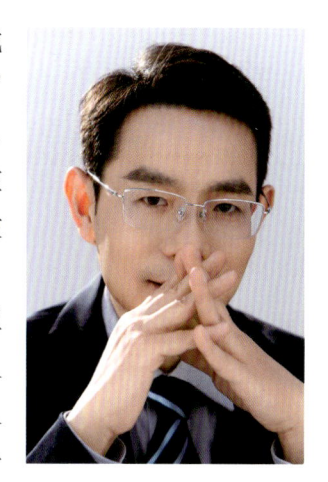

没有晦涩难懂的生硬理论,只有实用、递进而精到的图文。没有华丽的辞藻,也无累牍的长篇,用理性和感性兼容的独特文字,对超声心动图诊断心血管疾病进行思考和总结。心是强大的,也是复杂的。培养一流的学科,任重而道远,作为一名超声医师,我愿以心为镜,读出这个世界的简单与复杂,带领热爱超声专业之人,登山临水,寻幽探胜,漫步书山大路,而无跋涉长途之苦;泛舟浩瀚书海,而有收获丰盈之乐。

《心超笔记》(第二辑)继续保持第一辑的创作风格,从整体思路、血流动力学思路和临床思路上,对超声心动图诊断心血管疾病进行思考和总结。全书分为九章,内容分别为基础篇、切面篇、先天性心脏病篇、心脏瓣膜病篇、冠心病篇、川崎病及心包疾病篇、心脏重症篇、临床思路篇和治疗篇。基础篇中关于超声心动图规范化检查、标准化测量和条理化报告的章节,是作者的心得之作,在微信公众号——好意心超平台(Echo-yhy)上深受读者喜爱;切面篇中关于肺动脉瓣短轴切面的章节,首次对肺动脉瓣短轴切面的操作手法和临床应用等进行了全面系统的阐述;本书重点介绍了超声心动图对先天性心脏病和心脏重症的诊断和鉴别诊断,其中部分罕见的先天性心脏病在其他超声心动图图书中尚未见描述。

不积跬步,无以至千里;不积小流,无以成江海。在此,衷心感谢前行路上给予《心超笔记》支持、帮助和鼓励的读者朋友们,你们的支持和鼓励如同涓涓细流,给予我们不断前行的动力!

本书编写过程中，得到了恩师首都医科大学附属北京安贞医院李治安教授的亲切关心和支持，高山仰止，景行行止，恩师的高尚品格和学术风范将激励学生在心脏超声道路上继续前行！全体参编人员付出了艰辛的劳动，经过科学出版社编辑老师们的精心雕琢，本书得以面世，谨对他们的勤奋工作致以衷心的谢意！限于编写者的水平，若有疏漏之处，祈望读者不吝赐教，以便在今后的工作中予以借鉴。

愿春早来，花枝春满，山河无恙，人间皆安。

华中科技大学同济医学院附属同济医院

好意心超平台创办人

杨好意

甲辰十月国庆节　武汉

目 录

第一章　基础篇

第一节　心超检查中如何获取高质量的二维图像 ⋯⋯⋯⋯⋯⋯⋯⋯⋯⋯⋯⋯⋯⋯⋯⋯　2
　一、增益、动态范围、抑制及深度补偿 ⋯⋯⋯⋯⋯⋯⋯⋯⋯⋯⋯⋯⋯⋯⋯⋯⋯⋯　2
　二、发射频率与分辨力、穿透力 ⋯⋯⋯⋯⋯⋯⋯⋯⋯⋯⋯⋯⋯⋯⋯⋯⋯⋯⋯⋯⋯　3
　三、聚焦与自动优化 ⋯⋯⋯⋯⋯⋯⋯⋯⋯⋯⋯⋯⋯⋯⋯⋯⋯⋯⋯⋯⋯⋯⋯⋯⋯　3
　四、谐波成像技术 ⋯⋯⋯⋯⋯⋯⋯⋯⋯⋯⋯⋯⋯⋯⋯⋯⋯⋯⋯⋯⋯⋯⋯⋯⋯⋯　4
　五、扫描宽度与深度 ⋯⋯⋯⋯⋯⋯⋯⋯⋯⋯⋯⋯⋯⋯⋯⋯⋯⋯⋯⋯⋯⋯⋯⋯⋯　4
　六、帧频 ⋯⋯⋯⋯⋯⋯⋯⋯⋯⋯⋯⋯⋯⋯⋯⋯⋯⋯⋯⋯⋯⋯⋯⋯⋯⋯⋯⋯⋯⋯　5
第二节　多普勒的观察分析与仪器调节 ⋯⋯⋯⋯⋯⋯⋯⋯⋯⋯⋯⋯⋯⋯⋯⋯⋯⋯⋯　6
　一、彩色多普勒的观察分析 ⋯⋯⋯⋯⋯⋯⋯⋯⋯⋯⋯⋯⋯⋯⋯⋯⋯⋯⋯⋯⋯⋯　7
　二、频谱多普勒的观察分析 ⋯⋯⋯⋯⋯⋯⋯⋯⋯⋯⋯⋯⋯⋯⋯⋯⋯⋯⋯⋯⋯⋯　8
　三、多普勒超声的仪器调节 ⋯⋯⋯⋯⋯⋯⋯⋯⋯⋯⋯⋯⋯⋯⋯⋯⋯⋯⋯⋯⋯⋯　10
第三节　超声心动图解读心动周期及其临床意义 ⋯⋯⋯⋯⋯⋯⋯⋯⋯⋯⋯⋯⋯⋯⋯　13
　一、超声心动图解读心动周期 ⋯⋯⋯⋯⋯⋯⋯⋯⋯⋯⋯⋯⋯⋯⋯⋯⋯⋯⋯⋯⋯　14
　二、超声心动图解读心动周期的临床意义 ⋯⋯⋯⋯⋯⋯⋯⋯⋯⋯⋯⋯⋯⋯⋯⋯　16
第四节　超声心动图规范化检查及测量的细节问题 ⋯⋯⋯⋯⋯⋯⋯⋯⋯⋯⋯⋯⋯⋯　17
　一、规范化检查 ⋯⋯⋯⋯⋯⋯⋯⋯⋯⋯⋯⋯⋯⋯⋯⋯⋯⋯⋯⋯⋯⋯⋯⋯⋯⋯⋯　18
　二、标准化测量 ⋯⋯⋯⋯⋯⋯⋯⋯⋯⋯⋯⋯⋯⋯⋯⋯⋯⋯⋯⋯⋯⋯⋯⋯⋯⋯⋯　19
　三、条理化报告 ⋯⋯⋯⋯⋯⋯⋯⋯⋯⋯⋯⋯⋯⋯⋯⋯⋯⋯⋯⋯⋯⋯⋯⋯⋯⋯⋯　24

第二章　切面篇

第一节　超声诊断先天性肺动脉瓣畸形的"杀手锏"——肺动脉瓣短轴切面 ⋯⋯⋯⋯　26
　一、先天性肺动脉瓣畸形 ⋯⋯⋯⋯⋯⋯⋯⋯⋯⋯⋯⋯⋯⋯⋯⋯⋯⋯⋯⋯⋯⋯⋯　27
　二、肺动脉瓣短轴切面 ⋯⋯⋯⋯⋯⋯⋯⋯⋯⋯⋯⋯⋯⋯⋯⋯⋯⋯⋯⋯⋯⋯⋯⋯　27
第二节　超声诊断房室间隔缺损分型的重要切面——室间隔矢状切面 ⋯⋯⋯⋯⋯⋯　30
　一、房室间隔缺损的分型 ⋯⋯⋯⋯⋯⋯⋯⋯⋯⋯⋯⋯⋯⋯⋯⋯⋯⋯⋯⋯⋯⋯⋯　32
　二、室间隔矢状切面 ⋯⋯⋯⋯⋯⋯⋯⋯⋯⋯⋯⋯⋯⋯⋯⋯⋯⋯⋯⋯⋯⋯⋯⋯⋯　32

第三章　先天性心脏病篇

第一节　经胸多切面诊断下腔静脉型房间隔缺损	38
一、剑突下双心房切面	39
二、胸骨旁心底短轴切面	39
三、心尖四腔心下切面	40
第二节　条条大路通罗马——左位上腔静脉	41
一、左位上腔静脉引流入右心房	44
二、左位上腔静脉引流入左心房	49
第三节　不一样的"移花接木"——肺静脉异位引流	50
一、正常肺静脉的超声显示	52
二、完全性肺静脉异位引流	54
三、部分性肺静脉异位引流	58
第四节　"窃血风云"——左冠状动脉异常起源于肺动脉	62
一、正常冠状动脉起源的超声检查	64
二、婴儿型左冠状动脉异常起源于肺动脉	65
三、成人型左冠状动脉异常起源于肺动脉	65
第五节　先天性心脏病诊断的"福尔摩斯"——右心声学造影	68
一、右心声学造影的方法	69
二、右心声学造影的适应证和禁忌证	70
三、右心声学造影的临床应用	70
第六节　"愚公移山"之十字交叉心	74
一、十字交叉心的超声检查技巧	76
二、十字交叉心的常见合并畸形	76
第七节　心内多出的房间——心室双腔心	79
一、双腔右心室	80
二、双腔左心室	82
第八节　心内膜垫发育异常——房室间隔缺损	84
一、部分型房室间隔缺损	86
二、过渡型房室间隔缺损	91
三、完全型房室间隔缺损	92
第九节　左侧三房心与完全性肺静脉异位引流	94
一、左侧三房心	95
二、完全性肺静脉异位引流	96

第十节 《三十六计》之"暗度陈仓"——主动脉-左（心）室隧道 ……… 99
一、病理解剖及临床 ……… 100
二、超声诊断思路 ……… 101

第十一节 先天性心脏病中独特的"Fallot 家族" ……… 103
一、法洛三联症 ……… 104
二、法洛四联症 ……… 106
三、法洛五联症 ……… 108

第十二节 心内"华容道"——左心室出口及主动脉狭窄 ……… 109
一、主动脉瓣下狭窄 ……… 110
二、主动脉瓣狭窄 ……… 112
三、主动脉瓣上狭窄 ……… 116
四、主动脉缩窄 ……… 117
五、降主动脉远端缩窄 ……… 119

第十三节 严重的发绀型先天性心脏病——单心室 ……… 119
一、单心室的病理解剖及分型 ……… 120
二、单心室的超声诊断 ……… 121

第十四节 右（心）室双出口的新分型 ……… 124
一、经典分型 ……… 125
二、新分型 ……… 125
三、超声心动图诊断 ……… 126

第十五节 《三十六计》之"声东击西"——肺动脉吊带 ……… 128
一、病理解剖及临床 ……… 128
二、超声诊断思路 ……… 129

第十六节 《三十六计》之"瞒天过海"——肺动脉异常起源于升主动脉 ……… 131
一、病理解剖及分型 ……… 132
二、血流动力学及临床特点 ……… 132
三、超声诊断思路 ……… 133

第十七节 复杂先天性心脏病的手术治疗与术后超声评估 ……… 135
一、Glenn 手术 ……… 137
二、Fontan 手术 ……… 139
三、Rastelli 手术 ……… 143
四、Switch 手术 ……… 145
五、Senning 手术 ……… 146
六、Blalock-Taussig 分流术（B-T 分流术） ……… 147

第四章　心脏瓣膜病篇

第一节　心脏瓣膜病的超声评估要点 …………………………………………… 149
　　一、4 组瓣膜和心超切面 ………………………………………………………… 150
　　二、病因诊断 ……………………………………………………………………… 151
　　三、瓣膜狭窄和关闭不全程度的判断 …………………………………………… 153
　　四、绝对性或相对性瓣膜关闭不全的评估 ……………………………………… 155
　　五、治疗决策 ……………………………………………………………………… 156
第二节　人工瓣膜的基本超声评估 ……………………………………………… 156
　　一、人工瓣膜的类型 ……………………………………………………………… 158
　　二、正常人工瓣膜的超声评估 …………………………………………………… 158
　　三、人工瓣膜并发症的超声诊断 ………………………………………………… 162

第五章　冠心病篇

第一节　室壁运动异常的定位诊断 ……………………………………………… 167
　　一、左（心）室壁心肌节段划分及超声定位 …………………………………… 167
　　二、心肌节段冠状动脉血供 ……………………………………………………… 171
　　三、室壁运动的观察分析 ………………………………………………………… 171
第二节　冠心病超声诊断三步法 ………………………………………………… 172
　　一、熟练掌握标准室壁节段划分法，结合使用 3 个短轴切面和 3 个长轴切面，
　　　　判断有无节段性室壁运动异常 ……………………………………………… 173
　　二、观察分析心脏基本形态结构及功能改变，并诊断有无心肌梗死主要并发症 … 173
　　三、重视使用负荷超声心动图和心肌定量技术，判断缺血心肌或存活心肌 …… 174
第三节　心肌梗死严重并发症 …………………………………………………… 175
　　一、室壁瘤 ………………………………………………………………………… 176
　　二、室间隔穿孔 …………………………………………………………………… 178
　　三、乳头肌功能不全或断裂 ……………………………………………………… 178
　　四、左心室附壁血栓 ……………………………………………………………… 179

第六章　川崎病及心包疾病篇

第一节　不问前世，只求今生——川崎病的心超情缘 ………………………… 182
　　一、病理与临床 …………………………………………………………………… 182
　　二、超声心动图检查 ……………………………………………………………… 183
　　三、预后与随访 …………………………………………………………………… 186

第二节　缩窄性心包炎与限制型心肌病 186
　　一、缩窄性心包炎 187
　　二、限制型心肌病 189

第七章　心脏重症篇

第一节　超声心动图在心脏重症中的应用 192
　　一、心脏压塞 193
　　二、感染性心内膜炎 193
　　三、主动脉瘤 195
　　四、主动脉窦瘤破裂 196
　　五、胸痛类心脏重症 197
第二节　动脉夹层，无处不在 197
　　一、主动脉夹层 198
　　二、肺动脉夹层 200
　　三、冠状动脉夹层 200
　　四、其他主动脉分支夹层 202
第三节　血管中的"定时炸弹"——主动脉夹层 202
　　一、主动脉夹层的经典分型与细化分型 204
　　二、主动脉夹层的影像学检查 205
　　三、超声心动图 207
　　四、治疗 210
第四节　"隐形杀手"——主动脉瘤 211
　　一、病因与发病机制 212
　　二、超声心动图 213
　　三、治疗 215
第五节　"山雨欲来风满楼"——主动脉窦瘤 216
　　一、病因病理及血流动力学 217
　　二、超声心动图 218
　　三、治疗 220
第六节　风平浪静下的暗流汹涌——感染性心内膜炎 222
　　一、病理生理及发病机制 222
　　二、超声心动图 223
　　三、治疗 226

第八章　临床思路篇

第一节　呼吸困难与心脏疾病 ... 228
- 一、左心衰竭 ... 228
- 二、二尖瓣狭窄 ... 229
- 三、急性肺水肿 ... 230

第二节　发热与心脏疾病 ... 231
- 一、川崎病 ... 232
- 二、感染性心内膜炎 ... 232
- 三、病毒性心肌炎 ... 233

第三节　升主动脉增宽的心超思考 ... 234
- 一、高血压 ... 234
- 二、升主动脉夹层 ... 234
- 三、升主动脉瘤 ... 234
- 四、马方综合征 ... 235
- 五、梅毒 ... 235

第四节　心肌肥厚的心超思考 ... 235
- 一、高血压心脏病 ... 236
- 二、心肌病 ... 236
- 三、左心室出口及主动脉狭窄 ... 238

第九章　治疗篇

第一节　经胸超声心动图的有益补充——经食管超声心动图 ... 241
- 一、检查前准备 ... 242
- 二、适应证与禁忌证 ... 242
- 三、操作方法 ... 242
- 四、常用切面 ... 243
- 五、临床应用 ... 244

第二节　经食管超声心动图在左心耳封堵术中的应用 ... 248
- 一、左心耳封堵术适应证 ... 249
- 二、经食管超声心动图与左心耳封堵术 ... 249

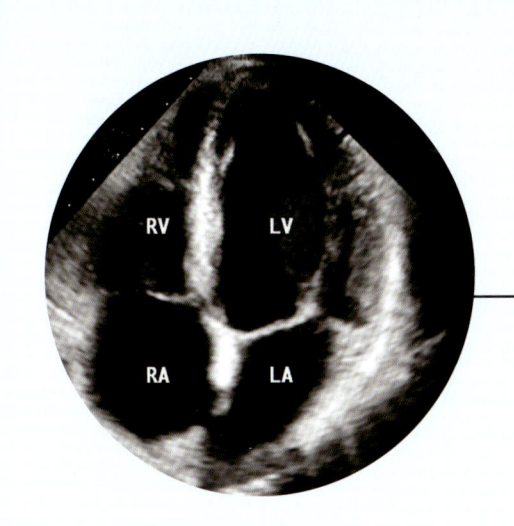

第一章
基础篇

第一节　心超检查中如何获取高质量的二维图像

▶ **视频目录**

视频 1-1-1　　探头发射频率 1.7MHz，接收频率 3.3MHz
视频 1-1-2　　其他条件不变，探头发射频率 2.3MHz，接收频率 4.6MHz
视频 1-1-4　　基波成像，扫描宽度 75°，扫描深度 14cm，探头发射频率 2.0MHz
视频 1-1-5　　二次谐波成像，其他条件不变，探头发射频率 1.7MHz，接收频率 3.3MHz
视频 1-1-9　　探头发射频率 1.7MHz，扫描深度 15cm，扫描宽度 90°，帧频 48.7
视频 1-1-10　 探头发射频率 1.7MHz，扫描深度 15cm，扫描宽度 60°，帧频 68.7
视频 1-1-11　 探头发射频率 1.7MHz，扫描宽度 80°，扫描深度 20cm，帧频 51.9
视频 1-1-12　 探头发射频率 1.7MHz，扫描宽度 80°，扫描深度 15cm，帧频 53.9

> **导　读**
>
> 　　尽管影响心脏超声（简称心超）检查质量的因素有很多，但如何通过调节仪器获取高质量的二维图像仍然是准确诊断心血管疾病的必要前提和重要基础。

　　心超诊断仪器的不断升级换代，心血管超声新技术的持续更新完善，为提高心超检查的质量提供了有利条件，心超在心血管疾病的临床应用方面发挥着越来越重要的作用。

　　尽管多种因素影响心超检查的质量，如受检者的客观身体条件、超声波的吸收、衰减、伪像，检查者的超声波物理学理论基础、心脏解剖结构和病理生理学知识、空间思维方式、临床技能水平、操作技巧等，但如何通过调节仪器获取高质量的二维图像仍然是准确诊断心血管疾病的必要前提和重要基础。

　　为获取高质量的二维图像，操作者应熟知超声仪器参数的设置与调节。常用的参数包括增益、动态范围、抑制、深度补偿、发射频率、聚焦与自动优化、谐波、扫描宽度与深度、帧频等。

一、增益、动态范围、抑制及深度补偿

　　基本的仪器调节是指灵敏度的调节，包括增益、灰阶的动态范围、抑制及深度补偿等。增益调节的目标是使二维图像明暗适度；灰阶的动态范围越大，组织结构的层次越丰富，能分辨的组织结构越精细，目标是将心肌的结构清晰显示；抑制的调节是避免心内膜、瓣膜及大动脉壁的边界回声过度增强；深度补偿的调节目标是补偿远场声波衰减带来的反射减弱，使心脏近场和远场的反射强度均匀一致。

二、发射频率与分辨力、穿透力

分辨力与穿透力是矛盾的对立统一体，探头发射频率越高，分辨力越高，但穿透力越差；反之，探头发射频率越低，分辨力越低，但穿透力越好。根据公式 $\lambda=c/f$，声速（c）是常数，波长（λ）与探头的发射频率（f）成反比，而探头的最高分辨力是 $1/2\lambda$，即发射频率越高，波长越短，分辨力越高，但声波在组织中的衰减增加，穿透力减低。因此，选择探头发射频率时，应兼顾分辨力和穿透力。对于成人，应选用较低的发射频率，以提高穿透力；对于儿童，应选用较高的发射频率，以提高分辨力。心超检查时，成人的探头发射频率范围一般选用 1.5～4MHz，儿童选用 3～8MHz（图 1-1-1～图 1-1-3）。

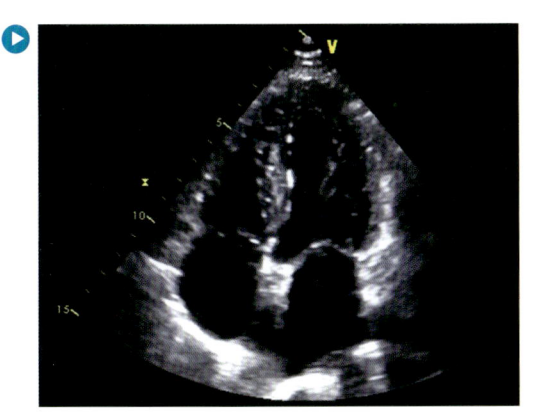

图 1-1-1 探头发射频率 1.7MHz，接收频率 3.3MHz（视频截图）

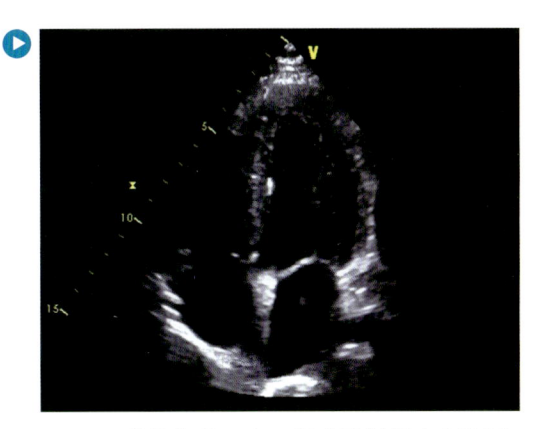

图 1-1-2 其他条件不变，探头发射频率 2.3MHz，接收频率 4.6MHz（视频截图）

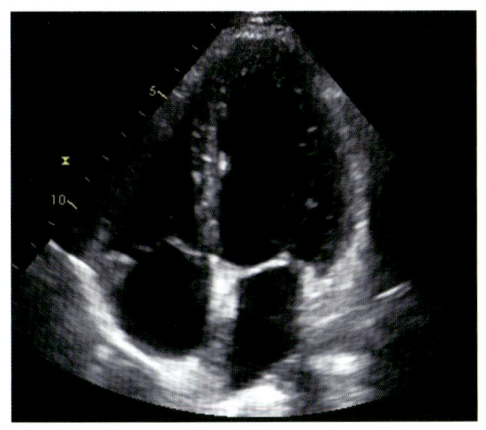

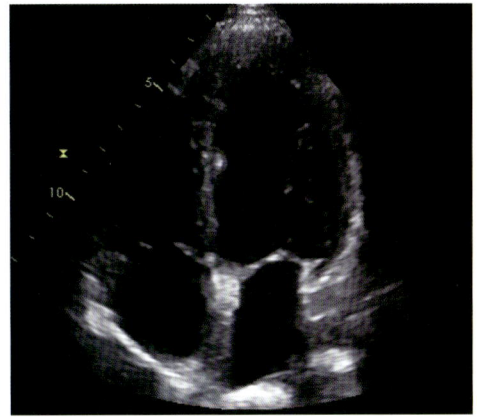

图 1-1-3 其他条件不变，当探头频率由 1.7/3.3MHz（左）转换为 2.3/4.6MHz（右）时，图像边界略显清晰，但深部略衰减

三、聚焦与自动优化

聚焦的目标是调整超声波的形状和宽度，以提高感兴趣区域的横向分辨力。一般采用单个焦点，必要时可使用多个焦点，但降低了帧频和时间分辨力。有些仪器设备具有动态空间聚焦技术，可以提高整个声场的分辨力。

自动优化技术可根据图像数据自动改变灰阶，以提高图像的对比分辨力。

四、谐波成像技术

超声波在组织中传播时波形发生畸变,产生较丰富的谐波成分,即非线性传播。接收频率是发射频率 2 倍的超声成像技术称为二次谐波成像(second harmonic imaging)。

心肌组织中含有丰富的散射体,超声波在心肌组织中传播时可产生丰富的谐波信号,利用其中的二次谐波进行成像,称为自然组织谐波成像。组织谐波成像时,探头发射频率较低,提高了穿透力,而接收频率较高,提高了图像信噪比,增加了图像清晰度。声学造影剂具有更强的非线性信号,产生更丰富的谐波成分,造影剂谐波成像即是利用声学造影剂的这种声学特征,显著提高了二维图像质量(图 1-1-4 ~ 图 1-1-6)。

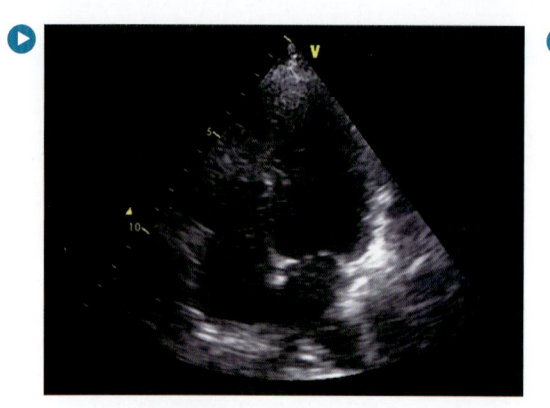

图 1-1-4 基波成像,扫描宽度 75°,扫描深度 14cm,探头发射频率 2.0MHz(视频截图)

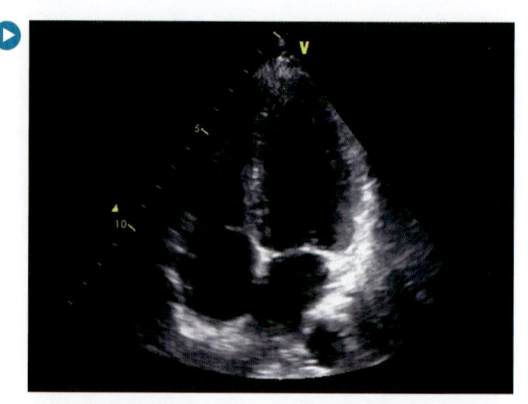

图 1-1-5 二次谐波成像,其他条件不变,探头发射频率 1.7MHz,接收频率 3.3MHz(视频截图)

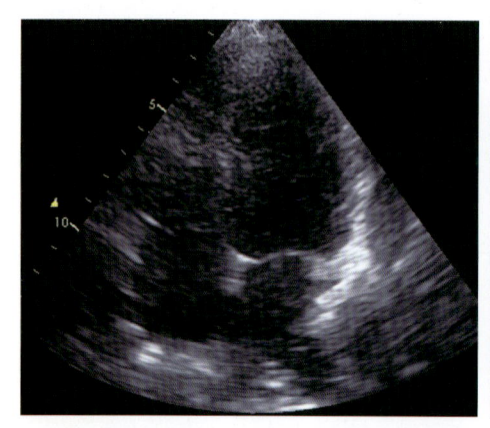

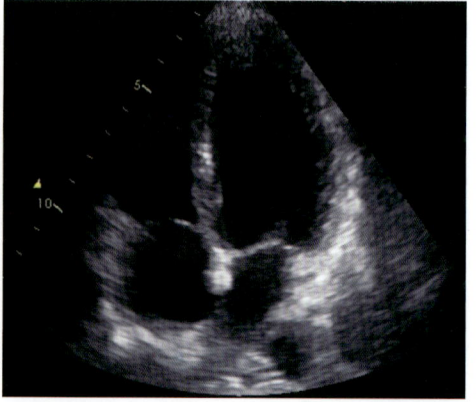

图 1-1-6 其他条件不变,当探头频率由基波成像的 2.0MHz(左)转换成二次谐波成像的 1.7/3.3MHz(右)时,成像质量显著提高

五、扫描宽度与深度

扫描宽度(width)与深度(depth)调节的目标是显示心脏全貌。扫描深度越大,图像越小;扫描深度越小,图像失真,且容易漏诊心脏深部的病变。如扫描宽度与深度过大,则帧频减低,降低了图像的时间分辨力。扫描宽度一般选用 80°,对于心脏增大的患者,应适度增加扫描宽度(图 1-1-7)。成人的扫描深度一般选用 15 ~ 16cm,儿童一般选用 10cm 左右(图 1-1-8)。

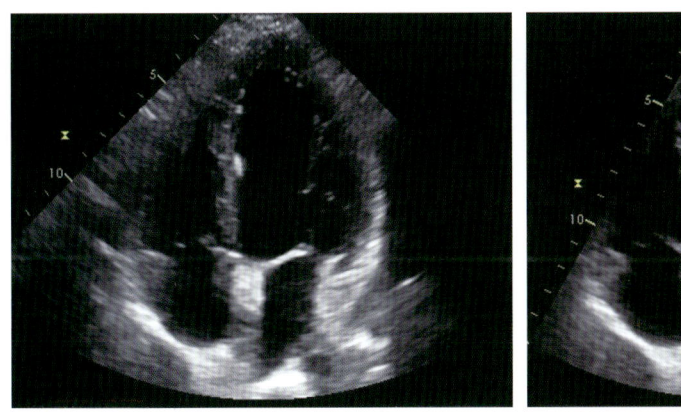

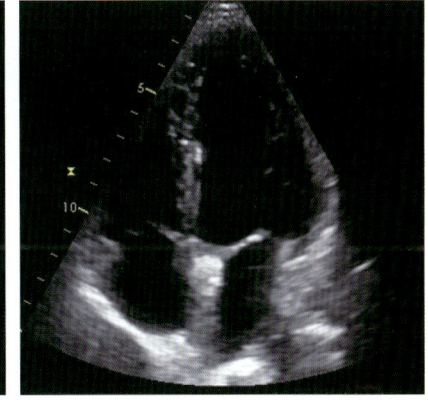

图 1-1-7　扫描宽度为 90°，过宽（左）；其他条件一致，扫描宽度为 60°，过窄（右）

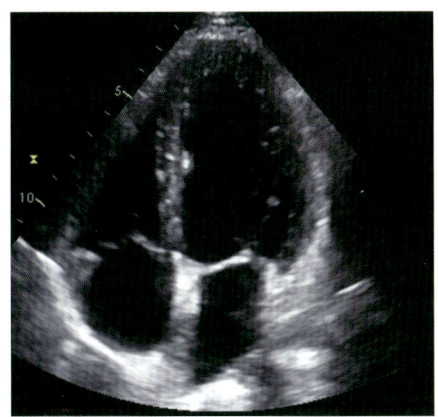

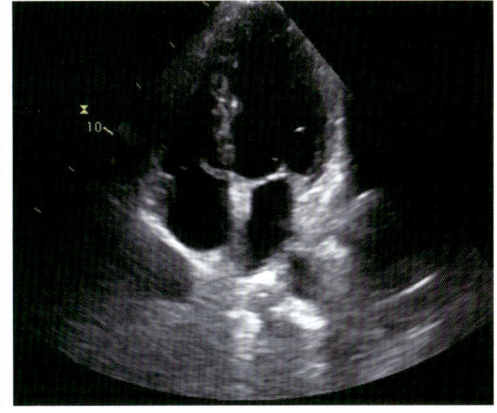

图 1-1-8　扫描深度为 15cm，适中（左）；其他条件一致，扫描深度为 20cm，过深（右）

六、帧频

帧频（frame rate）的调节对心脏的探查十分重要，由于心脏是一个活动的器官，应尽可能提高帧频以获得更高的时间分辨力。可通过以下方法提高帧频：①降低扫描宽度与深度（图 1-1-9～图 1-1-12）；②减少聚焦点数目；③减少扫描线数。

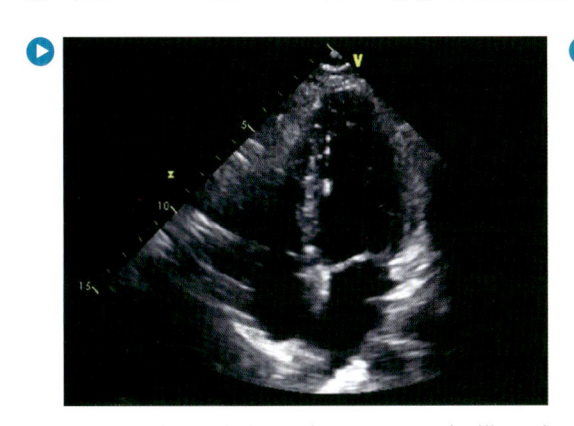

图 1-1-9　探头发射频率 1.7MHz，扫描深度 15cm，扫描宽度 90°，帧频 48.7（视频截图）

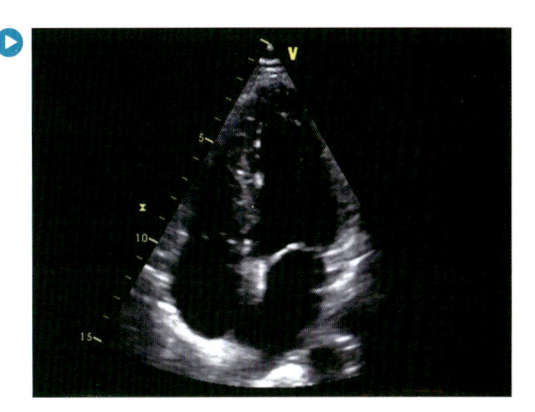

图 1-1-10　探头发射频率 1.7MHz，扫描深度 15cm，扫描宽度 60°，帧频 68.7（视频截图）

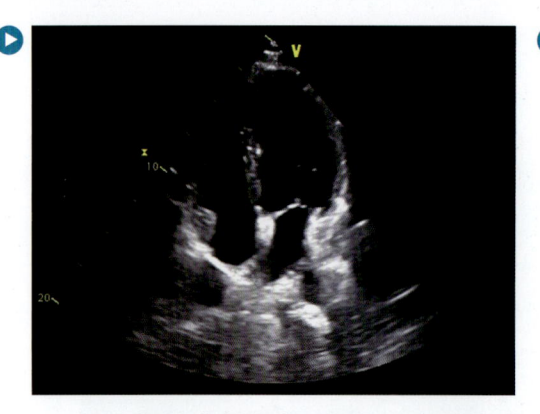

图 1-1-11　探头发射频率 1.7MHz，扫描宽度 80°，扫描深度 20cm，帧频 51.9（视频截图）

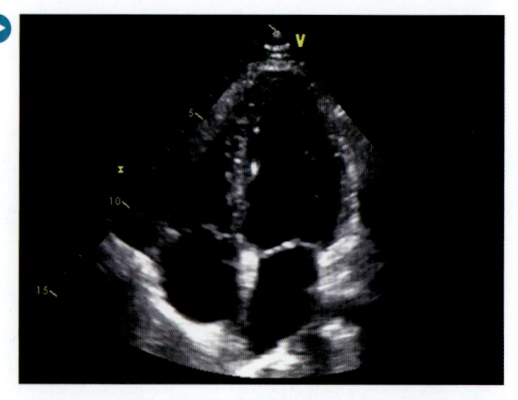

图 1-1-12　探头发射频率 1.7MHz，扫描宽度 80°，扫描深度 15cm，帧频 53.9（视频截图）

小　结

　　心超检查中，为获取高质量的二维图像，操作者应熟知超声仪器参数的设置与调节。根据受检者的个体情况，重视对仪器各种参数的调节，合理使用超声成像技术，是心超医师进阶路上的必修课。

第二节　多普勒的观察分析与仪器调节

▶ 视频目录

　　视频 1-2-1　心房水平左向右分流及三尖瓣口的反流

　　视频 1-2-2　正常情况下，在心尖四腔心切面，舒张期二尖瓣口血流显示为红色，收缩期左（心）室流出道血流显示为蓝色，两者交替出现

　　视频 1-2-3　肺动脉瓣狭窄时，瓣口血流颜色明亮，呈五彩镶嵌色

　　视频 1-2-9　彩色增益过小

　　视频 1-2-10　彩色增益过大

　　视频 1-2-12　取样深度为 13cm 时，速度标尺最大可调至 90cm/s，帧频 23.5

　　视频 1-2-13　取样深度为 20cm 时，速度标尺最大只能调至 80cm/s，取样框大小不变，帧频降至 21.0

　　视频 1-2-14　速度标尺为 81cm/s 时显示的血流

　　视频 1-2-15　速度标尺调至 44cm/s 时，显示的彩色血流束面积增大，并出现彩色混叠

　　视频 1-2-17　彩色取样框过小

　　视频 1-2-18　彩色取样框过大，帧频减低

导读

二维超声心动图、彩色多普勒及频谱多普勒超声心动图是最常用也是最重要的超声心动图技术，通过调节仪器获取高质量的二维图像是准确诊断心血管疾病的必要前提和重要基础，而多普勒的观察分析与仪器调节则是提高心超检查质量的必要补充，用于对血流动力学进行定性、定量分析，在心血管疾病的诊断和鉴别诊断中具有重要作用。

1842年，奥地利数学家和物理学家克里斯蒂安·安德烈亚斯·多普勒首先发现由于声源和接收器之间的相对运动而引起声波频率发生改变的现象，提出了多普勒效应（Doppler effect）。一个多世纪过去了，经过科学家的艰苦探索和不懈努力，多普勒效应在卫星定位、移动通信、气象探测、医学诊断等许多领域得到了广泛的应用。

1955年，日本学者里村茂夫将多普勒效应应用于心脏检查，开启了超声心动图临床应用的新篇章。

多普勒超声成像技术主要包括脉冲多普勒、连续多普勒和彩色多普勒，用于检测心血管系统内血流的方向、速度、性质、时相、途径等，为心血管疾病的诊断提供了丰富的血流动力学信息，被誉为"非创伤性心血管造影"。随着超声心动图不断发展，多普勒超声成像技术越来越受到临床的肯定和重视。

一、彩色多普勒的观察分析

彩色多普勒血流成像技术将彩色血流信息重叠显示在二维图像上，从而实现了解剖结构和血流状态相互结合的实时显示，其采用彩色编码技术以色彩显示血流方向、速度、性质、时相和途径等血流动力学信息，显示方式直观明了，操作方便，对血流的空间定位能力强，在诊断分流与反流性心血管疾病方面得到了广泛的临床应用。

1. **血流部位** 彩色多普勒通过观察分析异常血流的部位、起源和途径对分流、反流和射流相关的心血管疾病进行诊断，如心房水平、心室水平及大动脉水平的分流，二尖瓣、三尖瓣、主动脉瓣及肺动脉瓣的反流或射流等（图1-2-1）。

2. **血流方向** 通常采用正红负蓝的彩色编码方式，即朝向探头的血流显示为红色，背离探头的血流显示为蓝色（图1-2-2）。

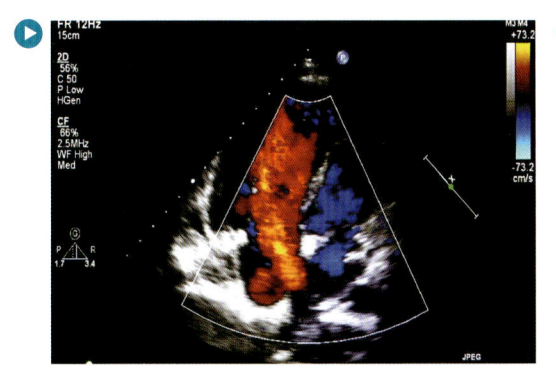

图1-2-1 心房水平左向右分流及三尖瓣口的反流（视频截图）

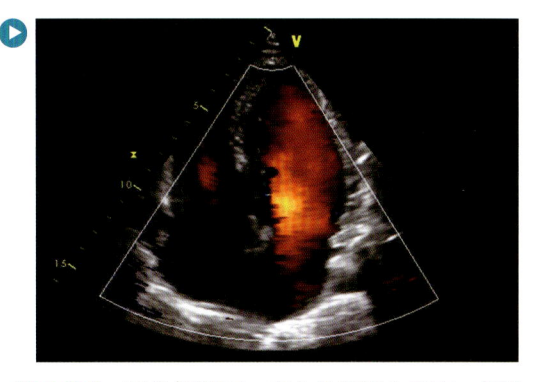

图1-2-2 正常情况下，在心尖四腔心切面，舒张期二尖瓣口血流显示为红色，收缩期左（心）室流出道血流显示为蓝色，两者交替出现（视频截图）

3. 血流速度　彩色多普勒以血流颜色的亮度反映血流速度的高低，颜色越亮，速度越高（图1-2-3）。

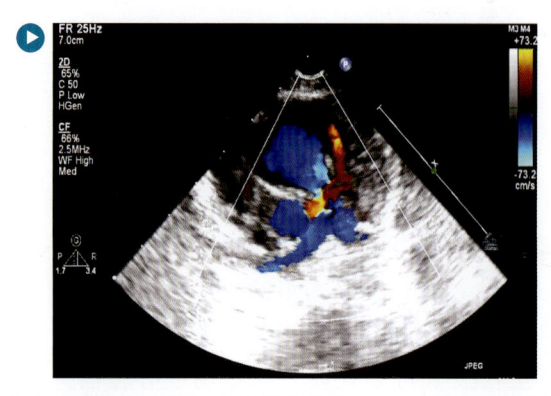

图1-2-3　肺动脉瓣狭窄时，瓣口血流颜色明亮，呈五彩镶嵌的颜色（视频截图）

4. 血流性质　层流状态时，血流速度与方向均匀一致，彩色多普勒显示为红色或蓝色的单一颜色。正常心血管系统中的血流运动多属于层流；湍流状态时，血流速度高低不等，甚至伴有血流方向杂乱无章，彩色多普勒显示为五彩镶嵌的颜色。室间隔缺损的分流、狭窄瓣膜口的射流等多属于湍流（图1-2-4）。

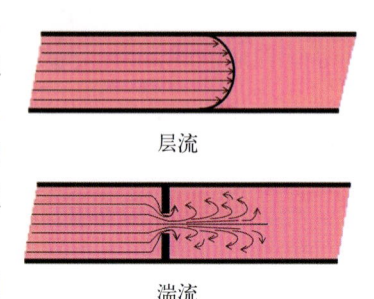

图1-2-4　层流与湍流示意图

5. 血流时相　彩色多普勒通过瓣膜活动、血流方向、同步连接心电图、联合运用M型超声心动图等方法判断血流的时相，从而对心血管疾病进行诊断和鉴别诊断，如室间隔缺损的分流处于收缩期，而右冠窦瘤破入右心室收缩期和舒张期均有分流。

二、频谱多普勒的观察分析

频谱多普勒技术显示一维方向上的血流信息，以频谱显示的方式观察分析血流部位、血流方向、血流速度、血流性质、血流时相等，可对血流动力学进行定量分析。

1. **血流部位**　脉冲波频谱多普勒（PW）的换能器采用单晶片技术，探头发射一组脉冲波后，经过一段时间延迟，再接收来自不同深度取样容积的反射回声信号，因此具有较高的距离分辨力，用于对血流部位进行定位检测，即 $R=c\times T/2$，R 为距离，c 为声速，T 为延迟时间。而连续波频谱多普勒（CW）采用双晶片技术，一组晶片连续发射高频脉冲波，另一组晶片连续接收声束内的所有反射回声，因此无距离分辨力，但可检测高速血流（图1-2-5）。

2. **血流方向**　根据频谱的位置判断血流方向。朝向探头的血流，频谱位于基线上方；背离探头的血流，频谱位于基线下方（图1-2-6）。

3. **血流速度**　血流速度以频谱幅度表示。脉冲重复频率（PRF）必须大于多普勒频移的2倍，才能准确显示频移的方向和大小，即 $PRF > 2f_d$。反之，$f_d < 1/2PRF$，$1/2PRF$ 称为奈奎斯特（Nyquist）频率极限，f_d 如果超过此极限，脉冲波频谱多普勒检测出的血流速度就会出现大小和方向的偏差，称为频率混淆（frequency aliasing）。脉冲波频谱多普勒的

换能器间歇发射脉冲波，间歇时间为 T，PRF=$1/T$，因此所检测血流速度的大小受 PRF 限制；而连续波频谱多普勒的换能器连续发射脉冲波，无时间延迟，所检测血流速度的大小不受 PRF 限制，故可以测量高速血流（图 1-2-7）。

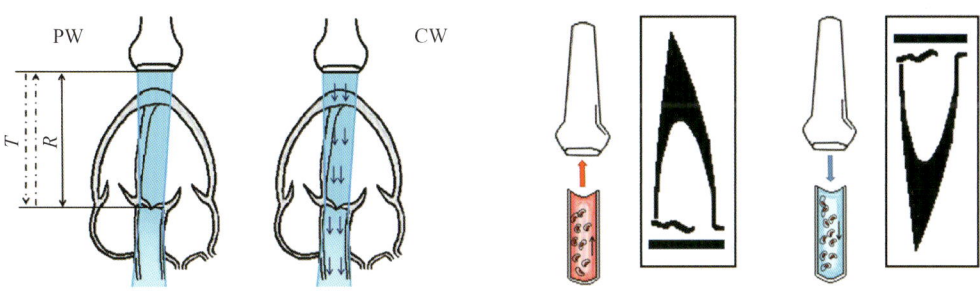

图 1-2-5　距离选通功能示意图

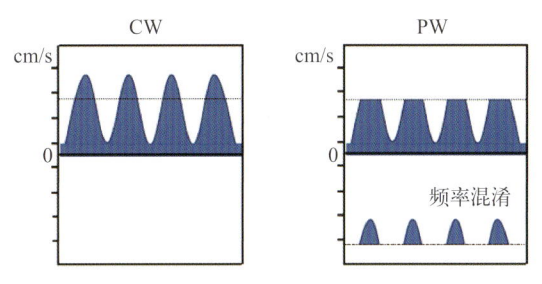

图 1-2-6　血流方向与频谱位置示意图

图 1-2-7　频率混淆示意图

4.血流性质　频谱多普勒用频谱离散度反映血流状态，频谱离散度是指频谱在纵坐标上的宽度，代表取样区内血流速度的范围。层流状态时，血流速度大小与方向均匀一致，血流速度分布范围较小，频谱边缘光滑，频带较窄，有空窗；湍流状态时，血流速度分布范围较大，频谱边缘粗糙，频带较宽，频谱充填。如果血流方向不一致，则基线上下方均出现较宽的充填频谱（图 1-2-8）。

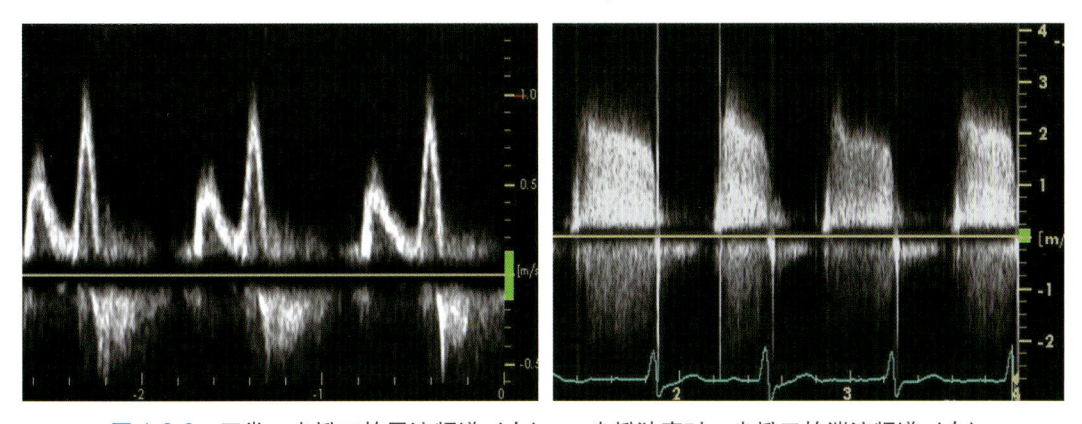

图 1-2-8　正常二尖瓣口的层流频谱（左）；二尖瓣狭窄时二尖瓣口的湍流频谱（右）

5.血流时相　频谱多普勒具有较高的时相分辨力，不仅可以判断异常血流发生的时相，还可以测量异常血流的持续时间。

脉冲波频谱多普勒、连续波频谱多普勒和彩色多普勒的观察范围不同，分别显示"一个点""一条线"和"一个面"上的血流信息，因此，在分析取样时，应注意以下方面：①将脉冲波频谱多普勒的取样容积放在正确的"点"上，以便获取相应位置的血流频谱。②连续波频谱多普勒获取的是声束取样线上所有的血流信息，并不能确定异常血流的来源。例如，当连续波频谱多普勒的声束取样线同时通过左（心）室流出道和主动脉瓣口时，所获得的收缩期湍流频谱不能判断狭窄来源于左（心）室流出道还是主动脉瓣。③为了准确评估分流或反流束的面积，应将彩色多普勒取样框调整至合适的形状和大小（表1-2-1）。

根据各种多普勒技术的特征，结合运用脉冲波频谱多普勒、连续波频谱多普勒和彩色多普勒技术，不仅可以确定异常血流的来源，而且可以测量高速血流和判断血流时相，从而达到定性、定量诊断和鉴别诊断的目的。

表1-2-1　3种多普勒技术特征比较

	脉冲波频谱多普勒	连续波频谱多普勒	彩色多普勒
观察范围	点	线	面
测速方法	定量	定量	定性
可测速度	有限	高	有限
距离分辨力	高	无	高
时相分辨力	高	高	低

三、多普勒超声的仪器调节

多普勒超声的仪器调节是提高心超检查质量的重要环节，通过对探头发射频率、增益、脉冲重复频率、取样容积、取样线角度、基线、滤波、帧频等参数进行调节，获取准确的血流动力学信息，在心血管疾病的诊断和鉴别诊断中具有重要作用。

1. 探头发射频率（frequency）　根据多普勒方程 $f_d=2f_0V\cos\theta/C$，多普勒频移（f_d）与探头发射频率（f_0）成正比，当 f_d 恒定时，f_0 越小，所测量的血流速度 V 越大。因此，为了测量高速血流，应尽可能选用低频探头（表1-2-2）。

表1-2-2　发射频率、脉冲重复频率、取样深度与最大可测血流速度之间的关系

发射频率 f_0 (MHz)	脉冲重复频率 PRF (kHz)	取样深度 D (cm)	最大可测血流速度 V (cm/s)
1.7	4	19	88
1.7	6	13	132
1.7	8	9	176
2.0	4	19	75
2.0	6	13	113
2.0	8	9	150

2. **增益（gain）** 彩色多普勒的增益调节：探头离开体表，先调大增益直至出现噪声，然后回调至噪声消失；频谱多普勒的增益调节：以清晰显示频谱包络线又不出现噪声为度。

彩色多普勒增益影响血流束面积的显示，增益过大或过小会导致分流或反流程度被高估或低估（图1-2-9，图1-2-10）；频谱多普勒增益影响流速和流量的测量，增益过大或过小会导致流速和流量被高估或低估（图1-2-11）。

3. **脉冲重复频率（PRF）** 在多普勒超声仪器的设置中，脉冲重复频率（PRF）与速度标尺（scale）是同一个概念。

脉冲重复频率是指每秒发射超声脉冲群的次数，根据取样定理，脉冲重复频率＞$2f_d$时才能准确显示频移的方向和大小，因此，为了准确测量高速血流，应将脉冲重复频率调大。

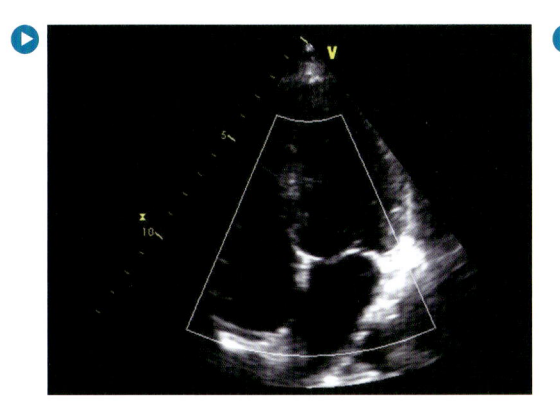

图 1-2-9 彩色增益过小（视频截图）

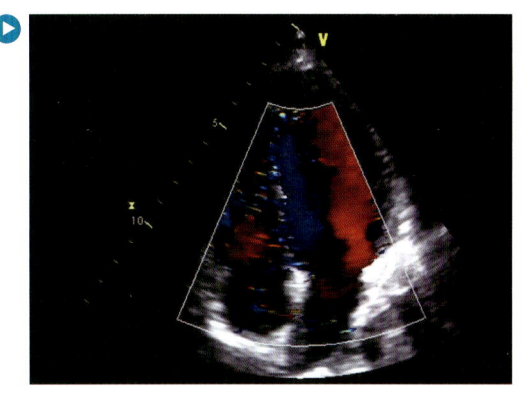

图 1-2-10 彩色增益过大（视频截图）

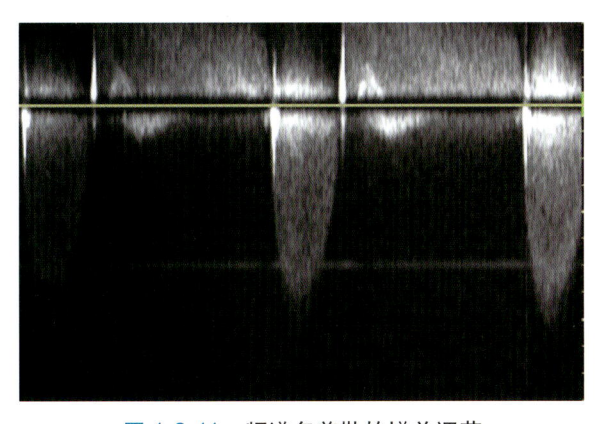

图 1-2-11 频谱多普勒的增益调节

根据取样定理，脉冲重复频率与取样深度（R）的关系为脉冲重复频率=$C/2R$，即脉冲重复频率与取样深度成反比，因此，当取样深度增大时，脉冲重复频率降低，所能检测的血流速度也随之降低（图1-2-12，图1-2-13）。

对于彩色多普勒，脉冲重复频率影响血流束面积的显示，过高或过低会导致分流或反流程度被低估或高估（图1-2-14，图1-2-15）。

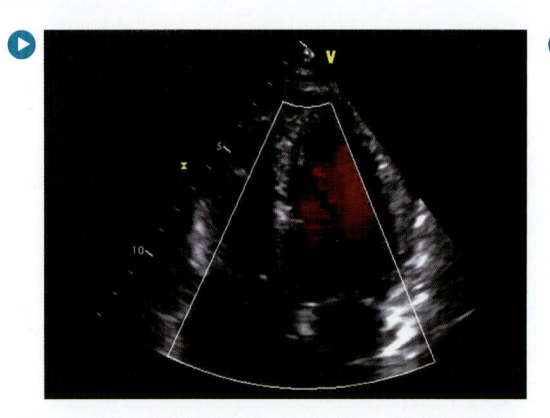

图 1-2-12　取样深度为 13cm 时，速度标尺最大可调至 90cm/s，帧频 23.5（视频截图）

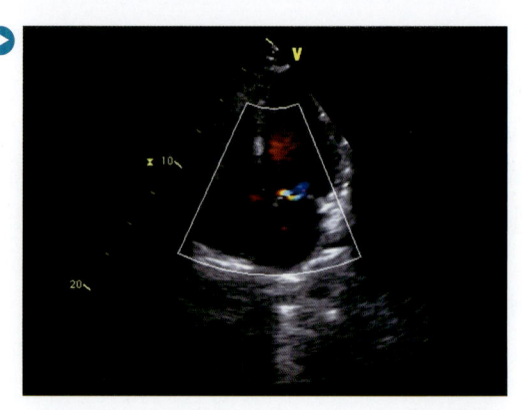

图 1-2-13　取样深度为 20cm 时，速度标尺最大只能调至 80cm/s，取样框大小不变，帧频降至 21.0（视频截图）

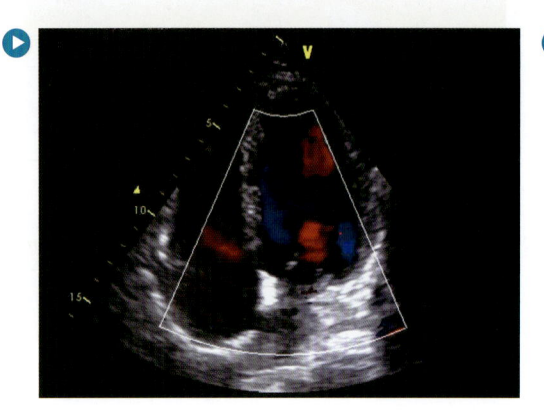

图 1-2-14　速度标尺为 81cm/s 时显示的血流（视频截图）

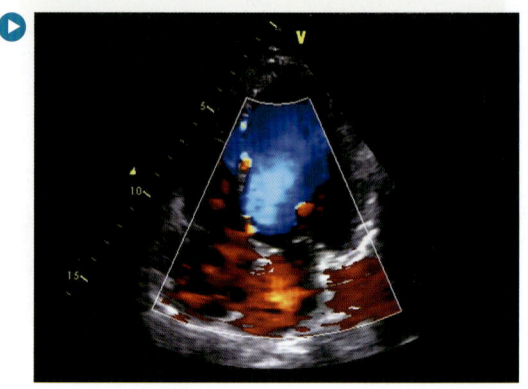

图 1-2-15　速度标尺调至 44cm/s 时，显示的彩色血流束面积增大，并出现彩色混叠（视频截图）

4. 取样容积（sample volume）　取样容积的大小决定其内红细胞数量的多少，当取样容积增大时，红细胞运动速度范围随之增大，因此，频谱离散度增大，频带增宽。

取样容积的宽度是由声束的宽度决定的，一般不能调节。所以，取样容积大小通过改变取样容积的长度来调节，成人一般设置为 5～8mm，儿童设置为 3～5mm。

5. 取样线角度　根据多普勒方程 $f_d=2f_0V\cos\theta/C$，取样线角度 θ 会影响多普勒频移 f_d 的检测结果，当血流方向朝向探头，并且 θ 为 0° 时，$\cos\theta=1$，f_d 为最大正值；当 θ 为 90° 时，$\cos\theta=0$，$f_d=0$，此时检测不到多普勒频移；当血流方向背离探头时，$\cos\theta$ 和 f_d 均为负值。因此，为了获得最大频移信号，多普勒超声检查时应尽可能使声束与血流方向平行（图 1-2-16）。

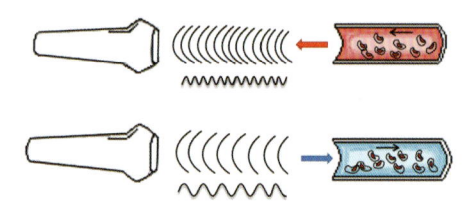

图 1-2-16　当血流方向朝向探头，并且 θ 为 0° 时，频移为最大正值；当血流方向背离探头，并且 θ 为 180° 时，频移为最大负值

6. **基线（baseline）** 脉冲多普勒的基线向下移位可增大正向血流速度的测量范围，向上移位可增大负向血流速度的测量范围；彩色多普勒的基线位于红蓝2种色谱的中间，向下移位可增大朝向探头血流信号的测量范围，向上移位可增大背离探头血流信号的测量范围。

7. **滤波（filter）** 滤波设置的目的是除去心肌、瓣膜及低速血流所产生的干扰信号。滤波频率应根据检查目的调节，一般来说，检测高速血流选择高通滤波，检测低速血流选择低通滤波。

8. **帧频（frame rate）** 如同二维图像的扫描深度和宽度影响帧频一样，彩色多普勒取样框大小也会影响帧频，当取样框增大时帧频减低（图1-2-17，图1-2-18）。增加脉冲重复频率，可增加帧频，但取样深度减小。

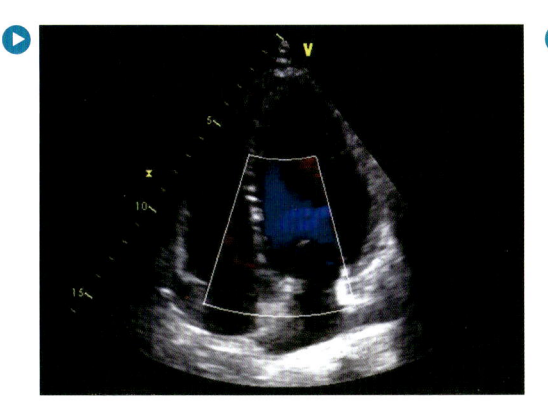

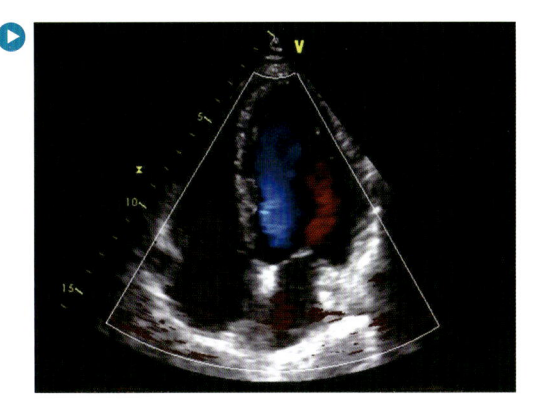

图 1-2-17　彩色取样框过小（视频截图）　　图 1-2-18　彩色取样框过大，帧频减低（视频截图）

小　结

多普勒超声心动图可提供血流部位、血流方向、血流速度、血流性质及血流时相等丰富的血流动力学信息。根据各种多普勒技术的特征，合理调节仪器设置，结合运用脉冲波频谱多普勒、连续波频谱多普勒和彩色多普勒技术，不仅可以确定异常血流的来源，而且可以测量高速血流和判断血流时相，从而达到定性、定量诊断和鉴别诊断的目的。

第三节　超声心动图解读心动周期及其临床意义

导　读

心房或心室每收缩和舒张1次就是一个心动周期。心跳不止，生命不息。生命的历程，就是一次次心跳的叠加。心动周期的各个时相内，伴随着心腔压力、瓣膜启闭、血流运动及心腔容积的周期性变化，这些变化反映着心脏的功能状态。

一次心跳，稍瞬即逝。《容斋随笔》中有这样一段文字："一刹那者翻为一念……二十念为一瞬，二十瞬名一弹指，二十弹指名一罗预，二十罗预名一须臾，一日一夜有三十须臾。"细算一下，一须臾为2880秒，一罗预为144秒，一弹指为7.2秒，一瞬间为0.36秒，一刹那为0.018秒。如果正常成年人平均心率按每分钟75次计，则一个心动周期经历的时间仅为0.8秒，换算下来不过接近两瞬间的时间。

心室是推动血液流动的主要力量，故心动周期通常是指心室的活动周期。一个心动周期分为等容收缩期、快速射血期、减慢射血期、等容舒张期、快速充盈期、减慢充盈期和左心房收缩期几个阶段，心动周期的各个时相内，伴随着心腔压力、瓣膜启闭、血流运动及心腔容积的周期性变化，这些变化反映着心脏的功能状态。

M型超声心动图和频谱多普勒超声心动图具有很高的时相分辨力，通过它们记录心肌、瓣膜及血流的细微运动与心动周期的关系，可以评估心脏的功能状态，在实际工作中具有重要的临床意义。

一、超声心动图解读心动周期

1. **等容收缩期** 为二尖瓣关闭至主动脉瓣开放经历的时间。心室开始收缩时，心室内压力急剧上升，当超过心房内压力时，房室瓣关闭，但在未超过大动脉压时，半月瓣仍处于关闭状态。因为房室瓣与半月瓣均为关闭状态，心室内压力急剧升高而心室容积不变，故称为等容收缩期。同时记录二尖瓣口与左（心）室流出道血流频谱，测量二尖瓣口A峰终止点至左（心）室流出道收缩期血流频谱起始点之间的间期，即为等容收缩期（图1-3-1）；记录心肌运动的组织多普勒频谱，测量舒张晚期峰值速度a′终止点至收缩期峰值速度s′起始点之间的间期，即为等容收缩期（图1-3-2）。

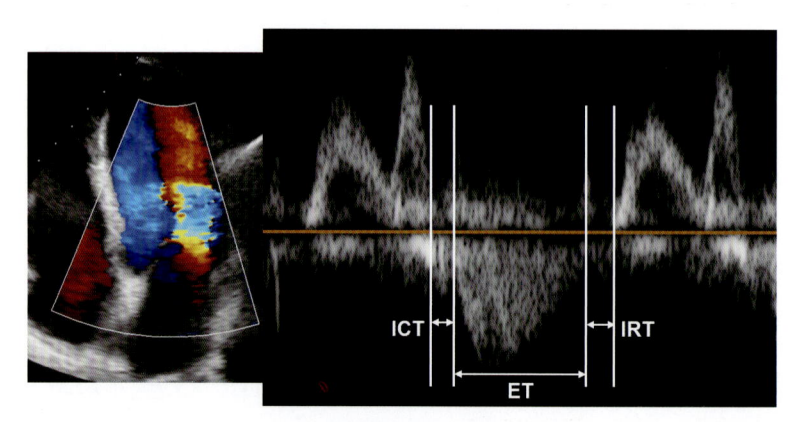

图 1-3-1　二尖瓣口与左（心）室流出道血流频谱测量等容收缩时间（ICT）、射血时间（ET）和等容舒张时间（IRT）。取心尖五腔心切面，将PW取样容积置于二尖瓣口红色血流与左（心）室流出道蓝色血流交界处，同时记录二尖瓣口与左（心）室流出道血流频谱，ICT为A峰终止点至左（心）室流出道收缩期血流频谱起始点之间的间期，ET为左（心）室流出道收缩期血流频谱起始点至终止点之间的间期，IRT为左（心）室流出道收缩期血流频谱终止点至E峰起始点之间的间期

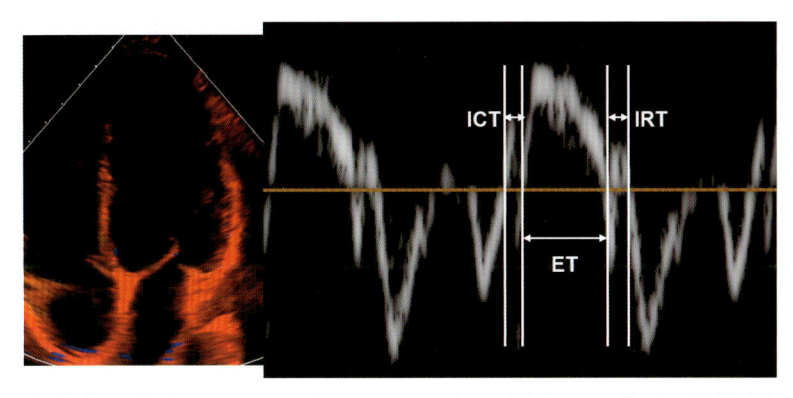

图1-3-2 组织多普勒频谱测量 ICT、ET 和 IRT。取心尖四腔心切面，将 PW 取样容积置于室间隔二尖瓣环处，ICT 为舒张晚期峰值速度 a′终止点至收缩期峰值速度 s′起始点之间的间期，ET 为收缩期峰值速度 s′起始点至收缩期峰值速度 s′终止点之间的间期，IRT 为收缩期峰值速度 s′终止点至舒张早期峰值速度 e′起始点之间的间期

2. **快速射血期** 等容收缩期之后，心室继续收缩，当心室内压力升高超过主动脉压和肺动脉压时，两侧半月瓣开放，血液射入主动脉和肺动脉。此期末心室内压力达到顶峰，血流速度达到峰值。记录主动脉瓣口收缩期血流频谱，测量频谱起始点至峰值之间的间期，即为快速射血期（图1-3-3）。

3. **减慢射血期** 快速射血期末，心室内压力开始减小，射血速度减慢，心室内压力略低于主动脉内压，但因心室收缩的总能量仍然高于主动脉的总能量，血液继续进入主动脉。记录主动脉瓣口收缩期血流频谱，测量频谱峰值至终止点之间的间期，即为减慢射血期（图1-3-3）。

射血时间为主动脉瓣开放至关闭经历的时间，包括快速射血期和减慢射血期，其中快速射血期约占1/3，减慢射血期约占2/3。

除用主动脉瓣口或左（心）室流出道收缩期血流频谱测量射血期外，也可测量主动脉瓣 M 型曲线 K 点（主动脉瓣开放）与 G 点（主动脉瓣关闭）之间的时间（图1-3-4）。

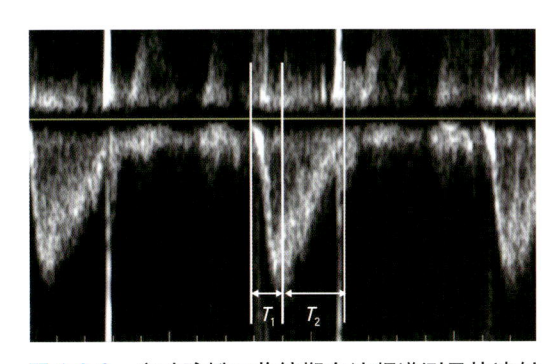

图1-3-3 主动脉瓣口收缩期血流频谱测量快速射血期（T_1）和减慢射血期（T_2）

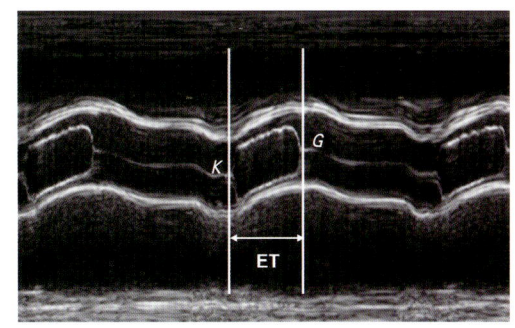

图1-3-4 主动脉瓣 M 型曲线测量射血期（ET）

4. **等容舒张期** 为主动脉瓣关闭至二尖瓣开放经历的时间。半月瓣关闭后，当心室内压力迅速下降至低于心房内压力时，房室瓣开放。从半月瓣关闭到房室瓣开放这段时间内，心室内压力迅速下降而心室容积保持不变，故称为等容舒张期。同时记录二尖瓣口与左（心）室流出道血流频谱，测量左（心）室流出道收缩期血流频谱终止点至二尖瓣口 E 峰起始点

之间的间期，即为等容舒张期（图1-3-1）；记录心肌运动的组织多普勒频谱，测量收缩期峰值速度s′终止点至舒张早期峰值速度e′起始点之间的间期，即为等容舒张期（图1-3-2）。

5. 快速充盈期 为二尖瓣口血流频谱E峰持续的时间。房室瓣开放后，心室内压力更低于心房内压力，心房内的血液迅速充盈心室。此期心室充盈的血液约占整个舒张期的2/3。记录二尖瓣口血流频谱，测量E峰起始点至E峰终止点之间的间期，即为快速充盈期（图1-3-5）。

6. 减慢充盈期 为二尖瓣口血流频谱E峰终止点至A峰起始点之间的时间（图1-3-5）。快速充盈期后，心房、心室之间的压差减小，心房内血液充盈心室的速度逐渐减慢，而心室容积进一步增大。

7. 心房收缩期 为二尖瓣口血流频谱A峰持续的时间。在心室舒张期末，心房开始收缩，心房内压力升高将血液射入心室，使心室充盈度进一步升高。记录二尖瓣口血流频谱，测量A峰起始点至A峰终止点之间的间期，即为心房收缩期（图1-3-5）。

舒张充盈期为二尖瓣口血流频谱持续的时间，包括快速充盈期、减慢充盈期和心房收缩期。

在二尖瓣前叶M型曲线上，D点至F点之间为快速充盈期，FG段为减慢充盈期，G点至B点之间为心房收缩期（图1-3-6）。

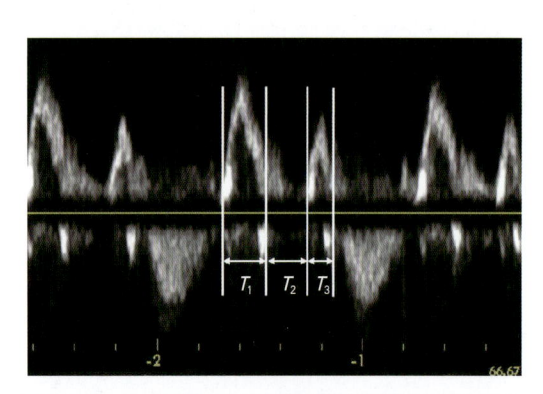

图1-3-5 二尖瓣口血流频谱测量快速充盈期(T_1)、减慢充盈期（T_2）及心房收缩期（T_3）

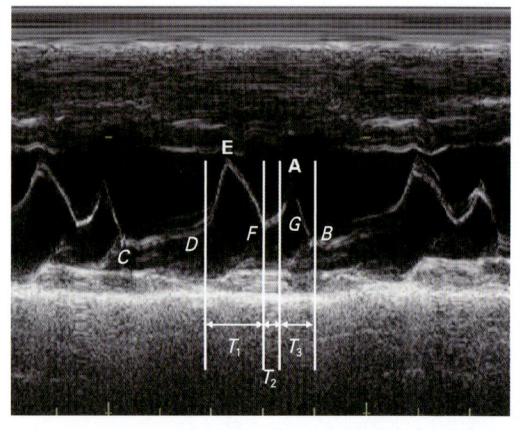

图1-3-6 二尖瓣前叶M型曲线测量快速充盈期（T_1）、减慢充盈期（T_2）及心房收缩期（T_3）

二、超声心动图解读心动周期的临床意义

心率是决定心动周期各个时相持续时间长短的重要因素。心率增快时，心动周期缩短，此时收缩期和舒张期均缩短，但以舒张期缩短为主，其中，快速充盈期及心房收缩期在舒张充盈期中所占比值逐渐加大，减慢充盈期所占比值逐渐减小。当心率增快到一定程度时，减慢充盈期消失，而快速充盈期与心房收缩期融合，二尖瓣口血流频谱呈单峰现象。舒张期缩短使心室充盈血量减少，并严重影响冠状动脉血流的灌注。舒张期过分缩短，心室充盈严重不足时，将导致心排血量下降而出现心力衰竭。

心房颤动时，心房失去有效收缩，二尖瓣口血流频谱A峰消失，心室充盈血量减少，心排血量下降。

时间指标是反映心功能的经典指标。等容收缩时间和射血时间是评价心室整体收缩功能的指标,等容收缩时间越短而射血时间越长,说明心室整体收缩功能越好。等容舒张时间、快速充盈时间、E 峰减速时间等是评估心室舒张功能的指标。心肌做功指数(即 Tei 指数)=(IRT+ICT)/ET,其是评估心室整体功能的重要指标。

小 结

心动周期由等容收缩期、快速射血期、减慢射血期、等容舒张期、快速充盈期、减慢充盈期及心房收缩期构成。M 型超声心动图和频谱多普勒超声心动图具有很高的时相分辨力,通过它们观察心肌、瓣膜及血流的周期性运动规律解读心动周期,具有重要的临床意义。

第四节 超声心动图规范化检查及测量的细节问题

导 读

超声心动图经过 70 余年的发展,已经成为研究心血管疾病的重要影像学工具。国内外有关超声心动图指南或专家共识推动了超声心动图的规范化临床应用,但在实际工作中,由于我国区域医疗条件不均衡,仍存在超声心动图检查方法不规范和测量方法不标准的问题,使心脏超声的检查质量受到很大影响。本文旨在对超声心动图规范化检查及测量的细节问题进行阐述。

1953 年,瑞典学者 Hertz 和 Edler 在二尖瓣狭窄分离术前首先使用工业用的脉冲回波探查仪检查心脏。1954 年,他们报告将所记录到的心脏结构活动曲线称为"超声心动图"。从此,人类拉开了超声心动图学的序幕。

历经 70 余年的发展,超声心动图由 A 模式、M 模式、造影、二维超声、多普勒超声,发展到经食管超声心动图和血管内超声检查,超声心动图技术为心血管疾病的诊断和治疗提供了丰富的心脏和大血管解剖和功能的信息,成为研究心血管疾病的重要影像学工具。

为了实现更为精确的心血管疾病基础研究和临床诊疗,建立超声心动图规范化检查和标准化测量方法已在国内外超声界达成共识。2005 年美国超声心动图学会和欧洲心血管影像学会共同发布了关于超声心动图测量方法标准化的指南和建议,并于 2015 年进行了更新。中华医学会超声医学分会超声心动图学组于 2016 年发布了《中国成年人超声心动图检查测量指南》,近期又制定了《经胸超声心动图检查规范化应用中国专家共识(2024版)》。这些指南和共识对超声心动图的检查方法、标准切面、各腔室内径和血流动力学参数的测量进行了规范和统一,促进了超声心动图技术的不断发展,推动了超声心动图技术在心血管疾病诊断和治疗中更为广泛深入的应用。

但在实际工作中，由于我国区域医疗条件不均衡，技术条件的限制及对心脏解剖结构认识的不统一，仍存在超声心动图检查方法不规范和测量方法不标准的问题，使心脏超声的检查质量受到很大影响。

本文笔者根据30年的临床实践和教学经验，并结合国内外最新的超声心动图指南，对超声心动图规范化检查、标准化测量及条理化报告等细节问题分别进行阐述。

一、规范化检查

根据检查部位、检查目的、受检者情况等选择合适的探头。

检查过程中，根据需要选择探头的发射频率，调节增益、动态范围、抑制、深度补偿、聚焦、扫描宽度与深度、帧频等参数，获取高质量的二维图像（详见第一章第一节）。

进行多普勒超声检查时，应根据需要调节探头发射频率、增益、脉冲重复频率、取样容积、取样线角度、基线、滤波、帧频等参数，以获取准确的血流动力学信息并进行定性、定量分析（详见第一章第二节）。

检查过程中，超声心动图工作者应具备清晰的诊断思路，分别从整体思路、血流动力学思路和临床思路对受检者进行检查分析，以获得准确的诊断结果。

整体思路上，运用超声心动图技术对心脏的3个基本结构（心肌、瓣膜、心包）、3个基本节段（心房、心室、大动脉）、3类循环（体循环、肺循环、冠脉循环）、3种分流（无分流、左向右分流、右向左分流）、3个长轴切面（心尖二腔心切面、心尖三腔心切面、心尖四腔心切面）、3个短轴切面 [二尖瓣水平左（心）室短轴切面、乳头肌水平左（心）室短轴切面、心尖水平左（心）室短轴切面] 进行全面观察分析 [详见《心超笔记》（第一辑）第一章第一节]。

血流动力学思路上，根据超声心动图检查过程中观察到的左心扩大、右心扩大、冠状动脉扩张、冠状静脉窦扩张、主动脉扩张、肺动脉扩张、心肌肥厚等声像图特征，推断可能的心血管疾病。

临床思路上，根据受检者的症状和体征，如胸痛、晕厥、呼吸困难、发热、发绀、心电图异常等，判断可能的心血管疾病。

超声心动图常用4个声窗，即胸骨左缘声窗、心尖部声窗、剑突下声窗和胸骨上窝声窗，对于右位心患者，还需要采用胸骨右缘声窗。

在各个声窗下，推荐记录和存储以下标准二维超声心动图切面。

胸骨左缘声窗，记录和存储胸骨旁左（心）室长轴切面、右（心）室流入道长轴切面、右（心）室流出道长轴切面、心底短轴切面、胸骨旁肺动脉长轴切面、二尖瓣水平左（心）室短轴切面、乳头肌水平左（心）室短轴切面、心尖水平左（心）室短轴切面和胸骨旁四腔心切面，必要时记录和存储肺动脉瓣短轴切面。

心尖部声窗，记录和存储心尖二腔心切面、心尖三腔心切面、心尖四腔心切面、心尖五腔心切面、心尖四腔心下切面和右（心）室优势心尖四腔心切面，必要时记录和存储室间隔矢状切面。

剑突下声窗，记录和存储剑突下四腔心切面、剑突下双心房切面、剑突下下腔静脉长轴切面。

胸骨上窝声窗，记录和存储主动脉弓长轴切面[详见《心超笔记》（第一辑）第三章]。

心脏和大血管是复杂的动态立体结构，因受检者个体差异很大，尤其对于心血管疾病患者而言，心血管形态结构更是变化较多，所谓的标准切面不应绝对化，需要超声心动图工作者在检查过程中灵活应用。

进行 M 型超声心动图检查时，推荐记录和存储心室波群、二尖瓣波群、心底波群[详见《心超笔记》（第一辑）第一章第三节]、三尖瓣环右心室游离壁 M 型曲线和下腔静脉近心端 M 型曲线。

进行多普勒超声检查时，推荐记录和存储二尖瓣口血流频谱图、主动脉瓣口血流频谱图、肺动脉瓣口血流频谱图、三尖瓣反流频谱图和左（心）室流出道血流频谱图。

进行组织多普勒检查时，推荐记录和存储二尖瓣环间隔壁频谱图、二尖瓣环侧壁频谱图和三尖瓣环右（心）室游离壁频谱图。

二、标准化测量

1. **主动脉的测量**　主动脉应在胸骨旁主动脉长轴切面上测量，切面需要清晰显示主动脉根部及升主动脉近段，主动脉瓣关闭线处于主动脉根部的中央，呈对称性，在与长轴垂直的方向上测量其最大径。主动脉根部是指主动脉瓣环至窦管交界处的一段主动脉。窦管交界处为主动脉窦与升主动脉的交界。

主动脉的测量应包括 4 个位置：①主动脉瓣环；②主动脉窦；③窦管交界处；④升主动脉近段。推荐在舒张末期测量主动脉瓣环、主动脉窦、窦管交界处和升主动脉近段的内径（图 1-4-1）。局部有狭窄或扩张时，应在狭窄或扩张的部位测量其内径。

在经导管主动脉瓣植入术（TAVI）前，精确测量主动脉瓣环内径至关重要。由于主动脉瓣环不是一个实际的解剖结构，而是一个虚拟环，因此，应用二维超声心动图测量单一内径的方法具有一定的局限性。

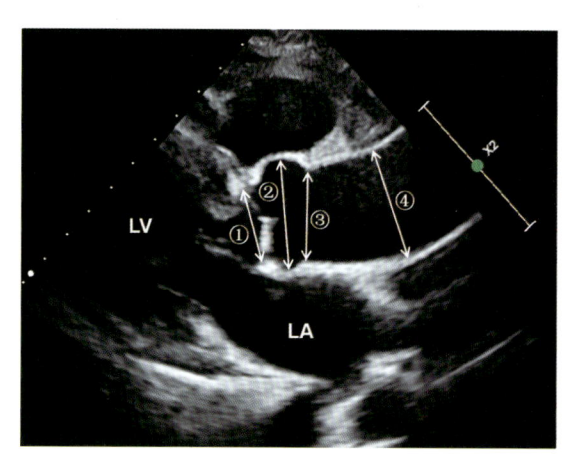

图 1-4-1　主动脉的测量。①、②、③、④分别表示主动脉瓣环、主动脉窦、窦管交界处和升主动脉近段内径。LV. 左心室；LA. 左心房

2. 左心室及其室壁厚度的测量　在胸骨旁左（心）室长轴切面二尖瓣腱索水平，应用二维超声心动图或 M 型超声心动图测量左心室内径、室间隔及左心室后壁厚度。测量时应选择与左（心）室长轴垂直并避开室间隔基底段相对增厚的部位，避免斜向测量高估测值。建议应用二维超声心动图测量，可以更好地避免斜向测量（图 1-4-2）。局部室壁增厚或变薄时，应测量增厚或变薄部位的室壁厚度。

一般以心电图 QRS 波的 R 波波峰定义为心室舒张末期，T 波终点定义为心室收缩末期，所有测量应选择在心室舒张末期或收缩末期。需要注意的是，为了准确测量腔室的最大径或最小径，应同时观察二尖瓣运动和腔室大小的变化，避免过度依赖心电图确定时相。心室舒张末期为二尖瓣关闭的前一帧或左心室内径最大时，心室收缩末期为二尖瓣开放的前一帧或左（心）室内径最小时。

舒张末期和收缩末期的测量值都很重要，尤其是某些反映心功能的参数，必须测量 2 个时相的数值，如左（心）室射血分数、左（心）室短轴缩短率、室壁增厚率、左心室质量等。

应用 M 型超声心动图测量左心室内径及其室壁厚度时，取样线应置于二尖瓣腱索水平并与左（心）室长轴保持垂直，舒张末期在心室波群室间隔运动的最高点与左心室后壁运动的最低点之间测量，收缩末期在室间隔运动的最低点与左心室后壁运动的最高点之间测量。否则内径和厚度测量的较小误差，代入公式计算左心室容积和左心室质量时会产生较大的误差（图 1-4-3）。

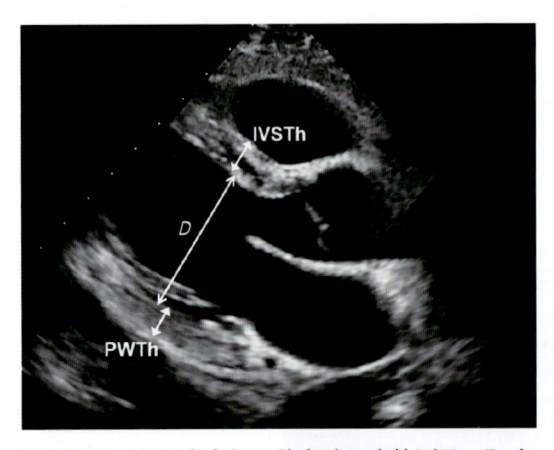

图 1-4-2　左心室内径及其室壁厚度的测量。D. 左心室内径；IVSTh. 室间隔厚度；PWTh. 左心室后壁厚度

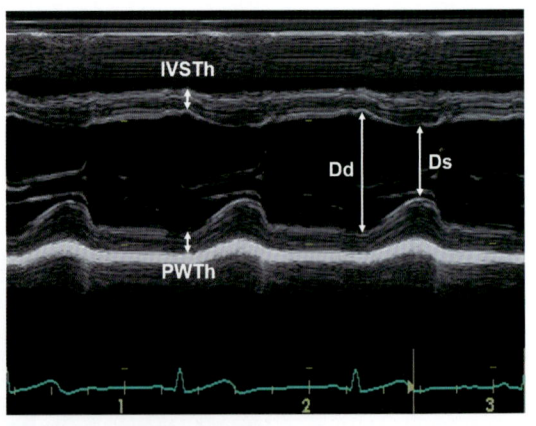

图 1-4-3　M 型超声心动图测量左心室内径及其室壁厚度。IVSTh. 室间隔厚度；PWTh. 左心室后壁厚度；Dd. 左心室舒张末期内径；Ds. 左心室收缩末期内径

建议双平面（心尖四腔心切面和二腔心切面）Simpson 法测量左心室容积。避免左心室短切，在二维图像上勾画心内膜界面，应将乳头肌和肌小梁结构包含在左室心腔内（图 1-4-4）。当心内膜显示不清时，推荐使用左心声学造影改善心内膜的显示。

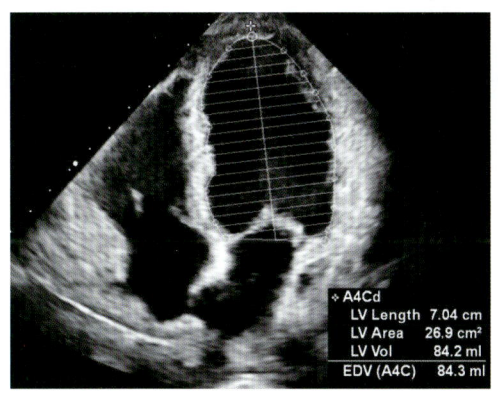

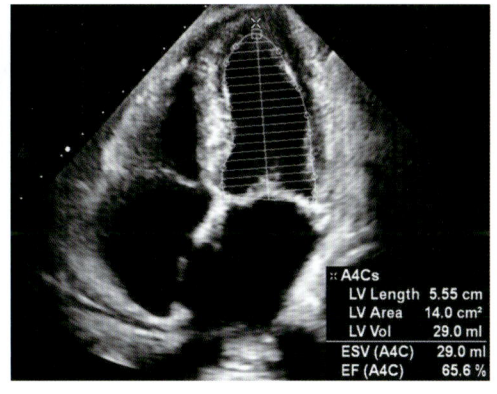

图 1-4-4 应用心尖四腔心切面 Simpson 法测量左心室容积及射血分数。舒张末期（左）；收缩末期（右）

3. **左心房的测量** 建议在胸骨旁左（心）室长轴切面主动脉窦水平收缩末期测量左心房前后径（图 1-4-5）。另外，可在心尖四腔心切面收缩末期左心房中间水平测量最大横径，在二尖瓣环连线中点与左心房顶部连线垂直于横径测量左心房长径。

建议双平面（心尖四腔心和二腔心切面）Simpson 法收缩末期测量左心房容积（图 1-4-6）。左心房容积反映左心室舒张期灌注压的程度，在预测心血管不良事件方面比左心房前后径更有价值。

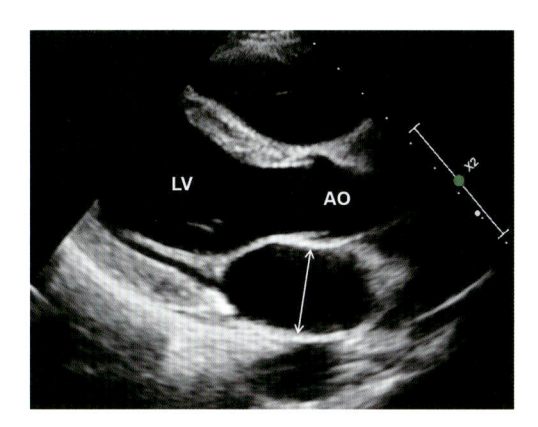

图 1-4-5 左心房前后径的测量。LV. 左心室；AO. 主动脉

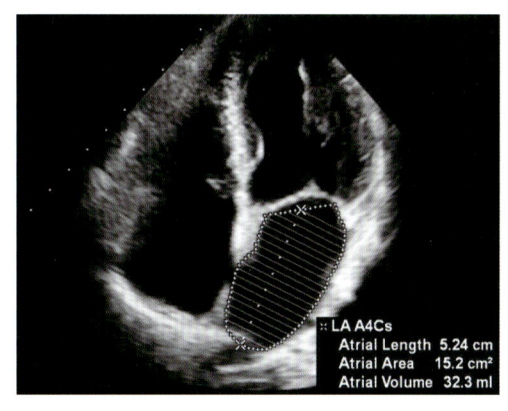

图 1-4-6 心尖四腔心切面收缩末期测量左心房容积

4. **右心室及其室壁厚度的测量** 建议在右心室优势心尖四腔心切面舒张末期测量右心室基底段最大横径和右心室中间水平横径，在三尖瓣环连线中点与右心室心尖部连线测量右心室长径（图 1-4-7）。

建议在胸骨旁心底短轴切面 12 点方向舒张末期测量右（心）室流出道近端内径，在近肺动脉瓣水平测量右（心）室流出道远端内径（图 1-4-8）。右（心）室流出道局部有狭窄时，应测量狭窄部位的内径。

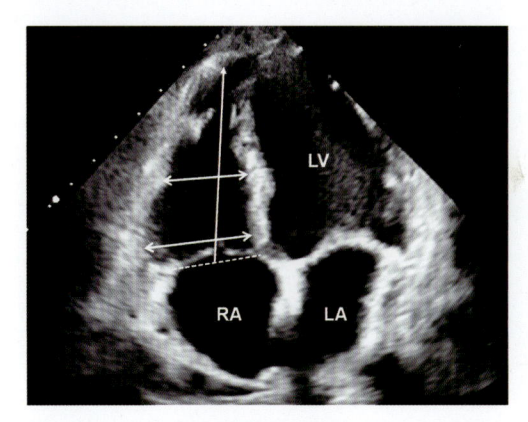

图 1-4-7 右心室内径的测量。LV. 左心室；LA. 左心房；RA. 右心房

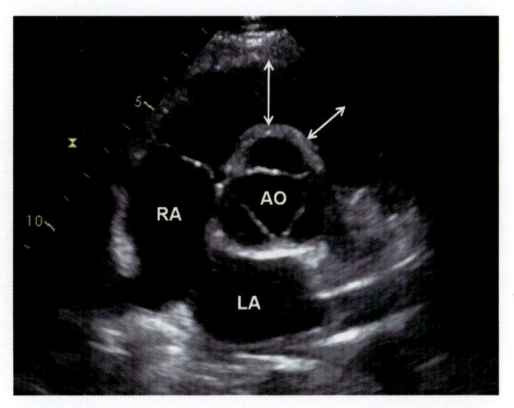

图 1-4-8 右（心）室流出道内径的测量。RA. 右心房；LA. 左心房；AO. 主动脉

建议在右心室优势心尖四腔心切面测量右心室面积和面积变化率，勾画右心室心内膜界面时，应将乳头肌、调节束和肌小梁结构包含在右心室心腔内（图 1-4-9）。

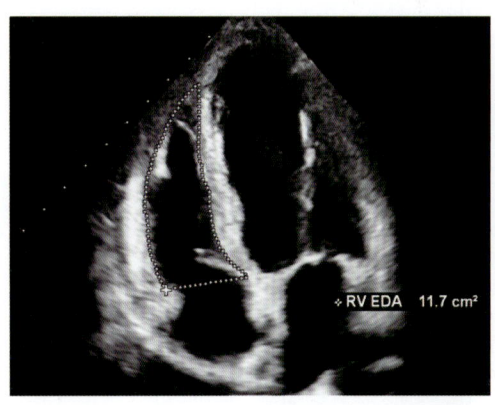

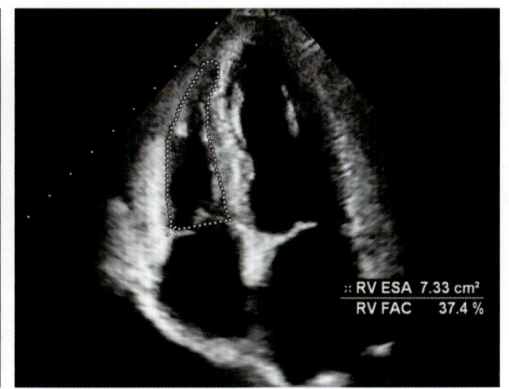

图 1-4-9 右心室面积和面积变化率的测量。舒张末期（左）；收缩末期（右）

建议在胸骨旁左（心）室长轴切面舒张末期测量右心室前壁厚度，在剑突下四腔心切面三尖瓣腱索水平舒张末期测量右心室游离壁厚度。局部室壁增厚或变薄时，应在增厚或变薄处测量室壁厚度。

5. 右心房的测量　建议在心尖四腔心切面右心房中间水平收缩末期测量右心房横径，在三尖瓣环连线中点与右心房顶部连线垂直于横径测量右心房长径（图 1-4-10）。

6. 肺动脉的测量　建议在胸骨旁肺动脉长轴切面舒张末期测量肺动脉瓣环内径，在肺动脉瓣与肺动脉分叉之间测量肺动脉主干内径，在肺动脉分支起始处测量左、右肺动脉内径（图 1-4-11）。局部有狭窄或扩张时，应在狭窄或扩张处测量其内径。

7. 多普勒频谱的测量　建议常规测量二尖瓣口 E 峰和 A 峰，主动脉瓣口和肺动脉瓣口前向峰值流速，三尖瓣反流峰值流速和压差，二尖瓣环间隔壁和侧壁舒张早期峰值速度 e′、舒张晚期峰值速度 a′ 和收缩期峰值速度 s′ 及三尖瓣环右心室游离壁收缩期峰值速度 s′。

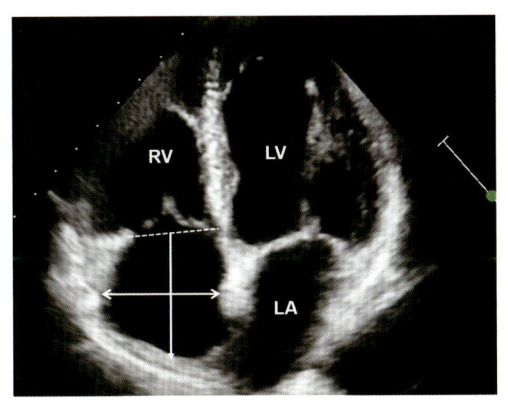

图 1-4-10 右心房的测量。RV. 右心室；LV 左心室；LA. 左心房

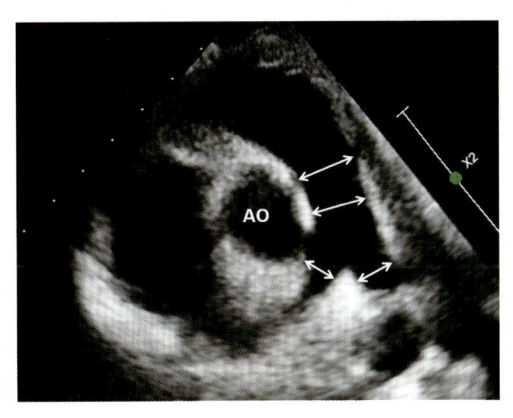

图 1-4-11 肺动脉的测量。AO. 主动脉

8. 成人心脏常用参数正常参考值　心脏腔室大小和功能受种族、年龄、性别、身高、体重等多种因素影响，判断时应综合考虑（表 1-4-1）。

表 1-4-1　成人（男性）心脏常用参数正常参考值

参数	期相	参考值
左心室		
内径	舒张末期	38～54mm
	收缩末期	23～39mm
室间隔和后壁厚度	舒张末期	6～11mm
	收缩末期	9～16mm
射血分数		52%～76%
主动脉		
主动脉瓣环		16～26mm
主动脉窦		24～36mm
升主动脉近端		20～35mm
右心室		
右（心）室流入道中部横径		19～35mm
右（心）室流出道近端内径		21～35mm
右心室前壁厚度		2～6mm
右心室游离壁厚度		2～7mm
左心房		
前后径		23～39mm
右心房		
横径		26～44mm
肺动脉		
肺动脉瓣环		14～26mm
肺动脉主干		15～26mm
左肺动脉		8～17mm
右肺动脉		8～17mm

注：数据来源于 2015 年美国超声心动图学会和欧洲心血管影像学会联合发布的《新版关于成人超声心动图心腔定量方法的建议》和 2016 年中华医学会超声医学分会超声心动图学组发布的《中国成年人超声心动图检查测量指南》。

三、条理化报告

超声心动图报告应简洁明了、条理清晰，建议包含声像图、常用参数测值、心脏结构和功能描述及超声诊断等内容。

建议包含与超声诊断一致的典型声像图 2～4 幅；常用参数测值采用表格形式；心脏结构和功能的描述应包含心房（左、右）、心室（左、右）及大动脉（主动脉、肺动脉）3 个节段，心肌、瓣膜（4 组瓣膜）和心包 3 个结构。

超声诊断应层次分明，建议主要诊断和原发病诊断先提示、次要诊断和继发病诊断后提示，并结合临床资料和其他影像学检查综合分析。

小 结

本文笔者根据 30 年的临床实践和教学经验，并结合国内外最新的超声心动图指南，对超声心动图规范化检查、标准化测量及条理化报告等细节问题分别进行了阐述，依托微信公众号（好意心超平台）与全国同行进行广泛而深入的交流。

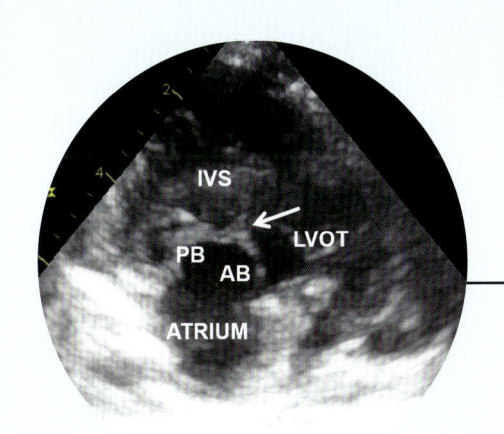

2

第二章
切 面 篇

第一节 超声诊断先天性肺动脉瓣畸形的"杀手锏"——肺动脉瓣短轴切面

▶ **视频目录**

视频 2-1-1　正常肺动脉瓣，由左瓣、右瓣和前瓣 3 个半月瓣构成，舒张期关闭呈"Y"形，收缩期开放呈三角形

视频 2-1-3　二叶式肺动脉瓣并赘生物

视频 2-1-5　四叶式肺动脉瓣

视频 2-1-7　四叶式肺动脉瓣，彩色多普勒血流成像（CDFI）心底短轴切面显示舒张期肺动脉瓣重度关闭不全

视频 2-1-9　四叶式肺动脉瓣，右后瓣短小，收缩期开放呈四边形，舒张期关闭呈"十"字形

视频 2-1-12　四叶式肺动脉瓣，CDFI 心底短轴切面显示肺动脉瓣口收缩期五彩镶嵌的血流信号

> **导读**
>
> 　　熟练使用常规心超切面可以对绝大部分心血管疾病做出准确诊断，但要观察一些难以显示的结构，就需要用到特殊的心超切面，其是征服特殊心血管疾病的必要利器。肺动脉瓣短轴切面是显示肺动脉瓣瓣叶数目最佳也是唯一的观察切面，对明确肺动脉瓣疾病的病因非常重要。

　　人体最神秘的部分莫过于头颅和心脏，前者掌管着人体功能的运行，后者守护着生命之源——血液。正常人体中，肺动脉是静脉血从右心室通往肺脏的唯一通路，而作为右心室出口之门的肺动脉瓣，据血液之汇，扼交通之喉，在心脏地理位置上独具特色，方寸之间，万物流转。

　　肺动脉瓣疾病表现为肺动脉瓣狭窄和（或）关闭不全，其常见病因是先天性肺动脉瓣发育异常，包括肺动脉瓣瓣叶病变和瓣叶数目异常。由于肺动脉瓣疾病早期临床表现不明显，有创检查、价格高昂的动脉造影不宜作为常规检查手段，而常规心超切面难以观察肺动脉瓣叶结构等，先天性肺动脉瓣畸形的漏诊率较高。

　　肺动脉瓣与主动脉瓣均由 3 个半月瓣组成，分别是心室血液进入肺循环与体循环的阀门，肺动脉瓣位于左前方，主动脉瓣位于右后方。由于客观的空间位置关系，常规心超切面对肺动脉瓣的显示并不能像主动脉瓣一样易于完整显示，心超医师曾无数次观察过右心室与肺动脉之间的肺动脉瓣，却常难以一窥其真容。而显示肺动脉瓣瓣叶数目，对明确肺动脉瓣疾病的病因却非常重要。

熟练使用常规心超切面可以对绝大部分心血管疾病做出准确诊断，但要观察一些难以显示的结构，就需要用到特殊的心超切面，其是征服特殊心血管疾病的必要利器。提纲而众目张，振领而群毛理，本节将为你阐述特殊的心超切面，诊断先天性肺动脉瓣畸形的"杀手锏"——肺动脉瓣短轴切面。

一、先天性肺动脉瓣畸形

肺动脉瓣狭窄占先天性心脏病的 8%～10%，可单独存在，也可与其他心脏畸形合并存在，其常见病因为先天性肺动脉瓣畸形。与先天性主动脉瓣畸形类似，肺动脉瓣也可出现单叶瓣、二叶瓣和四叶瓣等瓣叶数目畸形。瓣叶增厚、挛缩或瓣叶边缘粘连、融合，造成瓣口狭窄，多瓣叶畸形引起瓣膜对合不良也可导致肺动脉瓣关闭不全。

肺动脉瓣狭窄的病理生理学改变是右心室阻力负荷增加，出现继发性右心室肥厚，以及肺动脉主干狭窄后扩张。肺动脉瓣关闭不全则因容量负荷增加可导致右心室和肺动脉扩张。

肺动脉瓣狭窄常合并卵圆孔未闭或房间隔缺损，病理生理学改变以肺动脉瓣狭窄为主而心房水平右向左分流或双向分流者，称为法洛三联症；肺动脉瓣狭窄程度较轻而心房水平左向右分流者，应诊断为房间隔缺损合并肺动脉瓣狭窄。肺动脉瓣狭窄还可合并动脉导管未闭、室间隔缺损、左位上腔静脉等心血管畸形。

超声心动图是肺动脉狭窄和关闭不全的首选诊断方法，肺动脉瓣短轴切面对诊断肺动脉瓣瓣叶数目畸形具有重要临床价值。

二、肺动脉瓣短轴切面

主动脉瓣位于主动脉根部短轴切面的中央，声窗较好，采用此切面容易确诊瓣叶数目畸形。肺动脉瓣位于主动脉瓣左前方，靠近胸壁，易受肺气、肋骨干扰，肺动脉瓣短轴切面不易获取。

笔者在长期的临床实践中，总结发现两种操作手法可以明显提高肺动脉瓣短轴切面的显示率。患者取左侧卧位，必要时取平卧位。①在胸骨旁左（心）室长轴切面基础上，探头前倾并稍顺时针旋转做到右（心）室流出道长轴切面，显示肺动脉瓣的位置，然后逆时针旋转直至清晰显示肺动脉瓣短轴；②在主动脉根部短轴切面基础上，探头上移并前倾直至清晰显示肺动脉瓣短轴。重点观察肺动脉瓣叶数目、形态、大小、回声、厚度、附着点、启闭形态。需要注意的是，肺动脉瓣短轴切面一定要做到瓣叶与瓣叶交界处，否则容易造成对瓣叶数目的误判。

肺动脉瓣位于右心室与肺动脉之间，与三尖瓣没有纤维连接，而是通过圆锥组织隔开。肺动脉瓣由 3 个半月瓣构成，即左瓣、右瓣和前瓣。在肺动脉瓣短轴切面上，正常肺动脉瓣舒张期关闭呈"Y"形，收缩期开放呈三角形（图 2-1-1，图 2-1-2）。

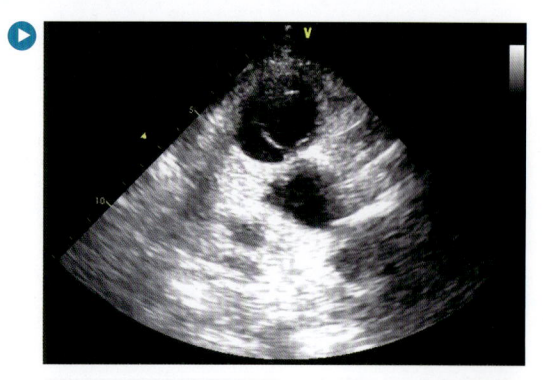

图 2-1-1　正常肺动脉瓣，由左瓣、右瓣和前瓣 3 个半月瓣构成，舒张期关闭呈"Y"形，收缩期开放呈三角形（视频截图）

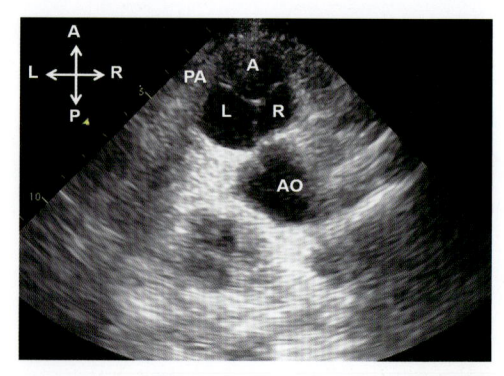

图 2-1-2　正常肺动脉瓣，由左瓣、右瓣和前瓣 3 个半月瓣构成。L. 左；R. 右；A. 前；P. 后；PA. 肺动脉；AO. 主动脉

单瓣化肺动脉瓣畸形分为单个交界处和无交界处两类，以无交界处者多见。二叶式肺动脉瓣的 2 个瓣叶大小多数相似，收缩期开放呈括号形，舒张期关闭呈"一"字形（图 2-1-3，图 2-1-4）。四叶式肺动脉瓣的 4 个瓣叶呈对称性或非对称性大小，收缩期开放呈四边形，舒张期关闭呈"十"字形（图 2-1-5～图 2-2-14）。

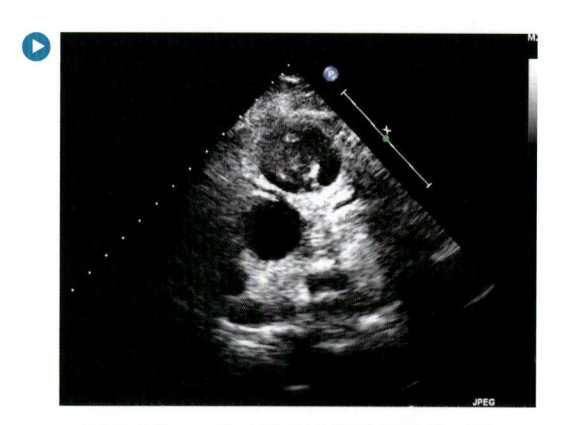

图 2-1-3　二叶式肺动脉瓣并赘生物（1）（视频截图）

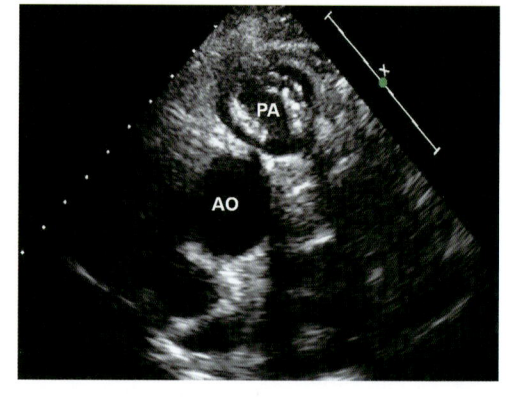

图 2-1-4　二叶式肺动脉瓣并赘生物（2）。PA. 肺动脉；AO. 主动脉

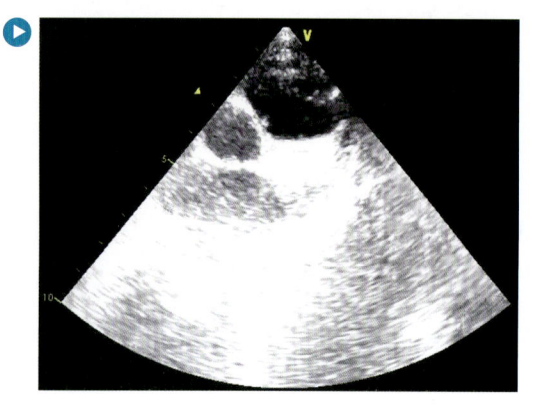

图 2-1-5　四叶式肺动脉瓣（视频截图）

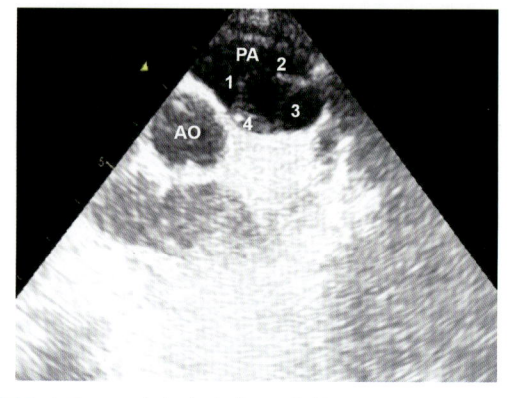

图 2-1-6　四叶式肺动脉瓣，收缩期开放呈四边形。PA. 肺动脉；AO. 主动脉

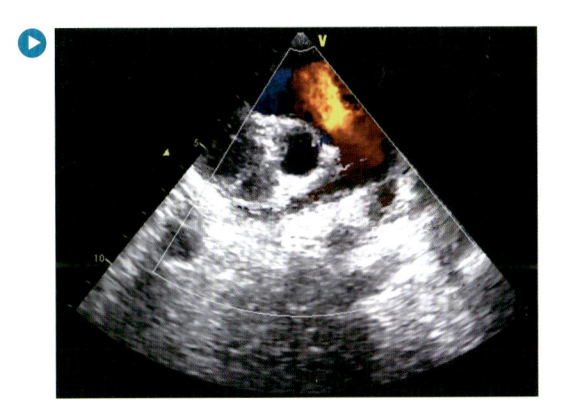

图 2-1-7　四叶式肺动脉瓣，彩色多普勒血流成像（CDFI）心底短轴切面显示舒张期肺动脉瓣重度关闭不全（视频截图）

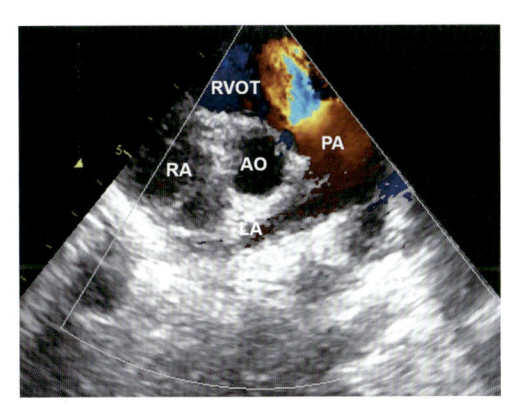

图 2-1-8　四叶式肺动脉瓣，CDFI 心底短轴切面显示舒张期肺动脉瓣重度关闭不全。RVOT.右（心）室流出道；RA.右心房；AO.主动脉；PA.肺动脉；LA.左心房

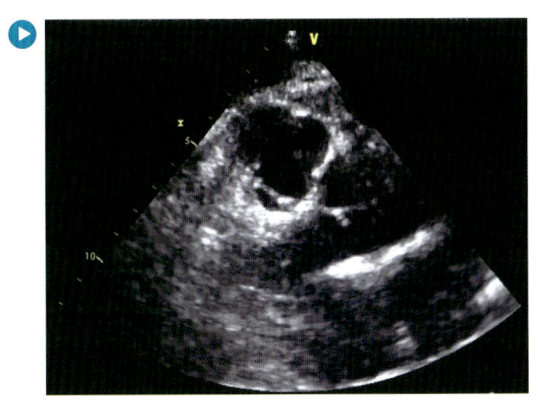

图 2-1-9　四叶式肺动脉瓣，右后瓣短小，收缩期开放呈四边形，舒张期关闭呈"十"字形（视频截图）

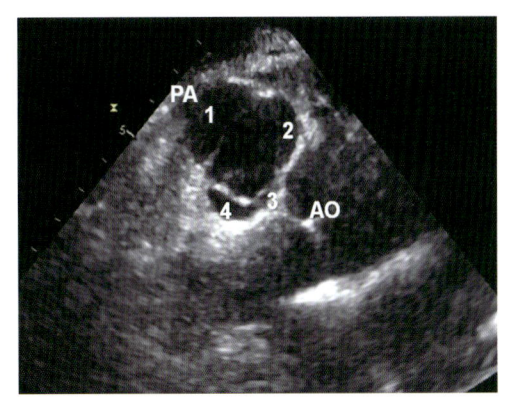

图 2-1-10　四叶式肺动脉瓣，右后瓣短小（标号3），收缩期开放呈四边形。PA.肺动脉；AO.主动脉

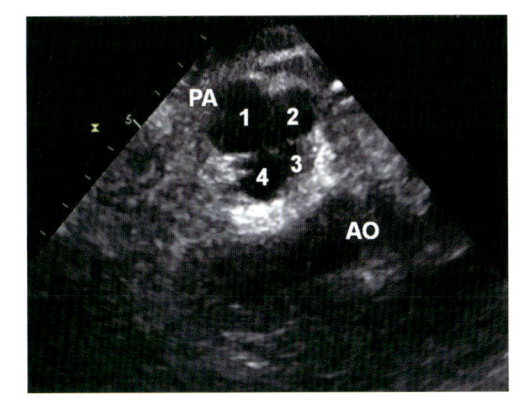

图 2-1-11　四叶式肺动脉瓣，右后瓣短小（标号3），舒张期关闭呈"十"字形。PA.肺动脉；AO.主动脉

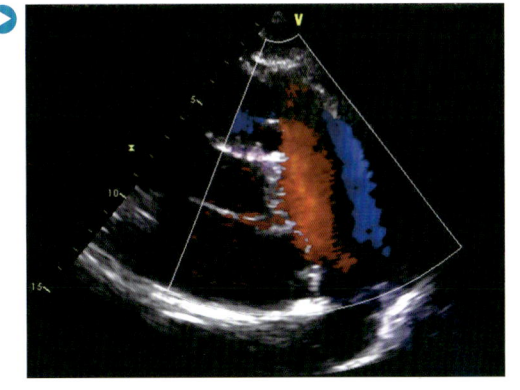

图 2-1-12　四叶式肺动脉瓣，CDFI 心底短轴切面显示肺动脉瓣口收缩期五彩镶嵌的血流信号（视频截图）

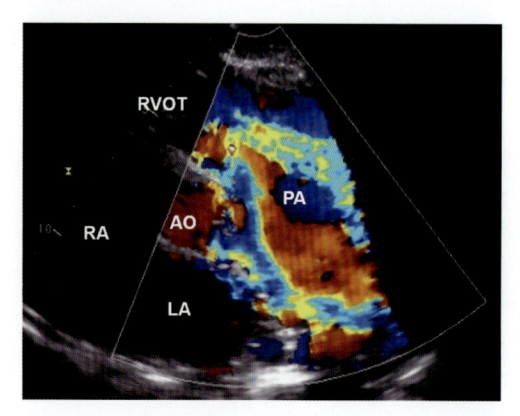

图 2-1-13　四叶式肺动脉瓣，CDFI 心底短轴切面显示肺动脉瓣口收缩期五彩镶嵌的血流信号。RVOT. 右（心）室流出道；RA. 右心房；AO. 主动脉；PA. 肺动脉；LA. 左心房

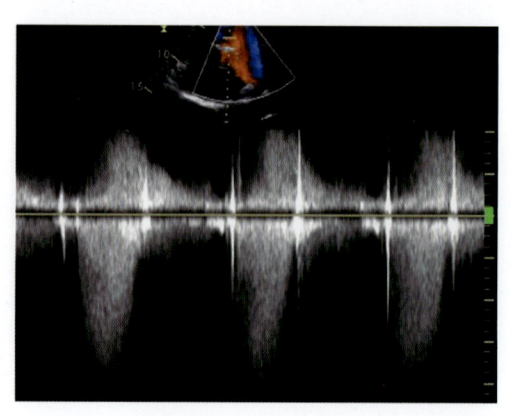

图 2-1-14　肺动脉瓣口收缩期峰值压差 55mmHg

当出现以下情况，超声医师应加以注意：①肺动脉瓣瓣叶增厚；②瓣叶形态、大小发生改变；③发现肺动脉瓣狭窄或关闭不全；④肺动脉主干扩张。提高肺动脉瓣短轴切面的显示率有助于明确疾病的诊断。

> **小　结**
>
> 超声心动图是肺动脉狭窄和关闭不全的首选诊断方法，肺动脉瓣短轴切面是显示肺动脉瓣瓣叶数目最佳也是唯一的观察切面，对明确肺动脉瓣疾病的病因、选择治疗方案具有重要的临床价值。

第二节　超声诊断房室间隔缺损分型的重要切面——室间隔矢状切面

▶ 视频目录

视频 2-2-2　室间隔矢状切面

视频 2-2-4　部分型房室间隔缺损，心尖四腔心切面显示房间隔近十字交叉处回声中断，左、右房室瓣附着于同一水平

视频 2-2-6　同一患者，CDFI 心尖四腔心切面显示心房水平左向右分流，二尖瓣前叶瓣裂处中度反流

视频 2-2-7　同一患者，房室瓣口水平短轴切面显示左、右房室瓣在室间隔附着处融合

视频 2-2-9　同一患者，室间隔矢状切面显示前、后桥瓣在室间隔嵴顶部融合

视频 2-2-11　过渡型房室间隔缺损，心尖四腔心切面显示房间隔近十字交叉处回声中断，左、右房室瓣附着于同一水平，室间隔膜部瘤形成

视频 2-2-13　同一患者，CDFI 胸骨旁四腔心切面显示心房水平左向右分流，心室水平左向右分流，左心室 – 右心房水平左向右分流

视频 2-2-14　同一患者，房室瓣口水平短轴切面显示左、右房室瓣在室间隔附着处融合

视频 2-2-16　同一患者，经食管超声心动图室间隔矢状切面显示前、后桥瓣在室间隔嵴顶部融合，但融合不紧密

视频 2-2-18　完全型房室间隔缺损 Rastelli A 型，心尖四腔心切面显示原发孔型房间隔缺损、流入道型室间隔缺损、共同房室瓣、前共瓣腱索附着于室间隔嵴顶部

视频 2-2-20　同一患者，室间隔矢状切面显示前、后桥瓣之间无舌带样纤维组织相连，呈漂浮瓣，前共瓣腱索附着于室间隔嵴顶部

导读

房室间隔缺损是一种比较常见的先天性心脏病，四腔心切面、房室瓣口水平短轴切面等是房室间隔缺损的常用检查切面，室间隔矢状切面作为近年来使用的切面，对鉴别部分型、过渡型及完全型房室间隔缺损发挥了重要作用。

正确的心脏空间观犹如正确的人生观，人生观错了，很容易走向邪路，同样，在心脏解剖中没有正确的心脏空间观，就会在心脏断层解剖、超声解剖、血管造影解剖上走很多弯路。正确的心脏空间观能让我们受益匪浅，本节介绍诊断房室间隔缺损分型的重要切面——室间隔矢状切面。

房间隔下部、室间隔上部、二尖瓣前叶和三尖瓣隔瓣构成了心脏内的十字交叉，即心内膜垫（endocardial cushion）。由于三尖瓣隔瓣在间隔上的附着点相对二尖瓣前叶靠近心尖，因此一部分间隔位于左心室与右心房之间，称为房室间隔（图 2-2-1）。

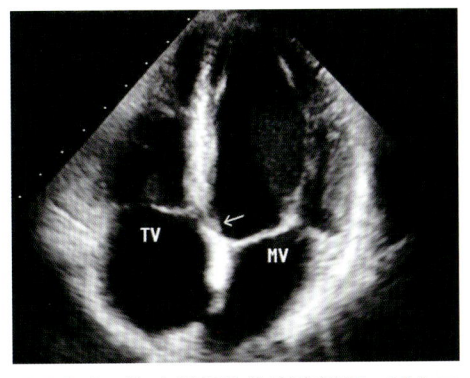

图 2-2-1　箭头所指处为房室间隔。MV. 二尖瓣；TV. 三尖瓣

房室间隔缺损（atrioventricular septal defect，AVSD），又称房室共道畸形或心内膜垫缺损，是一组累及房间隔、室间隔及房室瓣的复杂先天性心脏畸形，占先天性心脏病的 3%～5%。完全型房室间隔缺损患者在早期即可出现心力衰竭和肺动脉高压，故尽早明确诊断、正确治疗尤为重要。房室间隔缺损的超声心动图具有特征性改变，近年来，室间隔矢状切面在众多切面中脱颖而出，对鉴别部分型、过渡型及完全型房室间隔缺损发挥了重要作用。

一、房室间隔缺损的分型

根据前、后桥瓣之间有无舌带样纤维组织连接及前、后桥瓣与房间隔、室间隔的附着关系，可将房室间隔缺损分为部分型、过渡型和完全型。

（1）部分型：一般指单纯原发孔型房间隔缺损，前、后桥瓣之间有舌带样纤维组织相连，并附着于室间隔嵴顶部，心室水平无分流，仅有心房水平分流。

（2）过渡型：前、后桥瓣之间有舌带样纤维组织相连，与房间隔下部无附着，与室间隔嵴顶部无附着或附着不紧密，心房、心室水平均有分流。

（3）完全型：前、后桥瓣之间无舌带样纤维组织相连，前、后桥瓣悬浮于房、室间隔之间，形成共同房室瓣，心房、心室水平均有分流。

另外，还有一种少见的房室间隔缺损（流入道型室间隔缺损），即前、后桥瓣之间有舌带样纤维组织相连，且附着于房间隔下部，心房水平无分流，仅有心室水平分流。

Rastelli 等根据前桥瓣的骑跨程度及其与右前上瓣交界处腱索的连接部位，将完全型房室间隔缺损分为 A、B、C 3 个亚型。

A 型：前桥瓣无明显骑跨，与右前上瓣交界处腱索附着于室间隔嵴顶部。

B 型：前桥瓣轻度骑跨，与右前上瓣交界处腱索附着于室间隔右心室面异常乳头肌上。

C 型：前桥瓣明显骑跨，与发育不良的右前上瓣叶融合为一个瓣叶，无腱索附着，形成漂浮瓣。

需要注意的是，并不能将所有的房室间隔缺损都归类为以上几种类型。临床上有一些少见的心内膜垫组织发育不良，如原发孔型房间隔缺损合并二尖瓣前叶裂或三尖瓣隔瓣裂、单心房、单纯二尖瓣前叶裂、左（心）室 - 右（心）房通道等，都属于部分型心内膜垫缺损。

二、室间隔矢状切面

1. 操作手法　探头置于心尖处，先做到标准的心尖二腔心切面，然后左右调整切面方向，使切面与受检者房间隔和后室间隔的角度一致，直至扇面正切后部室间隔，充分显示后室间隔的矢状面（图 2-2-2，图 2-2-3）。

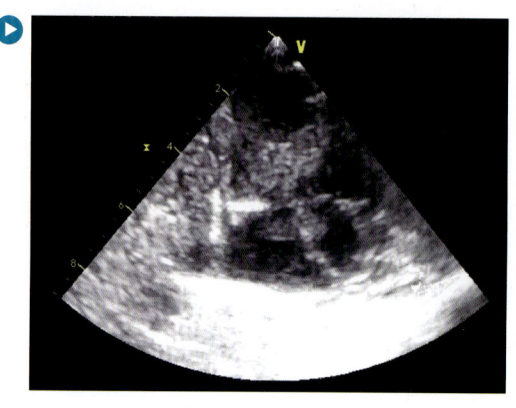

图 2-2-2　室间隔矢状切面（视频截图） 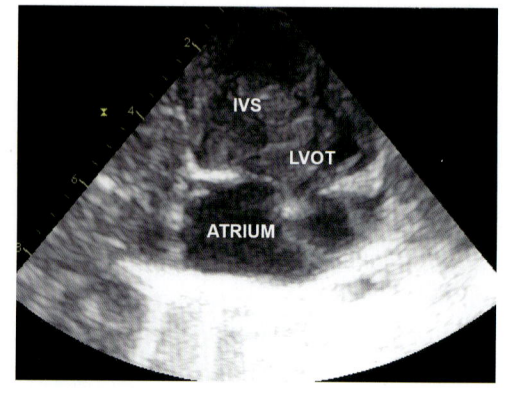　　图 2-2-3　室间隔矢状切面。IVS. 室间隔；LVOT. 左（心）室流出道；ATRIUM. 心房

正常情况下有 2 组房室瓣和 2 个瓣环，室间隔整体不在一个平面上，室间隔矢状切面难以完整显示，且没有实际应用价值。对于房室间隔缺损，室间隔矢状切面可清晰显示室间隔嵴顶部，前、后桥瓣有无舌带样纤维组织连接及其与室间隔嵴顶部的连接关系，其是鉴别部分型、过渡型及完全型房室间隔缺损的极佳切面。

2. 临床应用　二维超声心动图切面都不是孤立的，检查时可获得连续的动态切面，切面之间既有联系又有区别。胸骨旁、心尖或剑突下四腔心切面可用于显示房间隔缺损、室间隔缺损、房室瓣形态、房室瓣及其腱索的附着位置。胸骨旁或剑突下房室瓣口水平短轴切面可用于显示房室瓣口是共同房室瓣口还是左、右 2 个房室瓣口，以及房室瓣与室间隔的关系。室间隔矢状切面作为近年来出现的切面，对鉴别部分型（图 2-2-4～图 2-2-10）、过渡型（图 2-2-11～图 2-2-17）及完全型房室间隔缺损（图 2-2-18～图 2-2-21）具有重要的临床价值。

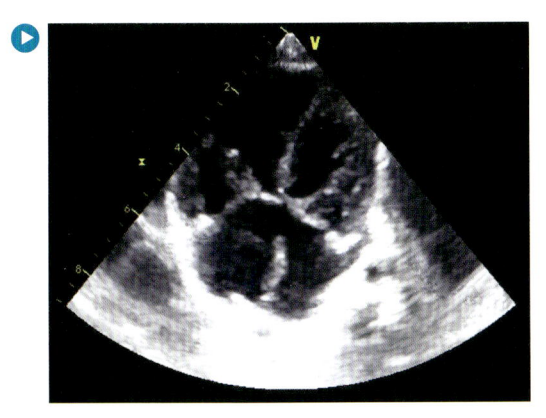

图 2-2-4　部分型房室间隔缺损，心尖四腔心切面显示房间隔近十字交叉处回声中断，左、右房室瓣附着于同一水平（视频截图）

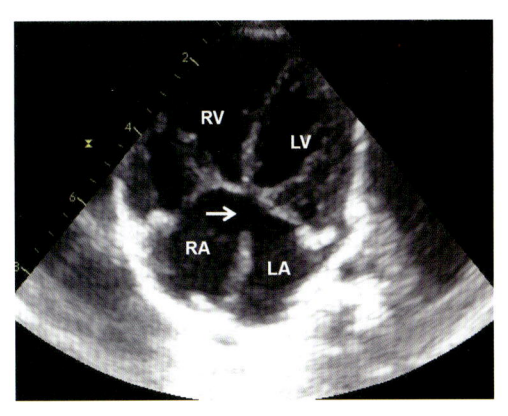

图 2-2-5　部分型房室间隔缺损，心尖四腔心切面显示房间隔近十字交叉处回声中断（箭头），左、右房室瓣附着于同一水平。RV. 右心室；LV. 左心室；RA. 右心房；LA. 左心房

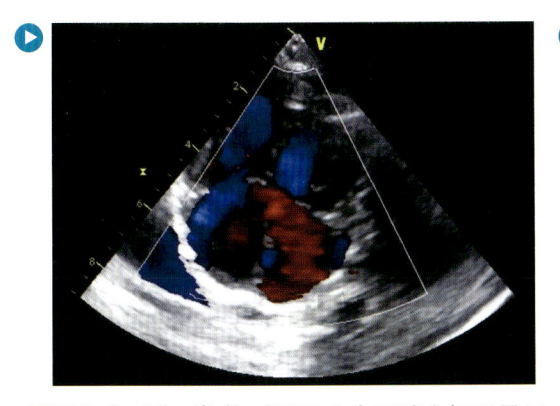

图 2-2-6　同一患者，CDFI 心尖四腔心切面显示心房水平左向右分流，二尖瓣前叶瓣裂处中度反流（视频截图）

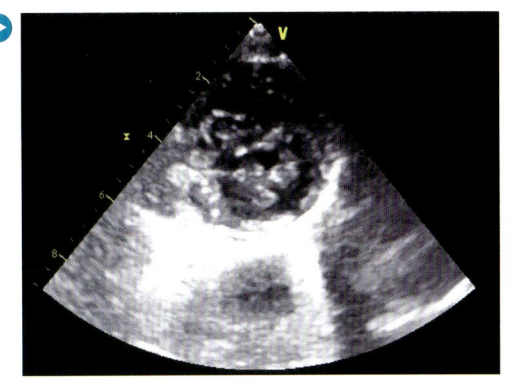

图 2-2-7　同一患者，房室瓣口水平短轴切面显示左、右房室瓣在室间隔附着处融合（视频截图）

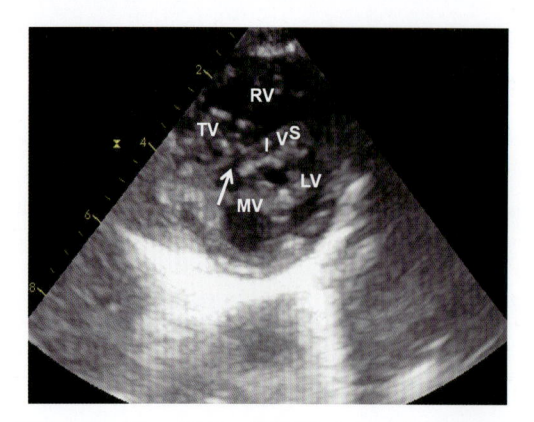

图 2-2-8　同一患者，房室瓣口水平短轴切面显示左、右房室瓣在室间隔附着处融合（箭头）。TV.三尖瓣；MV.二尖瓣；RV.右心室；IVS.室间隔；LV.左心室

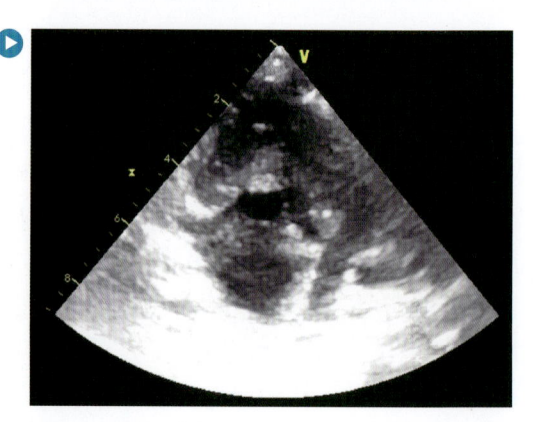

图 2-2-9　同一患者，室间隔矢状切面显示前、后桥瓣在室间隔嵴顶部融合（视频截图）

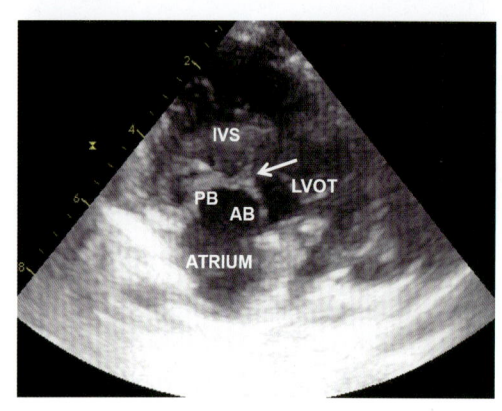

图 2-2-10　同一患者，室间隔矢状切面显示前、后桥瓣在室间隔嵴顶部融合（箭头）。IVS.室间隔；LVOT.左（心）室流出道；AB.前桥瓣；PB.后桥瓣；ATRIUM.心房

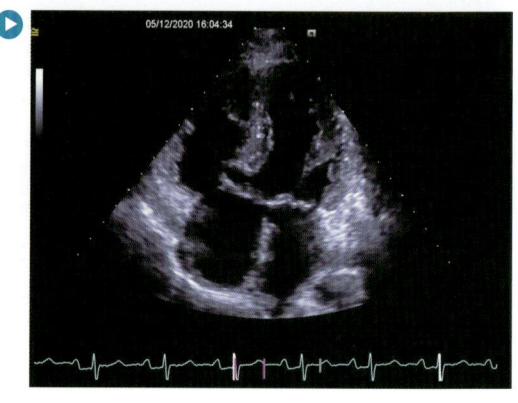

图 2-2-11　过渡型房室间隔缺损，心尖四腔心切面显示房间隔近十字交叉处回声中断，左、右房室瓣附着于同一水平，室间隔膜部瘤形成（视频截图）

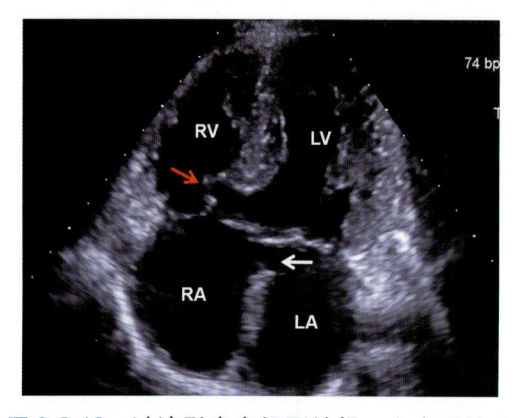

图 2-2-12　过渡型房室间隔缺损，心尖四腔心切面显示房间隔近十字交叉处回声中断（白色箭头），左、右房室瓣附着于同一水平，室间隔膜部瘤形成（红色箭头）。RV.右心室；LV.左心室；RA.右心房；LA.左心房

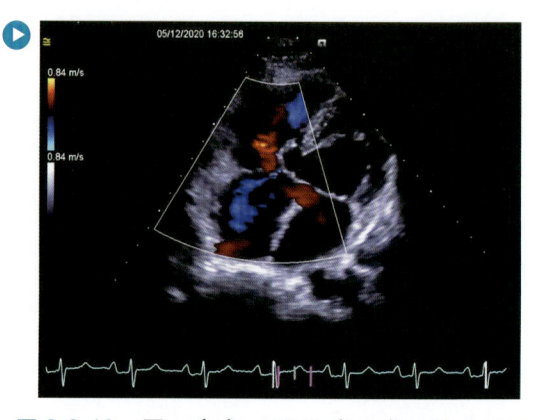

图 2-2-13　同一患者，CDFI胸骨旁四腔心切面显示心房水平左向右分流，心室水平左向右分流，左心室 - 右心房水平左向右分流（视频截图）

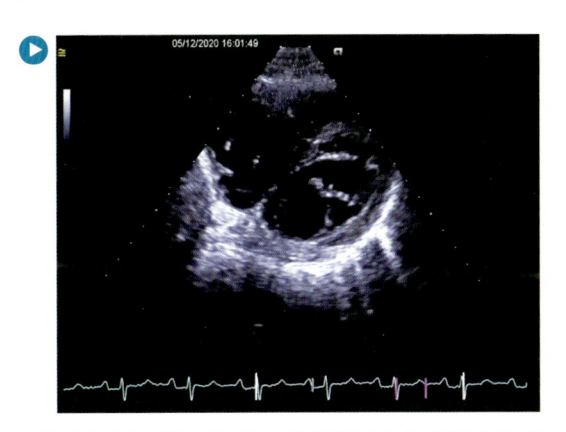

图 2-2-14 同一患者，房室瓣口水平短轴切面显示左、右房室瓣在室间隔附着处融合（视频截图）

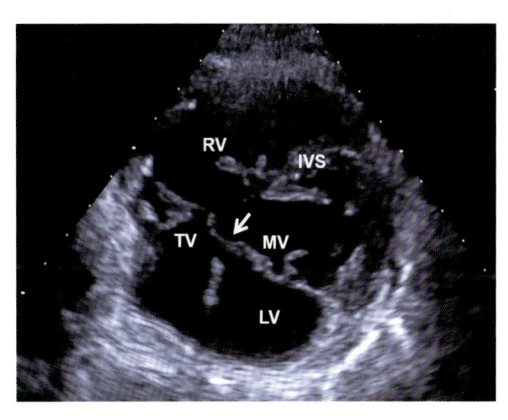

图 2-2-15 同一患者，房室瓣口水平短轴切面显示左、右房室瓣在室间隔附着处融合（箭头）。RV. 右心室；IVS. 室间隔；TV. 三尖瓣；MV. 二尖瓣；LV. 左心室

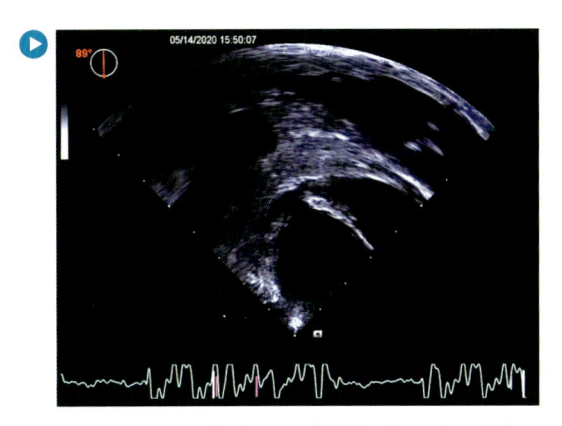

图 2-2-16 同一患者，经食管超声心动图室间隔矢状切面显示前、后桥瓣在室间隔嵴顶部融合，但融合不紧密（视频截图）

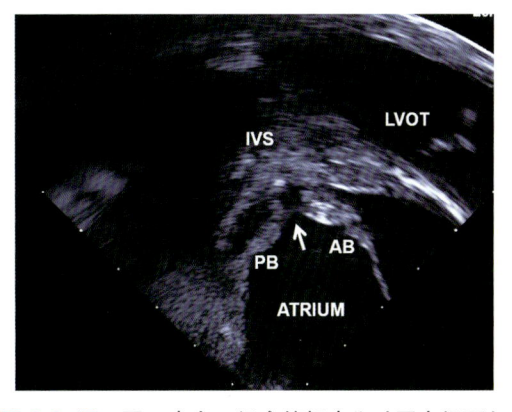

图 2-2-17 同一患者，经食管超声心动图室间隔矢状切面显示前、后桥瓣在室间隔嵴顶部融合，但融合不紧密（箭头）。IVS. 室间隔；LVOT. 左（心）室流出道；AB. 前桥瓣；PB. 后桥瓣；ATRIUM. 心房

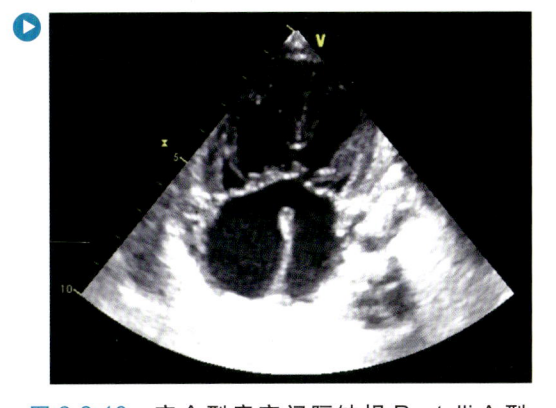

图 2-2-18 完全型房室间隔缺损 Rastelli A 型，心尖四腔心切面显示原发孔型房间隔缺损、流入道型室间隔缺损、共同房室瓣、前共瓣腱索附着于室间隔嵴顶部（视频截图）

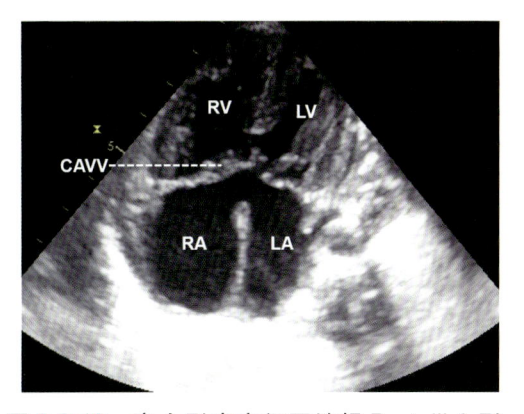

图 2-2-19 完全型房室间隔缺损 Rastelli A 型，心尖四腔心切面显示原发孔型房间隔缺损、流入道型室间隔缺损、共同房室瓣（CAVV）、前共瓣腱索附着于室间隔嵴顶部。RV. 右心室；LV. 左心室；RA. 右心房；LA. 左心房

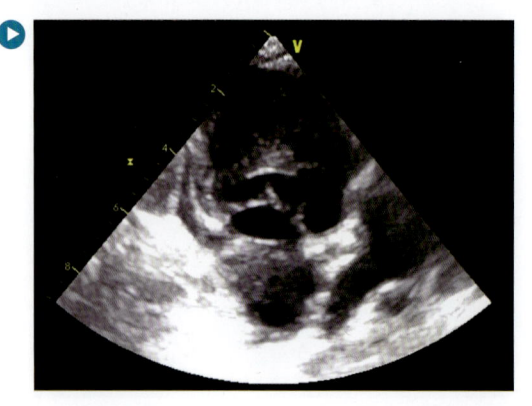

图 2-2-20　同一患者，室间隔矢状切面显示前、后桥瓣之间无舌带样纤维组织相连，呈漂浮瓣，前共瓣腱索附着于室间隔嵴顶部（视频截图）

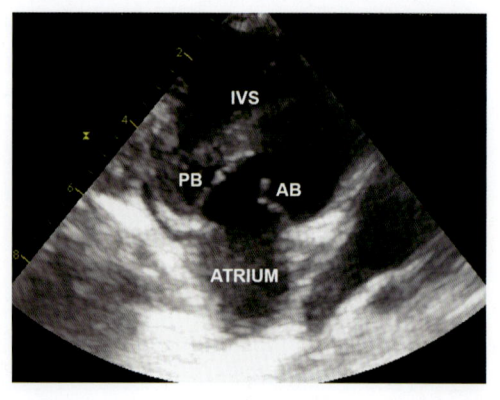

图 2-2-21　同一患者，室间隔矢状切面显示前、后桥瓣之间无舌带样纤维组织相连，呈漂浮瓣，前共瓣腱索附着于室间隔嵴顶部。IVS. 室间隔；AB. 前桥瓣；PB. 后桥瓣；ATRIUM. 心房

室间隔矢状切面对检查者的手法要求较高，并且室间隔整体不在一个水平面上，该切面难以显示室间隔全貌，在临床应用上存在一定的局限性。但对于房室间隔缺损患者，该切面可清晰显示前、后桥瓣在室间隔嵴顶部有无融合，其是诊断房室间隔缺损分型的极佳切面。

小　结

室间隔矢状切面可清晰显示室间隔嵴顶部，前、后桥瓣有无舌带样纤维组织连接及其与室间隔嵴顶部的连接关系，该切面是鉴别部分型、过渡型及完全型房室间隔缺损的极佳切面。

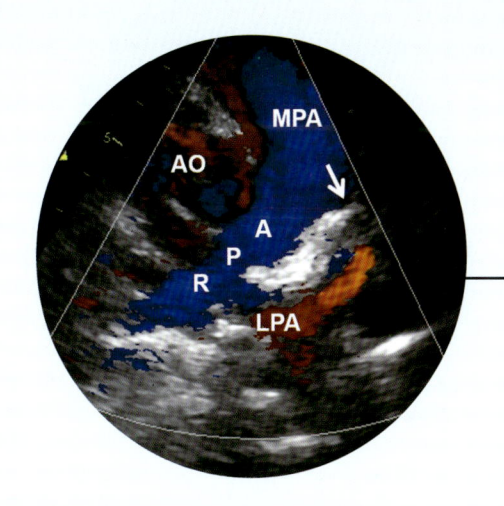

3

第三章
先天性心脏病篇

第一节　经胸多切面诊断下腔静脉型房间隔缺损

▶ **视频目录**

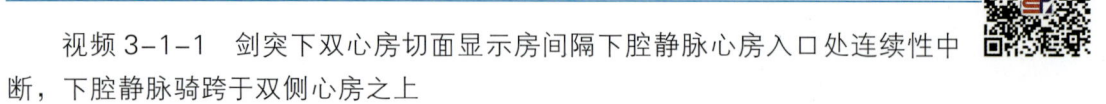

　　视频 3-1-1　剑突下双心房切面显示房间隔下腔静脉心房入口处连续性中断，下腔静脉骑跨于双侧心房之上

　　视频 3-1-3　同一切面显示心房水平左向右分流，血流指向下腔静脉入口

　　视频 3-1-5　胸骨旁心底短轴切面显示房间隔后下方边缘完全缺失，左心房后壁光滑，下腔静脉骑跨于双侧心房之上

　　视频 3-1-7　同一切面显示心房水平左向右分流，部分分流束指向下腔静脉入口（蓝色）

　　视频 3-1-8　心尖四腔心下切面显示房间隔后下部回声中断，左心房通过房间隔缺损与下腔静脉相通

> **导读**
> 　　下腔静脉型房间隔缺损较为少见，由于下腔静脉边缘缺失，缺损后下缘无封堵器的支撑组织，是经导管介入封堵术的禁忌证，其治疗主要依靠外科手术。因此，术前准确诊断下腔静脉型房间隔缺损对选择治疗方法具有重要意义。

　　房间隔缺损是最为常见的先天性心脏病之一，根据胚胎起源和缺损的部位，一般分为4种类型，即原发孔型、继发孔型、静脉窦型和冠状静脉窦型。静脉窦型占房间隔缺损的5%～10%，又分为上腔静脉型和下腔静脉型。

　　下腔静脉型房间隔缺损较少见，缺损位于房间隔后下部分，与下腔静脉入口相延续，缺乏完整的边缘和明确的分界，左心房后壁构成缺损的后缘。下腔静脉骑跨于房间隔缺损之上，导致左、右心房通过下腔静脉心房入口处相通。

　　由于下腔静脉型房间隔缺损的后下缘无封堵器的支撑组织，其是经导管介入封堵术的禁忌证，其治疗主要依靠外科手术。因此，术前准确诊断下腔静脉型房间隔缺损对选择治疗方法具有重要意义。

　　但是房间隔缺损患者的临床症状、体征及常规体格检查无特异性，并且下腔静脉型房间隔缺损发生率较低，位置隐蔽，容易造成误诊和漏诊。经食管超声心动图诊断房间隔缺损虽然比经胸超声心动图更有优势，但也受到一些限制，如儿童不合作，必须全身麻醉才能进行，检查中易产生误吸而导致窒息；部分受检者食管反应敏感或患有食管炎、食管狭窄病变，不适用该方法；因下腔静脉和食管下段毗邻，经食管超声心动图标准切面显示房间隔缺损的下腔静脉边缘常存在困难。

　　本节介绍诊断下腔静脉型房间隔缺损的多个经胸切面，多个切面组合将有助于提高超声诊断下腔静脉型房间隔缺损的准确性。

一、剑突下双心房切面

剑突下双心房切面可以清晰显示左、右心房和位于两者之间的房间隔，以及上、下腔静脉与右心房和房间隔的连接关系。对于下腔静脉型房间隔缺损，该切面显示房间隔的下腔静脉边缘回声中断，下腔静脉骑跨于双侧心房之上（图 3-1-1～图 3-1-4）。

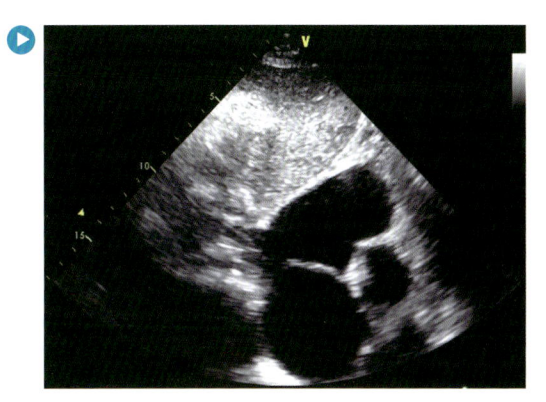

图 3-1-1　剑突下双心房切面显示房间隔下腔静脉心房入口处连续性中断，下腔静脉骑跨于双侧心房之上（视频截图）

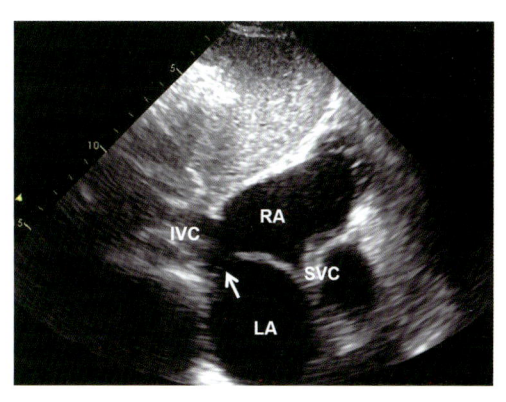

图 3-1-2　剑突下双心房切面显示房间隔下腔静脉心房入口处连续性中断（箭头），下腔静脉骑跨于双侧心房之上。LA. 左心房；RA. 右心房；IVC. 下腔静脉；SVC. 上腔静脉

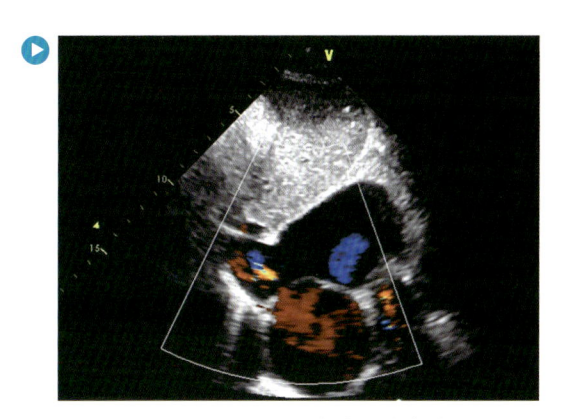

图 3-1-3　同一切面显示心房水平左向右分流，血流指向下腔静脉入口（视频截图）

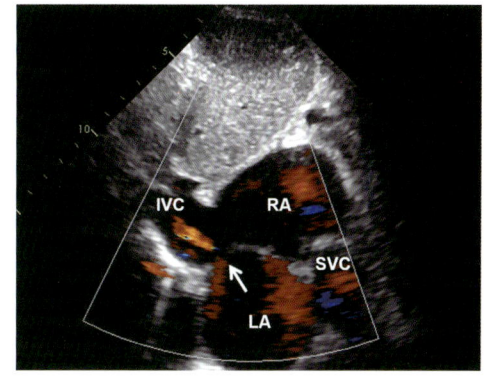

图 3-1-4　同一切面 CDFI 显示心房水平左向右分流，血流指向下腔静脉入口（箭头）。LA. 左心房；RA. 右心房；IVC. 下腔静脉；SVC. 上腔静脉

对于儿童患者，经胸超声心动图通常可以清晰显示剑突下双心房切面，然而部分成年患者的剑突下声窗较差，不易显示下腔静脉与房间隔的相互关系，降低了诊断的准确性。

二、胸骨旁心底短轴切面

胸骨旁心底短轴切面在心底水平显示前后方向的房间隔，其前方紧邻主动脉根部，后方与下腔静脉右心房入口处相延续。下腔静脉型房间隔缺损在该切面上表现为房间隔后下方边缘完全缺失，左心房后壁光滑，下腔静脉骑跨于双侧心房之上（图 3-1-5～图 3-1-7）。

Snarr 等提出胸骨旁心底短轴切面显示的左心房后壁房间隔边缘完全缺失可作为经胸超声心动图诊断下腔静脉型房间隔缺损的可靠征象。

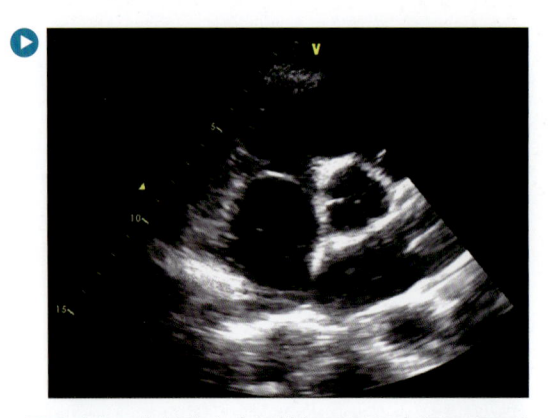

图 3-1-5　胸骨旁心底短轴切面显示房间隔后下方边缘完全缺失，左心房后壁光滑，下腔静脉骑跨于双侧心房之上（视频截图）

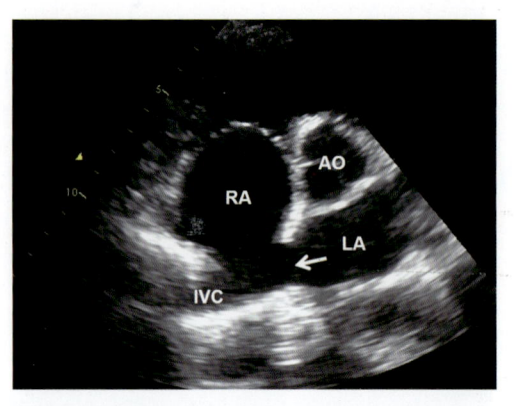

图 3-1-6　胸骨旁心底短轴切面显示房间隔后下方边缘完全缺失（箭头），左心房后壁光滑，下腔静脉骑跨于双侧心房之上。LA. 左心房；RA. 右心房；IVC. 下腔静脉；AO. 主动脉

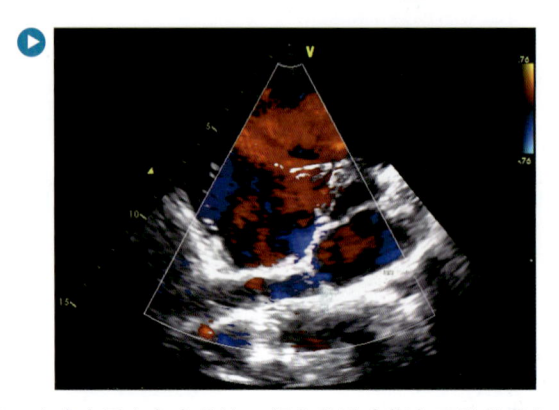

图 3-1-7　同一切面显示心房水平左向右分流，部分分流束指向下腔静脉入口（蓝色）（视频截图）

应注意的是，较大的继发孔型房间隔缺损也可延伸至下腔静脉，易被误诊为下腔静脉型房间隔缺损。主要鉴别点：在胸骨旁心底短轴切面上，继发孔型房间隔缺损左心房后壁可见房间隔残缘，下腔静脉在房间隔右侧汇入右心房。

三、心尖四腔心下切面

在心尖四腔心切面的基础上，将探头稍向下倾斜，即可显示心尖四腔心下切面。该切面可显示下腔静脉右心房入口处的横断面和冠状静脉窦右心房入口处。对于下腔静脉型房间隔缺损，该切面显示房间隔后下部回声中断，左心房通过房间隔缺损与下腔静脉相通（图 3-1-8，图 3-1-9）。

作为非标准切面，心尖四腔心下切面并非常规应用，但在使用剑突下双心房切面或胸骨旁心底短轴切面显示下腔静脉型房间隔缺损后，结合该切面可进一步提高心超医师诊断下腔静脉型房间隔缺损的准确性。

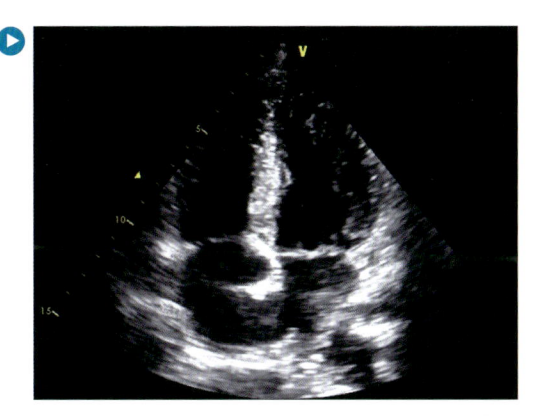

图 3-1-8　心尖四腔心下切面显示房间隔后下部回声中断，左心房通过房间隔缺损与下腔静脉相通（视频截图）

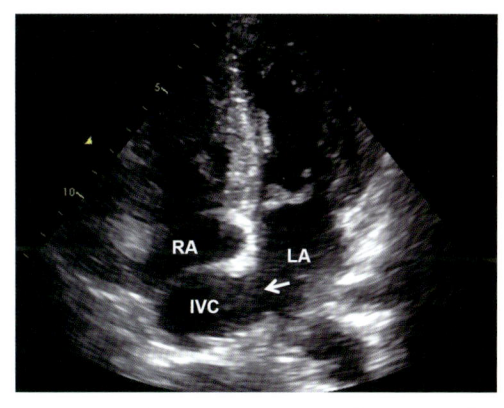

图 3-1-9　心尖四腔心下切面显示房间隔后下部回声中断（箭头），左心房通过房间隔缺损与下腔静脉相通。LA. 左心房；RA. 右心房；IVC. 下腔静脉

> **小　结**
>
> 　　剑突下双心房切面、胸骨旁心底短轴切面和心尖四腔心下切面均可用于诊断下腔静脉型房间隔缺损，多个经胸切面组合应用将有助于提高超声诊断下腔静脉型房间隔缺损的准确性。

第二节　条条大路通罗马——左位上腔静脉

▶ 视频目录

　　视频 3-2-5　胸骨旁左（心）室长轴切面，显示冠状静脉窦短轴，其位于左侧房室沟内

　　视频 3-2-6　右（心）室流入道长轴切面，显示冠状静脉窦长轴，其汇入右心房

　　视频 3-2-7　心尖四腔心下切面，在心尖四腔心切面的基础上将探头向下倾斜一定角度，即可于左侧房室沟内显示冠状静脉窦长轴，其向右汇入右心房

　　视频 3-2-8　主动脉弓长轴切面显示主动脉弓上方的左无名静脉

　　视频 3-2-9　主动脉弓长轴切面，CDFI 显示左无名静脉为蓝色血流信号，向右走行

　　视频 3-2-10　胸骨旁左（心）室长轴切面显示增粗的冠状静脉窦短轴

　　视频 3-2-11　同一患者，心尖四腔心下切面显示增粗的冠状静脉窦长轴，其向右汇入右心房

　　视频 3-2-12　同一患者，主动脉弓长轴切面，正常情况下位于主动脉弓上方的左无名静脉缺如

　　视频 3-2-13　同一患者，胸骨上窝切面显示胸降主动脉左前方下行的左位上腔静脉

　　视频 3-2-14　同一患者，CDFI 显示左位上腔静脉血流呈蓝色

视频 3-2-15　于左上肢外周静脉注射右心声学造影剂，冠状静脉窦先显影，右心房再显影

视频 3-2-16　冠状静脉窦汇入右心房入口处可见一隔膜

视频 3-2-18　同一患者，CDFI 显示冠状静脉窦汇入右心房入口处血流加速，提示狭窄

视频 3-2-20　同一患者，主动脉弓长轴切面显示胸降主动脉左前方异常通道

视频 3-2-21　同一患者，CDFI 显示胸降主动脉左前方异常通道内血流呈红色，提示左位上腔静脉作为一条通道将冠状静脉窦的部分血流引入右上腔静脉，再汇入右心房

视频 3-2-23　同一患者，主动脉弓长轴切面显示主动脉弓上方的左无名静脉

视频 3-2-25　同一患者，CDFI 主动脉弓长轴切面显示左无名静脉血流呈蓝色，向右走行

导读

左位上腔静脉是一种少见的体静脉回流异常，存在多条引流途径。约 90% 的左位上腔静脉经冠状静脉窦汇入右心房，若不伴有其他心血管畸形，则无血流动力学改变，临床多无症状，无须治疗。另有约 10% 的左位上腔静脉引流入左心房，由于大量的静脉血直接汇入左心系统，临床常出现发绀。左位上腔静脉的病理意义主要取决于其最终是汇入右心房还是左心房。

左位上腔静脉（left superior vena cava，LSVC）是胚胎期左右前主静脉间的吻合支发育障碍，导致左前主静脉未能退化而形成，发病率约为 0.3%，占先天性心脏病的 2.8%～4.3%，可单独存在，或与其他先天性心脏病并存。左位上腔静脉孤立存在并回流入右心房时，不影响心脏血流动力学，故无临床意义。但合并其他心血管畸形时，其会对心脏手术及心导管检查造成影响，故应及早诊断，正确处理。

条条大路通罗马出自《罗马典故》。公元前 1 世纪，罗马帝国地跨欧亚非三洲，称霸地中海，经济空前繁荣，为加强其统治，修建了以罗马为中心，通向四面八方的大道。据说，当时从意大利半岛乃至欧洲的任何一条大道出发，最终都能抵达罗马。

对于人体心脏而言，连接上腔静脉、下腔静脉、冠状静脉窦多条"大道"的右心房，无疑成了心脏中全身静脉血的"罗马城"。无论是从冠状沟内走行的冠状静脉窦，抑或从升主动脉右侧下行的上腔静脉，还是从腹主动脉右侧上行的下腔静脉，来自冠脉循环和体循环的各路静脉血都殊途同归，最终进入右心房（图 3-2-1）。

而左位上腔静脉，以一种体循环静脉畸形的方式，成了一条通向右心房的异常通路。正所谓，条条大路通罗马，体静脉血殊途同归入右心房。

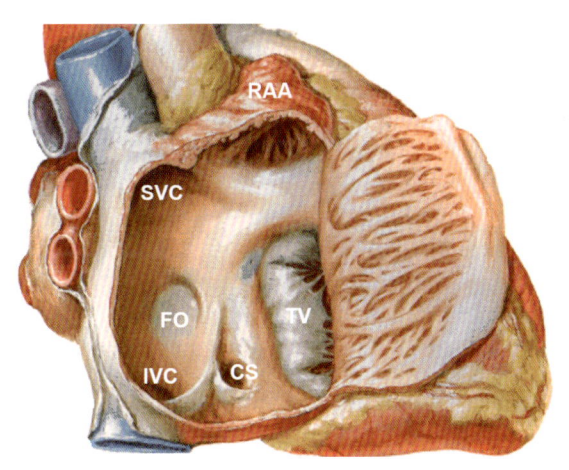

图 3-2-1　上腔静脉、下腔静脉、冠状静脉窦与右心房之间的关系示意图。SVC. 上腔静脉；IVC. 下腔静脉；FO. 卵圆窝；CS. 冠状静脉窦；TV. 三尖瓣；RAA. 右心耳

毋庸置疑，上腔静脉是通向心脏"罗马城"的一条不可或缺的"大道"，来自头颈、上肢和胸背部等处的静脉血经此汇入右心房（图 3-2-2）。正常情况下，在人类胚胎发育过程中，左侧上腔静脉已退化，故出生后只有右侧上腔静脉。未能退化的左前主静脉，则遗留为一条下行管腔结构，即左位上腔静脉。绝大多数左位上腔静脉存在时，右侧上腔静脉也同时存在，故又称双上腔静脉。

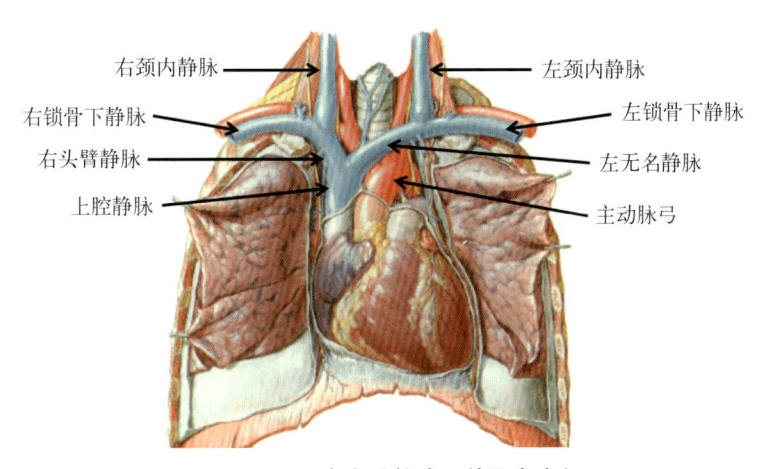

图 3-2-2　正常上腔静脉及其属支走行

左位上腔静脉的引流途径虽然发生了改变，但绝大多数依然引流入右心房，对血流动力学无明显影响。因此，对于绝大多数左位上腔静脉而言，上半身的静脉血通过几种异常的通路进入右心房，也成为"条条大路通罗马"中众多通路的其中之一。其中，约 90% 左位上腔静脉均是先引流入冠状静脉窦再进入右心房，此时，冠状静脉窦扩张，其是发现这一类型左位上腔静脉的重要征象（图 3-2-3）。

值得注意的是，约 10% 的左位上腔静脉与其他类型左位上腔静脉不同，殊途也不同归，其直接或间接回流入左心房，出现左上半身静脉血的右向左分流，可引起发绀、左心容量负荷过重等改变，应手术结扎或引流至右心房。

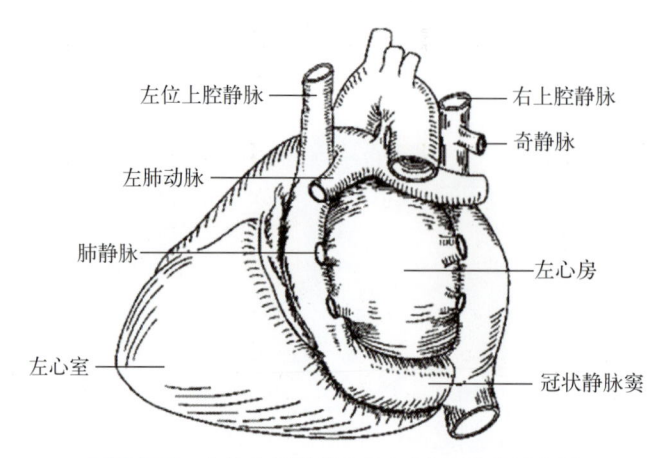

图 3-2-3 左位上腔静脉汇入冠状静脉窦示意图

一、左位上腔静脉引流入右心房

约 90% 的左位上腔静脉汇入右心房，右心不扩大，临床无特殊表现。最常见的类型是左无名静脉缺如或发育不良，左颈内静脉和左锁骨下静脉汇合后于胸降主动脉左前方下行汇入冠状静脉窦，然后再汇入右心房。

左位上腔静脉引流入右心房的三种途径：引流入冠状静脉窦再汇入右心房；冠状静脉窦右房入口处闭锁或狭窄，左位上腔静脉作为一条通路将冠状静脉窦的血流引流到右上腔静脉再汇入右心房；直接汇入右心房（图 3-2-4）。

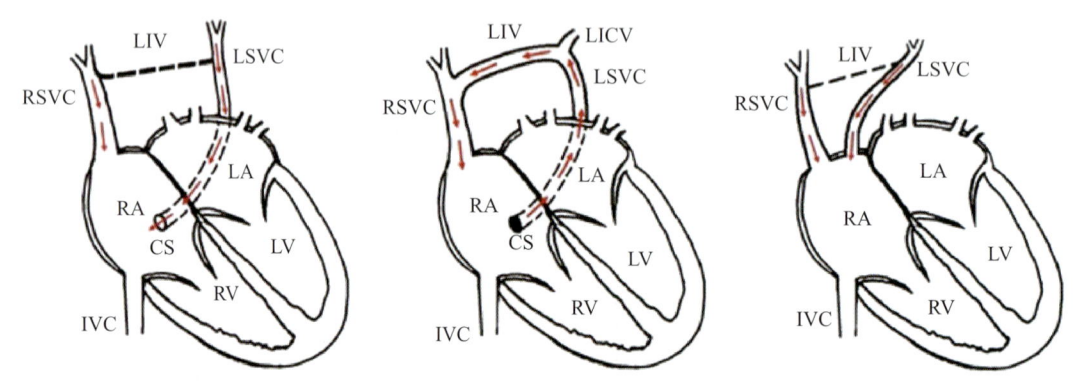

图 3-2-4 左位上腔静脉引流入右心房示意图。RSVC. 右上腔静脉；LSVC. 左位上腔静脉；LIV. 左无名静脉；LICV. 左颈内静脉；IVC. 下腔静脉；RA. 右心房；LA. 左心房；RV. 右心室；LV. 左心室；CS. 冠状静脉窦

1. **左位上腔静脉经冠状静脉窦引流入右心房** 对于此种类型的左位上腔静脉，二维超声心动图结合彩色多普勒超声完全可以直接确诊。冠状静脉窦扩张是诊断的线索和重要依据，在胸骨旁左（心）室长轴切面（图 3-2-5）、右（心）室流入道长轴切面（图 3-2-6）、心尖四腔心下切面（图 3-2-7）均可清晰显示。胸骨上窝主动脉弓长轴切面扫查（图 3-2-8，图 3-2-9）时，正常情况下位于主动脉弓上方的左无名静脉缺如，此时将探头向左前方倾斜，在主动脉弓降部左侧可显示下行的静脉血管（图 3-2-10～图 3-2-14）。极少数显示困难

者可使用左上肢外周静脉右心声学造影，此时冠状静脉窦先显影，右心房再显影，即可确诊（图 3-2-15）。

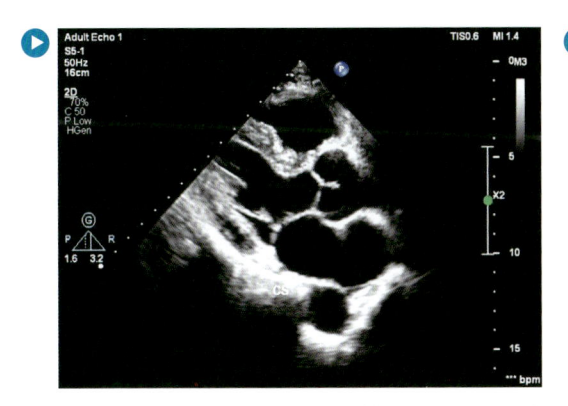

图 3-2-5　胸骨旁左（心）室长轴切面，显示冠状静脉窦短轴，其位于左侧房室沟内（视频截图）

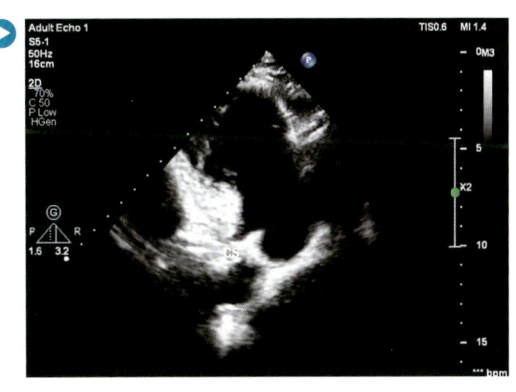

图 3-2-6　右（心）室流入道长轴切面，显示冠状静脉窦长轴，其汇入右心房（视频截图）

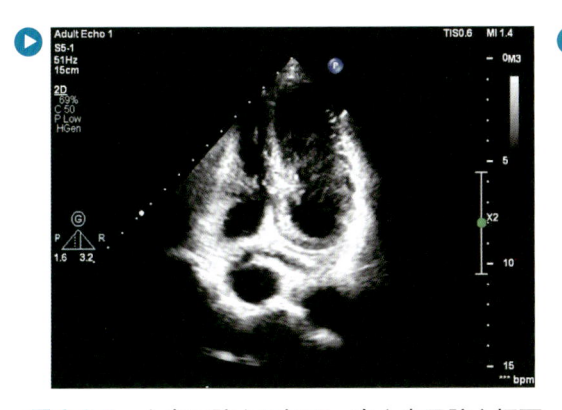

图 3-2-7　心尖四腔心下切面，在心尖四腔心切面的基础上将探头向下倾斜一定角度，即可于左侧房室沟内显示冠状静脉窦长轴，其向右汇入右心房（视频截图）

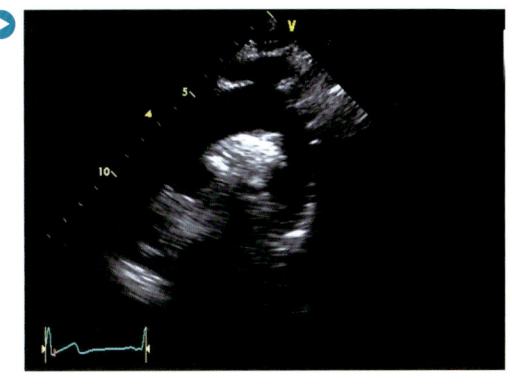

图 3-2-8　主动脉弓长轴切面显示主动脉弓上方的左无名静脉（视频截图）

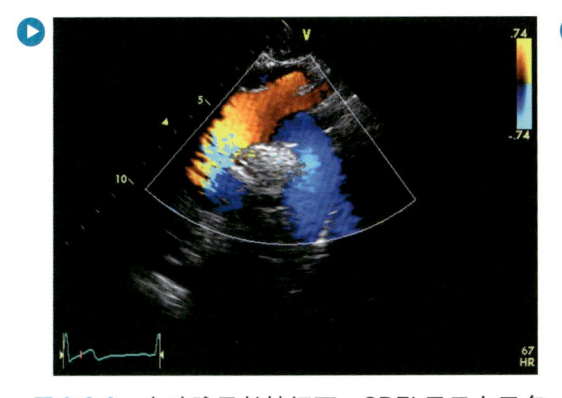

图 3-2-9　主动脉弓长轴切面，CDFI 显示左无名静脉为蓝色血流信号，向右走行（视频截图）

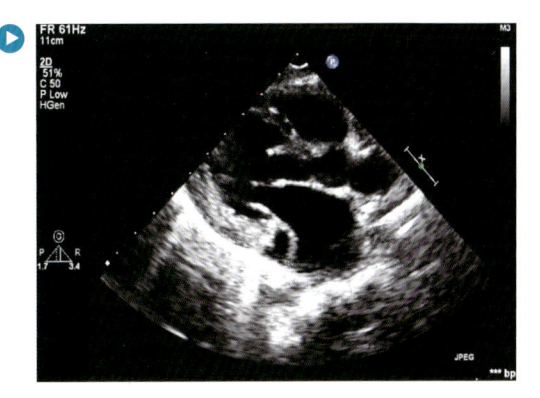

图 3-2-10　胸骨旁左（心）室长轴切面显示增粗的冠状静脉窦短轴（视频截图）

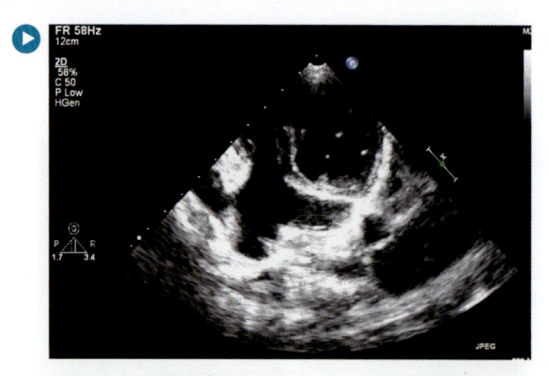

图 3-2-11　同一患者，心尖四腔心下切面显示增粗的冠状静脉窦长轴，其向右汇入右心房（视频截图）

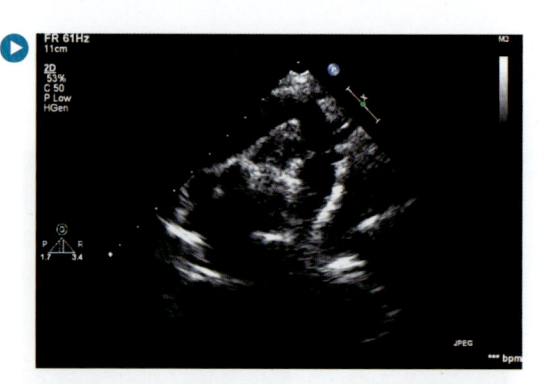

图 3-2-12　同一患者，主动脉弓长轴切面，正常情况下位于主动脉弓上方的左无名静脉缺如（视频截图）

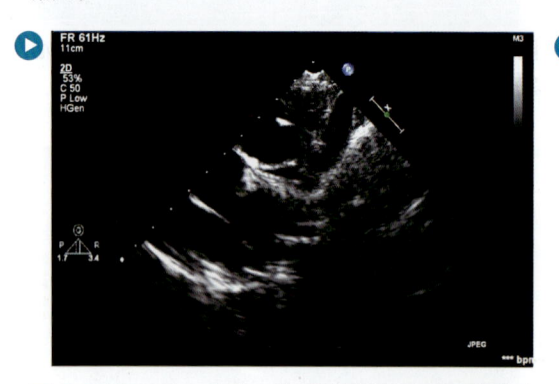

图 3-2-13　同一患者，胸骨上窝切面显示胸降主动脉左前方下行的左位上腔静脉（视频截图）

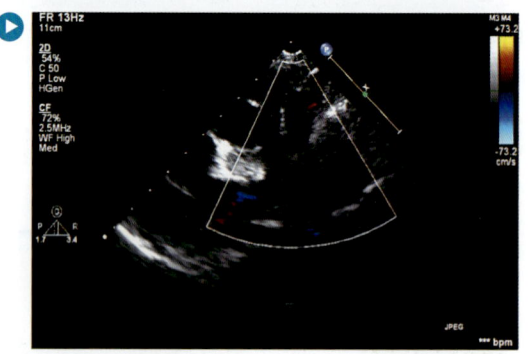

图 3-2-14　同一患者，CDFI 显示左位上腔静脉血流呈蓝色（视频截图）

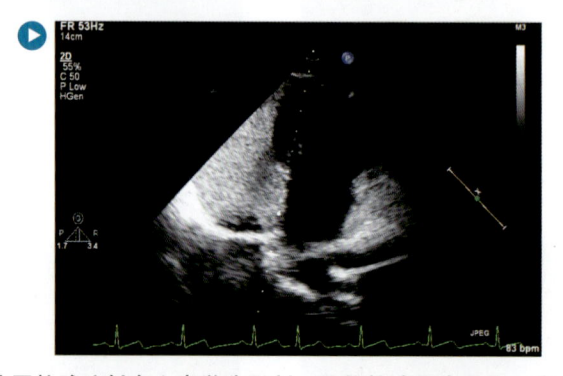

图 3-2-15　于左上肢外周静脉注射右心声学造影剂，冠状静脉窦先显影，右心房再显影（视频截图）

需要说明的是，此种类型的左位上腔静脉不会造成右心扩大，因为血流无论是通过左无名静脉向右汇入右上腔静脉再进入右心房，还是通过汇入冠状静脉窦再进入右心房，右心的血流量都没有增加。此种类型临床无任何症状，无须处理。

常规超声心动图检查时，若发现冠状静脉窦扩张，而无右心系统容量负荷过重或肺动脉高压的表现，则应高度怀疑左位上腔静脉引流入冠状静脉窦。

2.左位上腔静脉经右上腔静脉引流入右心房　冠状静脉窦口闭锁或狭窄时，左位上腔静脉将不能回心的冠脉循环静脉血逆行引流，与左侧头臂静脉汇合，再经左无名静脉和右

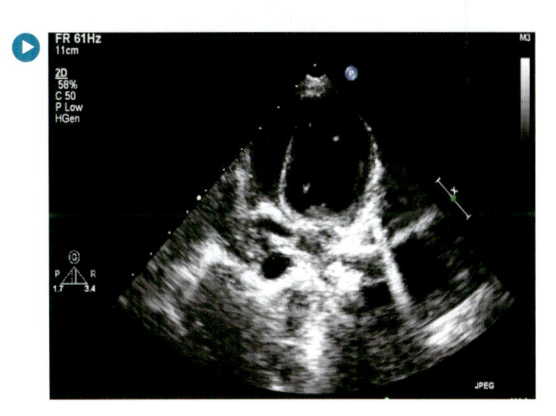

上腔静脉汇入右心房（图 3-2-16 ～图 3-2-26）。

图 3-2-16　冠状静脉窦汇入右心房入口处可见一隔膜（视频截图）

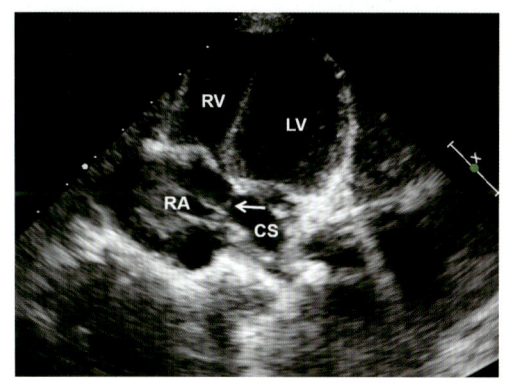

图 3-2-17　冠状静脉窦汇入右心房入口处可见一隔膜（箭头）。RA. 右心房；RV. 右心室；LV. 左心室；CS. 冠状静脉窦

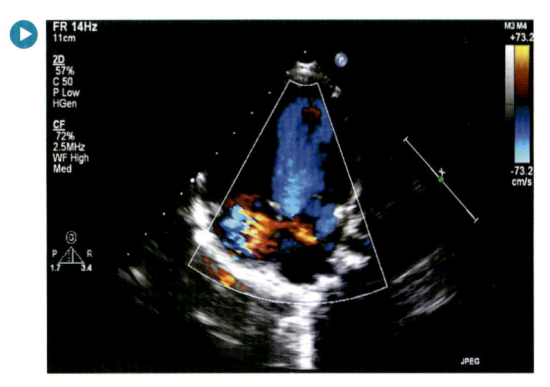

图 3-2-18　同一患者，CDFI 显示冠状静脉窦汇入右心房入口处血流加速，提示狭窄（视频截图）

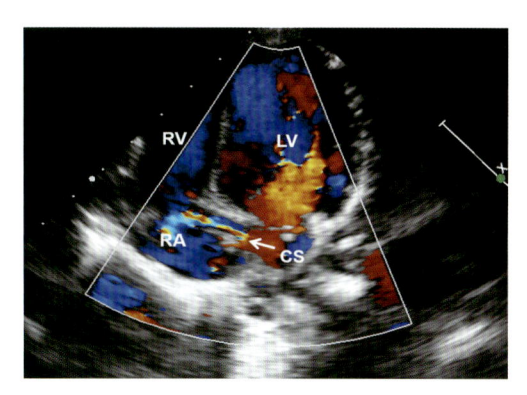

图 3-2-19　同一患者，CDFI 显示冠状静脉窦汇入右心房入口处血流加速，提示狭窄（箭头）。RA. 右心房；RV. 右心室；LV. 左心室；CS. 冠状静脉窦

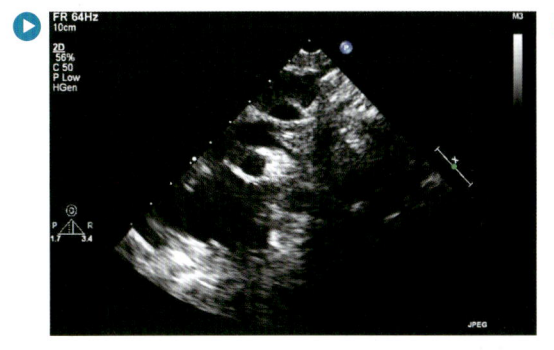

图 3-2-20　同一患者，主动脉弓长轴切面显示胸降主动脉左前方异常通道（视频截图）

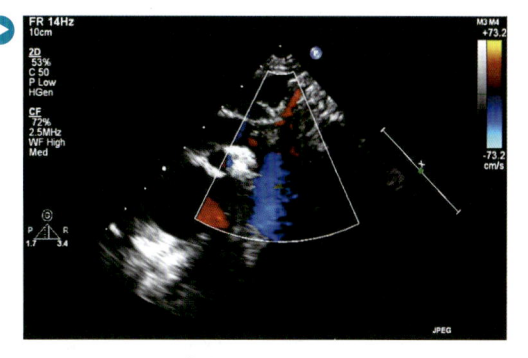

图 3-2-21　同一患者，CDFI 显示胸降主动脉左前方异常通道内血流呈红色，提示左位上腔静脉作为一条通道将冠状静脉窦的部分血流引入右上腔静脉，再汇入右心房（视频截图）

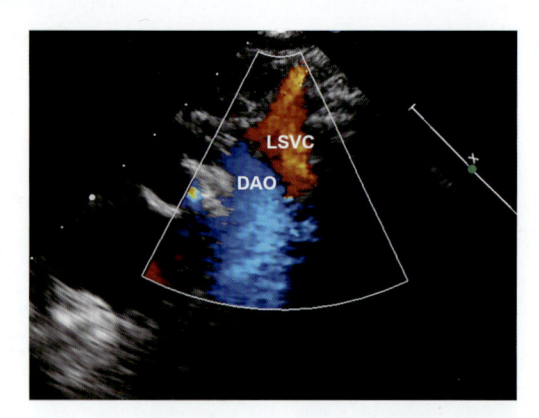

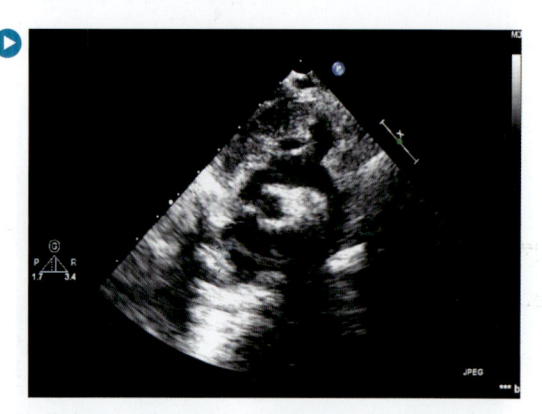

图 3-2-22　同一患者，CDFI 显示胸降主动脉左前方异常通路内血流呈红色，提示左位上腔静脉作为一条通路将冠状静脉窦的部分血流引流入右上腔静脉，再汇入右心房。DAO. 降主动脉；LSVC. 左位上腔静脉

图 3-2-23　同一患者，主动脉弓长轴切面显示主动脉弓上方的左无名静脉（视频截图）

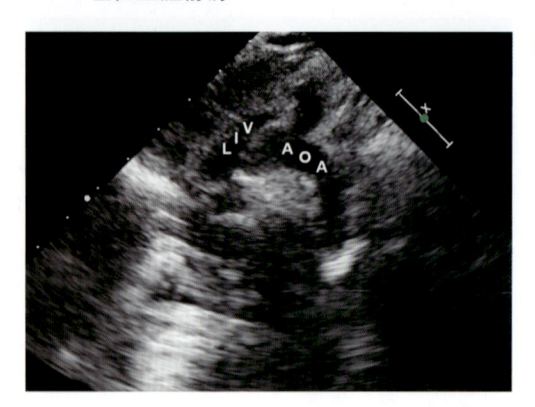

图 3-2-24　同一患者，主动脉弓长轴切面显示主动脉弓上方的左无名静脉。AOA. 主动脉弓；LIV. 左无名静脉

图 3-2-25　同一患者，CDFI 主动脉弓长轴切面显示左无名静脉血流呈蓝色，向右走行（视频截图）

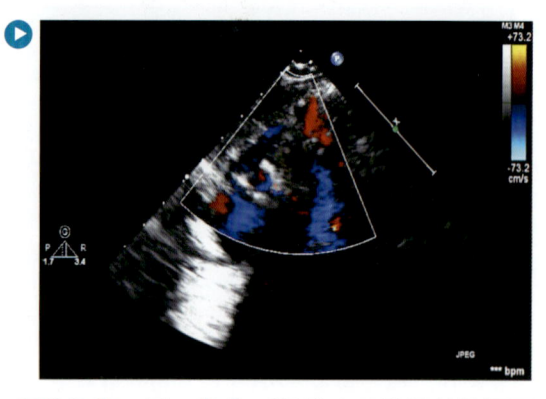

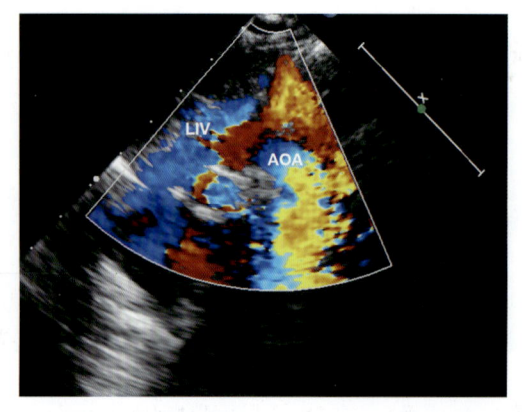

图 3-2-26　同一患者，CDFI 主动脉弓长轴切面显示左无名静脉血流呈蓝色，向右走行。AOA. 主动脉弓；LIV. 左无名静脉

此外，异位引流的肺静脉也可通过左位上腔静脉向上引流，引流途径与此相同。

3. **左位上腔静脉直接引流入右心房** 此类型左位上腔静脉直接开口于右心房壁，常与右上腔静脉同时引流入右心房。

二、左位上腔静脉引流入左心房

约10%的左位上腔静脉通过4种途径汇入左心房，此类患者左心扩大，临床表现为发绀。

左位上腔静脉引流入左心房的4种途径：直接汇入左心房，开口部位常位于左心耳基底部与左上肺静脉入口之间；汇入左肺静脉再汇入左心房，十分罕见，血流动力学类似于左位上腔静脉直接开口于左心房；冠状静脉窦中间段缺损，左位上腔静脉经冠状静脉窦汇入左心房；冠状静脉窦终末段缺如，左位上腔静脉经残存的冠状静脉窦汇入左心房（图3-2-27）。

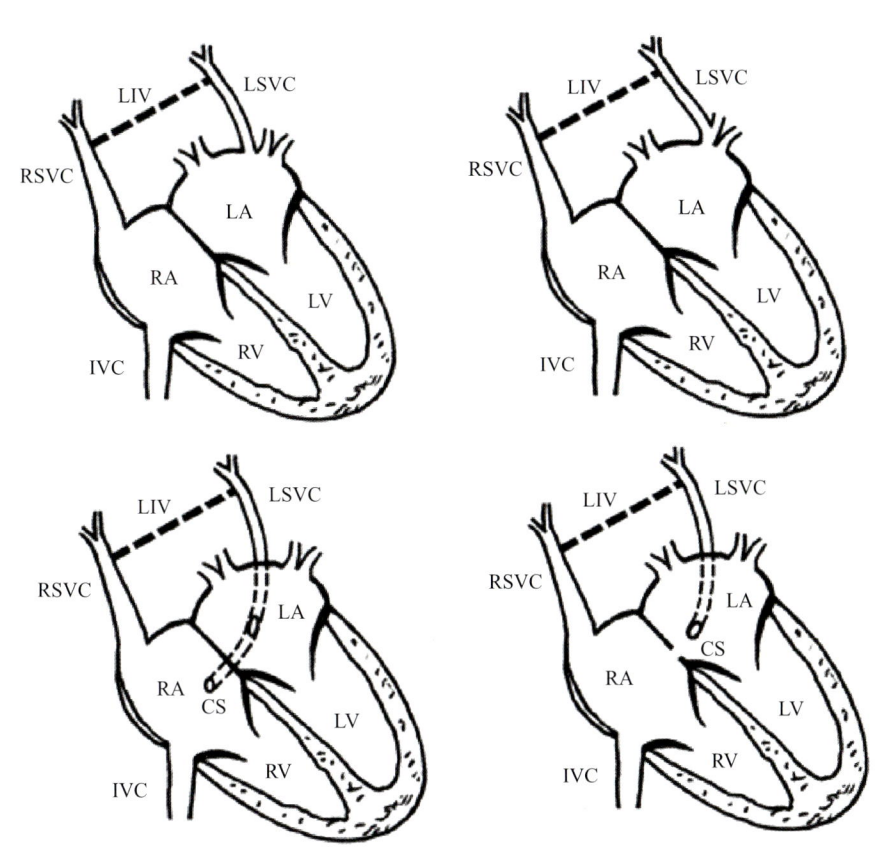

图 3-2-27 左位上腔静脉引流入左心房示意图。RSVC. 右上腔静脉；LSVC. 左位上腔静脉；LIV. 左无名静脉；IVC. 下腔静脉；RA. 右心房；LA. 左心房；RV. 右心室；LV. 左心室；CS. 冠状静脉窦

右心声学造影检查对诊断左位上腔静脉引流入左心房具有重要的临床价值。经左肘静脉注射声学造影剂，若气泡从左心耳基底部附近逸出，左心房最先显影，应考虑左位上腔静脉直接引流入左心房；若冠状静脉窦最先显影，其后左心房、右心房同时显影，应考虑

左位上腔静脉合并冠状静脉窦中间段缺损；若冠状静脉窦最先显影，气泡经冠状静脉窦逸入左心房，应考虑左位上腔静脉合并冠状静脉窦终末段缺如；右心声学造影难以鉴别左位上腔静脉开口于左肺静脉与左位上腔静脉直接引流入左心房 2 种途径。

> **小结**
>
> 约 90% 的左位上腔静脉通过 3 种途径汇入右心房，此类患者右心不扩大，临床无特殊表现；约 10% 的左位上腔静脉通过 4 种途径汇入左心房，此类患者左心扩大，临床表现为发绀，需要手术矫正。

第三节 不一样的"移花接木"——肺静脉异位引流

▶ 视频目录

视频 3-3-3 心尖四腔心切面显示右下肺静脉和左下肺静脉

视频 3-3-5 心尖五腔心切面显示右上肺静脉和左上肺静脉

视频 3-3-7 胸骨旁左（心）室长轴切面显示左上肺静脉和左下肺静脉

视频 3-3-8 心底短轴切面显示左心耳外侧的左上肺静脉进入左心房

视频 3-3-9 胸骨上窝"螃蟹"征切面显示 4 支肺静脉

视频 3-3-11 高位胸骨旁心底短轴切面显示 4 支肺静脉

视频 3-3-15 心上型完全性肺静脉异位引流，左心房内未见肺静脉开口；继发孔型房间隔缺损，心房水平右向左分流

视频 3-3-22 心内型完全性肺静脉异位引流，全部肺静脉汇合成肺静脉总干，位于左心房后上方，合并房间隔缺损

视频 3-3-23 同一患者，四腔心下切面显示肺静脉总干汇入扩张的冠状静脉窦，再汇入右心房

视频 3-3-32 右上肺静脉直接进入右心房

视频 3-3-34 同一患者，CDFI 显示右上肺静脉和上腔静脉血流汇入右心房

视频 3-3-36 剑突下四腔心切面显示右侧 2 支肺静脉直接进入右心房

视频 3-3-38 同一患者，剑突下双心房切面显示房间隔缺损

视频 3-3-39 同一患者，剑突下双心房切面显示右侧 2 支肺静脉及上腔静脉 3 束血流汇入右心房

视频 3-3-42 左心房未见右肺静脉开口

视频 3-3-43 同一患者，左心房未见右肺静脉血流汇入

视频 3-3-44 同一患者，剑突下双心房切面显示右侧 2 支肺静脉开口于下腔静脉

视频 3-3-45 同一患者，剑突下双心房切面显示右侧 2 支肺静脉血流汇入下腔静脉

导 读

类似于"移花接木"的肺静脉异位引流,将正常连接于左心房的部分或全部肺静脉,异位引流到右心系统,其由于血流动力学和体循环血氧饱和度发生了变化,患者早期即可出现发绀、呼吸急促、肺动脉高压及右心衰竭等症状,甚至危及生命。本节将为你解读不一样的"移花接木"——肺静脉异位引流。

"忽如一夜春风来,千树万树梨花开""十日樱花作意开,绕花岂惜日千回""三春堪惜牡丹奇,半倚朱栏欲绽时"……春天里,有看不完的美景,写不完的诗意,又或者,只是一眨眼功夫,我们便能发现一种新生,便能遇到一份清美悠长的欢喜。

神奇的移花接木技术是这些美丽娇艳的梨花、樱花、牡丹等花卉的培育繁殖方式。移花接木,也称嫁接,是将一种花木的枝条或嫩芽嫁接在另一种花木上的技术,始于公元5世纪,经过一千多年的发展,对花木品种的改良、生长繁殖,以及提高抗寒抗虫害能力发挥了重要作用。

移花接木是如此神妙,南宋韩彦直在其著作《橘录》中赞美柑橘的嫁接,称"人力之有参于造化每如此"。在胚胎发育时期,各种原因使正常的心脏结构和解剖位置关系变幻得纷繁复杂,犹如经历了漫天烟雨尘风的袭击,还原不到最初的模样。在《心超笔记》(第一辑)第七章第五节介绍的瓣膜闭锁的先天性心脏病就是一种心脏结构的变异,"上帝关闭了一扇门,又打开了一个窗",在关与开之间,心脏逐渐失去了血液循环的平衡,导致患者缺氧、发绀,甚至失去生命。类似于"移花接木"的肺静脉异位引流。将正常连接于左心房的部分或全部肺静脉,异位引流到右心系统,其由于血流动力学和体循环血氧饱和度发生了变化,患者早期即可出现发绀、呼吸急促、肺动脉高压及右心衰竭等症状,甚至危及生命。

肺静脉异位引流(anomalous pulmonary venous connection,APVC)是指全部或部分肺静脉不与左心房相连接,而通过各种途径直接或间接与右心房连接的畸形,是一种少见的发绀型先天性心脏病,约占先天性心脏病的2%,包括完全性肺静脉异位引流(TAPVC)和部分性肺静脉异位引流(PAPVC)2种类型,TAPVC和PAPVC又各自分为4型,即心上型、心内型、心下型及混合型。

正常情况下,肺动脉将右心室的静脉血输入肺脏,进行气体交换后,充满氧气呈鲜红色的动脉血通过肺静脉回流至左心房,再进入左心室,通过主动脉输送到全身。

肺静脉虽然被冠以静脉之名,但在经过肺循环的洗礼后,血管中流动的却是动脉血,其担负着将动脉血由肺送回心脏的特殊使命。在用肺呼吸的脊椎动物中,肺静脉是独特的,成为人体内为数不多的流动着动脉血的静脉血管。因此,由于肺静脉的独特性,一旦肺静脉血液回流不到左心房,即发生肺静脉异位引流,势必改变正常的血液循环,带来灾难性后果。

神奇的"移花接木",使部分或全部肺静脉不再与左心房相连,而是与右心房或体静脉或冠状静脉窦相接,最终导致右心容量负荷增加,右心扩大,常合并不同程度的肺动脉高压。绝大多数肺静脉异位引流患者同时合并房间隔缺损或卵圆孔未闭,也可合并其他复杂畸形。

一、正常肺静脉的超声显示

肺静脉左右各1对，共4支，分别为左上肺静脉、左下肺静脉、右上肺静脉、右下肺静脉，2支连接右肺，2支连接左肺，分别开口于左心房。右肺静脉较长，行于右肺动脉的下方、上腔静脉及右心房的后方；左肺静脉较短，横行于胸主动脉的前方（图3-3-1，图3-3-2）。肺静脉走行存在以下情况：右肺上、中两叶的肺静脉在肺根处合成一支进入左心房；2条左肺静脉合成一支进入左心房；3条右肺静脉分别开口于左心房。

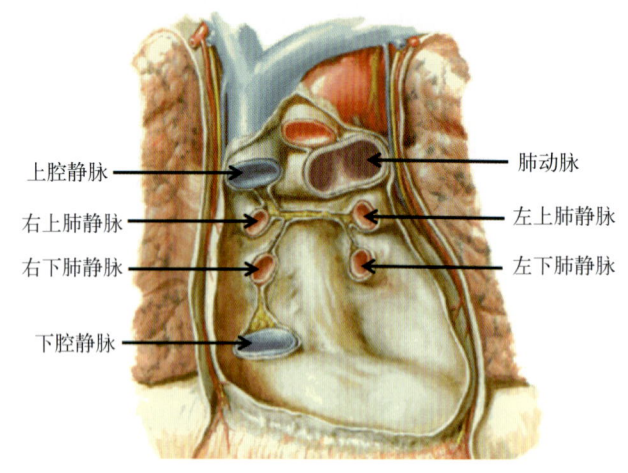

图 3-3-1　正常肺静脉及其与周围血管之间的关系（前面观）

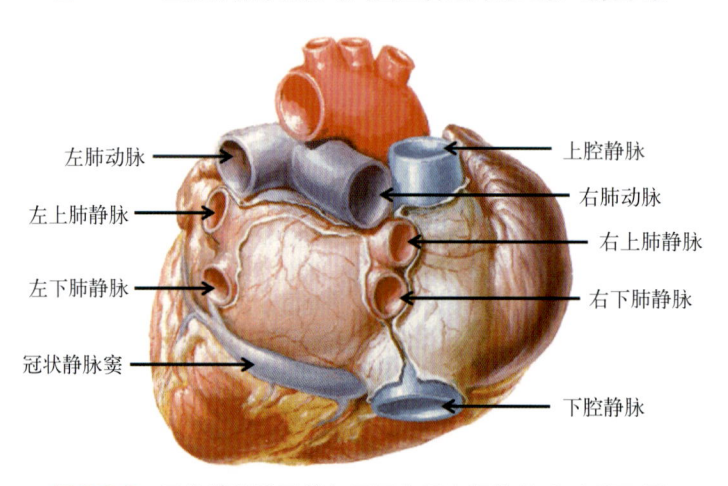

图 3-3-2　正常肺静脉及其与周围血管之间的关系（后面观）

心尖四腔心切面一般可显示3支肺静脉进入左心房的入口，探头稍倾斜并结合彩色多普勒观察血流方向，可显示第4支肺静脉入口。多数情况下，四腔心切面显示右下肺静脉和左下肺静脉，前者靠近房间隔进入左心房（图3-3-3，图3-3-4）；而五腔心切面显示右上肺静脉和左上肺静脉（图3-3-5，图3-3-6）。胸骨旁左（心）室长轴切面可显示左上肺静脉和左下肺静脉进入左心房（图3-3-7），心底短轴切面可显示左心耳外侧的左上肺静脉进入左心房（图3-3-8），而胸骨上窝主动脉弓短轴切面，将探头指向下方，可显示4支肺静脉的入口，即"螃蟹"征切面，该切面是显示婴幼儿肺静脉的最佳切面（图3-3-9，图3-3-10），高位胸骨旁心底短轴切面也可以显示4支肺静脉（图3-3-11，图3-3-12）。

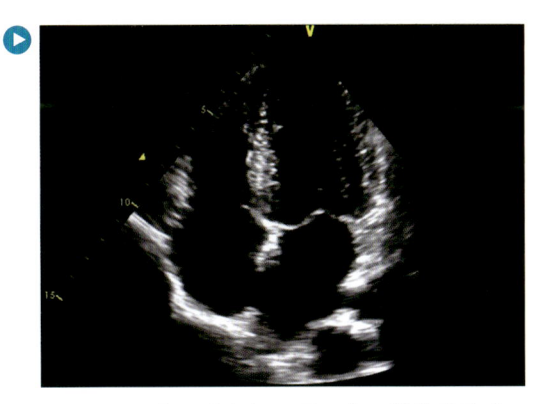

图3-3-3 心尖四腔心切面显示右下肺静脉和左下肺静脉（视频截图）

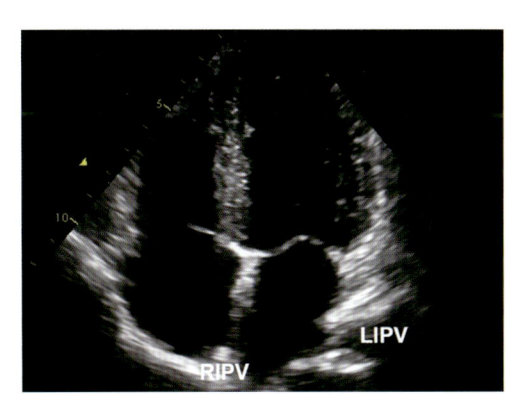

图3-3-4 心尖四腔心切面显示右下肺静脉（RIPV）和左下肺静脉（LIPV）

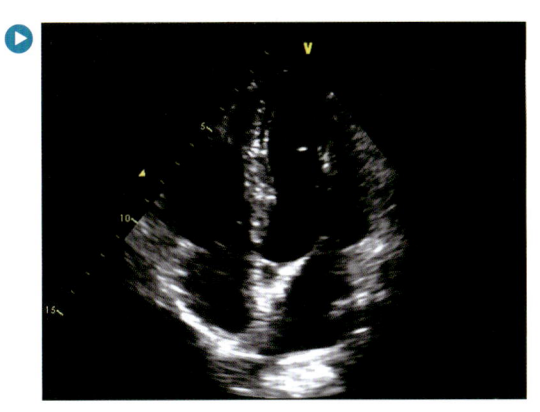

图3-3-5 心尖五腔心切面显示右上肺静脉和左上肺静脉（视频截图）

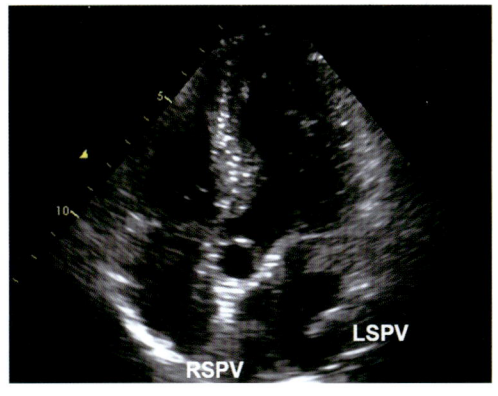

图3-3-6 心尖五腔心切面显示右上肺静脉（RSPV）和左上肺静脉（LSPV）

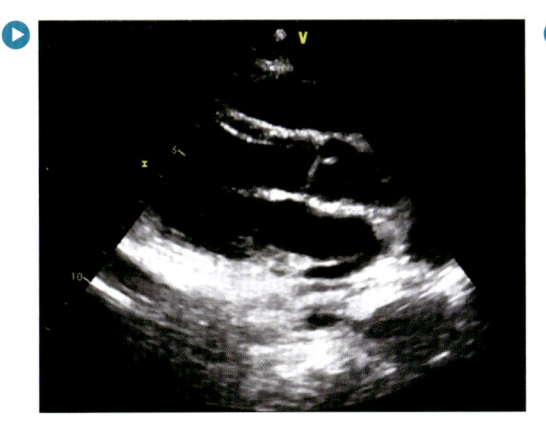

图3-3-7 胸骨旁左（心）室长轴切面显示左上肺静脉和左下肺静脉（视频截图）

图3-3-8 心底短轴切面显示左心耳外侧的左上肺静脉进入左心房（视频截图）

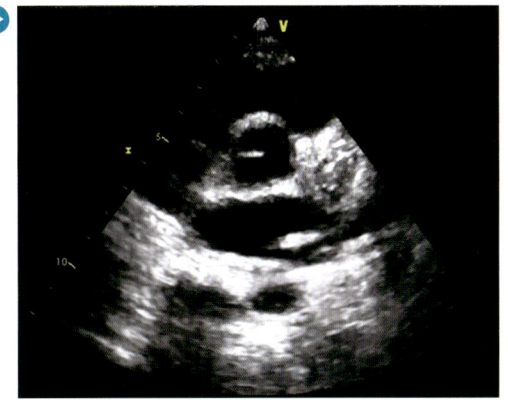

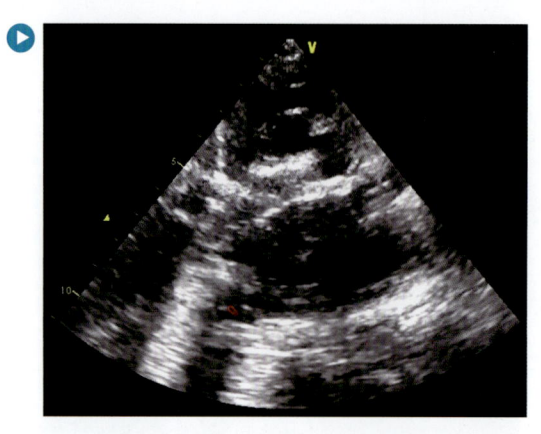

图 3-3-9　胸骨上窝"螃蟹"征切面显示 4 支肺静脉（视频截图）

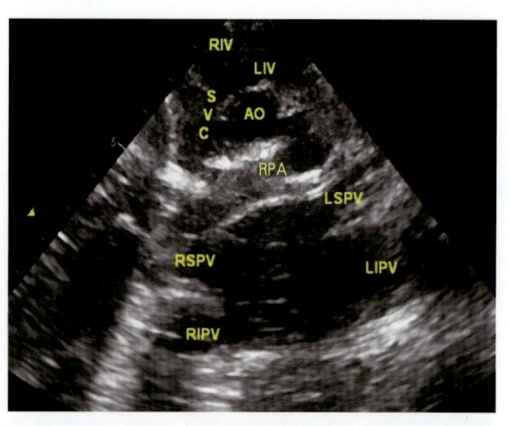

图 3-3-10　胸骨上窝"螃蟹"征切面显示 4 支肺静脉。LIV. 左无名静脉；RIV. 右无名静脉；SVC. 上腔静脉；AO. 主动脉；RPA. 右肺动脉；LSPV. 左上肺静脉；LIPV. 左下肺静脉；RSPV. 右上肺静脉；RIPV. 右下肺静脉

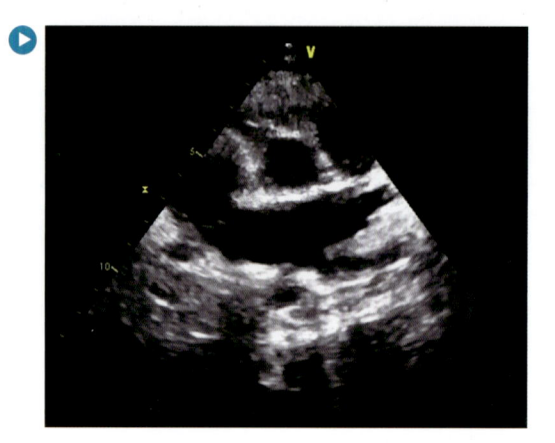

图 3-3-11　高位胸骨旁心底短轴切面显示 4 支肺静脉（视频截图）

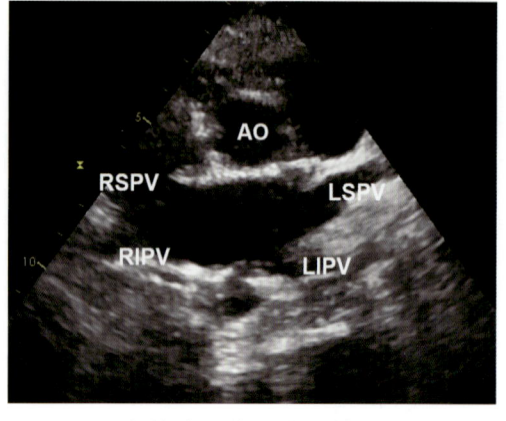

图 3-3-12　高位胸骨旁心底短轴切面显示 4 支肺静脉。LSPV. 左上肺静脉；LIPV. 左下肺静脉；RSPV. 右上肺静脉；RIPV. 右下肺静脉

笔者认为，心尖四腔心切面是快速寻找肺静脉入口的最佳切面。此切面上应注意观察肺静脉回流入左心房的 4 个汇入口，完全或部分缺如提示肺静脉异位引流的存在，尤其是存在房间隔缺损的情况下。当较小的房间隔缺损或无房间隔缺损不能解释明显的右心扩大时，应注意是否有部分肺静脉异位引流的存在。

根据肺静脉与周围血管的解剖关系，当发生肺静脉异位引流时，右肺静脉更多通过直接汇入右心房、汇入上腔静脉或下腔静脉的途径，而左肺静脉则更多通过垂直静脉引流至左无名静脉或汇入冠状静脉窦的途径。因此，超声检查发现左心房的肺静脉汇入口减少时，应沿着上述路径寻找异位引流的肺静脉（图 3-3-1，图 3-3-2）。

二、完全性肺静脉异位引流

全部肺静脉不与左心房连接，而是经体静脉、冠状静脉窦回流入右心房或直接回流入右心房时，称为完全性肺静脉异位引流。

此时，右心房除接纳体静脉或冠状静脉的血液，还要接纳异位引流的肺静脉血液，造成右心容量负荷增加，大部分混合血经右心室进入肺动脉，造成肺充血，少部分通过房间隔缺损或未闭卵圆孔进入左心，进入体循环，造成发绀。

根据引流途径不同，完全性肺静脉异位引流分为以下4种类型。

1. 心上型（Ⅰ型）

（1）Ⅰa型：全部肺静脉—肺静脉总干—垂直静脉—左无名静脉—上腔静脉—右心房（图 3-3-13）。

（2）Ⅰb型：全部肺静脉—上腔静脉—右心房（图 3-3-14）。

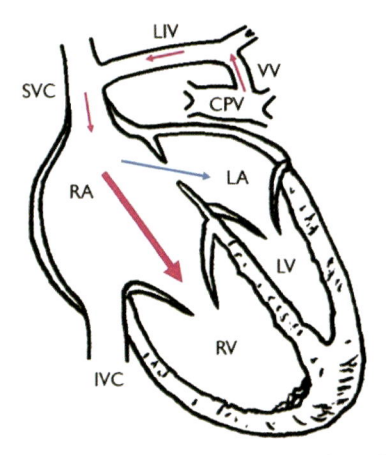

图 3-3-13　Ⅰa型示意图。SVC. 上腔静脉；RA. 右心房；LA. 左心房；RV. 右心室；LV. 左心室；IVC. 下腔静脉；LIV. 左无名静脉；CPV. 肺静脉总干；VV. 垂直静脉

图 3-3-14　Ⅰb型示意图。SVC. 上腔静脉；RA. 右心房；LA. 左心房；RV. 右心室；LV. 左心室；IVC. 下腔静脉；CPV. 肺静脉总干

超声检查时，胸骨上窝切面可观察到增粗的上腔静脉，或者可发现位于左侧的垂直静脉与左无名静脉连接形成的"静脉弓"和扩张的左无名静脉（图 3-3-15～图 3-3-19）。

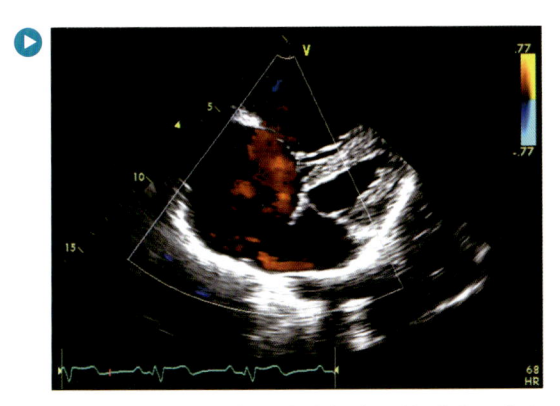

图 3-3-15　心上型完全性肺静脉异位引流，左心房内未见肺静脉开口；继发孔型房间隔缺损，心房水平右向左分流（视频截图）

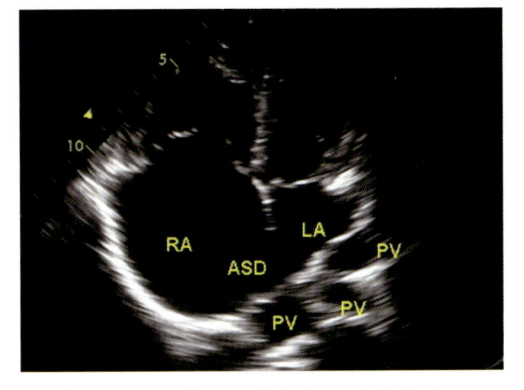

图 3-3-16　心上型完全性肺静脉异位引流，左心房后方可见多支肺静脉（PV），未与左心房连接。RA. 右心房；ASD. 房间隔缺损；LA. 左心房

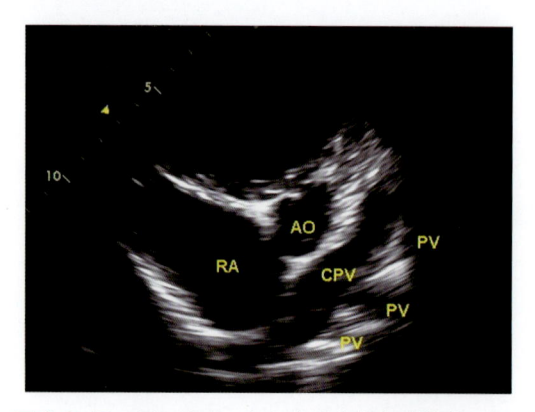

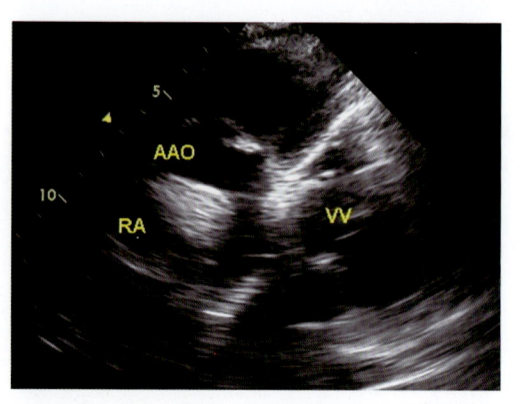

图 3-3-17　同一患者，左心房后方多支肺静脉（PV）汇合成肺静脉总干（CPV）。RA. 右心房；AO. 主动脉

图 3-3-18　同一患者，肺静脉总干向上走行，通过垂直静脉（VV）汇入左无名静脉。RA. 右心房；AAO. 升主动脉

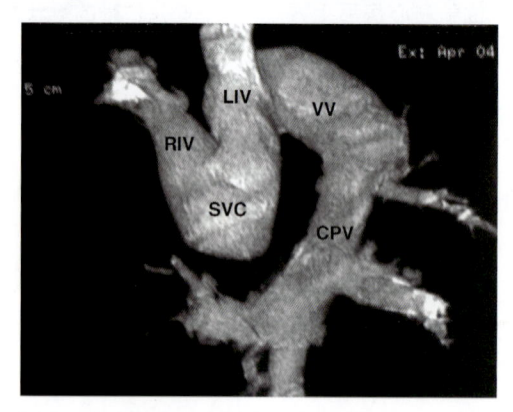

图 3-3-19　同一患者，CT 血管三维成像显示右肺静脉与左肺静脉汇成肺静脉总干（CPV），经垂直静脉（VV）汇入左无名静脉（LIV），再与右无名静脉（RIV）汇合，进入上腔静脉（SVC）

2. 心内型（Ⅱ型）

(1) Ⅱa 型：全部肺静脉—冠状静脉窦—右心房（图 3-3-20）。

(2) Ⅱb 型：全部肺静脉—右心房（图 3-3-21）。

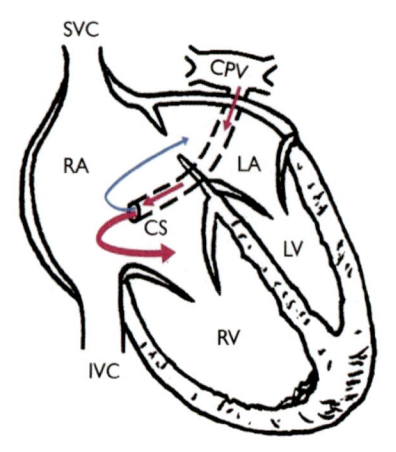

图 3-3-20　Ⅱa 型示意图。SVC. 上腔静脉；RA. 右心房；CS. 冠状静脉窦；RV. 右心室；LA. 左心房；LV. 左心室；IVC. 下腔静脉；CPV. 肺静脉总干

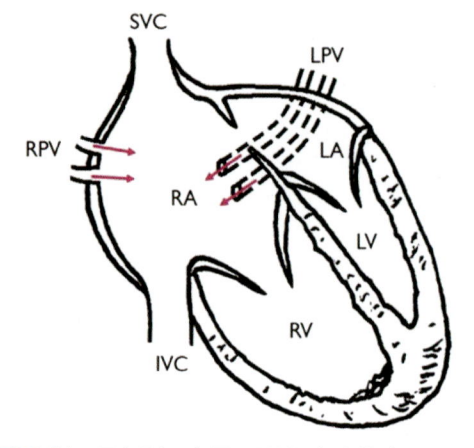

图 3-3-21　Ⅱb 型示意图。SVC. 上腔静脉；RPV. 右肺静脉；RA. 右心房；LA. 左心房；RV. 右心室；LV. 左心室；IVC. 下腔静脉；LPV. 左肺静脉

超声检查时，可见冠状静脉窦增粗，共同肺静脉干直接或 4 支肺静脉分别开口于冠状静脉窦，或共同肺静脉干直接或 4 支肺静脉分别开口于右心房（图 3-3-22～图 3-3-25）。

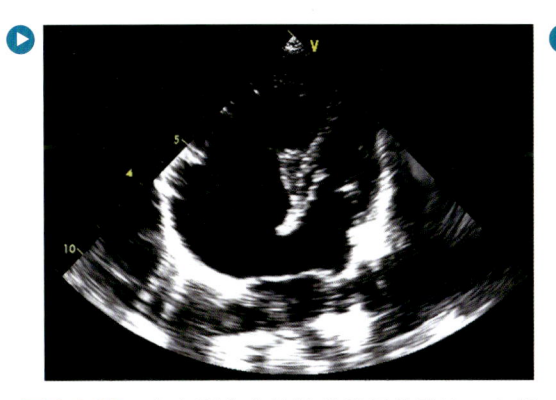

图 3-3-22　心内型完全性肺静脉异位引流，全部肺静脉汇合成肺静脉总干，位于左心房后上方，合并房间隔缺损（视频截图）

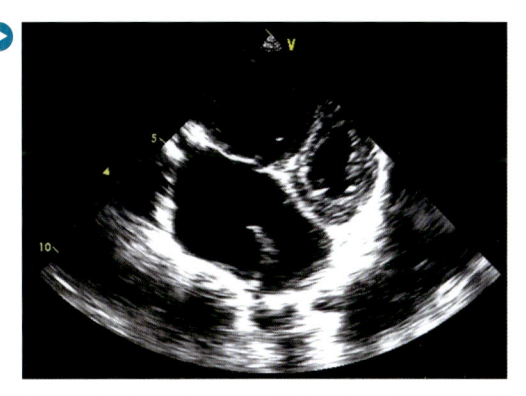

图 3-3-23　同一患者，四腔心下切面显示肺静脉总干汇入扩张的冠状静脉窦，再汇入右心房（视频截图）

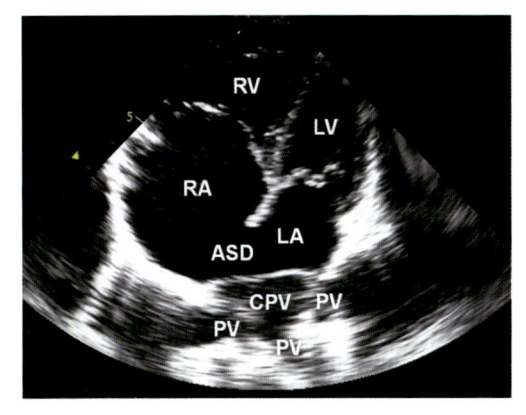

图 3-3-24　心内型完全性肺静脉异位引流，全部肺静脉汇合成肺静脉总干（CPV），位于左心房后上方，合并房间隔缺损（ASD）。RV. 右心室；RA. 右心房；LV. 左心室；LA. 左心房；PV. 肺静脉

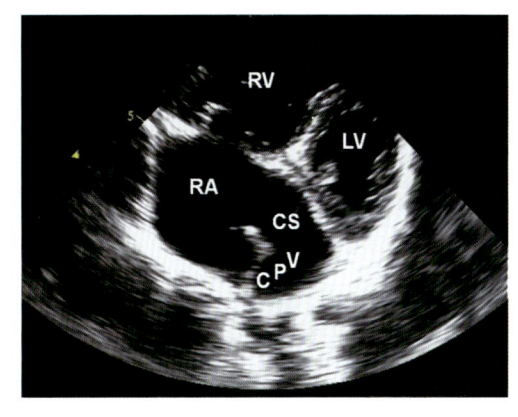

图 3-3-25　同一患者，四腔心下切面显示肺静脉总干（CPV）汇入扩张的冠状静脉窦（CS），再汇入右心房（RA）。RV. 右心室；LV. 左心室

3. 心下型（Ⅲ型）　全部肺静脉—垂直静脉—门静脉—下腔静脉—右心房（图 3-3-26）。
4. 混合型（Ⅳ型）　同时存在上述 2 种类型以上的肺静脉异位连接方式（图 3-3-27）。

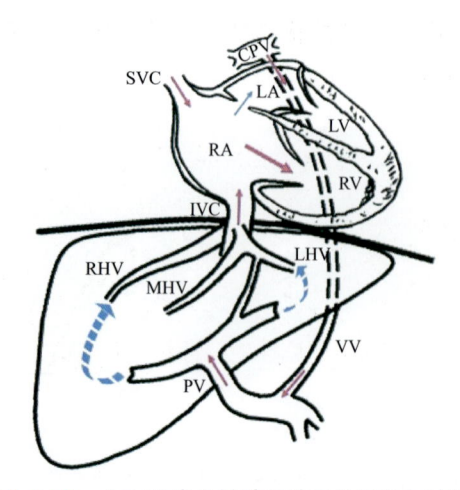

图 3-3-26　心下型完全性肺静脉异位引流示意图。SVC. 上腔静脉；IVC. 下腔静脉；CPV. 肺静脉总干；RA. 右心房；LA. 左心房；RV. 右心室；LV. 左心室；RHV. 肝右静脉；MHV. 肝中静脉；LHV. 肝左静脉；PV. 肺静脉；VV. 垂直静脉

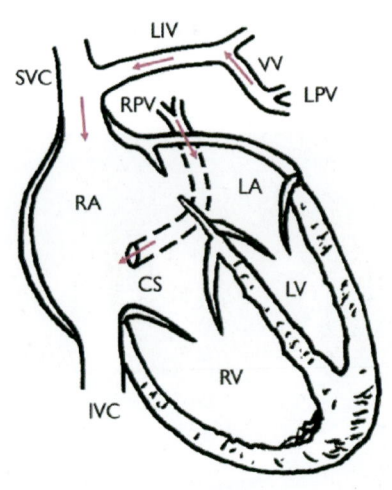

图 3-3-27　混合型完全性肺静脉异位引流示意图。SVC. 上腔静脉；IVC. 下腔静脉；RPV. 右肺静脉；LPV. 左肺静脉；VV. 垂直静脉；LIV. 左无名静脉；RA. 右心房；LA. 左心房；RV. 右心室；LV. 左心室；CS. 冠状静脉窦

三、部分性肺静脉异位引流

一支或多支肺静脉（非全部）不与左心房连接，而是经体静脉、冠状静脉窦回流入右心房或直接回流入右心房，称为部分性肺静脉异位引流。

病理生理改变与房间隔缺损类似，常见引流途径为：

1. **心上型**　左肺静脉与左心房正常连接，右肺静脉与上腔静脉连接，常合并静脉窦型房间隔缺损（图 3-3-28）；或右肺静脉与左心房正常连接，左肺静脉经垂直静脉至左无名静脉与上腔静脉连接（图 3-3-29）。

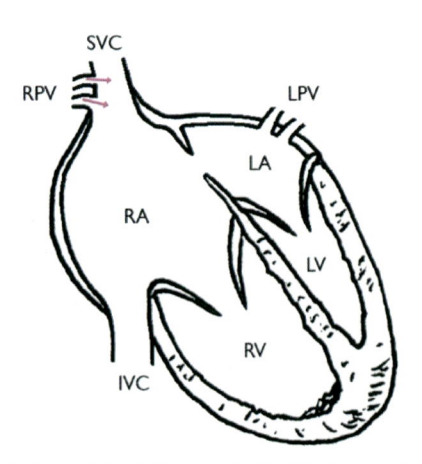

图 3-3-28　左肺静脉与左心房正常连接，右肺静脉与上腔静脉连接。SVC. 上腔静脉；RPV. 右肺静脉；LPV. 左肺静脉；RA. 右心房；LA. 左心房；RV. 右心室；LV. 左心室；IVC. 下腔静脉

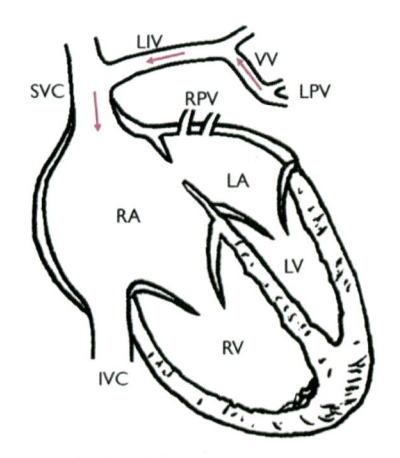

图 3-3-29　右肺静脉与左心房正常连接，左肺静脉经垂直静脉至左无名静脉与上腔静脉连接。SVC. 上腔静脉；LIV. 左无名静脉；RPV. 右肺静脉；VV. 垂直静脉；LPV. 左肺静脉；RA. 右心房；LA. 左心房；RV. 右心室；LV. 左心室；IVC. 下腔静脉

2. 心内型　右肺静脉与左心房正常连接，左肺静脉与冠状静脉窦连接（图 3-3-30）；或左肺静脉与左心房正常连接，右肺静脉直接进入右心房（图 3-3-31～图 3-3-40）。

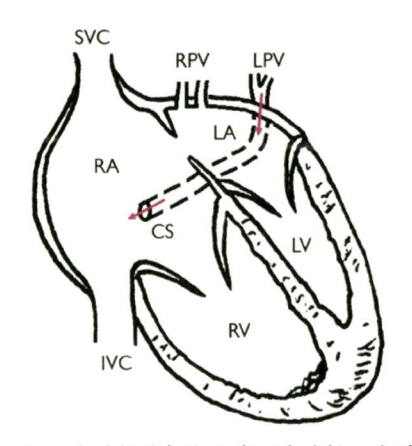

图 3-3-30　右肺静脉与左心房正常连接，左肺静脉与冠状静脉窦连接。SVC. 上腔静脉；RPV. 右肺静脉；LPV. 左肺静脉；RA. 右心房；LA. 左心房；RV. 右心室；LV. 左心室；CS. 冠状静脉窦；IVC. 下腔静脉

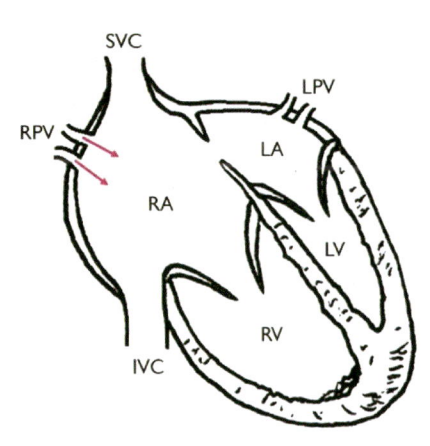

图 3-3-31　左肺静脉与左心房正常连接，右肺静脉直接进入右心房。SVC. 上腔静脉；RPV. 右肺静脉；LPV. 左肺静脉；RA. 右心房；LA. 左心房；RV. 右心室；LV. 左心室；IVC. 下腔静脉

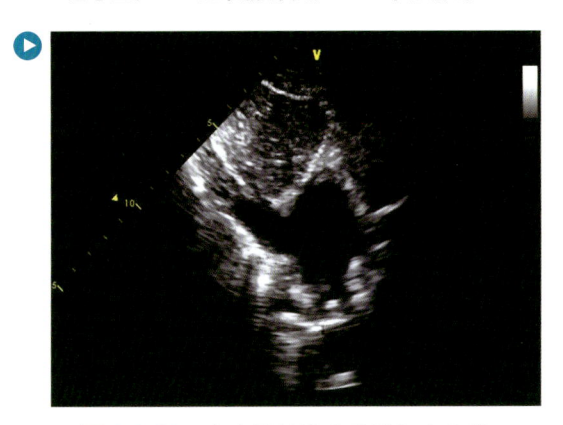

图 3-3-32　右上肺静脉直接进入右心房（视频截图）

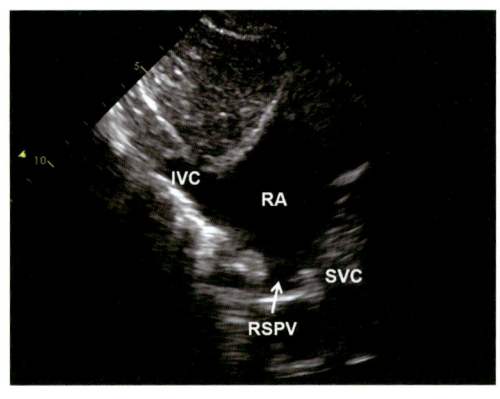

图 3-3-33　右上肺静脉（RSPV）直接进入右心房。SVC. 上腔静脉；IVC. 下腔静脉；RA. 右心房

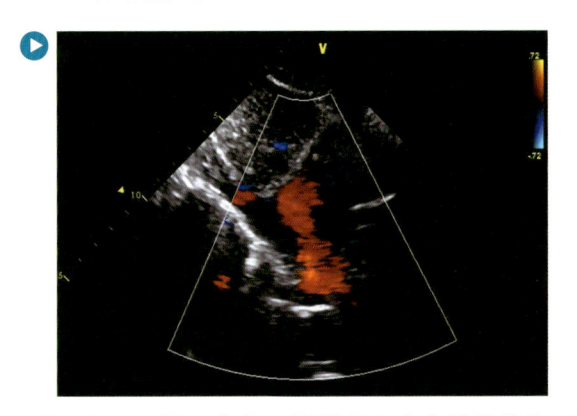

图 3-3-34　同一患者，CDFI 显示右上肺静脉和上腔静脉血流汇入右心房（视频截图）

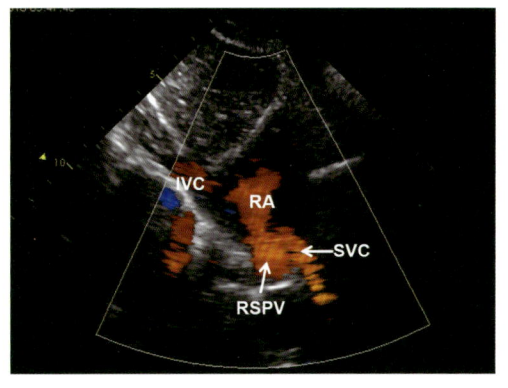

图 3-3-35　同一患者，CDFI 显示右上肺静脉（RSPV）和上腔静脉（SVC）血流汇入右心房。IVC. 下腔静脉；RA. 右心房

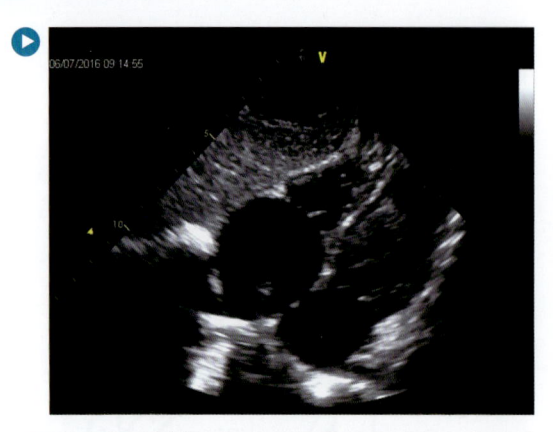

图 3-3-36　剑突下四腔心切面显示右侧 2 支肺静脉直接进入右心房（视频截图）

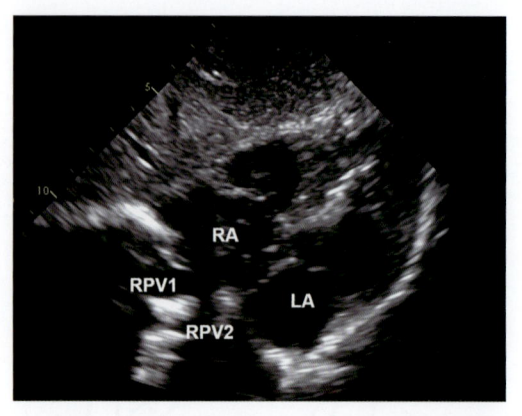

图 3-3-37　剑突下四腔心切面显示右侧 2 支肺静脉直接进入右心房。RPV1. 右肺静脉 1；RPV2. 右肺静脉 2；RA. 右心房；LA. 左心房

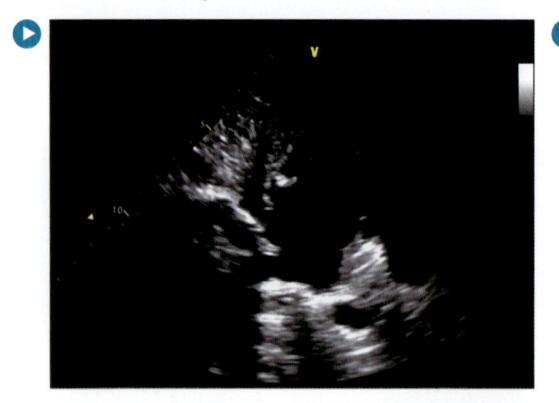

图 3-3-38　同一患者，剑突下双心房切面显示房间隔缺损（视频截图）

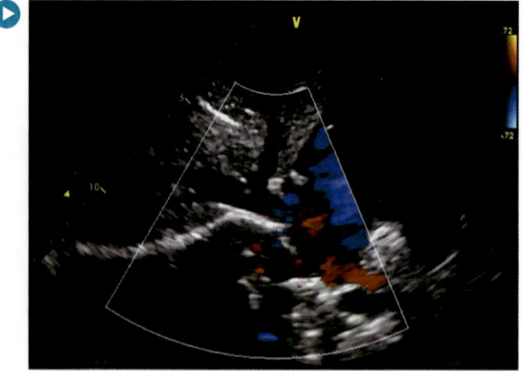

图 3-3-39　同一患者，剑突下双心房切面显示右侧 2 支肺静脉及上腔静脉 3 束血流汇入右心房（视频截图）

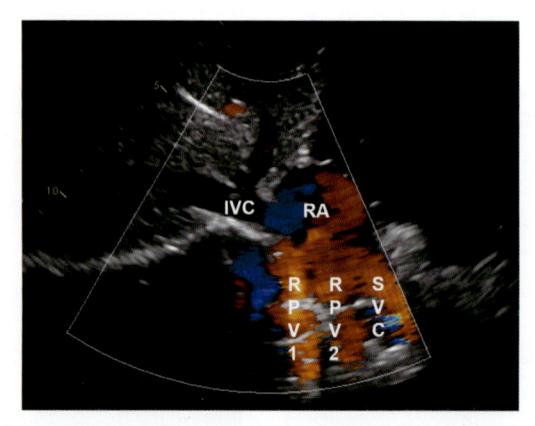

图 3-3-40　同一患者，剑突下双心房切面显示右侧 2 支肺静脉及上腔静脉 3 束血流汇入右心房。IVC. 下腔静脉；RA. 右心房；RPV1. 右肺静脉 1；RPV2. 右肺静脉 2；SVC. 上腔静脉

3. 心下型　右肺静脉与下腔静脉连接（图3-3-41）。

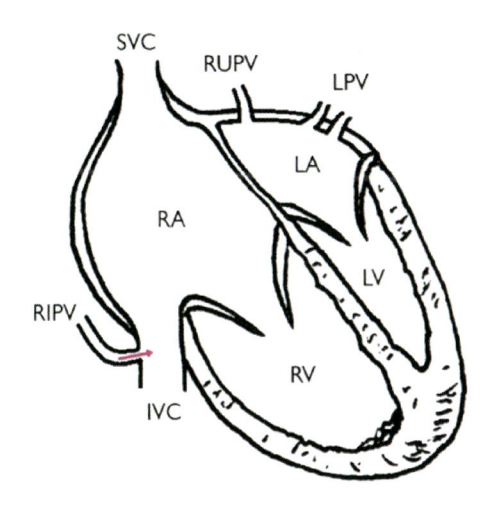

图 3-3-41　右下肺静脉与下腔静脉连接。SVC.上腔静脉；RUPV.右上肺静脉；LPV.左肺静脉；RA.右心房；LA.左心房；RV.右心室；LV.左心室；RIPV.右下肺静脉；IVC.下腔静脉

本病又称为弯刀综合征（scimitar syndrome），是指右肺部分或全部肺静脉开口于下腔静脉，其主要特征为右肺发育不全、弯刀静脉和心脏向右移位（图3-3-42～图3-3-46）。

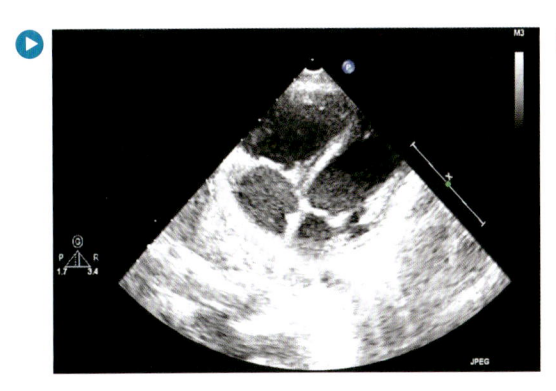

图 3-3-42　左心房未见右肺静脉开口（视频截图）

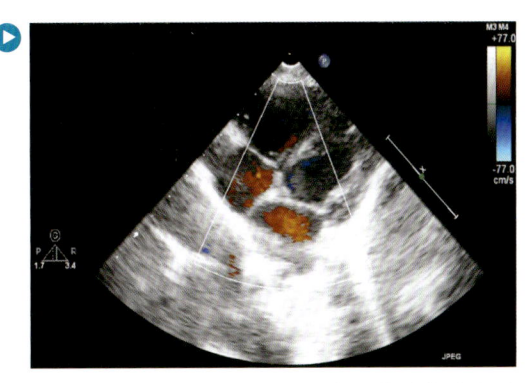

图 3-3-43　同一患者，左心房未见右肺静脉血流汇入（视频截图）

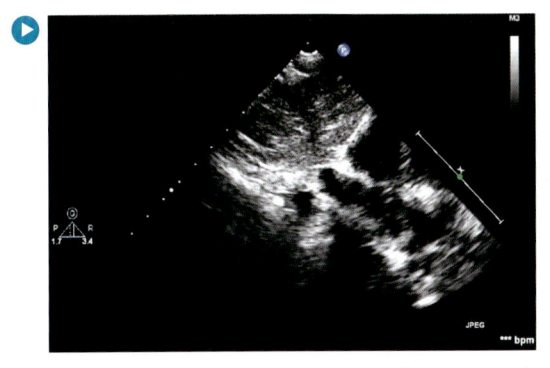

图 3-3-44　同一患者，剑突下双心房切面显示右侧2支肺静脉开口于下腔静脉（视频截图）

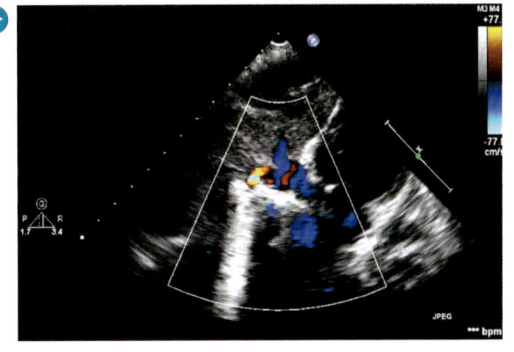

图 3-3-45　同一患者，剑突下双心房切面显示右侧2支肺静脉血流汇入下腔静脉（视频截图）

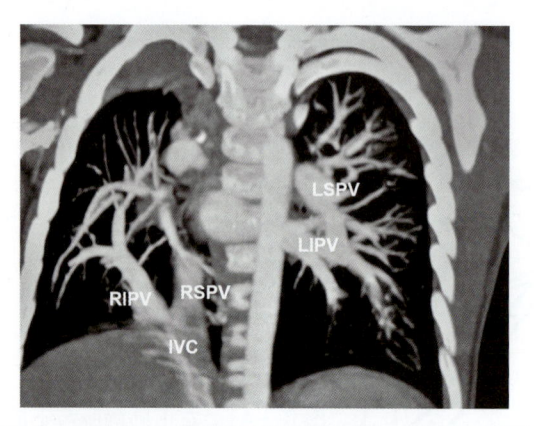

图 3-3-46 CT三维血管成像显示右侧2支肺静脉汇入下腔静脉。RIPV.右下肺静脉；RSPV.右上肺静脉；LSPV.左上肺静脉；LIPV.左下肺静脉；IVC.下腔静脉

4. 混合型 同时存在上述2种类型以上的肺静脉异位连接方式。

肺静脉部分或全部与右心房连接，造成右心容量负荷增加，右心扩大。肺静脉异位引流患者多合并房间隔缺损或卵圆孔未闭，对于完全性肺静脉异位引流，房间隔交通是维持患者生存所必需。部分性肺静脉异位引流属于左向右分流，早期无明显临床症状，通常因为心脏杂音或肺动脉高压而被发现。

> **小 结**
> 肺静脉异位引流是一种导致右心扩大的先天性心脏病，4支肺静脉部分或全部通过体静脉、冠状静脉窦或直接与右心房相连，合并不同程度的肺动脉高压，绝大多数患者合并房间隔缺损或卵圆孔未闭。

第四节 "窃血风云"——左冠状动脉异常起源于肺动脉

▶ 视频目录

视频3-4-2 显示左冠状动脉主干（3点钟方向）及右冠状动脉（11点钟方向）

视频3-4-3 显示左冠状动脉主干、左前降支及回旋支

视频3-4-4 婴儿型左冠状动脉异常起源于肺动脉，左冠状动脉主干起源于肺动脉，右冠状动脉起源正常

视频3-4-6 同一患者，CDFI显示左冠状动脉主干血流逆向灌注肺动脉（红色）

视频3-4-8 成人型左冠状动脉异常起源于肺动脉，男，48岁，胸骨旁左（心）室长轴切面显示右冠状动脉起源正常，但明显扩张

视频3-4-9 同一患者，心底短轴切面显示右冠状动脉起源正常，但明显扩张；左冠窦未见左冠状动脉开口

视频 3-4-11　同一患者，心尖肺动脉干长轴切面显示扩张的左冠状动脉主干起源于肺动脉左侧壁

视频 3-4-13　同一患者，CDFI 心尖肺动脉干长轴切面显示左冠状动脉血流逆向灌注肺动脉（红色）

视频 3-4-15　同一患者，CDFI 心尖四腔心切面显示室间隔内丰富的冠状动脉侧支循环

视频 3-4-17　同一患者，CTA 三维血管成像显示左冠状动脉主干起源于肺动脉，左、右冠状动脉之间丰富的侧支循环

导读

时光的仰首间，多少世事付水东流。然而，一切过往皆是序幕，无独有偶，对于人体一些复杂的先天性心脏畸形来说，为了维系生命的存在，人体不得不日复一日艰难地与死神进行殊死搏斗。在这些暗藏玄机、预后凶险的心脏疾病中，左冠状动脉异常起源于肺动脉则是一场以"窃血"之名在心脏内上演的风云大战，其激烈程度丝毫不逊色于鸿门夜宴。本节讲述这种非常少见而又极为危险的先天性心脏病——左冠状动脉异常起源于肺动脉。

左冠状动脉异常起源于肺动脉（anomalous origin of left coronary artery from pulmonary artery，ALCAPA）又称 Bland-White-Garland 综合征，1933 年由 Bland、White 和 Garland 首次描述，是一种罕见的先天性血管畸形，发病率约为 1/30 万，占先天性心脏病的 0.25%～0.5%。

左冠状动脉异常起源于肺动脉患者左冠状动脉开口可位于主肺动脉或近端分支上，最常见的部位是肺动脉根部的左后窦，其次是右后窦、主肺动脉的后壁及右肺动脉起始部的后侧。

根据左、右冠状动脉间侧支循环建立的程度，左冠状动脉异常起源于肺动脉可分为婴儿型和成人型。前者左、右冠状动脉之间无明显的侧支循环，预后很差；后者两者之间有较好的侧支循环。

总有些搁浅的记忆穿行在忧伤的岁月里。在胚胎发育第 9 周，冠状动脉近端在与原始主动脉窦处的冠状动脉芽连接过程中发生了移位，导致左冠状动脉异常起源于肺动脉发生。一切开始于偶然，然而却埋下了"窃血"风云的伏笔。

重复的日子，光阴中的每一天都显得那么平淡。胎儿时期，左、右心血氧含量相似，体循环、肺循环之间压力相当，正常起源的右冠状动脉与异常起源的左冠状动脉均表现为正常的顺行血流，即血流经主动脉向右冠状动脉灌注，经肺动脉向左冠状动脉灌注，左、右冠状动脉之间没有明显的侧支血管，此时不会引起心肌缺血缺氧。

时光或许清浅，短暂的平静终将过去，心底错落的宿命，注定是一场生死博弈的演绎。出生后，左心优势逐渐凸显，肺动脉血氧含量逐渐降低。出生后 1 周，肺动脉压力仍较高，肺动脉对左冠状动脉保持着正向灌注，血液的充分供给，仍可不出现明显的心肌缺血症状。

随着肺循环压力逐渐降低，左冠状动脉开始通过侧支血管接受右冠状动脉的血供，最终逆流灌注入肺动脉，至此，"窃血"大战拉开了帷幕。而此时，一部分患者左、右冠状

动脉之间的侧支血管稀疏、细小,侧支血流量不足,起源于肺动脉的左冠状动脉内血流及含氧量降低,左心室心肌灌注不足,从而导致严重的心肌缺血梗死发生,即婴儿型,不及时手术治疗,病死率极高。

所有的岁月静好,只不过是有血管为之负重前行。另一部分患者,其左、右冠状动脉之间能够建立丰富的侧支血管,血流从右冠状动脉经交通支供应左冠状动脉分布的心肌,又经左冠状动脉逆流入循环阻力更低的肺动脉,形成左向右分流,即成人型,预后明显好于婴儿型。即便如此,由于冠状动脉"窃血"现象的存在,侧支血管的血供难以满足左心室心肌灌注,也将导致长期慢性心肌缺血、心力衰竭甚至猝死发生。

由此可见,左、右冠状动脉之间的侧支循环的丰富程度关系着患者的预后结局,而患者生命的长短则取决于能否尽早明确诊断和及时手术矫正。

发现左冠状动脉与肺动脉的异常连接是诊断左冠状动脉异常起源于肺动脉的直接证据,超声心动图是诊断左冠状动脉异常起源于肺动脉的首选检查方法,但容易漏误诊,必要时可行冠状动脉螺旋CT血管成像(CTA)或冠状动脉造影明确诊断。一旦明确诊断,应尽快手术矫正。

一、正常冠状动脉起源的超声检查

二维超声心动图心底短轴切面可清晰显示左、右冠状动脉的起始部。主动脉根部3点钟方向左右处可见左冠状动脉起源,11点钟方向左右处可见右冠状动脉起源。在此切面基础上调整探头方位,可显示左冠状动脉主干向左走行,分叉处指向肺动脉瓣者为左前降支,其下方为左回旋支(图3-4-1~图3-4-3)。

冠状动脉检查时,应该重视冠状动脉的内径、数量及起源部位。当心底短轴切面显示主动脉仅一支冠状动脉起源或没有冠状动脉起源时,即要考虑先天缺如或起源异常。

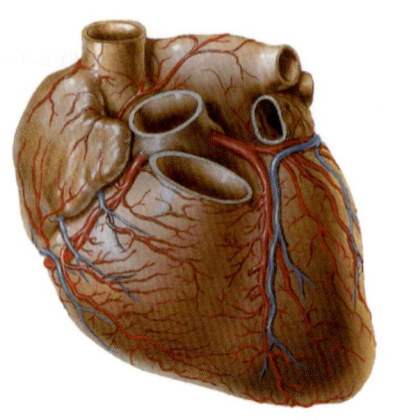

图 3-4-1　正常冠状动脉起源

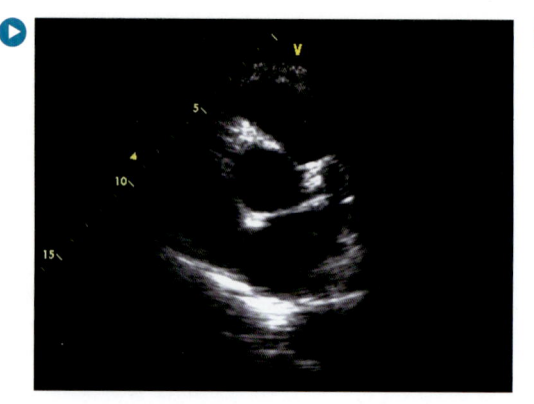

图 3-4-2　显示左冠状动脉主干(3点钟方向)及右冠状动脉(11点钟方向)(视频截图)

图 3-4-3　显示左冠状动脉主干、左前降支及回旋支(视频截图)

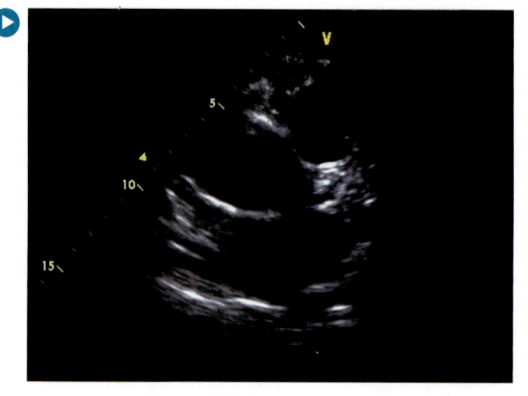

二、婴儿型左冠状动脉异常起源于肺动脉

婴儿型左冠状动脉异常起源于肺动脉占此类疾病的 80% ~ 90%，由于左、右冠状动脉之间无充分的侧支循环，患者症状严重，如不经手术治疗，常在早期因心肌缺血、心力衰竭、猝死等而夭折。此型右冠状动脉无明显增宽，可出现节段性室壁运动异常和继发心内膜弹力纤维增生改变，左心室明显扩大，心功能降低（图 3-4-4 ~ 图 3-4-7）。

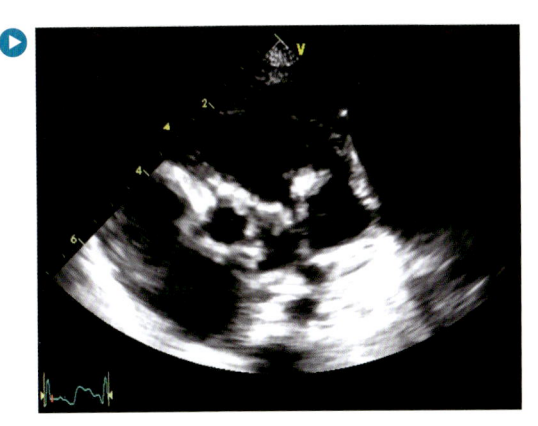

图 3-4-4　婴儿型左冠状动脉异常起源于肺动脉，左冠状动脉主干起源于肺动脉，右冠状动脉起源正常（视频截图）

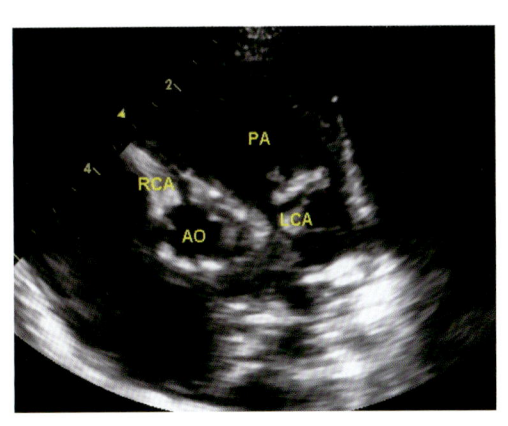

图 3-4-5　左冠状动脉（LCA）主干起源于肺动脉（PA），然后分为左前降支和左回旋支；右冠状动脉（RCA）起源于主动脉（AO）

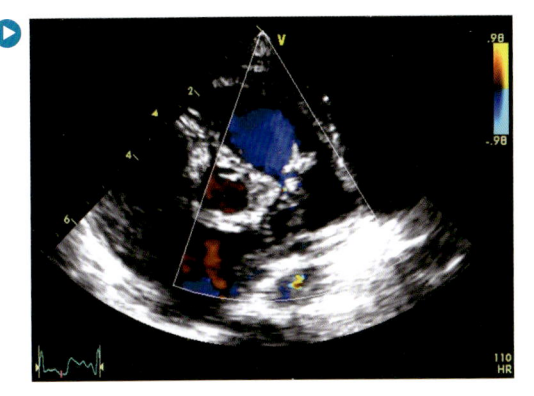

图 3-4-6　同一患者，CDFI 显示左冠状动脉主干血流逆向灌注肺动脉（红色）（视频截图）

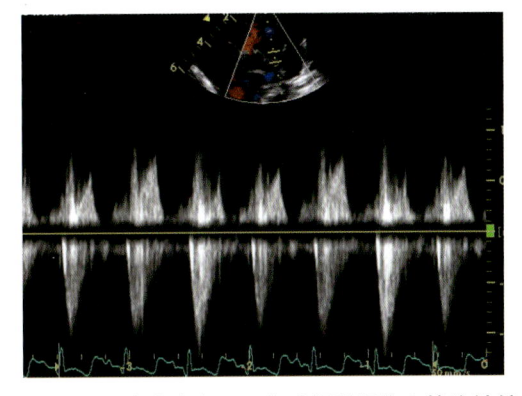

图 3-4-7　肺动脉内显示为以舒张期为主的连续性分流频谱，且为左冠状动脉向肺动脉的逆向灌注

三、成人型左冠状动脉异常起源于肺动脉

成人型左冠状动脉异常起源于肺动脉发病率较低，由于左、右冠状动脉之间的侧支循环丰富，左冠状动脉可通过侧支循环从右冠状动脉得到丰富的血供，患者症状较轻，仅劳累后出现心绞痛，可活过婴幼儿期，但如果未经手术治疗，最终会产生心肌缺血症状，死于心力衰竭或心源性猝死，其中心源性猝死是最常见死亡原因。此型右冠状动脉迂曲扩张，一般不会出现节段性室壁运动异常和继发心内膜弹力纤维增生改变，左心室正常大小或仅轻度增大，心功能多正常（图 3-4-8 ~ 图 3-4-18）。

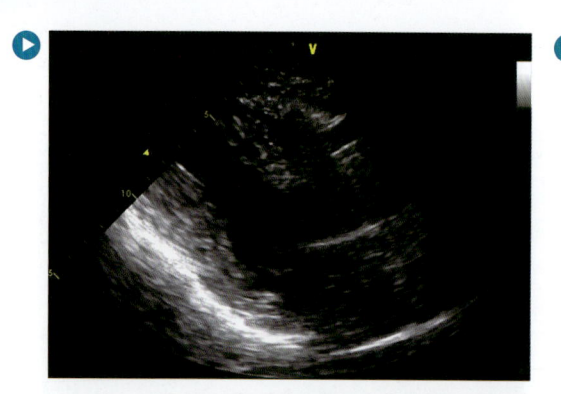

图 3-4-8 成人型左冠状动脉异常起源于肺动脉，男，48 岁，胸骨旁左（心）室长轴切面显示右冠状动脉起源正常，但明显扩张（视频截图）

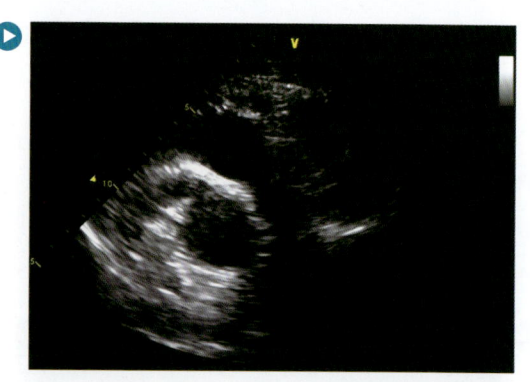

图 3-4-9 同一患者，心底短轴切面显示右冠状动脉起源正常，但明显扩张；左冠窦未见左冠状动脉开口（视频截图）

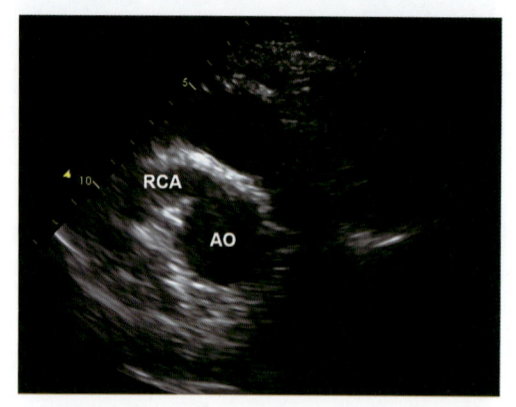

图 3-4-10 成人型左冠状动脉异常起源于肺动脉，心底短轴切面显示右冠状动脉（RCA）起源正常，但明显扩张；左冠窦未见左冠状动脉开口。AO. 主动脉

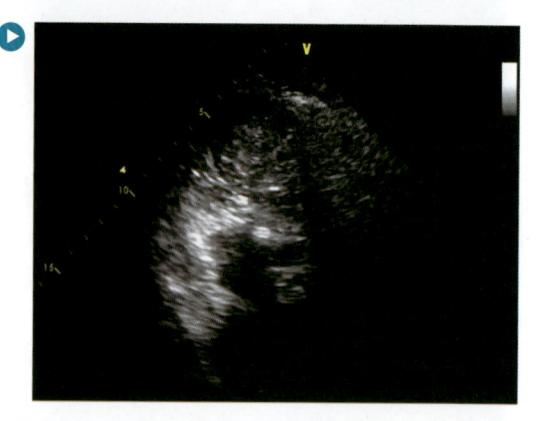

图 3-4-11 同一患者，心尖肺动脉干长轴切面显示扩张的左冠状动脉主干起源于肺动脉左侧壁（视频截图）

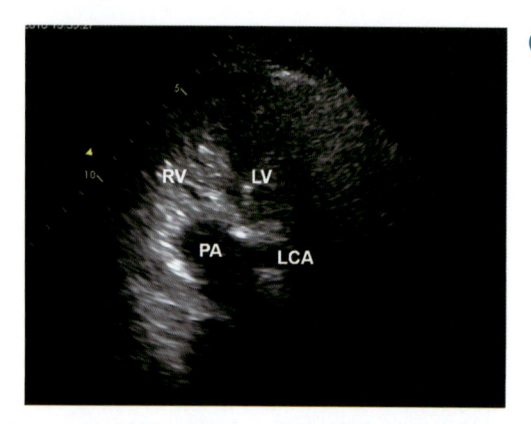

图 3-4-12 同一患者，心尖肺动脉干长轴切面显示扩张的左冠状动脉主干（LCA）起源于肺动脉（PA）左侧壁。LV. 左心室；RV. 右心室

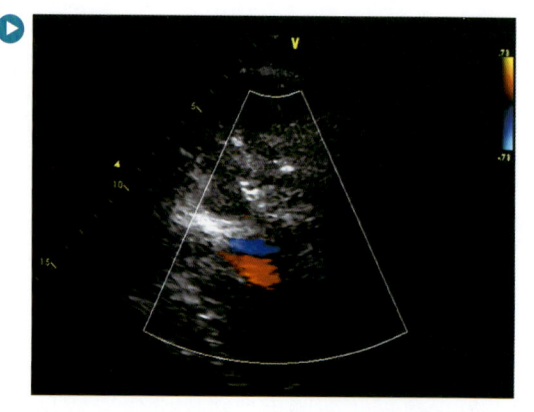

图 3-4-13 同一患者，CDFI 心尖肺动脉干长轴切面显示左冠状动脉血流逆向灌注肺动脉（红色）（视频截图）

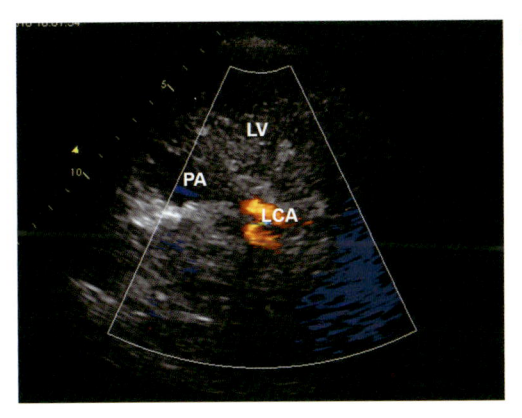

第三章 先天性心脏病篇

图 3-4-14 同一患者，CDFI 心尖肺动脉干长轴切面显示左冠状动脉（LCA）血流逆向灌注肺动脉（PA）。LV. 左心室

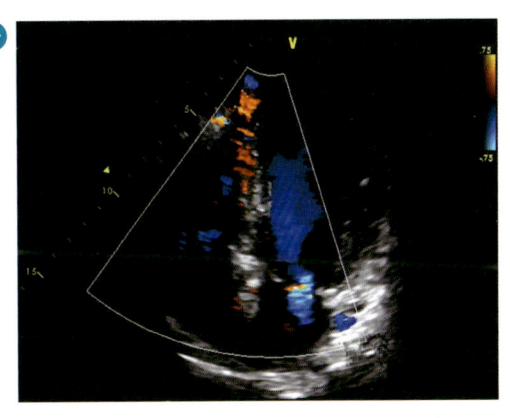

图 3-4-15 同一患者，CDFI 心尖四腔心切面显示室间隔内丰富的冠状动脉侧支循环（视频截图）

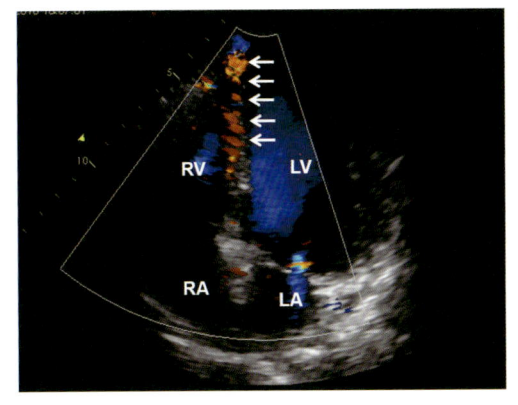

图 3-4-16 同一患者，CDFI 心尖四腔心切面显示室间隔内丰富的冠状动脉侧支循环（箭头）。LA. 左心房；LV. 左心室；RA. 右心房；RV. 右心室

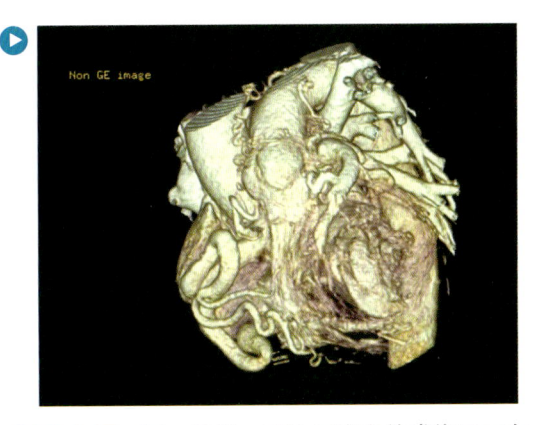

图 3-4-17 同一患者，CTA 三维血管成像显示左冠状动脉主干起源于肺动脉，左、右冠状动脉之间丰富的侧支循环（视频截图）

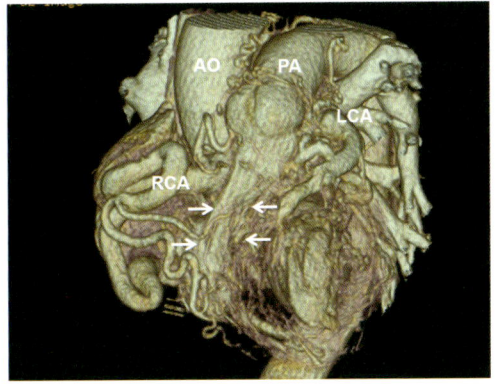

图 3-4-18 同一患者，CTA 三维血管成像显示左冠状动脉主干起源于肺动脉，左、右冠状动脉之间丰富的侧支循环（箭头）。AO. 主动脉；PA. 肺动脉；RCA. 右冠状动脉；LCA. 左冠状动脉

值得注意的是，如患儿心电图提示心肌缺血改变，应警惕冠状动脉起源于肺动脉可能，如超声心动图在正常冠状动脉起源部位未找到冠状动脉开口，则应仔细探查肺动脉及主动脉其他部位有无冠状动脉开口。由于冠状动脉起源于肺动脉可表现为心内膜增厚、回声增强等心肌缺血改变，应注意与原发性心内膜弹力纤维增生症相鉴别。

异常起源于肺动脉的左冠状动脉多为主干，少数为左前降支、左回旋支或圆锥支。此外，除左冠状动脉异常起源于肺动脉之外，冠状动脉异常起源于肺动脉还包括右冠状动脉异常起源于肺动脉和双侧冠状动脉均起源于肺动脉，但发病率极低，本节不再赘述。

> **小 结**
>
> 根据左、右冠状动脉之间有无明显的侧支循环，左冠状动脉异常起源于肺动脉分为婴儿型和成人型，其本质都是肺动脉从左冠状动脉窃血，造成心肌缺血损伤，只有尽早手术才能改善心功能、预防心力衰竭或猝死。

第五节 先天性心脏病诊断的"福尔摩斯"——右心声学造影

▶ **视频目录**

视频 3-5-1　房间隔缺损，心房水平未见明显分流血流信号

视频 3-5-2　同一患者，进行右心声学造影后，右心房显影同时左心房内可见少量微泡，提示心房水平存在分流

视频 3-5-3　中央型房间隔小缺损，因肺动脉高压，心房中部显示右向左分流为主（蓝色）的双向分流血流信号

视频 3-5-4　同一患者，进行右心声学造影后，右心房显影同时左心房内可见较多的造影剂反射

视频 3-5-5　左位上腔静脉，经左上肢外周静脉注射右心声学造影剂，冠状静脉窦先显影，右心房再显影

视频 3-5-6　肺动静脉瘘，右心声学造影，右心显影 10 个心动周期后左心显影

视频 3-5-7　卵圆孔未闭，CDFI 心房水平未见明显分流血流信号

视频 3-5-8　同一患者，经外周静脉注射右心声学造影剂，右心显影后，嘱患者做 Valsalva 动作，立即于左心房内观察到少量微气泡反射

视频 3-5-9　卵圆孔未闭合并肺动静脉瘘，外周静脉注射右心声学造影剂，右心显影后，嘱患者做 Valsalva 动作，立即于左心房内观察到少量微气泡反射，3 个心动周期后，左心房内微气泡反射明显增加

视频 3-5-10　卵圆孔未闭，经食管超声心动图显示原发隔和继发隔之间的缝隙及通过缝隙的左向右分流

视频 3-5-11　同一患者，经外周静脉注射右心声学造影剂，右心房显影后，嘱患者做 Valsalva 动作，瞬间于左心房内观察到微气泡反射

视频 3-5-12　同一患者，封堵术后，心房水平未见分流

视频 3-5-13　动脉导管未闭，CDFI 仅能显示舒张期主动脉向肺动脉的红色分流血流信号，而收缩期肺动脉向主动脉的蓝色分流血流信号被肺动脉内的前向血流掩盖

视频 3-5-14　同一患者，右心声学造影，肺动脉显影后，主动脉几乎同时显影，证明存在大血管水平的右向左分流

导读

第一次超声声学造影开始于 1968 年，Gramiak 首次用振荡后的生理盐水与吲哚菁绿混合后经导管推注，进行右心腔造影，开创了超声声学造影研究的先河。经过半个世纪的发展，超声造影增强显像技术已经广泛应用于临床心脏病的诊断，尤其是先天性心脏病领域。本节介绍右心声学造影技术在先天性心脏病诊断中的应用。

夏洛克·福尔摩斯是由 19 世纪末英国作家阿瑟·柯南·道尔所塑造的一个才华横溢的虚构侦探，他善于通过观察与演绎推理和法学知识解决问题，还原真相。

心脏声学造影是诊断和研究心脏疾病的一项重要技术，主要包括心腔声学造影和心肌声学造影，虽然目的和部位不同，但究其原理如出一辙。即通过注入造影剂的方式，利用大量微气泡与血液间形成的明显声阻抗差，增加血液对超声波的散射能力，将心腔和血管内的"无回声"血流变成易于分辨的"有回声"。由此，心腔及大血管等部位的血流分布信息，以及心内外各种分流信息，便可在造影剂显像下得以清晰呈现，从而帮助我们找出心血管疾病的真相。尤其是右心声学造影技术，洞幽察微，其独特的观察视角和手段赢得了临床的认可，堪称诊断先天性心脏病的"福尔摩斯"。

右心声学造影是通过静脉注入声学造影剂，观察血管及心腔内微泡分布，并结合生理及血流动力学，从而判断心内分流及腔静脉回流路径等的超声技术，具有安全、无创、可重复性强等优点。

正常情况下，右心声学造影仅使右心系统显影，即正常造影剂出现顺序为腔静脉—右心房—右心室—主肺动脉。人体肺部毛细血管的直径小于 10μm，用于右心声学造影的造影剂由于微泡较大，不能通过肺部毛细血管网，而在肺部毛细血管即被"过滤"，不再出现于其后的肺静脉血管内。除非存在右向左分流，否则左心系统内不出现造影剂。因此，右心声学造影对明确心内外有无右向左分流、左向右分流、腔静脉回流路径及判定解剖右心房位置等都是非常敏感和准确的方法。

一、右心声学造影的方法

应用于右心声学造影的造影剂，如过氧化氢、二氧化碳、声振葡萄糖等，都取得了较好的造影效果。

取 2 支 10ml 注射器，一支抽取 1ml 空气，另一支抽取 8ml 生理盐水，分别连接三通管，

后者抽取患者 1ml 血液,然后通过三通管充分混合 2 支注射器中的空气、血液和生理盐水,注入外周静脉,经临床应用证实是一种安全、简便、有效的右心声学造影方法。

二、右心声学造影的适应证和禁忌证

1. **适应证** 临床出现下列情况时可进行右心声学造影检查,以帮助诊断。

（1）疑有心腔内分流的疾病,右心声学造影可明确有无右向左或左向右分流,并估计分流量大小。

（2）诊断某些先天性心血管畸形。

（3）需要了解右心腔大小、心内膜边缘、室壁厚度、有无占位、瓣膜反流等。

（4）为改善三尖瓣和肺动脉血流频谱多普勒信号。

（5）为查找低氧血症的病因。

2. **禁忌证** 以下情况下,应避免右心声学造影检查,如仍注射右心造影剂,可能导致严重并发症,主要包括:①重症发绀伴心内大量分流;②重度肺动脉高压;③有栓塞病史或高凝状态;④重症肺气肿、呼吸功能不全、重症贫血;⑤酸中毒,严重心、肾功能不全;⑥急性冠脉综合征。

三、右心声学造影的临床应用

1. **房间隔缺损**（atrial septal defect） 右心声学造影是判断心房水平分流比较敏感的方法。右心房侧出现负性造影区是右心声学造影诊断房间隔缺损的直接征象。肺动脉高压、嘱患者咳嗽或做 Valsalva 动作,几乎在右心房显影的同时,也可见少量微泡从右心房侧进入左心房侧（图 3-5-1～图 3-5-4）。

右心声学造影对冠状静脉窦型房间隔缺损,尤其是合并左位上腔静脉时,有特殊价值。此时,经左上肢外周静脉注入造影剂,冠状静脉窦显影后,左心房内可出现造影剂回声。

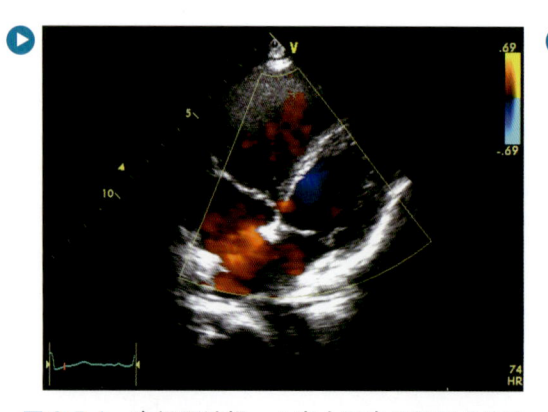

图 3-5-1 房间隔缺损,心房水平未见明显分流血流信号（视频截图）

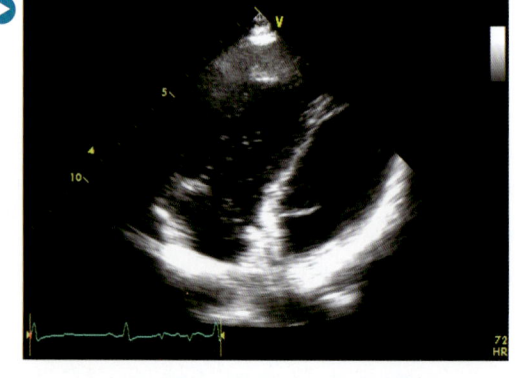

图 3-5-2 同一患者,进行右心声学造影后,右心房显影同时左心房内可见少量微泡,提示心房水平存在分流（视频截图）

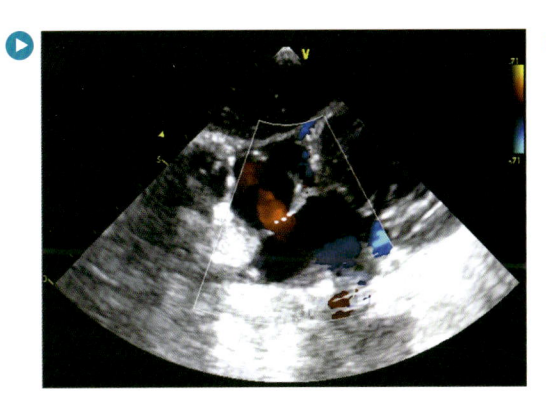

图 3-5-3　中央型房间隔小缺损，因肺动脉高压，心房中部显示右向左分流为主（蓝色）的双向分流血流信号（视频截图）

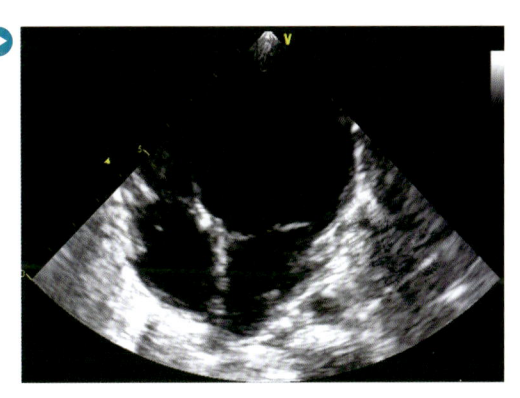

图 3-5-4　同一患者，进行右心声学造影后，右心房显影同时左心房内可见较多的造影剂反射（视频截图）

2. 左位上腔静脉（left superior vena cava）　左位上腔静脉引流入右心房的最常见类型是左无名静脉缺如或发育不良，左颈内静脉和左锁骨下静脉汇合后于胸降主动脉左前方下行汇入冠状静脉窦，再汇入右心房。对于此种类型的左位上腔静脉，二维超声心动图结合 CDFI 完全可以直接诊断。左上肢外周静脉右心声学造影是确诊的可靠方法，此时冠状静脉窦先显影，右心房再显影（图 3-5-5）。

对于左位上腔静脉引流入左心房的途径，右心声学造影也具有较高的诊断价值，详见本章第二节。

3. 肺动静脉瘘（pulmonary arteriovenous fistula）　是肺部的动脉与静脉直接交通的心外右向左分流的先天性血管畸形。因肺动脉血不经过肺泡就直接进入肺静脉，再进入左心房，从而导致不同程度的体循环缺氧。临床表现为明显的发绀，但常规超声心动图检查常找不到任何蛛丝马迹，甚至无法通过计算机断层成像（CT）、磁共振成像（MRI）、数字减影血管造影（DSA）等方法明确诊断。

右心声学造影是诊断肺动静脉瘘特异性很高的一种方法，如造影剂在右心显影后经 3 个以上心动周期才在左心显影，即可排除心内水平的右向左分流，并提示该病存在（图 3-5-6）。

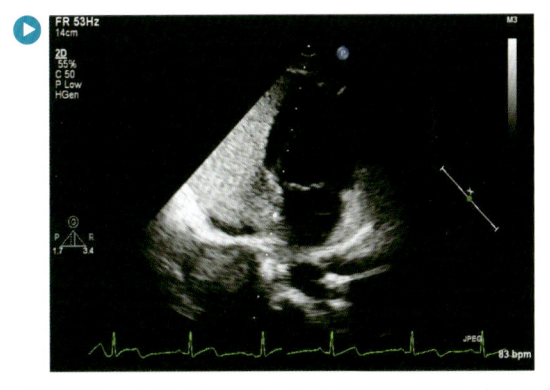

图 3-5-5　左位上腔静脉，经左上肢外周静脉注射右心声学造影剂，冠状静脉窦先显影，右心房再显影（视频截图）

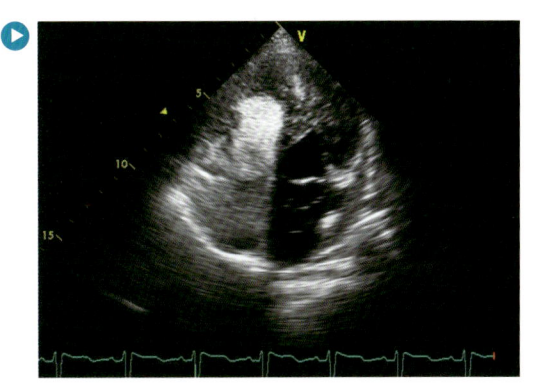

图 3-5-6　肺动静脉瘘，右心声学造影，右心显影 10 个心动周期后左心显影（视频截图）

4. 卵圆孔未闭（patent foramen ovale） 是原发隔和继发隔之间潜在的缝隙，二维超声心动图见房间隔连续性完整，彩色多普勒也难以发现心房水平的分流，而右心声学造影具有很高的敏感性。经外周静脉注射右心声学造影剂，当右心房显影后，嘱患者做Valsalva动作，立即于左心房内观察到少量微气泡反射（图3-5-7～图3-5-9）。

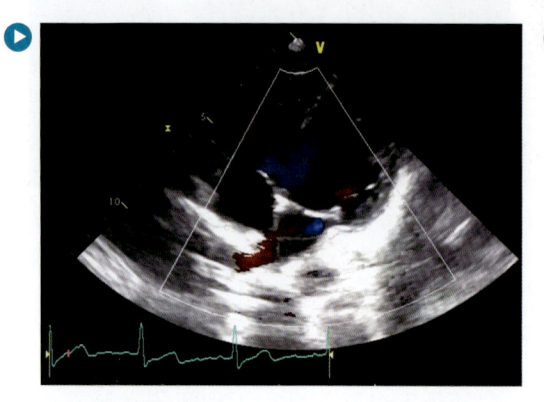

图3-5-7 卵圆孔未闭，CDFI心房水平未见明显分流血流信号（视频截图）

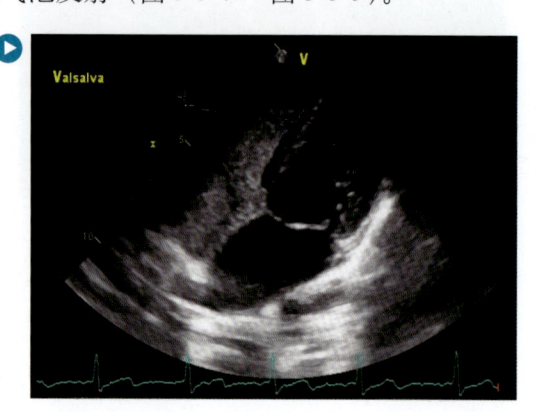

图3-5-8 同一患者，经外周静脉注射右心声学造影剂，右心显影后，嘱患者做Valsalva动作，立即于左心房内观察到少量微气泡反射（视频截图）

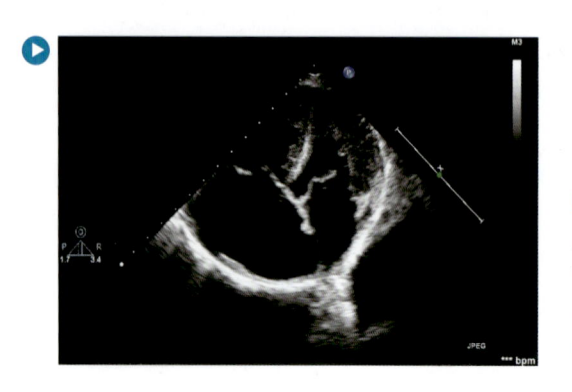

图3-5-9 卵圆孔未闭合并肺动静脉瘘，经外周静脉注射右心声学造影剂，右心显影后，嘱患者做Valsalva动作，立即于左心房内观察到少量微气泡反射，3个心动周期后，左心房内微气泡反射明显增加（视频截图）

经食管超声心动图具有较高的空间分辨力，不仅可以清晰显示原发隔和继发隔之间的缝隙，发现通过缝隙的分流，结合右心声学造影可以更加敏感地发现心房水平的右向左分流（图3-5-10～图3-5-12）。

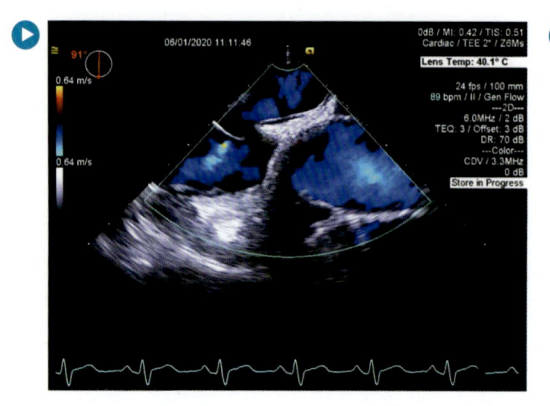

图3-5-10 卵圆孔未闭，经食管超声心动图显示原发隔和继发隔之间的缝隙及通过缝隙的左向右分流（视频截图）

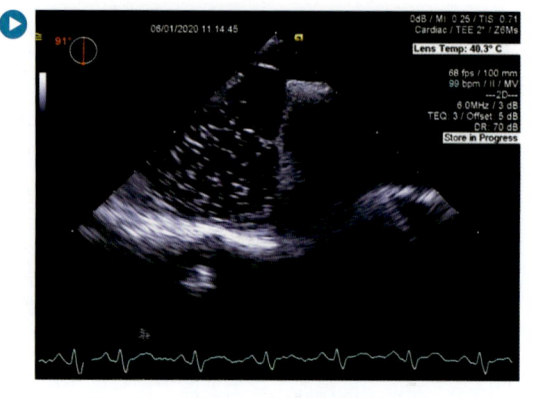

图3-5-11 同一患者，经外周静脉注射右心声学造影剂，右心房显影后，嘱患者做Valsalva动作，瞬间于左心房内观察到微气泡反射（视频截图）

第三章 先天性心脏病篇

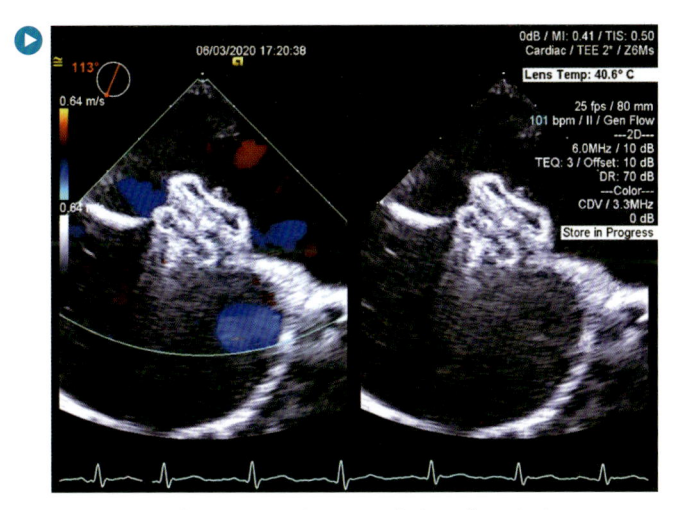

图 3-5-12 同一患者，封堵术后，心房水平未见分流（视频截图）

5. 动脉导管未闭（patent ductus arteriosus） 肺动脉高压出现前，彩色多普勒可清晰显示大血管水平的左向右连续性分流，对诊断动脉导管未闭并无困难。但肺动脉高压出现后，彩色多普勒很难发现主动脉与肺动脉之间的分流，或者仅能显示大血管水平的左向右分流，而不能显示右向左分流，此时行右心声学造影，观察到肺动脉显影后，主动脉继而显影即可诊断（图 3-5-13，图 3-5-14）。

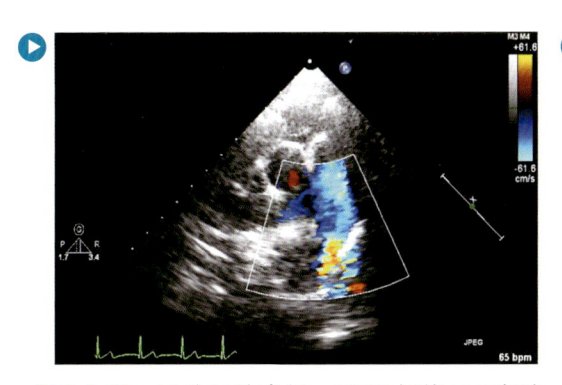

图 3-5-13 动脉导管未闭，CDFI 仅能显示舒张期主动脉向肺动脉的红色分流血流信号，而收缩期肺动脉向主动脉的蓝色分流血流信号被肺动脉内的前向血流掩盖（视频截图）

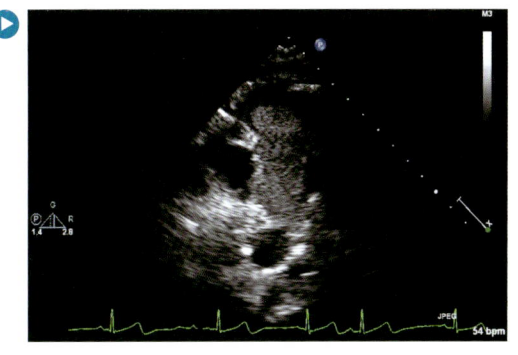

图 3-5-14 同一患者，右心声学造影，肺动脉显影后，主动脉几乎同时显影，证明存在大血管水平的右向左分流（视频截图）

同样，对于室间隔缺损，彩色多普勒很容易发现收缩期心室水平的左向右分流，但出现肺动脉高压时，右心声学造影对心室水平的双向分流或右向左分流的检出具有很高的敏感性。

此外，右心声学造影对内脏 - 心房反位或内脏 - 心房不定位的复杂先天性心脏病，判定解剖学右心房的位置具有重要的临床价值。经下肢静脉注射声学造影剂，首先出现造影剂回声的心房，即为解剖学右心房。对于一些发绀型先天性心脏病，借助右心声学造影，可以确定有无右向左分流及其分流水平。例如，完全型大动脉转位或法洛四联症，收缩期造影剂从右心室直接进入主动脉；又如，三尖瓣闭锁，造影剂出现顺序为右心房—左心

房—左心室—右心室。

> **小结**
>
> 右心声学造影是二维和彩色多普勒超声心动图的有益补充,可以敏感准确地诊断一些常规超声心动图无法确定的先天性心脏病,对判定心内、心外的左向右分流、右向左分流,对判定解剖学右心房等有着不可替代的诊断价值。

第六节 "愚公移山"之十字交叉心

▶ **视频目录**

视频 3-6-2 十字交叉心伴室间隔缺损,心尖位无法获取标准的心尖四腔心切面,不能同时完整显示二尖瓣和三尖瓣,房间隔与室间隔不在同一平面,当显示左心房、左心室的长轴时,右心房、右心室不能完整显示,左、右心室仍呈左右排列关系

视频 3-6-4 同一患者,探头向左后倾斜,显示左心房、左(心)室长轴,此时右心房、右心室不能完整显示,可见室间隔回声中断,主动脉起源于左心室

视频 3-6-6 同一患者,探头向右前倾斜,显示右心房、右(心)室长轴,此时左心房、左心室不能完整显示

视频 3-6-8 十字交叉心伴右心室双出口,心尖位无法获取标准的心尖四腔心切面,不能同时完整显示二尖瓣和三尖瓣。在常规心尖四腔心切面的基础上,探头向前倾斜,可见右侧心房通过三尖瓣与位于左前上方的右心室相连

视频 3-6-10 同一患者,探头向后倾斜,可见左侧心房通过二尖瓣与位于右后下方的左心室相连

视频 3-6-12 同一患者,可见室间隔回声中断,主动脉骑跨于室间隔之上,大部分起源于右心室,肺动脉完全起源于右心室

> **导读**
>
> 十字交叉心是一种特殊的心室和房室连接区排列异常,主要为体静脉、肺静脉血流轴在心脏房室瓣水平发生空间位置上的左右交叉(即流入道交叉),在心脏前后投影平面上形成十字交叉。十字交叉心常合并复杂的心血管畸形,外科手术是唯一的治疗手段。超声心动图作为一种无创的检查方法,有助于术前明确诊断。

冬日炉火旁、夏日月光下,似曾相识的画面,一个个耳熟能详的古老故事,串起一缕缕温暖的记忆。假如有一座山挡在你家门前影响出行,你是选择搬家还是挖隧道呢?显而易见,搬家是最好的选择。然而在中国的古老故事中,他们却把山搬开了……这就是人们

家喻户晓的神话故事——"愚公移山"。

故事中，太行、王屋两座高山挡在了愚公家门前，他们每次出门和回家都要绕很远的路，非常不方便。年近九十的愚公动员全家一起挖山，目的是要把山移走，给自家的门前挖出一条通往山那边的路。于是愚公便带领子孙开始了挖山之路。面对河曲智叟的嘲笑，愚公提出了"子子孙孙，无穷匮也。而山不加增，何苦而不平"的言论。愚公不畏艰难，坚持不懈，挖山不止，最终感动天帝而将山挪走。

简短的故事蕴含着伟大中华民族的风骨、智慧与信念，而勇于抗争，不怕输，更不会屈服就是中国的民族精神与信仰。

人体的心脏中有正常的"十字架"，即房间隔、室间隔及房室瓣组成的十字交叉，维系着人体定向流动、生生不息的生命循环系统，演绎着正常的生命状态。

然而在胚胎发育时期，极少数心脏使出坚韧不拔的"愚公移山"精神，将心室异常旋转，导致房室连接区空间位置异常，房室间隔扭转，使室间隔呈水平位，两心室形成交叉或并列的楼上楼下关系。这就是罕见的心脏畸形——十字交叉心（criss-cross heart，CCH），在先天性心脏病中，其发病率低于 0.1%。

十字交叉心极少单独存在，常合并复杂先天性心脏病，外科手术是唯一治疗手段。术前早期准确、详细的诊断十分重要。而超声心动图作为一种无创的检查方法，有助于术前明确诊断。超声医师应严格遵循复杂畸形的系统节段性诊断方法，对十字交叉心做出正确诊断，从而为临床治疗及预后评估提供可靠的依据。

目前认为，十字交叉心是胚胎时期心房固定而心室异常旋转所致。旋转之时，心室袢已经形成，心室分隔已经完成，换言之，心脏房室连接关系在旋转之前已确定。因此，心室沿心脏长轴发生异常的顺钟向或逆钟向旋转，与之连接的心房及房室瓣随之旋转，导致房间隔与室间隔对位不良，每个心室与其所连接的心房处于对侧位置，引起体静脉血流轴与肺静脉血流轴在心脏房室瓣水平发生空间位置上的左右交叉，心脏前后投影平面上呈"十"字，并使室间隔呈水平位，右心室位于左前上，左心室位于右后下（图 3-6-1）。

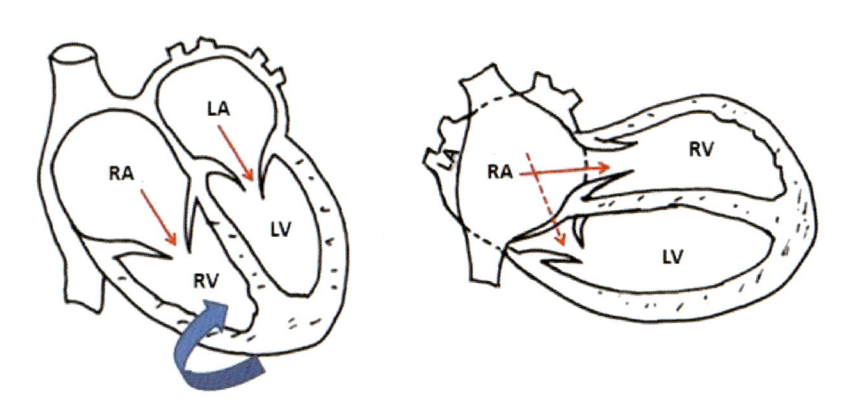

图 3-6-1　十字交叉心示意图。RA. 右心房；RV. 右心室；LA. 左心房；LV. 左心室

对于十字交叉心患者而言，正常心脏标准的四腔心"十字架"无法显示，而代之以体静脉、肺静脉血流轴在房室瓣水平呈十字交叉的旋转"十字架"。这种旋转的"十字架"，若不伴有其他畸形，对心脏的血流动力学一般没有影响。但是，十字交叉心常伴有心室大

动脉连接异常、其他心内畸形及房室连接异常等，如室间隔缺损、右心室双出口、大动脉转位等。检查十字交叉心需要较高的操作技巧，而同时合并复杂心脏畸形更是对超声医师进行准确诊断提出了严峻挑战。

一、十字交叉心的超声检查技巧

十字交叉心的病理解剖学具有以下几个特点：①体静脉血流轴与肺静脉血流轴在房室瓣水平发生空间位置上的左右交叉，一般三尖瓣位于前上方，二尖瓣位于后下方；②心室位于与其连接的心房的对侧位置，左、右心室流入道的血流呈十字交叉关系；③室间隔呈水平位，右心室位于左前上，左心室位于右后下；④心房多为正位，房室连接多一致，而大动脉与心室连接多异常，主要包括右心室双出口或大动脉转位，以右心室双出口多见。

因此，超声检查时应注意以下操作技巧：①当无法获取标准的心尖四腔心切面，不能同时完整显示二尖瓣和三尖瓣时，应考虑十字交叉心可能。②此时，在常规心尖四腔心切面的基础上，探头向前倾斜，可见右侧心房通过三尖瓣与位于左前上方的右心室相连；探头向后倾斜，可见左侧心房通过二尖瓣与位于右后下方的左心室相连。③当显示右心房 - 三尖瓣 - 右（心）室长轴时，不能完整显示左心房、左心室；当显示左心房 - 二尖瓣 - 左（心）室长轴时，不能完整显示右心房、右心室。④连续追踪观察左、右心室的空间位置关系，发现室间隔呈水平位，右心室位于左前上，左心室位于右后下。⑤注意追踪房室连接关系，尤其是大动脉与心室的连接关系。

需要注意的是，十字交叉心的左、右心室一般呈上下排列，左、右心室为楼上楼下关系，但也有少数患者的左、右心室可呈左右排列。

二、十字交叉心的常见合并畸形

1. 十字交叉心合并室间隔缺损　房室连接一致，大动脉与心室连接一致，合并室间隔缺损（图 3-6-2 ～图 3-6-7）。

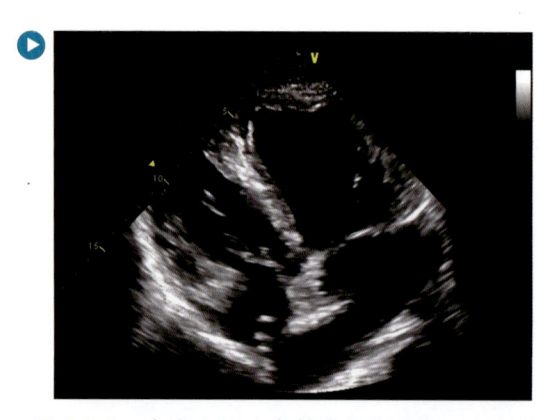

图 3-6-2　十字交叉心合并室间隔缺损，心尖位无法获取标准的心尖四腔心切面，不能同时完整显示二尖瓣和三尖瓣，房间隔与室间隔不在同一平面，当显示左心房、左心室的长轴时，右心房、右心室不能完整显示，左、右心室仍呈左右排列关系（视频截图）

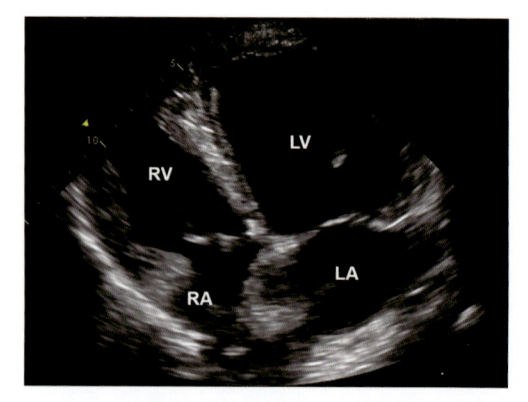

图 3-6-3　十字交叉心合并室间隔缺损，心尖位无法获取标准的心尖四腔心切面，不能同时完整显示二尖瓣和三尖瓣，房间隔与室间隔不在同一平面，当显示左心房、左（心）室长轴时，右心房、右心室不能完整显示，左、右心室仍呈左右排列关系。RV. 右心室；LV. 左心室；RA. 右心房；LA. 左心房

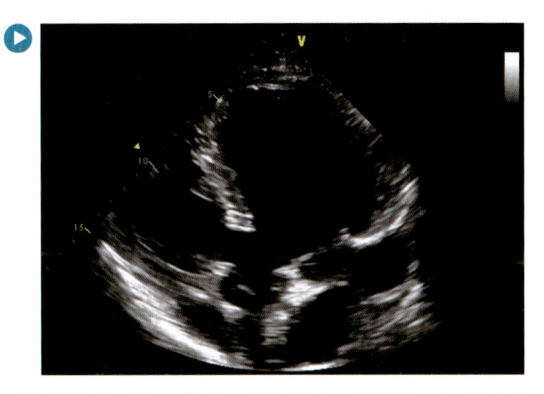

图 3-6-4 同一患者，探头向左后倾斜，显示左心房、左（心）室长轴，此时右心房、右心室不能完整显示，可见室间隔回声中断，主动脉起源于左心室（视频截图）

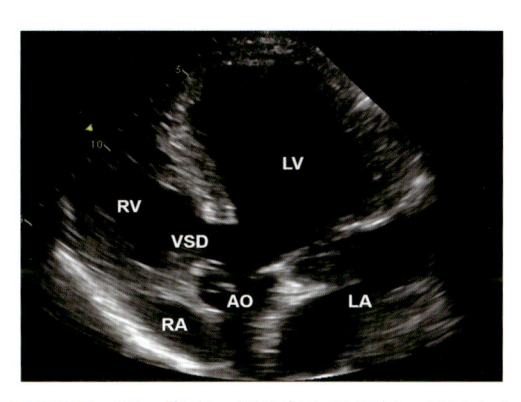

图 3-6-5 同一患者，探头向左后倾斜，显示左心房、左（心）室长轴，此时右心房、右心室不能完整显示，可见室间隔回声中断，主动脉起源于左心室。RV. 右心室；LV. 左心室；RA. 右心房；LA. 左心房；AO. 主动脉；VSD. 室间隔缺损

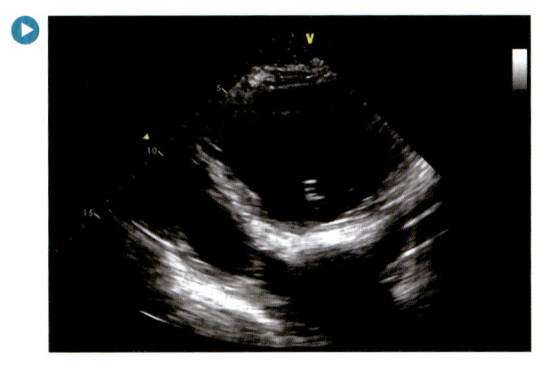

图 3-6-6 同一患者，探头向右前倾斜，显示右心房、右（心）室长轴，此时左心房、左心室不能完整显示（视频截图）

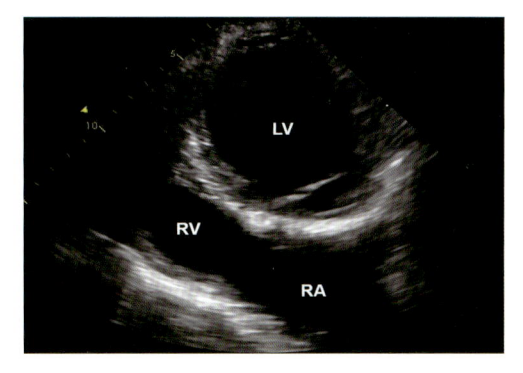

图 3-6-7 同一患者，探头向右前倾斜，显示右心房、右（心）室长轴，此时左心房、左心室不能完整显示。RV. 右心室；LV. 左心室；RA. 右心房

2. 十字交叉心合并右心室双出口　房室连接一致，一根大动脉完全起源于右心室，另一根大动脉大部分起源于右心室（图 3-6-8～图 3-6-13）。

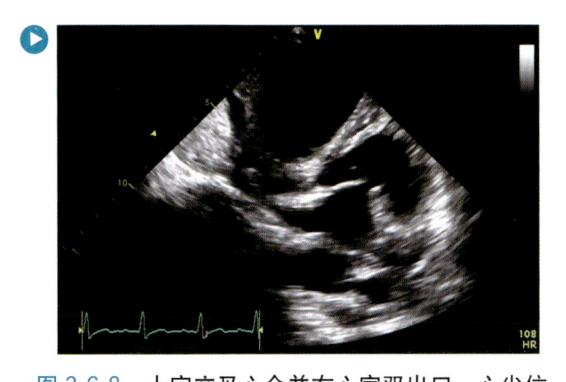

图 3-6-8 十字交叉心合并右心室双出口，心尖位无法获取标准的心尖四腔心切面，不能同时完整显示二尖瓣和三尖瓣。在常规心尖四腔心切面的基础上，探头向前倾斜，可见右侧心房通过三尖瓣与位于左前上方的右心室相连（视频截图）

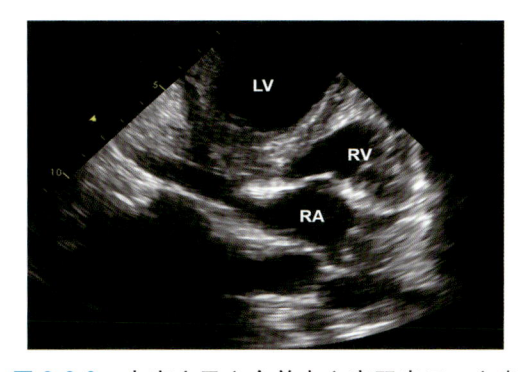

图 3-6-9 十字交叉心合并右心室双出口，心尖位无法获取标准的心尖四腔心切面，不能同时完整显示二尖瓣和三尖瓣。在常规心尖四腔心切面的基础上，探头向前倾斜，可见右侧心房通过三尖瓣与位于左前上方的右心室相连。LV. 左心室；RV. 右心室；RA. 右心房

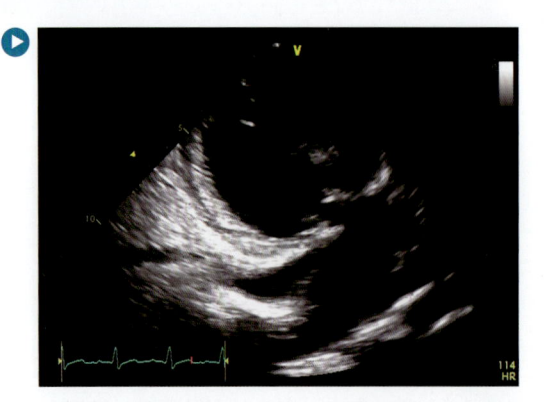

图 3-6-10 同一患者，探头向后倾斜，可见左侧心房通过二尖瓣与位于右后下方的左心室相连（视频截图）

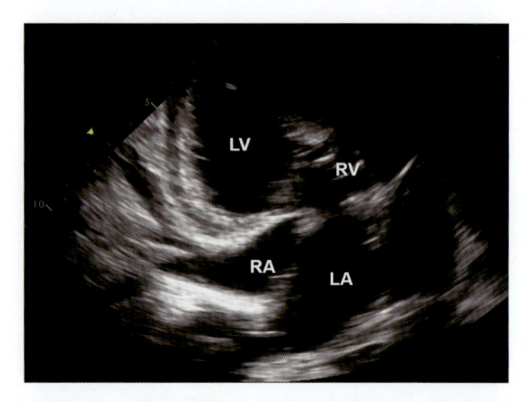

图 3-6-11 同一患者，探头向后倾斜，可见左侧心房通过二尖瓣与位于右后下方的左心室相连，心房与心室交叉连接。LV. 左心室；RV. 右心室；RA. 右心房；LA. 左心房

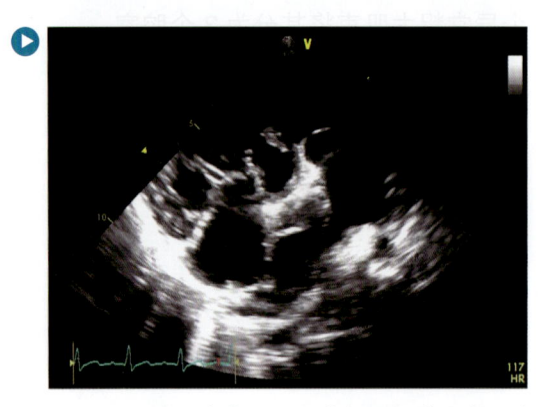

图 3-6-12 同一患者，可见室间隔回声中断，主动脉骑跨于室间隔之上，大部分起源于右心室，肺动脉完全起源于右心室（视频截图）

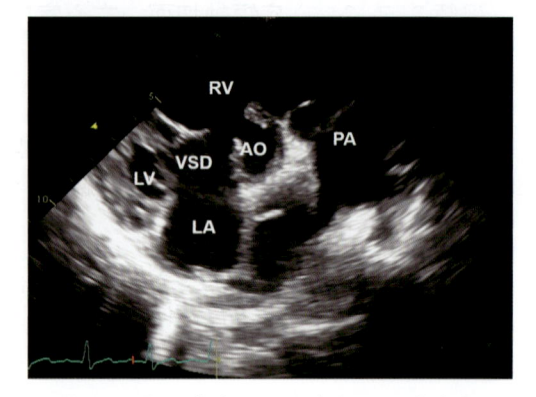

图 3-6-13 同一患者，可见室间隔回声中断，主动脉骑跨于室间隔之上，大部分起源于右心室，肺动脉完全起源于右心室。RV. 右心室；LV. 左心室；VSD. 室间隔缺损；AO. 主动脉；PA. 肺动脉；LA. 左心房

3. 十字交叉心合并大动脉转位　十字交叉心合并完全型大动脉转位时，房室连接一致，大动脉与心室连接不一致，即主动脉起源于右心室，肺动脉起源于左心室。

十字交叉心合并矫正型大动脉转位时，房室连接不一致，大动脉与心室连接不一致，即左心房-三尖瓣-右心室，右心房-二尖瓣-左心室，主动脉起源于右心室，肺动脉起源于左心室。

小结

十字交叉心是体静脉血流轴与肺静脉血流轴在房室瓣水平发生空间位置上的左右交叉，室间隔呈水平位，右心室位于左前上，左心室位于右后下，多伴有大动脉与心室连接关系异常，以右心室双出口多见。心房与心室交叉连接是超声心动图诊断的主要依据，外科手术是唯一的治疗手段，术前早期、准确、详细的诊断十分重要。超声医师诊断时应严格遵循复杂畸形的系统节段性诊断方法，从而对十字交叉心做出正确诊断。

第七节　心内多出的房间——心室双腔心

视频目录

视频 3-7-1　心底短轴切面，室上嵴与右心室前壁之间可见异常肥厚肌束，将右心室分为近端的高压腔和远端的低压腔

视频 3-7-3　同一患者，CDFI 显示近端高压腔与远端低压腔之间的高速血流信号，并显示膜周部室间隔缺损的左向右分流血流信号

视频 3-7-5　同一患者，胸骨旁左（心）室长轴切面显示室间隔缺损的左向右分流血流信号

视频 3-7-6　心底短轴切面，右心室内 2 个异常粗大肌束将其分为 3 个腔室

视频 3-7-8　同一患者，心底短轴切面，右（心）室流出道及腔室之间未见异常血流信号

视频 3-7-9　心尖四腔心切面，左心室内可见异常肌束将其分为基底部的主腔和心尖部的副腔，副腔的心尖部室壁运动减弱

视频 3-7-11　同一患者，心尖四腔心切面，CDFI 可见主腔与副腔血流相通

视频 3-7-12　心尖四腔心切面，左心室内可见异常肌束将其分为右侧的主腔和左侧的副腔，二尖瓣骑跨于异常肌束的上方

视频 3-7-14　同一患者，心尖四腔心切面，CDFI 显示舒张期左心房血流充盈左心室，收缩期主腔与副腔血流同时进入左（心）室流出道

视频 3-7-15　同一患者，在心尖四腔心切面的基础上，探头稍前倾，显示二尖瓣口和主动脉瓣口与主腔相连

视频 3-7-17　同一患者，在心尖四腔心切面的基础上，探头稍前倾，CDFI 显示左心室流入道和左（心）室流出道梗阻，表现为五彩镶嵌的高速血流信号

导读

正常心脏配置的"四居室"结构，完美地担负着人体"发动机"的重任。如果心脏腔室被纤维隔膜或肌束等异常结构划分为两部分，心脏内就多了一个房间，除了三房心，还有三室心，均会引起一系列病理生理及血流动力学的改变。本节将探讨的是心内多出的房间——心室双腔心。

心脏是胚胎发育过程中最早形成并发挥功能的器官，也是与人类健康关系最密切的器官之一。正常心脏配置的"四居室"结构，完美地担负着人体"发动机"的重任。

如果心脏腔室被纤维隔膜或肌束等异常结构划分为两部分，心脏内就多了一个房间，除了三房心，还有三室心，又称心室双腔心，均会引起一系列病理生理及血流动力学的改

变。本节将探讨的是心内多出的房间——心室双腔心。

心室双腔心按发生的部位分为双腔右心室和双腔左心室，前者较为常见，占先天性心血管畸形的1%～2.6%，而后者极为罕见。

双腔右心室是指右心室被纤维隔膜或异常肥大的肌束分为近三尖瓣侧的高压腔和近肺动脉瓣侧的低压腔，常合并室间隔缺损，其他合并畸形有肺动脉瓣狭窄、房间隔缺损、主动脉瓣下狭窄等。其病理生理学改变和临床表现取决于心腔内梗阻的程度，并受合并心脏畸形的影响，重者出现发绀和心力衰竭。

双腔左心室为纤维隔膜或异常肥大的肌束将左心室分隔成主、副两个腔，两腔之间有一个或多个孔道交通，左心室充盈和射血发生障碍。因梗阻部位和程度不同，临床表现也各异，常见有心悸、胸闷及心力衰竭等表现。双腔左心室常合并严重的主动脉瓣和二尖瓣发育异常。

心室双腔心具有独特的影像学特征，超声心动图是诊断该病的主要检查方法，能为临床心外科手术提供准确的诊断依据。

一、双腔右心室

双腔右心室（double chamber of right ventricle，DCRV），是右心室腔被异常肥大肌束或纤维肌隔分隔成近端的高压腔和远端的低压腔，高压腔靠近三尖瓣，低压腔靠近肺动脉瓣，引起右心室流入道与流出道之间梗阻的先天性心脏畸形。病理解剖学上分为2种类型，即肌束型和肌隔型。前者是异常肌束起自室上嵴下方的室间隔，经右心室腔止于右心室流入道部分前壁、前乳头肌根部或靠近心尖的室间隔上；后者是纤维肌隔在右心室流入道与流出道之间形成肌性分隔。

双腔右心室具有独特的影像学特征，超声心动图是诊断双腔右心室的首选检查方法。①显示右心室腔内异常肌束或纤维条索的部位、形态及走行。常在心底短轴切面显示肥大肌束位于室上嵴下方与右心室前壁之间。双腔右心室的异常肌束不同于右心室内正常的调节束，调节束靠近右心室心尖部且不影响血流，而异常肌束位于室上嵴下方，并造成右心室流入道与流出道之间梗阻。双腔右心室的异常肌束也不同于造成右心室漏斗部狭窄的肥厚的动脉圆锥，动脉圆锥位于肺动脉瓣下，不横跨右心室腔。②彩色多普勒在高压腔与低压腔之间可显示高速血流信号，确定狭窄口的位置。并可用连续多普勒评估狭窄程度。③合并畸形的诊断。双腔右心室常合并室间隔缺损，且多位于高压腔（图3-7-1～图3-7-5）。

双腔右心室患者右心室压力负荷较重，且随年龄增长，右心室梗阻有加重倾向，常合并室间隔缺损、肺动脉瓣狭窄等心脏畸形，一经确诊，即应手术。

临床上我们发现极其罕见的病例，几个异常粗大的肌束横跨右心室，将其分为多个腔室（图3-7-6～图3-7-8）。

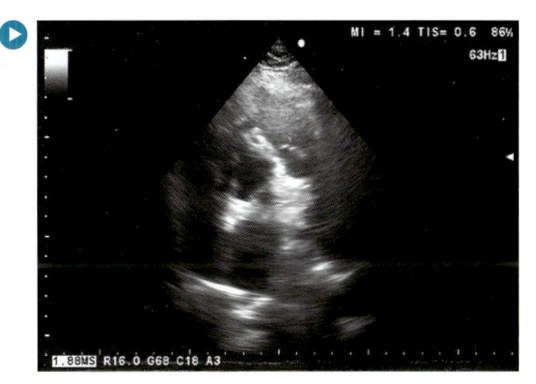

第三章 先天性心脏病篇 | 81

图 3-7-1 心底短轴切面，室上嵴与右心室前壁之间可见异常肥厚肌束，将右心室分为近端的高压腔和远端的低压腔（视频截图）

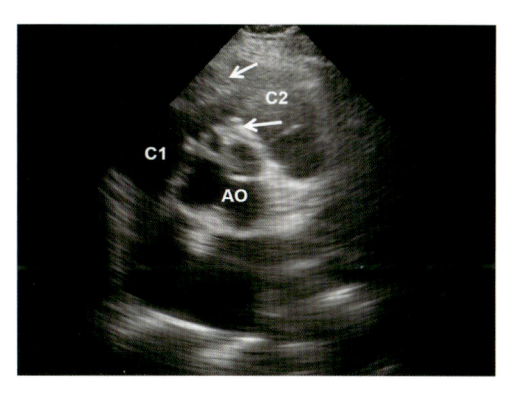

图 3-7-2 心底短轴切面，室上嵴与右心室前壁之间可见异常肥厚肌束（箭头），将右心室分为近端的高压腔（C1）和远端的低压腔（C2）。AO. 主动脉

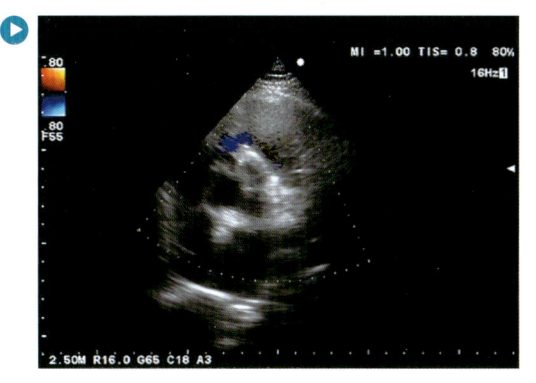

图 3-7-3 同一患者，CDFI 显示近端高压腔与远端低压腔之间的高速血流信号，并显示膜周部室间隔缺损的左向右分流血流信号（视频截图）

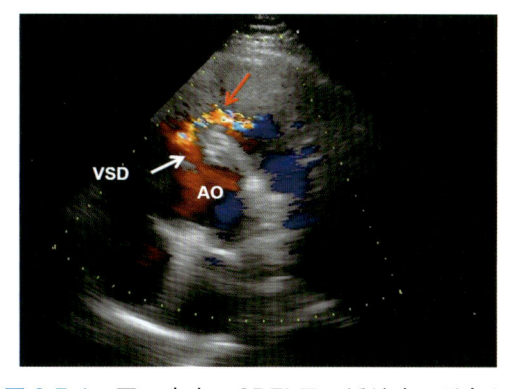

图 3-7-4 同一患者，CDFI 显示近端高压腔与远端低压腔之间的高速血流信号（红色箭头），并显示膜周部室间隔缺损的左向右分流血流信号（白色箭头）。VSD. 室间隔缺损；AO. 主动脉

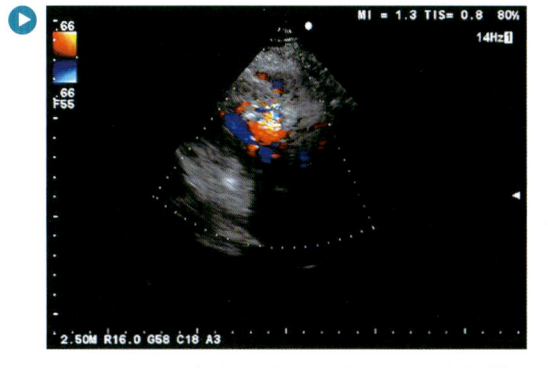

图 3-7-5 同一患者，胸骨旁左（心）室长轴切面显示室间隔缺损的左向右分流血流信号（视频截图）

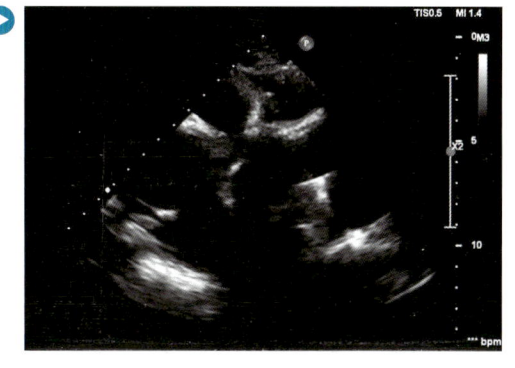

图 3-7-6 心底短轴切面，右心室内 2 个异常粗大肌束将其分为 3 个腔室（视频截图）

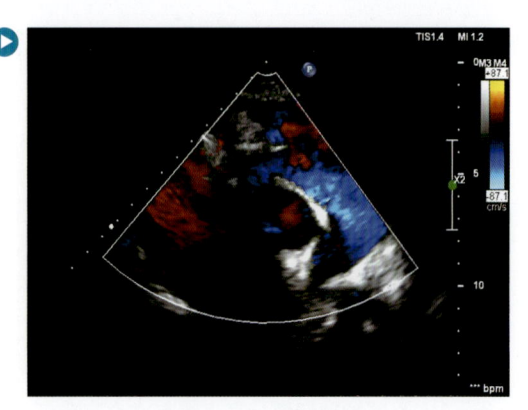

图 3-7-7　心底短轴切面，右心室内 2 个异常粗大肌束将其分为 3 个腔室。AO. 主动脉；PA. 肺动脉

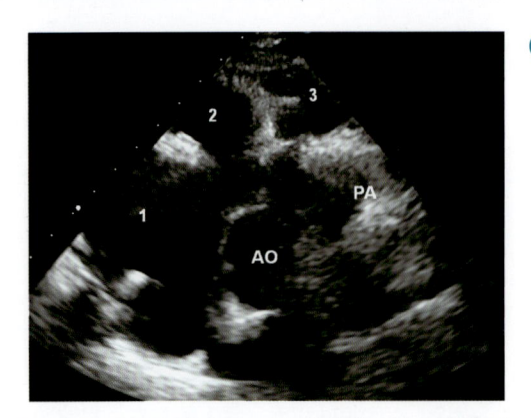

图 3-7-8　同一患者，心底短轴切面，右（心）室流出道及腔室之间未见异常血流信号（视频截图）

二、双腔左心室

双腔左心室（double chamber of left ventricle，DCLV）极其罕见，是指异常肥厚肌束或纤维肌隔将左心室分隔成主、副两个腔，根据主副腔位置的不同，双腔左心室分为上下排列型（A 型）和左右排列型（B 型）。前者的主腔位于基底部，二尖瓣和主动脉瓣位于主腔内，副腔位于心尖部；后者的二尖瓣和主动脉瓣也位于主腔内，副腔位于主腔侧壁。两者的主腔和副腔均呈单孔道或多孔道交通。

双腔左心室的病因尚不清楚，可能为胚胎期心室肌小梁过度增生或退化不全所致。双腔左心室常引起左（心）室流入道和左（心）室流出道梗阻及合并严重的主动脉瓣与二尖瓣病变。

双腔左心室的超声心动图诊断要点：①显示左心室腔内异常肌束或纤维条索的位置、形态及连接关系。常于心尖四腔心切面显示异常肌束或纤维条索将左心室分为 2 个腔，呈上下排列（图 3-7-9～图 3-7-11）或左右排列（图 3-7-12～图 3-7-17），二尖瓣和主动脉瓣常与主腔相连，副腔多位于心尖部或左心室侧壁。主腔和副腔之间可见单个或多个交通口。②彩色多普勒和频谱多普勒可用于显示心腔内异常血流及估测左（心）室流入道及左（心）室流出道梗阻程度。③主腔的室壁收缩功能多正常，而副腔可能出现室壁运动减弱甚至消失。④合并畸形的诊断。

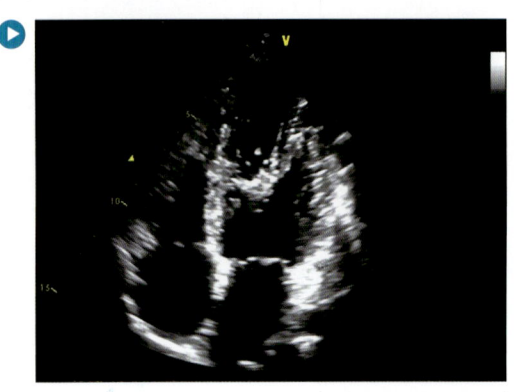

图 3-7-9　心尖四腔心切面，左心室内可见异常肌束将其分为基底部的主腔和心尖部的副腔，副腔的心尖部室壁运动减弱（视频截图）

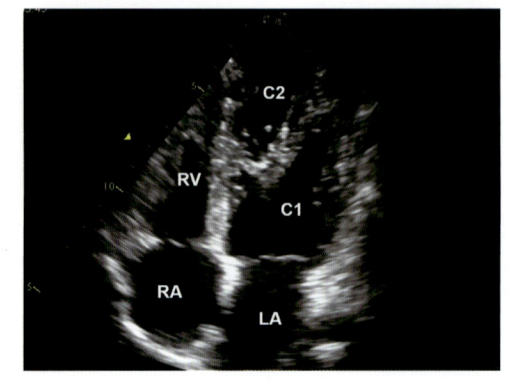

图 3-7-10　心尖四腔心切面，左心室内可见异常肌束将其分为基底部的主腔（C1）和心尖部的副腔（C2）。RV. 右心室；RA. 右心房；LA. 左心房

第三章 先天性心脏病篇

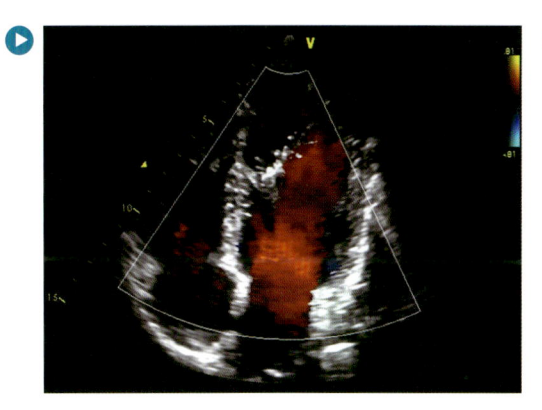

图 3-7-11 同一患者，心尖四腔心切面，CDFI 可见主腔与副腔血流相通（视频截图）

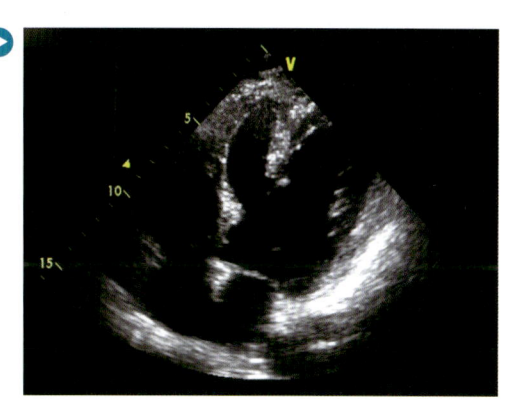

图 3-7-12 心尖四腔心切面，左心室内可见异常肌束将其分为右侧的主腔和左侧的副腔，二尖瓣骑跨于异常肌束的上方（视频截图）

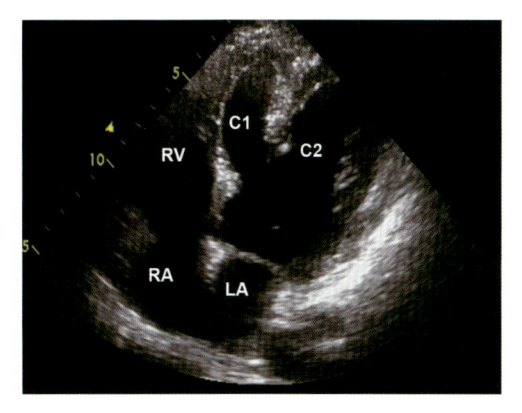

图 3-7-13 心尖四腔心切面，左心室内可见异常肌束将其分为右侧的主腔（C1）和左侧的副腔（C2）。RV. 右心室；RA. 右心房；LA. 左心房

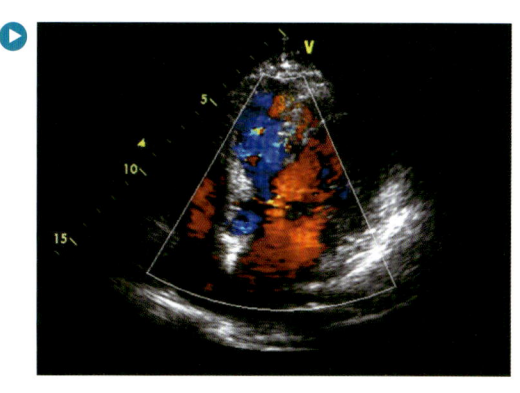

图 3-7-14 同一患者，心尖四腔心切面，CDFI 显示舒张期左心房血流充盈左心室，收缩期主腔与副腔血流同时进入左（心）室流出道（视频截图）

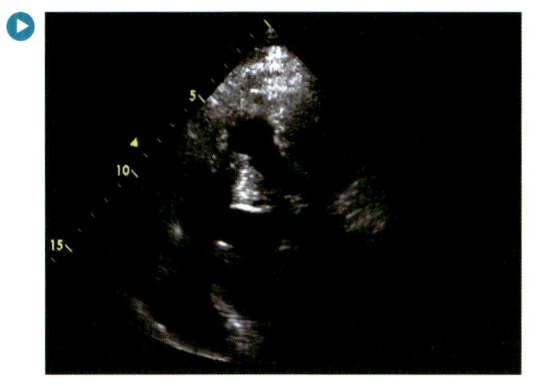

图 3-7-15 同一患者，在心尖四腔心切面的基础上，探头稍前倾，显示二尖瓣口和主动脉瓣口与主腔相连（视频截图）

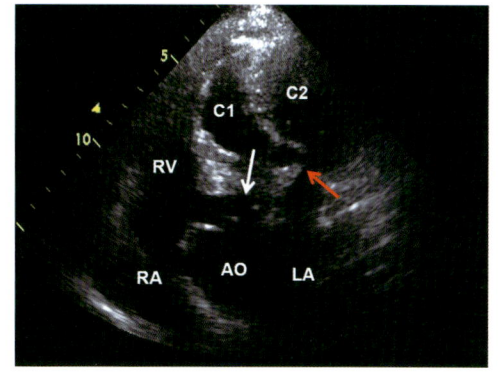

图 3-7-16 在心尖四腔心切面的基础上，探头稍前倾，显示二尖瓣口和主动脉瓣口与主腔（C1）相连，红色箭头所示为左心室流入道，白色箭头所示为左（心）室流出道。C2. 副腔；RV. 右心室；RA. 右心房；AO. 主动脉；LA. 左心房

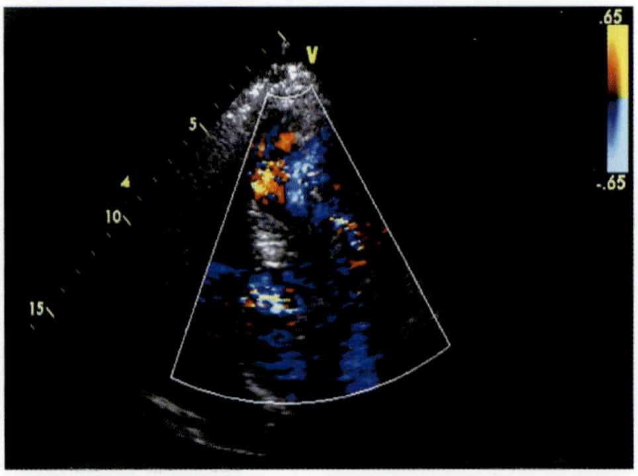

图 3-7-17 同一患者，在心尖四腔心切面的基础上，探头稍前倾，CDFI 显示左心室流入道和左（心）室流出道梗阻，表现为五彩镶嵌的高速血流信号（视频截图）

双腔左心室造成左心室流入道或左（心）室流出道梗阻临床症状明显者，或合并其他心脏畸形者，均应考虑手术治疗。

心室双腔心在先天性心脏畸形中并不多见，应注意鉴别诊断。

双腔右心室应与右（心）室流出道狭窄、肺动脉瓣狭窄进行鉴别诊断。仔细观察异常肌束的位置及走行、异常血流束的位置是诊断的关键，应注意双腔右心室的异常肌束与右心室内正常的调节束及右（心）室流出道肥厚的动脉圆锥不同。

双腔左心室由于形态学、副腔室壁运动异常的相似性，需要与左心室憩室、室壁瘤相鉴别，异常肌束的有无、病史及冠状动脉造影检查是主要的鉴别点。左右排列型双腔左心室需要与巨大室间隔缺损相鉴别，其左心室内的异常粗大肌束容易误认为室间隔缺损的残端。二尖瓣可以骑跨在异常肌束的上方，而不会骑跨在室间隔残端上，并且主动脉与左心室主腔连接，支持双腔左心室的诊断。

小 结

心室双腔心包括双腔右心室和双腔左心室。双腔右心室相对常见，双腔左心室罕见。超声心动图可以显示心室腔内异常肌束或纤维肌隔的位置、形态、连接关系，以及伴发的各种先天性心脏畸形，评估心室流入道或流出道的梗阻程度，为手术治疗提供准确的信息。

第八节　心内膜垫发育异常——房室间隔缺损

▶ 视频目录

视频 3-8-2　原发孔型房间隔缺损，房间隔近十字交叉处回声中断

视频 3-8-4　原发孔型房间隔缺损合并中央型小房间隔缺损

视频 3-8-5　同一患者，原发孔型房间隔缺损和中央型小房间隔缺损 2 束左向右分流，以及二尖瓣前叶瓣裂处和瓣口 2 束反流

第三章　先天性心脏病篇

视频 3-8-6　单心房，房间隔未发育

视频 3-8-8　同一患者，单心房的血流同时进入左、右心室，二尖瓣口中度反流，三尖瓣口轻度反流

视频 3-8-10　二尖瓣前叶 A3 区瓣裂

视频 3-8-12　同一患者，二尖瓣前叶 A3 区瓣裂，反流束起源于裂口处

视频 3-8-14　同一患者，心尖四腔心切面显示二尖瓣前叶瓣裂

视频 3-8-16　同一患者，心尖四腔心切面显示二尖瓣前叶瓣裂，反流束起源于裂口处

视频 3-8-18　三尖瓣瓣上型左（心）室 – 右（心）房通道，三尖瓣隔叶与二尖瓣前叶附着点之间的膜部室间隔缺损

视频 3-8-20　同一患者，收缩期左心室向右心房分流

视频 3-8-23　三尖瓣瓣下型左（心）室 – 右（心）房通道，右心增大，右心室肥厚

视频 3-8-25　同一患者，心室水平右向左为主的双向分流

视频 3-8-26　同一患者，收缩期左心室血液分流入右心室，再经过三尖瓣隔叶缺损部位进入右心房

视频 3-8-28　原发孔型房间隔缺损，较小的流入道型室间隔缺损，两组异常的房室瓣

视频 3-8-30　完全型房室间隔缺损 Rastelli A 型，十字交叉结构完全消失，共同房室瓣的前共瓣腱索附着于室间隔嵴顶部

视频 3-8-32　部分型房室间隔缺损，房室瓣口水平短轴切面显示左、右 2 个房室瓣口，左、右房室瓣在室间隔附着处融合

视频 3-8-34　部分型房室间隔缺损，室间隔矢状切面显示连接前、后桥瓣的舌带样纤维组织附着于室间隔嵴顶部

视频 3-8-36　完全型房室间隔缺损，室间隔矢状切面显示前、后桥瓣之间无舌带样纤维组织相连，呈漂浮瓣，前共瓣腱索附着于室间隔嵴顶部

导读

正常的心内膜垫结构将心脏划分为 4 个腔室，维系着正常的血流运动。如果胚胎期心内膜垫融合过程中发生障碍，心内出现异常的分流或反流，心室的容量负荷增加，最终导致心脏进行性增大和充血性心力衰竭。本节将探讨的是心内膜垫发育异常——房室间隔缺损。

在心脏胚胎发育的早期，心房和心室之间通过狭窄的房室管相连。随后在房室管内面的背壁和腹壁上各发生一隆起，并在正中处融合，即心内膜垫（endocardial cushion）。融合处的两边仍然开放，形成左、右房室孔。房室孔周围心内膜的间充质局部增生，并向心室腔面生长，形成房室瓣。心内膜垫发生的同时，第一房间隔向着心内膜垫方向生长，直至与心内膜垫完全融合。肌部室间隔从心尖处向上生长，隔的凹面向着心内膜垫，并留下室间孔，此后肌部室间隔凹缘的结缔组织、心内膜垫的结缔组织及心球纵隔向下生长，三者在室间孔处融合，形成膜部室间隔。

心内膜垫参与形成第一房间隔、膜部室间隔、二尖瓣前叶和三尖瓣隔叶，即心内的十字交叉，将心脏划分为 4 个腔室，使动静脉血流分割，心内的血流秩序井然，维系着稳定的血流动力学运动。

心内膜垫发育异常将导致房室间隔缺损和房室瓣发育异常，包括原发孔型房间隔缺损、流入道型室间隔缺损、共同房室瓣环、二尖瓣前叶裂、三尖瓣隔叶裂及共同房室瓣等。根据前、后桥瓣之间有无舌带样纤维组织连接及前、后桥瓣与房间隔、室间隔的附着关系，可将房室间隔缺损分为部分型、过渡型和完全型三类（图3-8-1）。

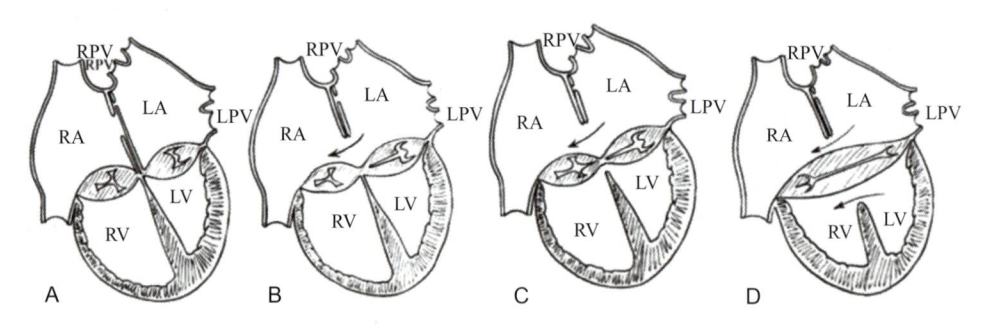

图 3-8-1　房室间隔缺损示意图。A. 正常；B. 部分型；C. 过渡型；D. 完全型；RPV. 右肺静脉；LPV. 左肺静脉；RA. 右心房；LA. 左心房；RV. 右心室；LV. 左心室

房室间隔缺损（atrioventricular septal defect，AVSD）是一种左向右分流的先天性心脏病，占所有先天性心病的 3%～5%，其血流动力学改变取决于房室间隔缺损的大小和房室瓣反流的程度，进行性加重的心内分流和房室瓣反流将增加心脏的容量负荷，最终导致充血性心力衰竭和肺动脉高压。

超声心动图能够明确房间隔缺损和室间隔缺损的位置、房室瓣的结构及确定分型、评估心腔大小、评价心内分流情况和反流程度、明确合并畸形等，是诊断房室间隔缺损的首选检查方法。

一、部分型房室间隔缺损

部分型房室间隔缺损的病理解剖特点是房间隔下部中断，室间隔完整，左、右两组房室瓣附着于共同房室瓣环上，伴或不伴房室瓣裂。根据缺损的部位及范围，部分型房室间隔缺损包括单纯原发孔型房间隔缺损、原发孔型房间隔缺损合并二尖瓣前叶裂或三尖瓣隔叶裂、单心房、单纯二尖瓣前叶裂、左心室-右心房通道。

1. 单纯原发孔型房间隔缺损　房间隔近十字交叉处回声中断，室间隔完整，左、右两组房室瓣附着于共同房室瓣环上，血流动力学表现为右心容量负荷增加，右心房、右心室增大（图 3-8-2，图 3-8-3）。

2. 原发孔型房间隔缺损合并二尖瓣前叶裂或三尖瓣隔叶裂　房间隔近十字交叉处回声中断，室间隔完整，左、右两组房室瓣附着于共同房室瓣环上，合并二尖瓣前叶裂或三尖瓣隔叶裂。其血流动力学主要表现为右心容量负荷增加，右心房、右心室增大。合并的二尖瓣瓣裂引起较重的瓣膜反流时，也可导致左心容量负荷增加，左心房、左心室增大（图 3-8-4，图 3-8-5）。

第三章 先天性心脏病篇

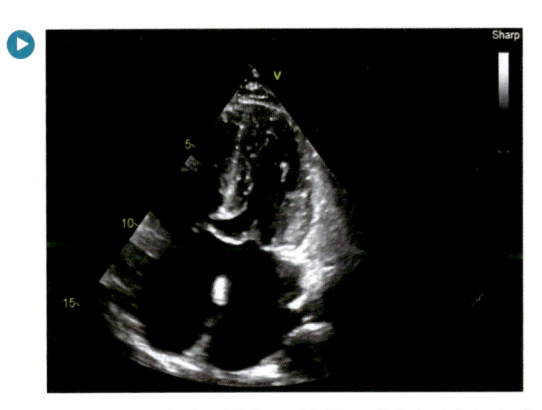

图 3-8-2　原发孔型房间隔缺损，房间隔近十字交叉处回声中断（视频截图）

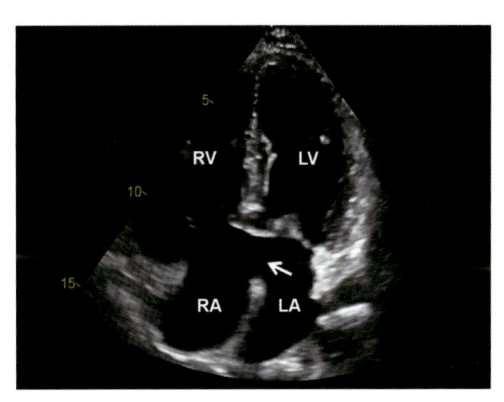

图 3-8-3　原发孔型房间隔缺损，房间隔近十字交叉处回声中断（箭头）。RV. 右心室；LV. 左心室；RA. 右心房；LA. 左心房

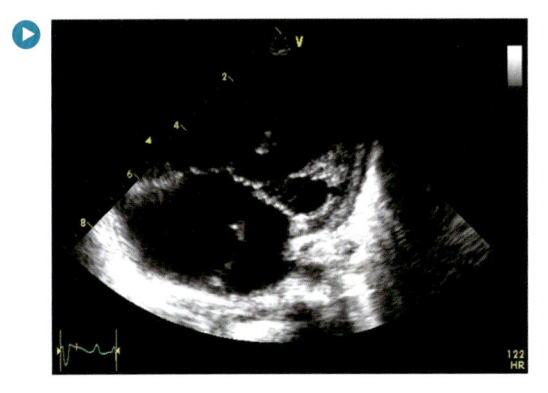

图 3-8-4　原发孔型房间隔缺损合并中央型小房间隔缺损（视频截图）

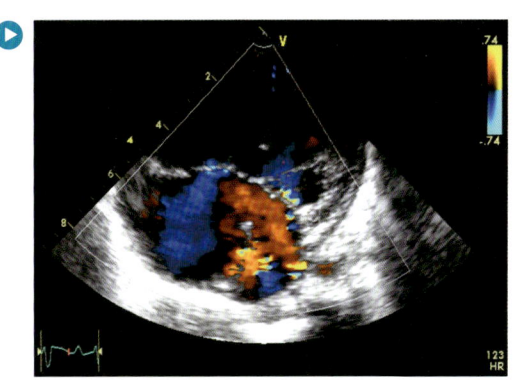

图 3-8-5　同一患者，原发孔型房间隔缺损和中央型小房间隔缺损 2 束左向右分流，以及二尖瓣前叶瓣裂处和瓣口 2 束反流（视频截图）

3. 单心房　房间隔未发育，室间隔完整，左、右两组房室瓣附着于共同房室瓣环上，伴或不伴房室瓣裂（图 3-8-6～图 3-8-9）。

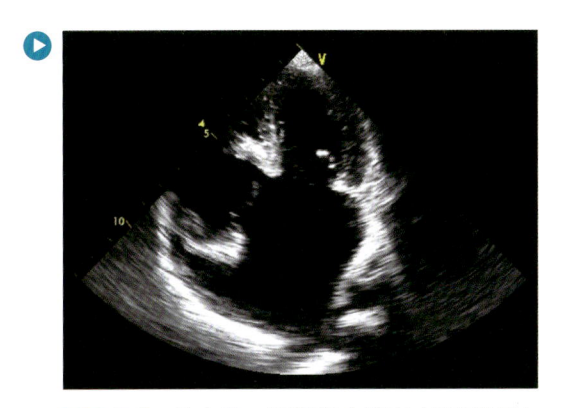

图 3-8-6　单心房，房间隔未发育（视频截图）

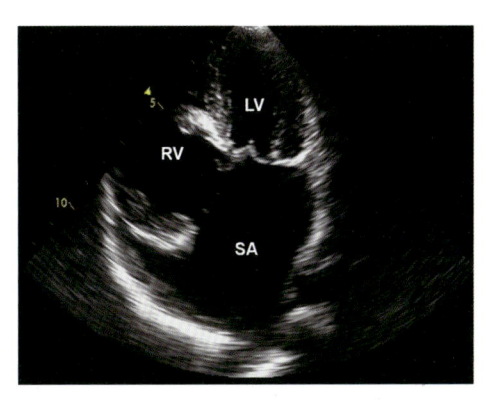

图 3-8-7　单心房（SA），房间隔未发育。RV. 右心室；LV. 左心室

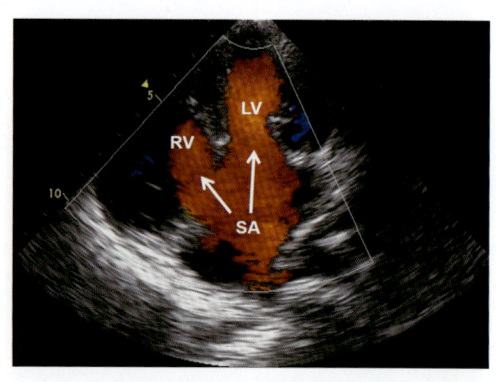

图 3-8-8　同一患者，单心房的血流同时进入左、右心室，二尖瓣口中度反流，三尖瓣口轻度反流（视频截图）

图 3-8-9　单心房（SA）的血流同时进入左、右心室（箭头）。RV. 右心室；LV. 左心室

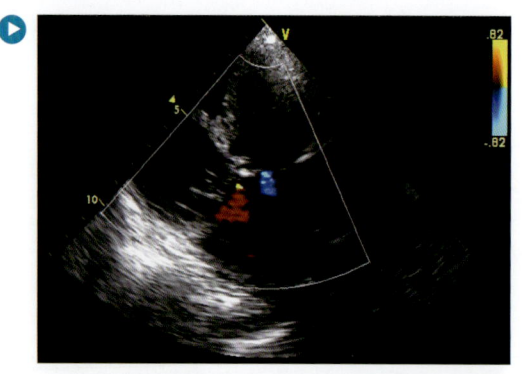

4. 单纯二尖瓣前叶裂　二尖瓣前叶裂的特征性表现是二尖瓣前叶回声中断，呈"裂隙"状，彩色多普勒显示反流束起源于裂口处。当二尖瓣前叶裂作为部分型房室间隔缺损的一个组成部分时，相对比较容易诊断。但当二尖瓣前叶裂单独存在时，因为瓣膜回声通常正常，尤其是仅伴有较轻程度的二尖瓣反流时，如果对本病认识不足，容易认为是生理性或相对性反流而导致漏诊（图 3-8-10 ~ 图 3-8-17）。

单纯二尖瓣前叶裂并非少见，常伴有不同程度的二尖瓣反流，反流较严重者可导致左心容量负荷增加，左心房、左心室增大。

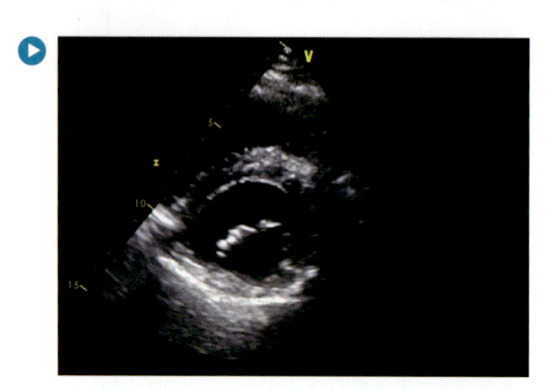

图 3-8-10　二尖瓣前叶 A3 区瓣裂（视频截图）

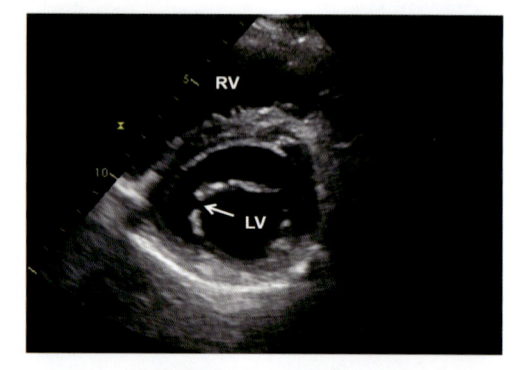

图 3-8-11　二尖瓣前叶 A3 区瓣裂（箭头）。RV. 右心室；LV. 左心室

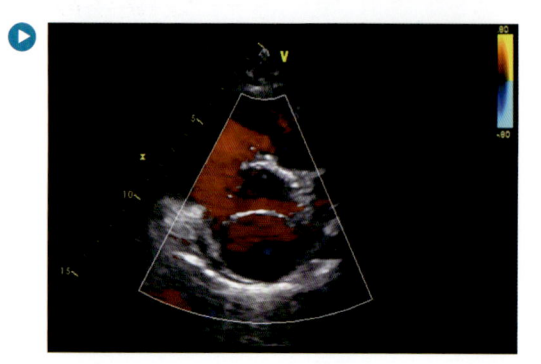

图 3-8-12　同一患者，二尖瓣前叶 A3 区瓣裂，反流束起源于裂口处（视频截图）

图 3-8-13　同一患者，二尖瓣前叶 A3 区瓣裂，反流束起源于裂口处（箭头）。RV. 右心室；LV. 左心室

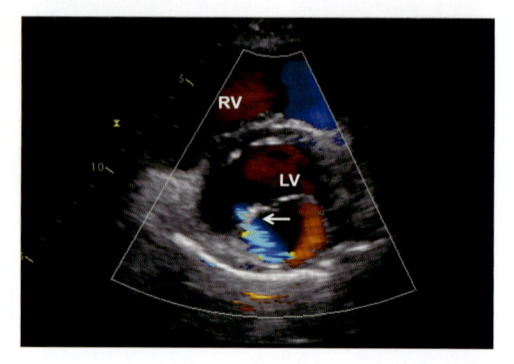

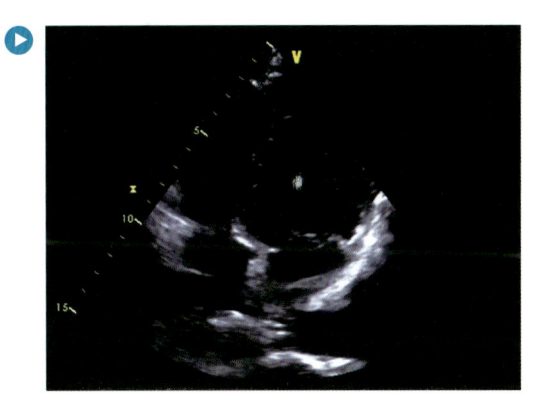

图 3-8-14　同一患者，心尖四腔心切面显示二尖瓣前叶瓣裂（视频截图）

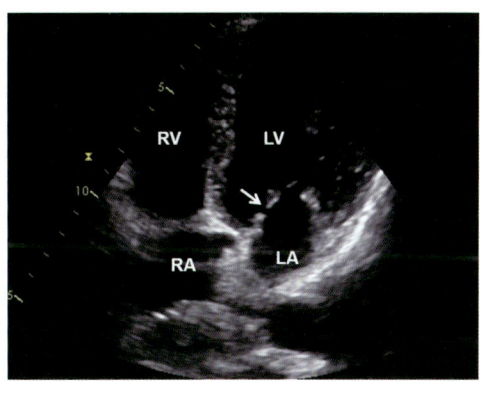

图 3-8-15　同一患者，心尖四腔心切面显示二尖瓣前叶瓣裂（箭头）。RV. 右心室；LV. 左心室；RA. 右心房；LA. 左心房

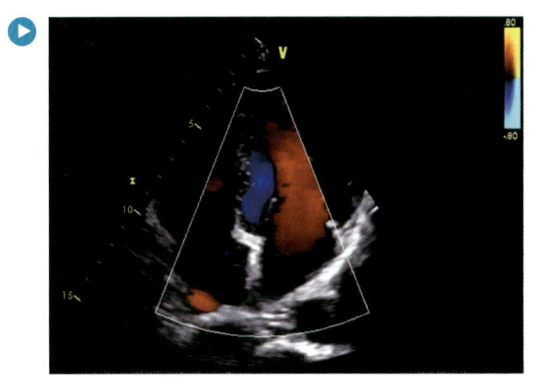

图 3-8-16　同一患者，心尖四腔心切面显示二尖瓣前叶瓣裂，反流束起源于裂口处（视频截图）

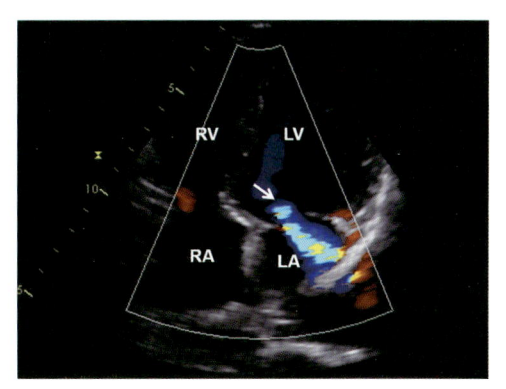

图 3-8-17　同一患者，心尖四腔心切面显示二尖瓣前叶瓣裂，反流束起源于裂口处（箭头）。RV. 右心室；LV. 左心室；RA. 右心房；LA. 左心房

5. 左（心）室-右（心）房通道　三尖瓣隔叶与二尖瓣前叶附着点之间的膜部室间隔缺损，称为左（心）室-右（心）房通道。该病可分为三型：①三尖瓣瓣上型，缺损位于三尖瓣瓣环上方左心室血液分流进入右心房（图 3-8-18～图 3-8-22）；②三尖瓣瓣环型，缺损位于三尖瓣瓣环处，三尖瓣前叶与隔叶之间并发缺损或裂隙，左心室血液分流同时进入右心房和右心室；③三尖瓣瓣下型，缺损位于三尖瓣瓣环下方，同时并发三尖瓣隔叶缺如或部分缺损，左心室血液分流入右心室，再经过三尖瓣隔叶缺损部位进入右心房（图 3-8-23～图 3-8-27）。

左（心）室-右（心）房通道的血流动力学主要表现为收缩期左心室向右心房或右心室的高速分流，而舒张期右心房的压力略高于左心室，血流可自右心房向左心室分流。

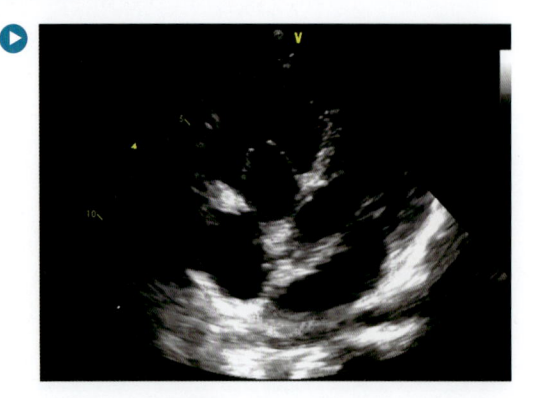

图 3-8-18　三尖瓣瓣上型左（心）室-右（心）房通道，三尖瓣隔叶与二尖瓣前叶附着点之间的膜部室间隔缺损（视频截图）

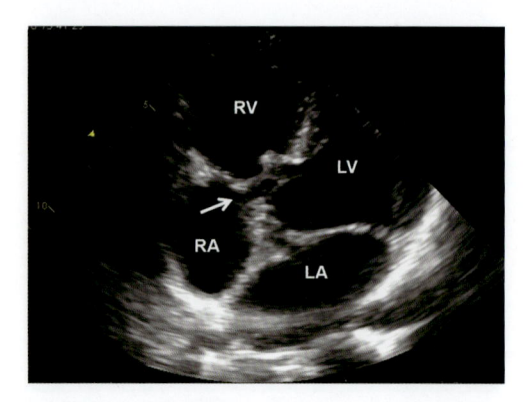

图 3-8-19　三尖瓣瓣上型左（心）室-右（心）房通道，三尖瓣隔叶与二尖瓣前叶附着点之间的膜部室间隔回声中断（箭头）。RV. 右心室；LV. 左心室；RA. 右心房；LA. 左心房

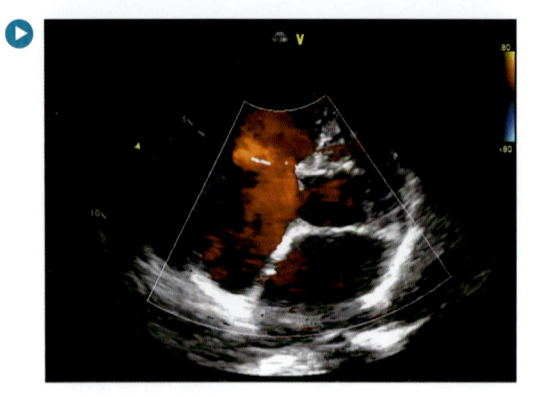

图 3-8-20　同一患者，收缩期左心室向右心房分流（视频截图）

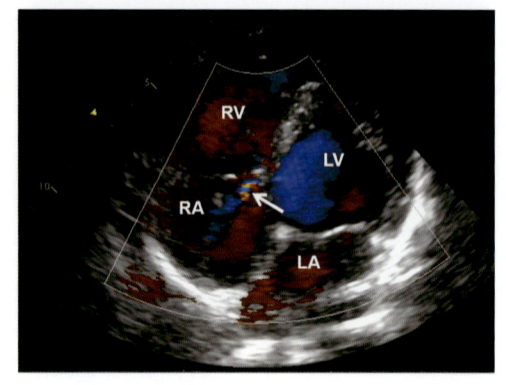

图 3-8-21　同一患者，收缩期左心室向右心房分流（箭头）。RV. 右心室；LV. 左心室；RA. 右心房；LA. 左心房

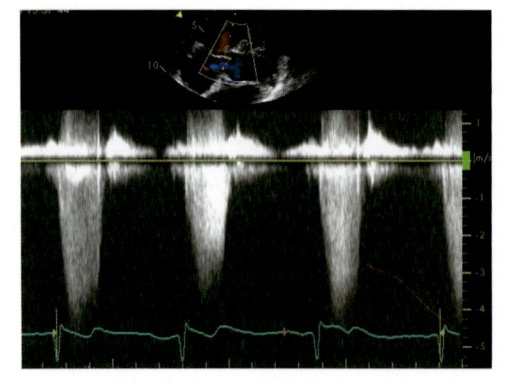

图 3-8-22　同一患者，收缩期左心室向右心房分流的湍流频谱

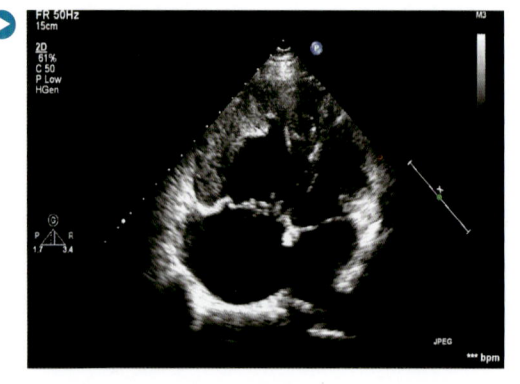

图 3-8-23　三尖瓣瓣下型左（心）室-右（心）房通道，右心增大，右心室肥厚（视频截图）

第三章 先天性心脏病篇

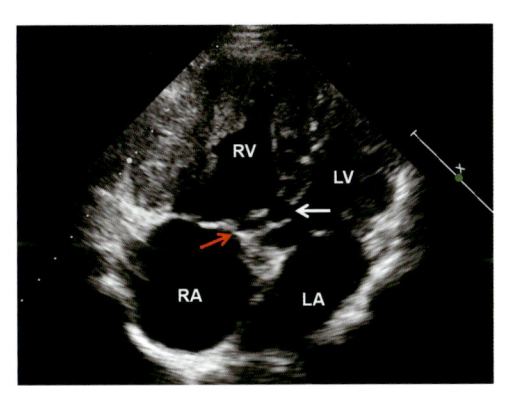

图 3-8-24 三尖瓣瓣下型左心室-右心房通道，膜部室间隔缺损（白色箭头），三尖瓣隔叶裂（红色箭头）。RV. 右心室；LV. 左心室；RA. 右心房；LA. 左心房

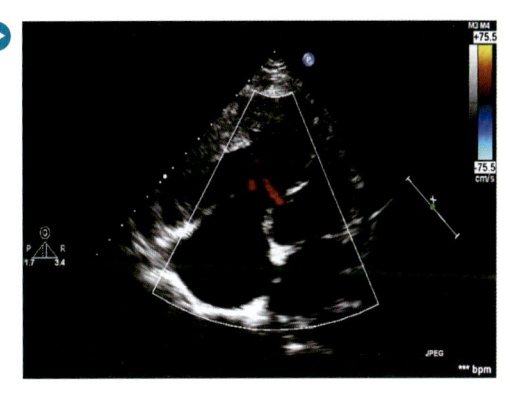

图 3-8-25 同一患者，心室水平右向左为主的双向分流（视频截图）

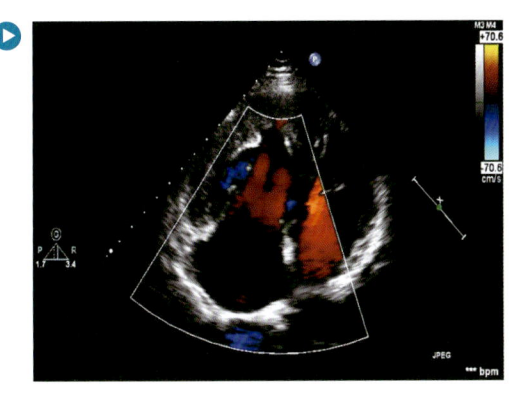

图 3-8-26 同一患者，收缩期左心室血液分流入右心室，再经过三尖瓣隔叶缺损部位进入右心房（视频截图）

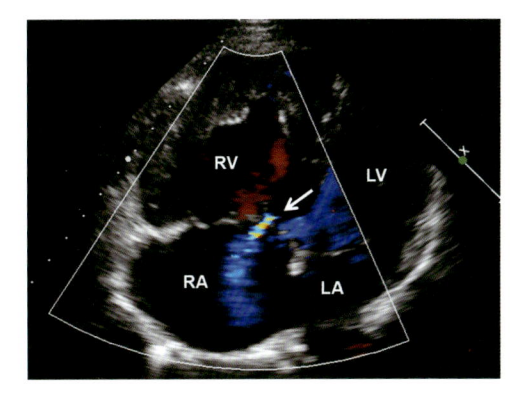

图 3-8-27 同一患者，收缩期左心室血液分流入右心室，再经过三尖瓣隔叶缺损部位进入右心房（箭头）。RV. 右心室；LV. 左心室；RA. 右心房；LA. 左心房

二、过渡型房室间隔缺损

过渡型房室间隔缺损的病理解剖特点是房间隔下部及室间隔上部中断，左、右两组房室瓣附着于共同房室瓣环上，连接前、后桥瓣的舌带样纤维组织与室间隔嵴顶部无附着或附着不紧密（图 3-8-28，图 3-8-29）。

过渡型房室间隔缺损的心房、心室水平均有分流，血流动力学改变介于部分型与完全型之间。

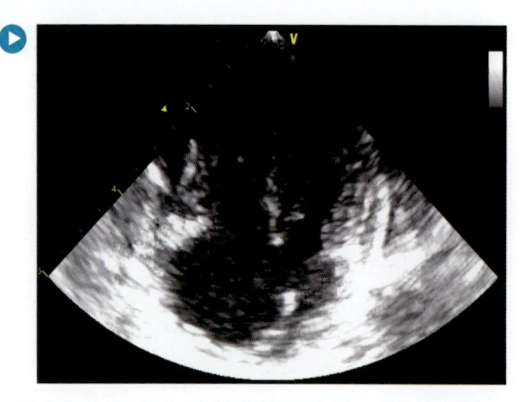

图 3-8-28　原发孔型房间隔缺损，较小的流入道型室间隔缺损，两组异常的房室瓣（视频截图）

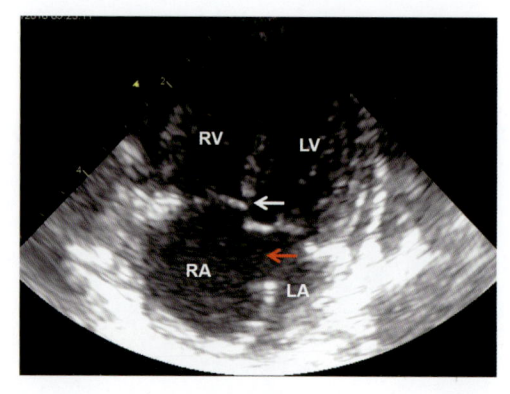

图 3-8-29　原发孔型房间隔缺损（红色箭头），较小的流入道型室间隔缺损（白色箭头），两组异常的房室瓣。RV. 右心室；LV. 左心室；RA. 右心房；LA. 左心房

三、完全型房室间隔缺损

完全型房室间隔缺损的病理解剖特点是心内的十字交叉结构完全消失，房间隔下部及室间隔上部中断，前、后桥瓣之间无舌带样纤维组织相连，悬浮于房、室间隔之间，形成共同房室瓣，并附着于共同房室瓣环上（图 3-8-30，图 3-8-31）。

完全型房室间隔缺损分为 3 个亚型：Rastelli A 型，最常见，前共瓣有裂隙，其腱索附着于室间隔缺损的嵴上；Rastelli B 型，前共瓣有裂隙，其腱索附着于室间隔右心室面的异常乳头肌上；Rastelli C 型，前共瓣没有裂隙，无腱索附着，形成漂浮瓣。

完全型房室间隔缺损的心房、心室水平均有分流，并常伴有共同房室瓣反流，左、右心容量负荷均增加，全心增大，最终导致充血性心力衰竭和肺动脉高压。

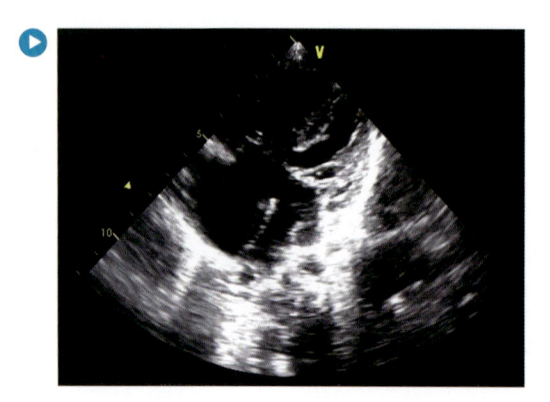

图 3-8-30　完全型房室间隔缺损 Rastelli A 型，十字交叉结构完全消失，共同房室瓣的前共瓣腱索附着于室间隔嵴顶部（视频截图）

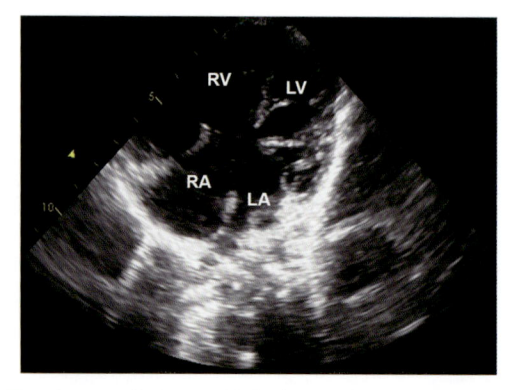

图 3-8-31　十字交叉结构完全消失。RV. 右心室；LV. 左心室；RA. 右心房；LA. 左心房

第三章 先天性心脏病篇

　　超声心动图是诊断房室间隔缺损的首选检查方法。胸骨旁、心尖或剑突下四腔心切面可用于显示房间隔缺损、室间隔缺损、房室瓣形态、房室瓣及其腱索的附着位置。胸骨旁或剑突下房室瓣口水平短轴切面可用于显示房室瓣口是共同房室瓣口还是左、右两个独立的房室瓣口，以及房室瓣与室间隔的关系（图3-8-32，图3-8-33）。室间隔矢状切面可清晰显示室间隔嵴顶部，前、后桥瓣有无舌带样纤维组织连接及其与室间隔嵴顶部的连接关系，是鉴别部分型、过渡型及完全型房室间隔缺损的重要切面（图3-8-34～图3-8-37）。

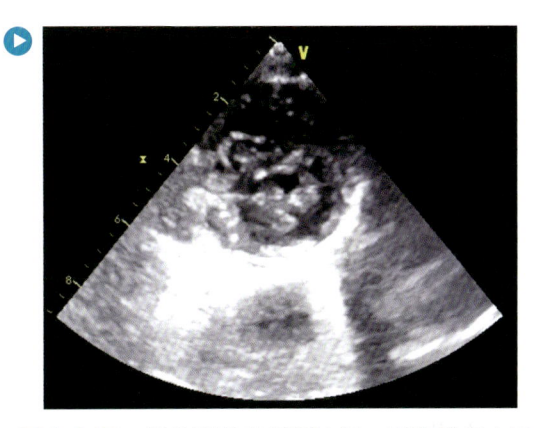

图3-8-32　部分型房室间隔缺损，房室瓣口水平短轴切面显示左、右2个房室瓣口，左、右房室瓣在室间隔附着处融合（视频截图）

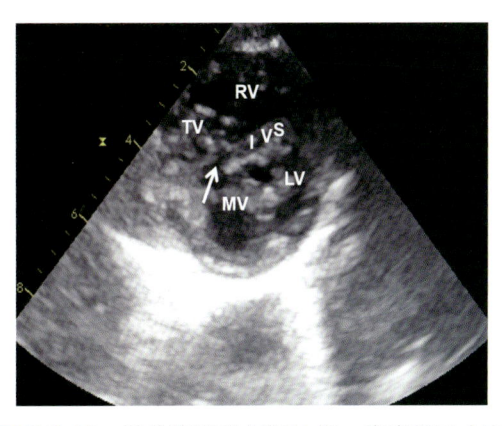

图3-8-33　部分型房室间隔缺损，房室瓣口水平短轴切面显示左、右房室瓣在室间隔附着处融合（箭头）。MV.二尖瓣；TV.三尖瓣；IVS.室间隔；RV.右心室；LV.左心室

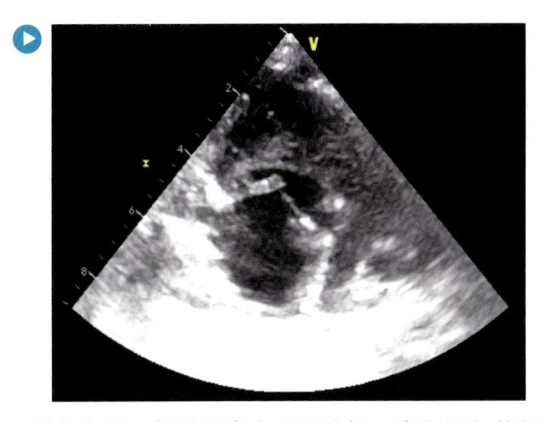

图3-8-34　部分型房室间隔缺损，室间隔矢状切面显示连接前、后桥瓣的舌带样纤维组织附着于室间隔嵴顶部（视频截图）

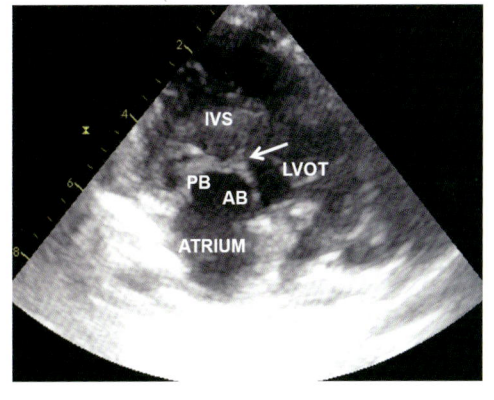

图3-8-35　部分型房室间隔缺损，室间隔矢状切面显示连接前、后桥瓣的舌带样纤维组织附着于室间隔嵴顶部（箭头）。AB.前桥瓣；PB.后桥瓣；IVS.室间隔；LVOT.左（心）室流出道；ATRIUM.心房

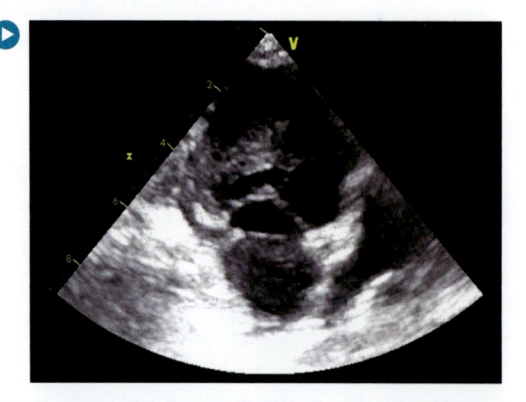

图 3-8-36 完全型房室间隔缺损，室间隔矢状切面显示前、后桥瓣之间无舌带样纤维组织相连，呈漂浮瓣，前共瓣腱索附着于室间隔嵴顶部。（视频截图）

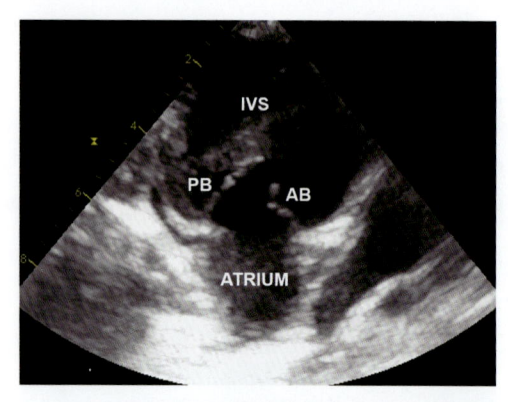

图 3-8-37 完全型房室间隔缺损，室间隔矢状切面显示前、后桥瓣之间无舌带样纤维组织相连，呈漂浮瓣，前共瓣腱索附着于室间隔嵴顶部。AB. 前桥瓣；PB. 后桥瓣；IVS. 室间隔；ATRIUM. 心房

小 结

心内膜垫由房间隔下部、室间隔上部、二尖瓣前叶和三尖瓣隔叶构成。房室间隔缺损分为部分型、完全型及过渡型三类。部分型包括单纯原发孔型房间隔缺损、原发孔型房间隔缺损合并二尖瓣前叶裂或三尖瓣隔叶裂、单心房、单纯二尖瓣前叶裂及左心室-右心房通道；过渡型由原发孔型房间隔缺损、较小的流入道型室间隔缺损及左、右两组异常的房室瓣构成；完全型由原发孔型房间隔缺损、较大的流入道型室间隔缺损及共同房室瓣构成。超声心动图是房室间隔缺损的首选诊断方法。

第九节 左侧三房心与完全性肺静脉异位引流

▶ 视频目录

视频 3-9-2 左心房内可见异常隔膜将其分为副房和真房，全部肺静脉开口于副房，真房与二尖瓣、左心耳相连，副房与真房之间可见交通口

视频 3-9-3 同一患者，副房的血流通过交通口进入真房

视频 3-9-5 全部肺静脉汇合成共同肺静脉干，位于左心房后上方，合并房间隔缺损

视频 3-9-6 同一患者，全部肺静脉血流汇入左心房后上方的共同肺静脉干，心房水平右向左分流呈蓝色

视频 3-9-8 同一患者，四腔心下切面显示共同肺静脉干汇入扩张的冠状静脉窦，再汇入右心房

视频 3-9-10 同一患者，CDFI 四腔心下切面显示共同肺静脉干的血流汇入冠状静脉窦，冠状静脉窦与右心房之间呈双向分流

第三章 先天性心脏病篇

> **导 读**
> 完全性肺静脉异位引流的肺静脉总干走行于左心房的后方，其前下壁与左心房交界处易被误认为左心房内的隔膜而与左侧三房心混淆，但两者的病理解剖完全不同，手术方式不同，存在本质的区别，因此对两者正确诊断尤为重要。

"竹影扫阶尘不动，月轮穿沼水无痕"，不同的景象，相似的意境，世事纷纷扰扰，内心淡然宁静，只有心无旁骛，方能见微知著。

三房心（cor triatriatum，CT）通常是指左侧三房心，一般认为在胚胎发育过程中共同肺静脉干未能与左心房正常融合而残留成为副房；或胚胎期原发隔发育异常，在左心房内形成隔膜，左心房被分为真房和副房两部分。多数左侧三房心的副房与真房之间有交通口，副房接受部分肺静脉或全部肺静脉的血流，常合并肺静脉异位引流。左侧三房心通常合并房间隔缺损，缺损可位于副房与右心房之间或右心房与真房之间。

完全性肺静脉异位引流（total anomalous pulmonary venous connection，TAPVC）是指全部肺静脉不与左心房连接，而是汇成共同肺静脉干或分别经体静脉、冠状静脉窦或直接回流入右心房。根据肺静脉引流途径，完全性肺静脉异位引流分为心上型、心内型、心下型及混合型。完全性肺静脉异位引流必须合并房间隔缺损或卵圆孔未闭。

完全性肺静脉异位引流的共同肺静脉干走行于左心房后方，挤压左心房，使其与左心房交界处易被误认为左心房内的隔膜，从而使肺静脉总干看似副房，左心房看似真房。由于左侧三房心与完全性肺静脉异位引流声像图表现的相似性，并且两者均可合并房间隔缺损和肺静脉异常连接，导致右心扩大和肺动脉高压，使两者容易混淆（图3-9-1）。

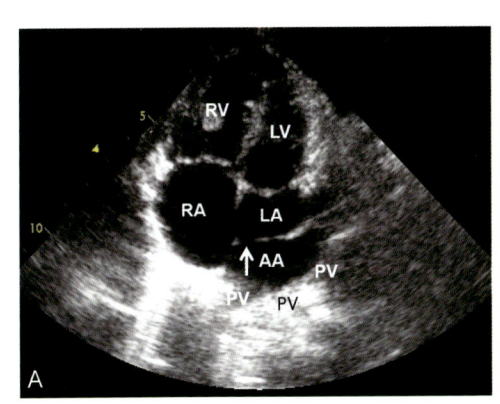

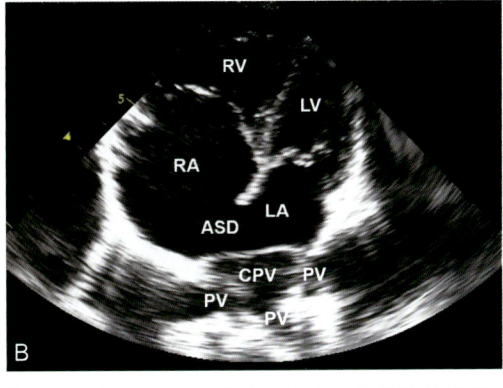

图3-9-1 左侧三房心：左心房内可见异常隔膜将其分为副房（AA）与真房（LA），全部肺静脉开口于副房，隔膜上可见交通口（箭头）（A）；完全性肺静脉异位引流：左心房后上方可见共同肺静脉干（CPV），合并房间隔缺损（ASD）（B）。RV. 右心室；LV. 左心室；RA. 右心房；LA. 左心房；PV. 肺静脉

一、左侧三房心

左心房被纤维隔膜分为副房和真房，副房接受全部或部分肺静脉的血流，真房与二尖瓣、左心耳相连，副房与真房之间通过一个或数个孔交通，或者无交通。

根据肺静脉与副房的连接关系，将左侧三房心分为完全型和部分型，前者全部肺静脉开口于副房，后者部分肺静脉开口于副房，部分肺静脉开口于真房或异位引流至右心房。

多数左侧三房心合并房间隔缺损，缺损可存在于副房与右心房之间，也可存在于右心房与真房之间。经典三房心不合并房间隔缺损，副房仅与真房相通。

四腔心切面是诊断左侧三房心的最佳切面，既可显示左心房内的异常纤维隔膜回声，也可显示肺静脉与副房或真房的连接关系，以及合并畸形如房间隔缺损等（图3-9-1A，图3-9-2～图3-9-4）。

左侧三房心的病理生理学改变取决于异常纤维隔膜上交通口的大小、房间隔缺损的大小和位置，以及有无合并肺静脉异位引流等。副房与真房之间的交通口狭小，不合并房间隔缺损时，其病理生理学改变类似于二尖瓣狭窄；而副房与右心房之间存在房间隔缺损时，其病理生理学改变类似卢滕巴赫综合征或完全性肺静脉异位引流。

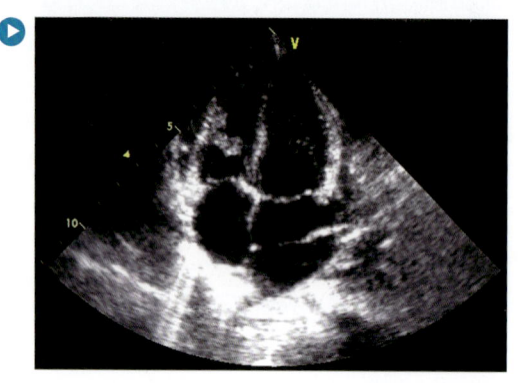

图3-9-2　左心房内可见异常隔膜将其分为副房和真房，全部肺静脉开口于副房，真房与二尖瓣、左心耳相连，副房与真房之间可见交通口（视频截图）

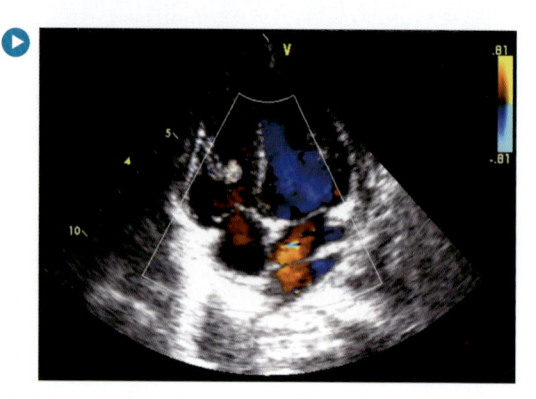

图3-9-3　同一患者，副房的血流通过交通口进入真房（视频截图）

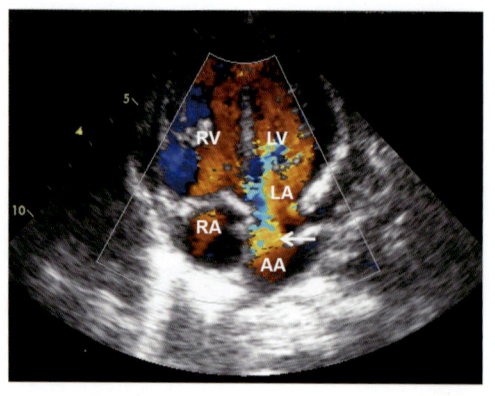

图3-9-4　副房（AA）的血流通过交通口（箭头）进入真房（LA）。RV. 右心室；LV. 左心室；RA. 右心房

二、完全性肺静脉异位引流

全部肺静脉不与左心房连接，而是汇成共同肺静脉干分别经体静脉、冠状静脉窦或直接回流入右心房，称为完全性肺静脉异位引流。

根据引流路径不同，完全性肺静脉异位引流分为心上型、心内型、心下型及混合型 4 种类型。

完全性肺静脉异位引流必须合并房间隔缺损或卵圆孔未闭。

超声检查发现左心房明显缩小，无肺静脉开口而在左心房后上方可见共同肺静脉干时，应沿着上述路径寻找异位引流的肺静脉。可通过四腔心切面观察左心房与肺静脉的连接关系和左心房后方的共同肺静脉干及其与右心房之间的连接关系；通过胸骨上窝主动脉弓切面观察垂直静脉、左无名静脉、上腔静脉及其之间的连接关系；通过胸骨旁左（心）室长轴切面、右心室流入道长轴切面、四腔心下切面及剑突下双心房切面观察冠状静脉窦及其与肺静脉的连接关系；通过剑突下切面观察共同肺静脉干及其与门静脉、下腔静脉之间的连接关系（图 3-9-1B，图 3-9-5～图 3-9-11）。

完全性肺静脉异位引流的病理生理学改变取决于房间隔缺损的大小、肺静脉的引流途径及肺静脉的梗阻程度等。

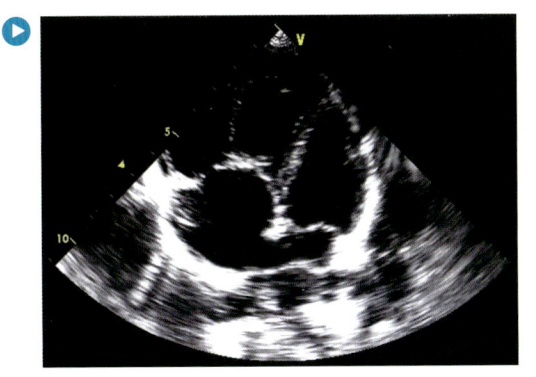

图 3-9-5　全部肺静脉汇合成共同肺静脉干，位于左心房后上方，合并房间隔缺损（视频截图）

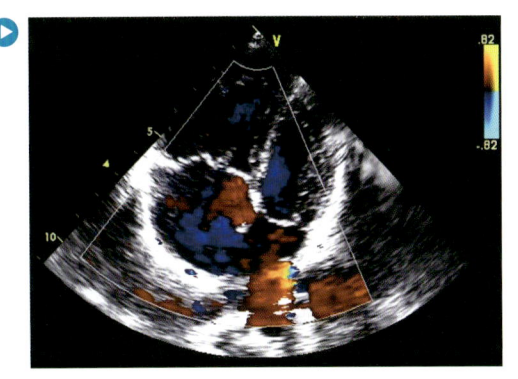

图 3-9-6　同一患者，全部肺静脉血流汇入左心房后上方的共同肺静脉干，心房水平右向左分流呈蓝色（视频截图）

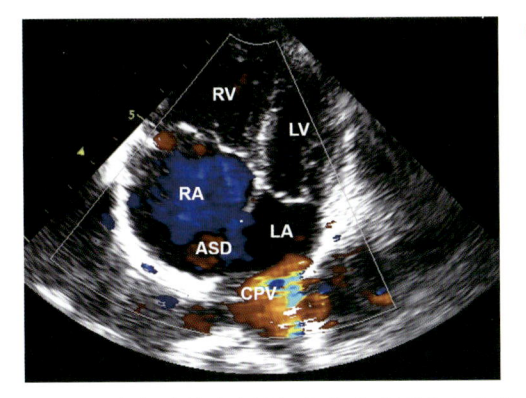

图 3-9-7　全部肺静脉血流汇入左心房后上方的肺静脉总干（CPV），心房水平右向左分流呈蓝色。RV. 右心室；LV. 左心室；RA. 右心房；LA. 左心房；ASD. 房间隔缺损

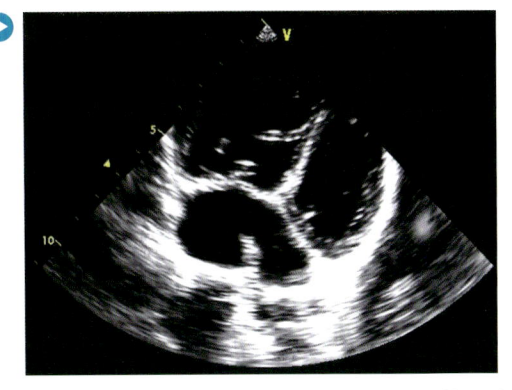

图 3-9-8　同一患者，四腔心下切面显示共同肺静脉干汇入扩张的冠状静脉窦，再汇入右心房（视频截图）

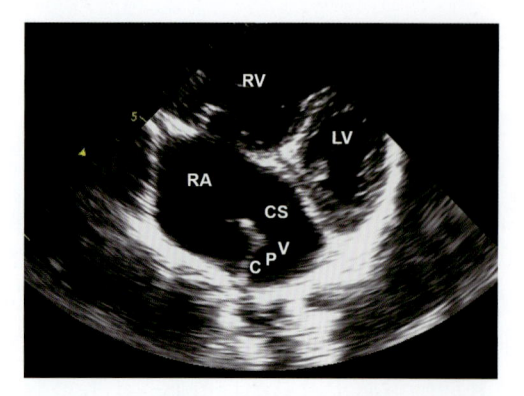

图 3-9-9　同一患者，四腔心下切面显示共同肺静脉干（CPV）汇入扩张的冠状静脉窦（CS），再汇入右心房（RA）。RV. 右心室；LV. 左心室

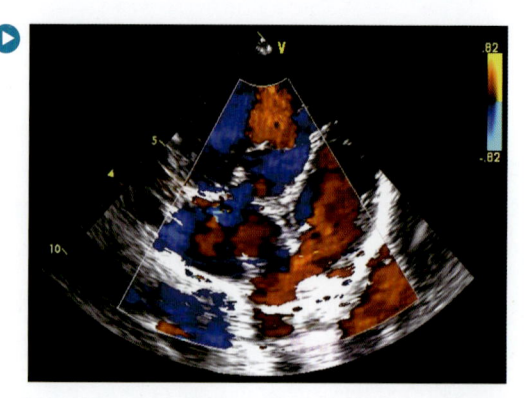

图 3-9-10　同一患者，CDFI 四腔心下切面显示共同肺静脉干的血流汇入冠状静脉窦，冠状静脉窦与右心房之间呈双向分流（视频截图）

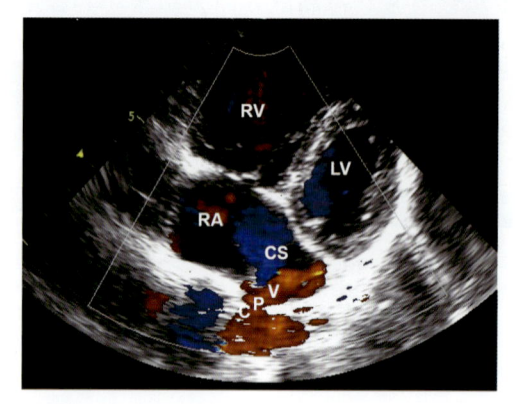

图 3-9-11　同一患者，CDFI 四腔心下切面显示共同肺静脉干（CPV）的血流汇入冠状静脉窦（CS）呈红色，右心房血流进入冠状静脉窦（CS）呈蓝色。RV. 右心室；LV. 左心室；RA. 右心房

左侧三房心与完全性肺静脉异位引流均应采用手术治疗。左侧三房心的治疗原则是经房间隔切口或扩大房间隔缺损充分显露左心房内纤维隔膜，术中务必明确真房与副房，仔细探查肺静脉开口、隔膜及二尖瓣的关系后尽可能完整切除纤维隔膜。完全性肺静脉异位引流的治疗原则是在共同肺静脉干与左心房之间重建通道，将肺静脉的血流引流入左心房，同时阻断肺静脉与体静脉或右心房之间的连接，阻断肺静脉的血流进入右心房。

左侧三房心与完全性肺静脉异位引流的声像图表现和病理生理学改变极为相似，但两者的病理解剖完全不同，两者的手术方式不同，因此对两者进行正确诊断尤为重要。

左侧三房心的纤维隔膜在左心房腔内，多数隔膜上有交通口，副房的血流通过交通口进入真房；而完全性肺静脉异位引流的共同肺静脉干与左心房交界在左心房腔外，与左心房腔不相通。

对于疑似完全性肺静脉异位引流者，应通过胸骨左缘、胸骨上窝、剑突下声窗的各个切面明确肺静脉引流的途径。如果在胸骨左缘及胸骨上窝的各个切面未能探及肺静脉，应注意从剑突下进行探查。心下型完全性肺静脉异位引流共同肺静脉干的血流一般通过门静脉或下腔静脉引流入右心房，如果观察到门静脉、下腔静脉及肝静脉扩张，下腔静脉及肝静脉的血流量明显增多，应考虑心下型完全性肺静脉异位引流。

左侧三房心应注意与二尖瓣瓣上隔膜鉴别。左侧三房心的隔膜在左心耳上方，隔膜将心房分为两个明确的腔；二尖瓣瓣上隔膜位于二尖瓣环部，在左心耳下方，未将心房分隔成两个腔室。

引流入冠状静脉窦的心内型完全性肺静脉异位引流应注意与无顶冠状静脉窦相鉴别。前者冠状静脉窦明显扩张，可检出共同肺静脉干引流入冠状静脉窦的开口，并同时伴有房间隔缺损及心房水平的右向左分流；后者从各个切面观察房间隔，均未能探及房间隔部位的回声中断，而在剑突下双心房切面、右（心）室流入道长轴切面、心尖四腔心下切面等显示冠状静脉窦的切面，可观察到左心房的血流通过顶部缺如的冠状静脉窦进入右心房。

小 结

左侧三房心是指左心房被异常纤维隔膜分隔为副房和真房两个腔，加上右心房共3个房腔。完全性肺静脉异位引流是指全部肺静脉不与左心房连接，而是汇成共同肺静脉干分别经体静脉、冠状静脉窦或直接回流入右心房。左侧三房心与完全性肺静脉异位引流的声像图表现和病理生理学改变极为相似，但两者的病理解剖完全不同，手术方式不同，抓住本质特征才能做出明确诊断。

第十节 《三十六计》之"暗度陈仓"——主动脉-左（心）室隧道

▶ 视频目录

视频 3-10-1 胸骨旁左（心）室长轴切面显示位于右冠瓣瓣周的隧道，主动脉侧开口呈瘤样扩张，位于右冠状动脉开口上方，左心室侧开口较细，位于左（心）室流出道

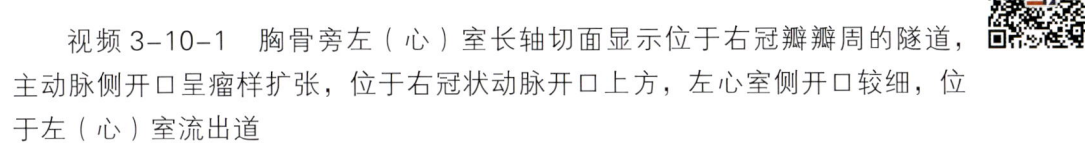

视频 3-10-3 胸骨旁左（心）室长轴切面显示隧道位于右冠瓣瓣周，主动脉瓣增厚

视频 3-10-5 同一患者，CDFI胸骨旁左（心）室长轴切面显示舒张期血流从主动脉经隧道进入左心室

视频 3-10-7 同一患者，心底短轴切面显示隧道位于主动脉根部前壁，无冠瓣增厚，与右冠瓣融合呈二叶式主动脉瓣

视频 3-10-9 同一患者，CDFI心底短轴切面显示隧道内的五彩镶嵌的血流信号

视频 3-10-10 同一患者，CDFI心尖五腔心切面显示舒张期血流从主动脉经隧道进入左心室

> **导读**
>
> 《三十六计》之"暗度陈仓"是一种出奇制胜的军事谋略,指正面迷惑敌人,而从侧翼进行突然袭击。千年蜀道陈仓道一"战"成名,而心脏中也存在着这样一条罕见的"陈仓道"——主动脉-左(心)室隧道,其是存在于主动脉与左心室之间的异常通道,舒张期主动脉内的血流通过隧道反流进入左心室,与主动脉关闭不全的反流易混淆,常让我们受到迷惑而造成漏诊或误诊。

"明修栈道,暗度陈仓"是一种出奇制胜的军事谋略,指正面迷惑敌人,而从侧翼进行突然袭击,以达到出奇制胜的目的,在历史上有许多成功的战例。

主动脉-左(心)室隧道(aortic-left ventricular tunnel,ALVT)是一种罕见的先天性心血管畸形,由于胚胎发育异常,在主动脉瓣周出现异常隧道,连接主动脉与左心室,使舒张期主动脉内的血流通过隧道反流进入左心室。主动脉-左(心)室隧道位置隐匿,并且在彩色多普勒观察下,舒张期通过隧道的反流与主动脉瓣反流极为相似,类似于《三十六计》之"暗度陈仓"的现象,常让我们受到迷惑而造成漏诊或误诊。

"暗度陈仓"和"声东击西"在策略上有异曲同工之妙,都是虚张声势,制造一种假象迷惑敌人,在假象的掩盖下,采取真实行动。本节为你讲述《三十六计》之"暗度陈仓"——主动脉-左(心)室隧道。

一、病理解剖及临床

主动脉-左(心)室隧道位于主动脉瓣周,是连接主动脉与左心室的异常通道。隧道的2个开口分别位于主动脉侧和左心室侧,主动脉侧开口一般位于主动脉根部前侧壁,紧靠右冠状动脉开口处上方,左心室侧开口位于紧靠主动脉右冠窦或无冠窦下方的左心室流出道。隧道呈裂隙状或壶腹状,主动脉侧开口常扩张,左心室侧开口一般较窄(图3-10-1,图3-10-2)。

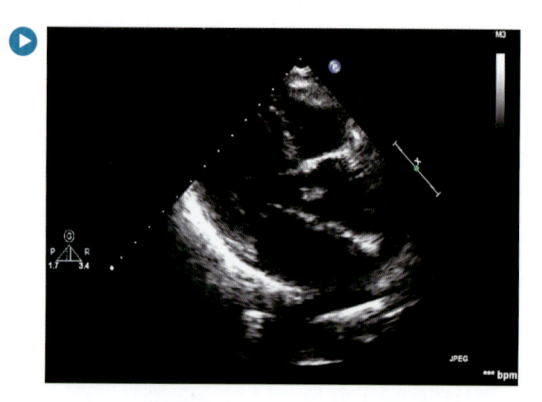

图3-10-1 胸骨旁左(心)室长轴切面显示位于右冠瓣瓣周的隧道,主动脉侧开口呈瘤样扩张,位于右冠状动脉开口上方,左心室侧开口较细,位于左(心)室流出道〔视频截图〕

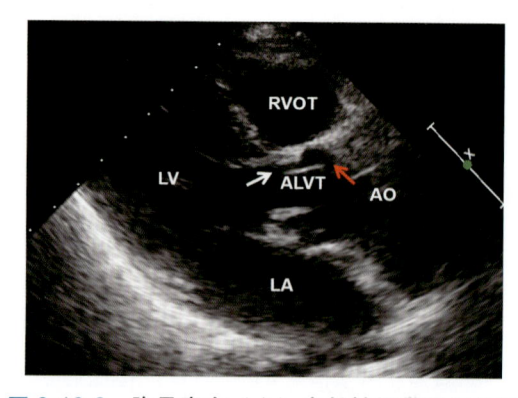

图3-10-2 胸骨旁左(心)室长轴切面显示位于右冠瓣瓣周的隧道(ALVT),主动脉侧开口(红色箭头)呈瘤样扩张,位于右冠状动脉开口上方,左心室侧开口(白色箭头)较细,位于左(心)室流出道。RVOT.右(心)室流出道;LV.左心室;LA.左心房;AO.主动脉

主动脉 - 左（心）室隧道的病理生理学改变是舒张期血流从主动脉经隧道进入左心室，与主动脉瓣关闭不全极为相似，而收缩期左心室的血流可进入隧道，也可以不进入。其病变程度通常随年龄增长而加重，隧道较细者早期无临床表现，晚期因左心室容量负荷增加导致左心室扩大、肥厚，最终可出现左心衰竭。

本病常合并二叶式主动脉瓣、主动脉瓣关闭不全等。

二、超声诊断思路

超声心动图是发现本病的唯一无创性检查方法。胸骨旁左（心）室长轴切面、主动脉根部短轴切面和心尖五腔心切面是诊断主动脉 - 左（心）室隧道的主要切面，重点观察主动脉瓣周隧道的形态，主动脉侧及左心室侧的开口部位，明确反流束的起源，以及主动脉瓣的反流情况。

（1）对于主动脉瓣听诊区可闻及舒张期杂音的患者，应考虑主动脉 - 左心室隧道的可能。

（2）彩色多普勒观察到主动脉口有反流时，应注意反流束的起源、位置和开口。主动脉 - 左心室隧道的反流位于主动脉瓣周，类似于人工瓣的瓣周漏；而主动脉瓣关闭不全的反流起源于主动脉瓣口。

（3）二维超声心动图结合彩色多普勒确认隧道及其在主动脉侧和左心室侧的两个开口。

（4）合并畸形的诊断，如二叶式主动脉瓣、主动脉瓣关闭不全等。

（5）鉴别诊断：应注意与主动脉瓣关闭不全、主动脉窦瘤破裂及冠状动脉瘘相鉴别。主动脉窦瘤一般位于冠状动脉开口的下方，主动脉窦呈囊袋样扩张，无隧道样结构，而主动脉 - 左心室隧道的主动脉侧开口通常位于冠状动脉开口的上方。冠状动脉瘘的冠状动脉通常扩张，而主动脉 - 左心室隧道的冠状动脉内径正常（图 3-10-3 ~ 图 3-10-11）。

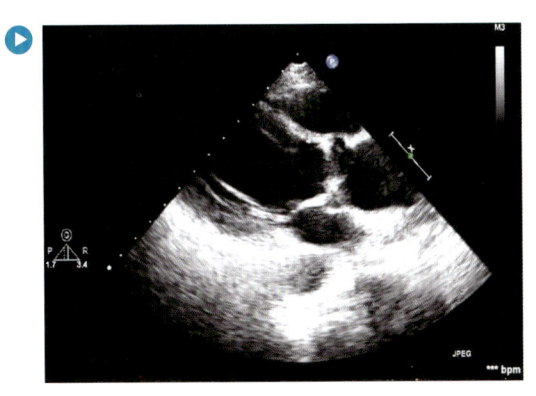

图 3-10-3 胸骨旁左（心）室长轴切面显示隧道位于右冠瓣瓣周，主动脉瓣增厚（视频截图）

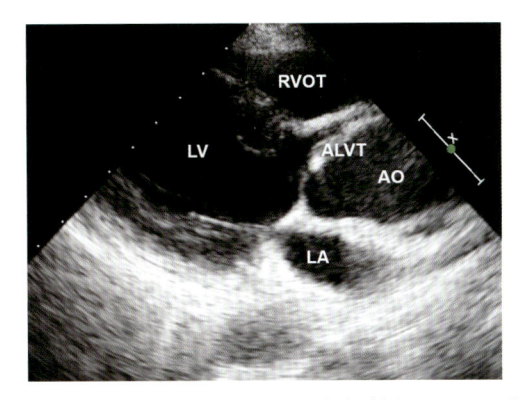

图 3-10-4 胸骨旁左（心）室长轴切面显示隧道（ALVT）位于右冠瓣瓣周，主动脉瓣增厚。RVOT. 右（心）室流出道；LV. 左心室；LA. 左心房；AO. 主动脉

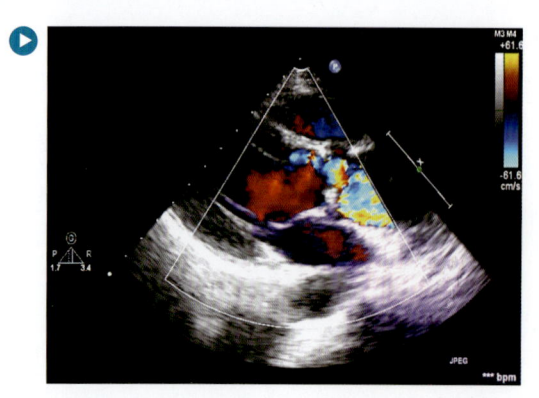

图 3-10-5　同一患者，CDFI 胸骨旁左（心）室长轴切面显示舒张期血流从主动脉经隧道进入左心室（视频截图）

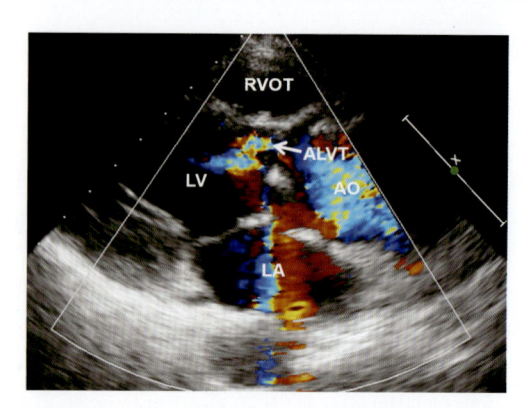

图 3-10-6　同一患者，CDFI 胸骨旁左（心）室长轴切面显示舒张期血流从主动脉经隧道（ALVT）进入左心室（箭头）。RVOT. 右（心）室流出道；LV. 左心室；LA. 左心房；AO. 主动脉

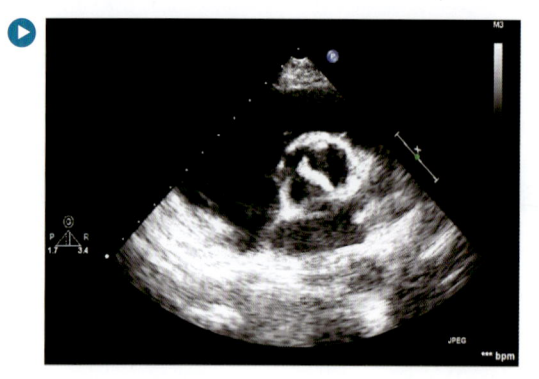

图 3-10-7　同一患者，心底短轴切面显示隧道位于主动脉根部前壁，无冠瓣增厚，与右冠瓣融合呈二叶式主动脉瓣（视频截图）

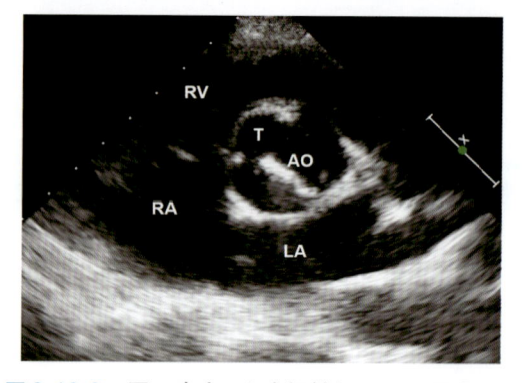

图 3-10-8　同一患者，心底短轴切面显示隧道（T）位于主动脉根部前壁，无冠瓣增厚，与右冠瓣融合呈二叶式主动脉瓣。RV. 右心室；RA. 右心房；LA. 左心房；AO. 主动脉

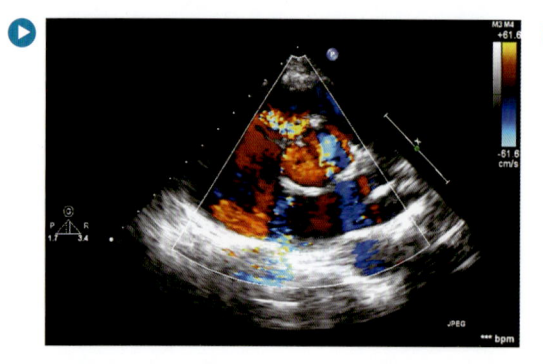

图 3-10-9　同一患者，CDFI 心底短轴切面显示隧道内的五彩镶嵌的血流信号（视频截图）

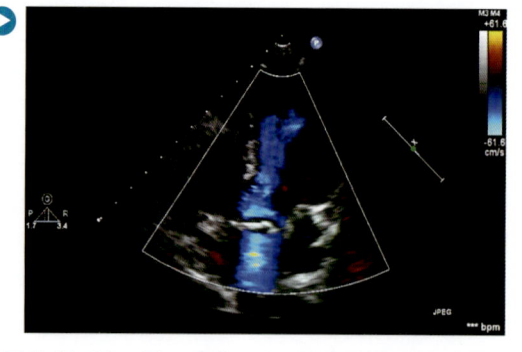

图 3-10-10　同一患者，CDFI 心尖五腔心切面显示舒张期血流从主动脉经隧道进入左心室（视频截图）

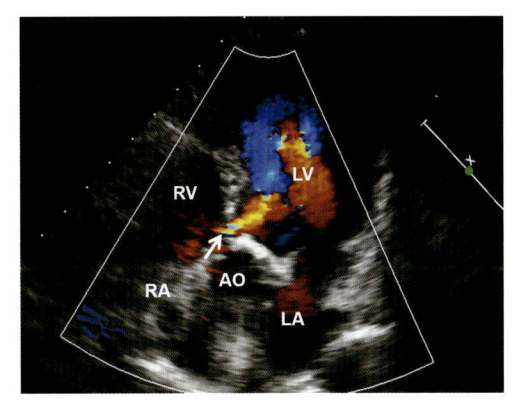

图 3-10-11　同一患者，CDFI 心尖五腔心切面显示舒张期血流从主动脉经隧道进入左心室（箭头）。RV. 右心室；LV. 左心室；RA. 右心房；LA. 左心房；AO. 主动脉

> **小 结**
>
> 主动脉 - 左（心）室隧道是指位于主动脉瓣周、主动脉与左心室之间的异常通道，其主要病理生理学改变是舒张期血流从主动脉经隧道进入左心室。超声心动图是发现本病的唯一无创性检查方法，胸骨旁左（心）室长轴切面、主动脉根部短轴切面和心尖五腔心切面是诊断主动脉 - 左心室隧道的主要切面。

第十一节　先天性心脏病中独特的"Fallot 家族"

▶ 视频目录

　　视频 3-11-1　　右心室肥厚、扩张，室间隔完整

　　视频 3-11-3　　同一患者，肺动脉瓣增厚，漏斗部及肺动脉发育正常，右心室肥厚、扩张

　　视频 3-11-5　　同一患者，CDFI 显示收缩期肺动脉瓣口五彩镶嵌的血流信号

　　视频 3-11-7　　同一患者，继发孔型房间隔缺损合并较小的原发孔型房间隔缺损，右心室肥厚、扩张

　　视频 3-11-9　　同一患者，心房水平双向分流

　　视频 3-11-10　主动脉骑跨，骑跨率 50%；室间隔缺损；右心室肥厚

　　视频 3-11-12　同一患者，心室水平双向分流

　　视频 3-11-13　同一患者，心尖五腔心显示主动脉骑跨，骑跨率 50%；室间隔缺损；右心室肥厚

　　视频 3-11-15　同一患者，心尖五腔心显示收缩期左、右心室血流同时进入主动脉

　　视频 3-11-17　同一患者，肺动脉主干及左、右肺动脉均狭窄

　　视频 3-11-19　同一患者，收缩期肺动脉主干及左、右肺动脉内五彩镶嵌的血流信号

> **导读**
>
> 　　发绀型先天性心脏病中有这样一类先天性心血管复合畸形，被冠以"Fallot"之名，包括法洛三联症、法洛四联症、法洛五联症，成为先天性心脏病中赫赫有名而独特的"Fallot家族"。然而"Fallot家族"带来的并不是辉煌，这些错综复杂的心脏结构异常遏制了身体的命脉，以残缺之姿，搅动着生命的风云，导致心力衰竭、低氧血症等，致死率高，严重威胁人类健康。

　　发绀型先天性心脏病中有这样一类先天性心血管复合畸形，被冠以"Fallot"之名，包括法洛三联症、法洛四联症、法洛五联症，成为先天性心脏病中赫赫有名而独特的"Fallot家族"。然而"Fallot家族"带来的并不是辉煌，这些错综复杂的心脏结构异常遏制了身体的命脉，以残缺之姿，搅动着生命的风云，导致心力衰竭、低氧血症等，致死率高，严重威胁人类健康。

　　"Fallot家族"的3位成员既有相似之处，又各具特征。法洛三联症的病理特征为肺动脉狭窄、卵圆孔未闭或继发孔型房间隔缺损、右心室肥厚。法洛四联症是我们最为熟悉的发绀型先天性心脏病，由肺动脉狭窄、室间隔缺损、主动脉骑跨和右心室肥厚构成。法洛五联症则是在法洛四联症基础上合并房间隔缺损或卵圆孔未闭，其病理生理学变化更为复杂。

　　超声心动图是明确这类先天性心血管复合畸形的首选方法。不畏浮云遮望眼，心中有丘壑，眉目作山河。心超医师只有熟知"Fallot家族"3位成员各自的病理特征，仔细甄别，才能做出正确诊断。本节将追溯历史，引导我们认识并辨清"Fallot家族"每个成员的特征。

一、法洛三联症

　　法洛三联症（trilogy of Fallot）由法国学者Fallot于1888年报道，其病理改变为肺动脉狭窄、卵圆孔未闭或继发孔型房间隔缺损、右心室肥厚。在发绀型先天性心脏病中，其发病率仅次于法洛四联症。

　　肺动脉狭窄是法洛三联症主要的病理改变，在病理生理学改变上起主导作用，多为肺动脉瓣狭窄，少数为漏斗部狭窄。肺动脉狭窄程度较严重，右心室阻力负荷增加，引起右心室肥厚、扩张及三尖瓣关闭不全，最终导致右心衰竭。法洛三联症的卵圆孔未闭发生率高于房间隔缺损，由于右心室和右心房压力明显升高，心房水平右向左分流或双向分流，体循环静脉血分流入左心系统，动脉血氧饱和度降低，临床上出现发绀（图3-11-1～图3-11-9）。

　　对于房间隔缺损合并程度较轻的肺动脉狭窄，右心室不肥厚，右心房压力升高不明显，其病理生理学改变以房间隔缺损为主，心房水平仍为左向右分流，临床无发绀，有学者认为不应归为法洛三联症。

　　由于法洛三联症患者可有发绀、呼吸困难和杵状指，在临床上与法洛四联症有时难以鉴别，但前者室间隔完整，无主动脉骑跨，且存在卵圆孔未闭或房间隔缺损，超声心动图可以明确诊断。

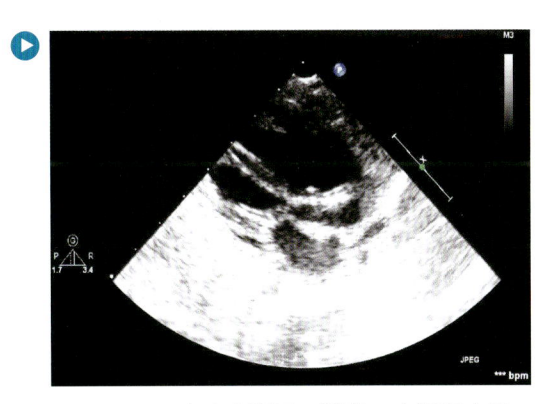

图 3-11-1　右心室肥厚、扩张，室间隔完整（视频截图）

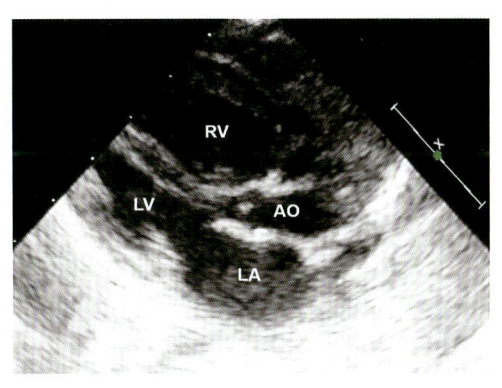

图 3-11-2　右心室肥厚、扩张，室间隔完整。RV. 右心室；LV. 左心室；LA. 左心房；AO. 主动脉

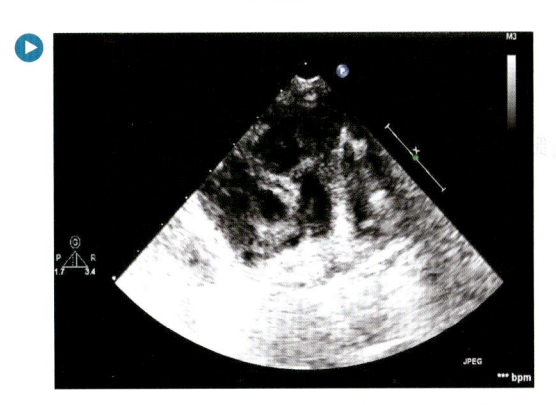

图 3-11-3　同一患者，肺动脉瓣增厚，漏斗部及肺动脉发育正常，右心室肥厚、扩张（视频截图）

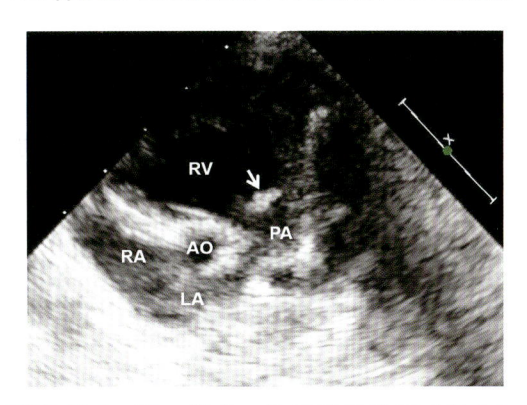

图 3-11-4　同一患者，肺动脉瓣增厚（箭头），漏斗部及肺动脉发育正常，右心室肥厚、扩张。RV. 右心室；RA. 右心房；AO. 主动脉；PA. 肺动脉；LA. 左心房

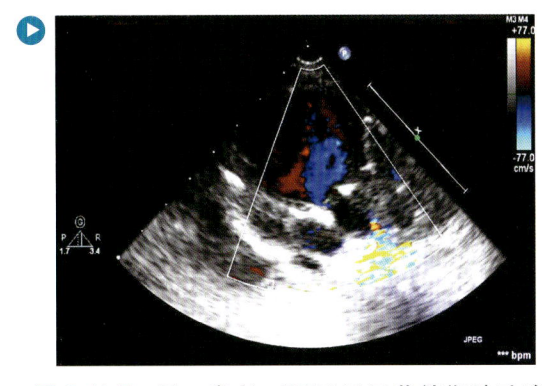

图 3-11-5　同一患者，CDFI 显示收缩期肺动脉瓣口五彩镶嵌的血流信号（视频截图）

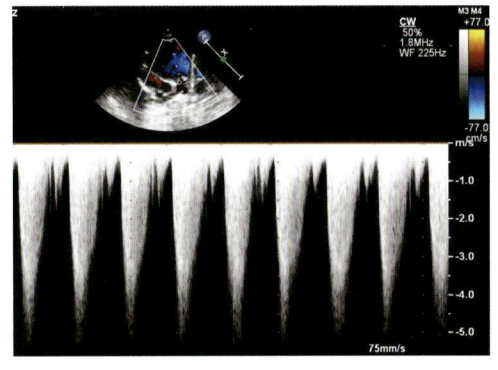

图 3-11-6　同一患者，肺动脉瓣口收缩期峰值血流速度 5m/s，压差 100mmHg

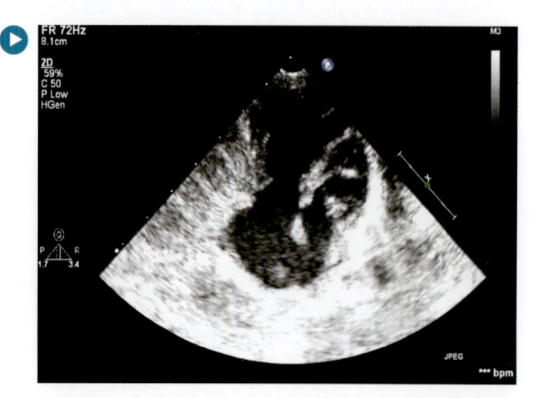

图 3-11-7　同一患者，继发孔型房间隔缺损合并较小的原发孔型房间隔缺损，右心室肥厚、扩张（视频截图）

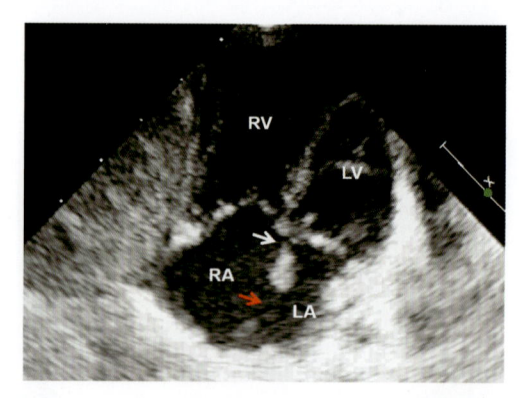

图 3-11-8　同一患者，继发孔型房间隔缺损（红色箭头）合并较小的原发孔型房间隔缺损（白色箭头），右心室肥厚、扩张。RV. 右心室；LV. 左心室；RA. 右心房；LA. 左心房

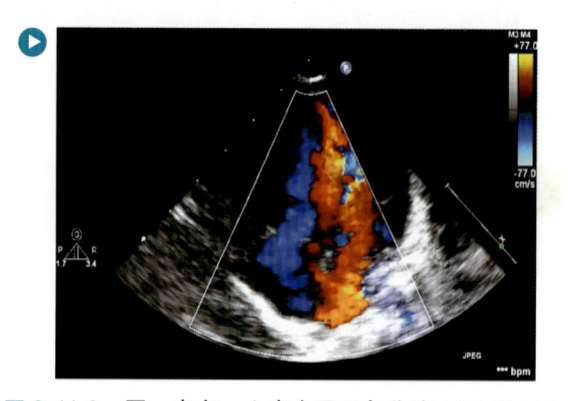

图 3-11-9　同一患者，心房水平双向分流（视频截图）

二、法洛四联症

回顾法洛四联症的历史，弹指一挥间，已逾 300 年。1671 年，丹麦生理学家 Stensen 首次对法洛四联症进行解剖上的描述，从此，法洛四联症进入了世人的视野。Sandifort 和 Hunter 分别于 1777 年和 1784 年阐述其临床症状。1888 年，Fallot 对其临床表现和病理改变进行了详尽系统的描述，最终，这种复合心脏畸形以 Fallot 命名并沿用至今，其内涵也不断深化。

法洛四联症（tetralogy of Fallot）在儿童发绀型先天性心脏病中占首位，约占发绀型先天性心脏病的 50%。其基本病理改变为肺动脉狭窄、室间隔缺损、主动脉骑跨和右心室肥厚。

法洛四联症病理改变可能是圆锥隔膜前移，室间隔未能与心内膜垫融合所致，由此导致肺动脉狭窄、室间隔缺损和主动脉骑跨。与法洛三联症一样，肺动脉狭窄是法洛四联症的主要病理特征，其狭窄程度决定病理生理学改变和临床预后。一般肺动脉狭窄程度越重，室间隔缺损就越大，主动脉骑跨就越明显。肺动脉狭窄可位于右心室体部、漏斗部、肺动脉瓣环、肺动脉瓣、肺动脉主干及其分支，多数为漏斗部狭窄。右心室肥厚为继发性改变（图 3-11-10～图 3-11-20）。

因伴室间隔缺损的肺动脉闭锁与法洛四联症有相似的病理特征和血流动力学表现，一些学者将其归为重型法洛四联症，实质上两者的胚胎发育机制并不相同。

法洛四联症是最经典的主动脉骑跨的先天性心脏病，然而，对于胸骨旁左（心）室长轴切面发现大动脉骑跨于室间隔缺损之上这种特征，应注意与大室间隔缺损、永存动脉干及右心室双出口进行鉴别，《心超笔记》（第一辑）第七章第四节已进行详细阐述。

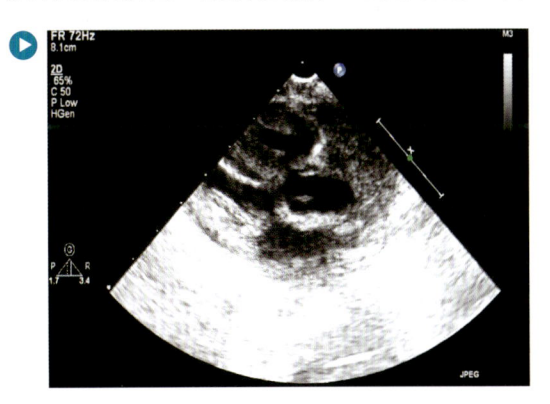

图 3-11-10　主动脉骑跨，骑跨率 50%；室间隔缺损；右心室肥厚（视频截图）

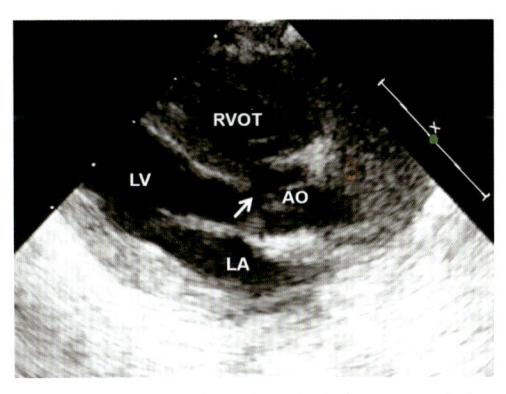

图 3-11-11　主动脉骑跨，骑跨率 50%；室间隔缺损（箭头）；右心室肥厚。RVOT. 右（心）室流出道；LV. 左心室；AO. 主动脉；LA. 左心房

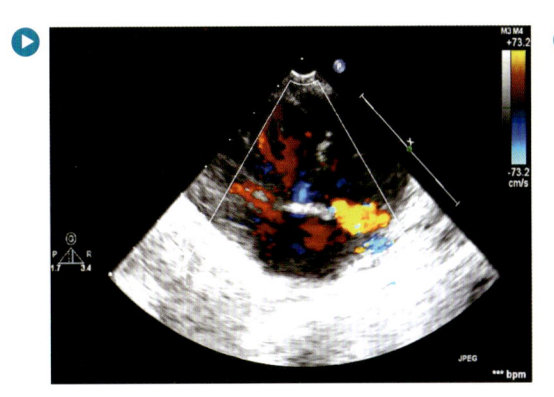

图 3-11-12　同一患者，心室水平双向分流（视频截图）

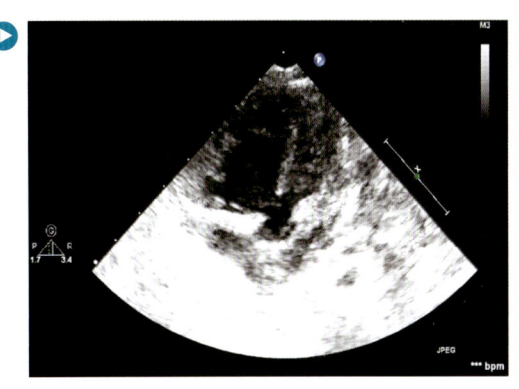

图 3-11-13　同一患者，心尖五腔心显示主动脉骑跨，骑跨率 50%；室间隔缺损；右心室肥厚（视频截图）

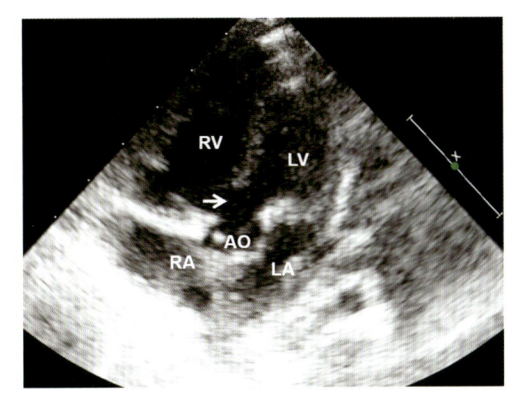

图 3-11-14　同一患者，心尖五腔心显示主动脉骑跨，骑跨率 50%；室间隔缺损（箭头）；右心室肥厚。RA. 右心房；AO. 主动脉；LA. 左心房；RV. 右心室；LV. 左心室

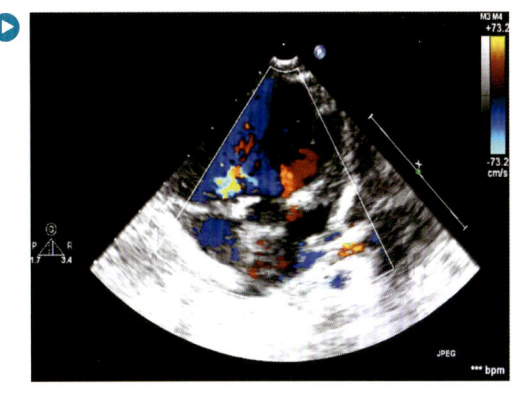

图 3-11-15　同一患者，心尖五腔心显示收缩期左、右心室血流同时进入主动脉（视频截图）

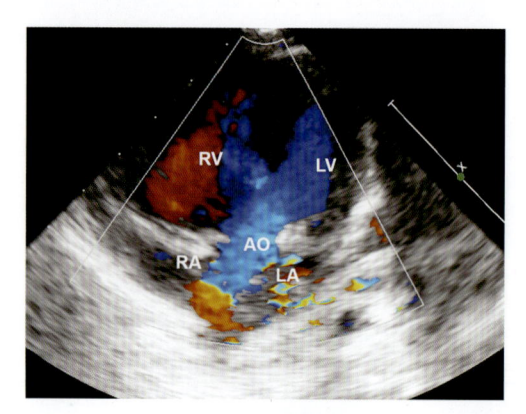

图 3-11-16　同一患者，心尖五腔心显示收缩期左、右心室血流同时进入主动脉。RV. 右心室；LV. 左心室；RA. 右心房；AO. 主动脉；LA. 左心房

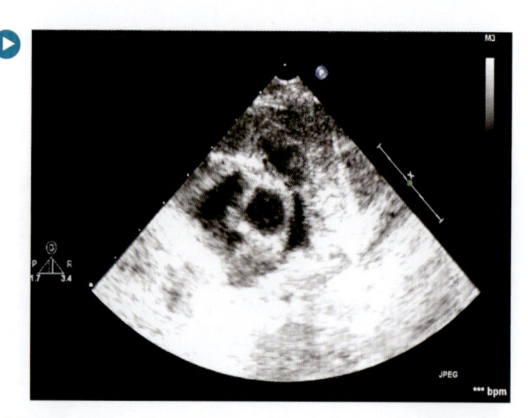

图 3-11-17　同一患者，肺动脉主干及左、右肺动脉均狭窄（视频截图）

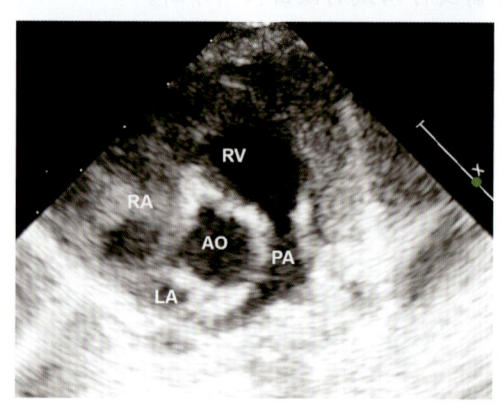

图 3-11-18　同一患者，肺动脉主干及左、右肺动脉均狭窄。RV. 右心室；RA. 右心房；AO. 主动脉；LA. 左心房；PA. 肺动脉

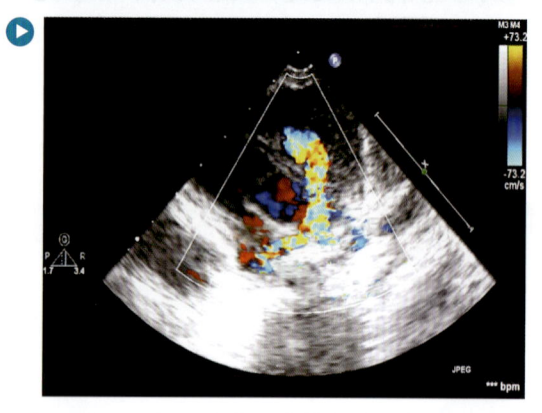

图 3-11-19　同一患者，收缩期肺动脉主干及左、右肺动脉内五彩镶嵌的血流信号（视频截图）

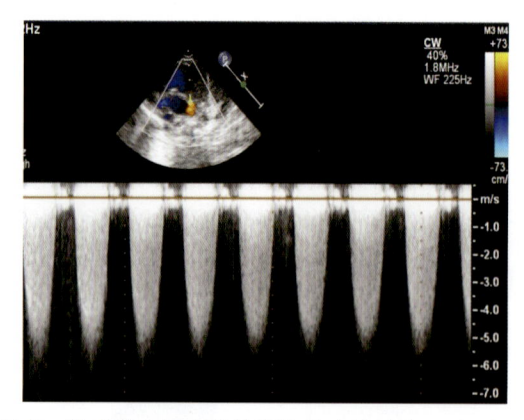

图 3-11-20　同一患者，肺动脉主干内收缩期峰值血流速度＞ 5m/s，压差＞ 100mmHg

三、法洛五联症

法洛五联症（pentalogy of Fallot）是在法洛四联症的基础上合并卵圆孔未闭或房间隔缺损，其临床表现与法洛四联症相似。由于心房水平右向左分流，减轻了右心室的负荷，

但加重了左心室的负荷。法洛五联症为重症发绀型先天性心脏病，影响儿童身体发育，甚至危及生命，应尽早手术。

"Fallot 家族" 3 位成员均为严重的发绀型先天性心血管畸形，三者的主要病理解剖改变均为肺动脉狭窄，但又具有各自的病理特征。超声心动图是明确这类先天性心血管复合畸形的首选方法，心超医师不仅要熟知三者各自的病理特征，还要注意各自与其他疾病的鉴别诊断。

小 结

法洛三联症的病理特征为肺动脉狭窄、卵圆孔未闭或继发孔型房间隔缺损和右心室肥厚；法洛四联症的病理特征为肺动脉狭窄、室间隔缺损、主动脉骑跨和右心室肥厚；法洛五联症是在法洛四联症的基础上合并卵圆孔未闭或房间隔缺损。"Fallot 家族" 3 位成员既有相似之处，又各具特征，心超医师需要仔细甄别做出正确诊断。

第十二节　心内"华容道"——左心室出口及主动脉狭窄

▶ 视频目录

视频 3-12-1　胸骨旁左（心）室长轴切面，主动脉瓣下可见纤维隔膜，紧邻主动脉瓣

视频 3-12-3　同一患者，心尖五腔心切面，主动脉瓣下可见纤维隔膜，紧邻主动脉瓣

视频 3-12-5　同一患者，心尖五腔心切面，CDFI 显示起源于主动脉瓣下的五彩镶嵌的血流信号

视频 3-12-8　胸骨旁左（心）室长轴切面，单叶主动脉瓣增厚，开放时呈拱形；左心室肥厚

视频 3-12-10　同一患者，胸骨旁左（心）室长轴切面，CDFI 显示收缩期主动脉瓣口五彩镶嵌的血流信号

视频 3-12-11　同一患者，心底短轴切面，单叶主动脉瓣增厚，主动脉瓣口偏向一侧，开放时呈椭圆形

视频 3-12-14　二叶式主动脉瓣，瓣膜增厚

视频 3-12-15　同一患者，经食管超声心动图显示二叶式主动脉瓣，瓣膜增厚，开放受限

视频 3-12-17　同一患者，收缩期主动脉瓣口可见五彩镶嵌的血流信号

视频 3-12-19　六叶式主动脉瓣，瓣膜增厚

视频 3-12-21　同一患者，收缩期主动脉瓣口可见五彩镶嵌的血流信号，合并主动脉瓣中度关闭不全

视频 3-12-23　经食管超声心动图显示二叶式主动脉瓣，右冠瓣与无冠瓣融合

视频 3-12-25　经食管超声心动图显示四叶式主动脉瓣

视频 3-12-27　胸骨旁左（心）室长轴切面显示主动脉窦管交界处环形狭窄，局部主动脉壁增厚，向管腔内突出

视频 3-12-29　同一患者，胸骨旁左（心）室长轴切面，CDFI 显示收缩期主动脉窦管交界处五彩镶嵌的血流信号

视频 3-12-31　同一患者，胸骨上窝主动脉弓切面显示主动脉窦管交界处环形狭窄

视频 3-12-33　同一患者，胸骨上窝主动脉弓切面，CDFI 显示收缩期主动脉窦管交界处五彩镶嵌的血流信号

视频 3-12-36　左锁骨下动脉开口远端，主动脉峡部缩窄

视频 3-12-38　同一患者，CDFI 显示收缩期主动脉缩窄处五彩镶嵌的血流信号

导读

赤壁之战，是一场改变历史走向的战争，是一场让曹操二十万大军灰飞烟灭的战争，曹军兵败所途经的华容道，地窄路险，坎坷难行，令曹军的溃败雪上加霜，损失惨重。人体中，左心室出口及主动脉作为左心室输出血液的必经之路，其任何一部分如果存在狭窄，犹如地窄路险坎坷难行的"华容道"，都会导致左心室阻力负荷增加、心肌缺血，长久以往，最终会引起左心室肥厚、扩大，甚至心力衰竭，危及生命。本节将探讨人体心脏的"华容道"——左心室出口及主动脉狭窄。

心脏的主要功能是将富含氧气和营养物质的血液输送至全身的组织和器官，以满足身体细胞的生存和正常功能的需求，从而维持身体的正常运转。左心室出口及主动脉作为左心室输出血液的必经之路，其任何一部分如果出现狭窄，犹如地窄路险坎坷难行的"华容道"，导致心排血量减少，造成心肌缺血及脑部血流灌注减少，从而引起气短、疲劳、胸痛、心悸、头晕或晕厥等一系列症状，甚至猝死。

左心室出口狭窄包括主动脉瓣下狭窄、主动脉瓣狭窄及主动脉瓣上狭窄；主动脉狭窄可以发生于主动脉各部位，主要包括主动脉缩窄、降主动脉远端缩窄等。左心室出口狭窄中，以主动脉瓣狭窄最多见，主动脉瓣下狭窄次之，主动脉瓣上狭窄最少见。左心室出口及主动脉狭窄可导致左心室阻力负荷增加和心肌缺血，长久以往，最终引起左心室肥厚、扩大及心力衰竭等。

超声心动图可以明确左心室出口及主动脉狭窄的部位、形态、累及范围和狭窄程度，清晰显示各种类型狭窄的病理解剖和血流动力学变化，是诊断该类疾病的首选方法。

一、主动脉瓣下狭窄

主动脉瓣下狭窄（subvalvular aortic stenosis）是指主动脉瓣下出现的各种狭窄性病变，导致左（心）室流出道阻塞。主动脉瓣下的组织结构如左（心）室流出道、室间隔、二尖瓣等发育异常，均可形成主动脉瓣下狭窄。根据病理组织构成的不同，主动脉瓣下狭窄可分为隔膜型和肌性肥厚型，病变位于主动脉瓣根部至二尖瓣前叶游离缘之间的不同部位，一般肌性肥厚型比隔膜型位置低，距离主动脉瓣环较远。

主动脉瓣下狭窄极易漏诊，对于二维超声心动图发现左心室心肌肥厚，彩色多普勒发现主动脉瓣下五彩镶嵌血流信号，临床表现为心肌缺血或晕厥的患者，应着重检查主动脉瓣下有无隔膜或肌性肥厚。

胸骨旁左（心）室长轴切面和心尖五腔心切面是诊断本病的主要切面（图 3-12-1 ～图 3-12-7）。

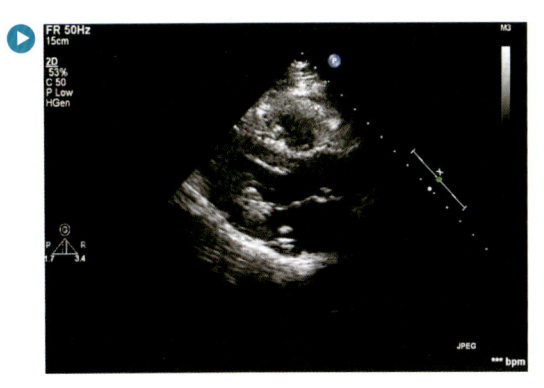

图 3-12-1 胸骨旁左（心）室长轴切面，主动脉瓣下可见纤维隔膜，紧邻主动脉瓣（视频截图）

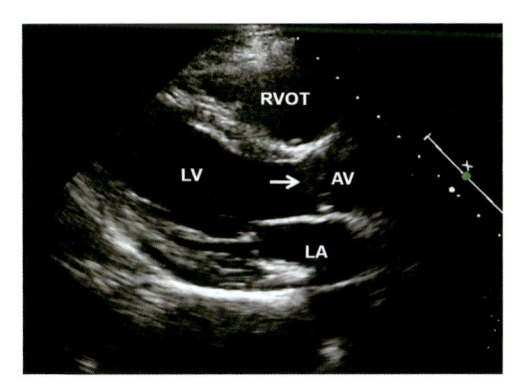

图 3-12-2 胸骨旁左（心）室长轴切面，主动脉瓣下可见纤维隔膜（箭头），紧邻主动脉瓣（AV）。RVOT. 右（心）室流出道；LV. 左心室；LA. 左心房

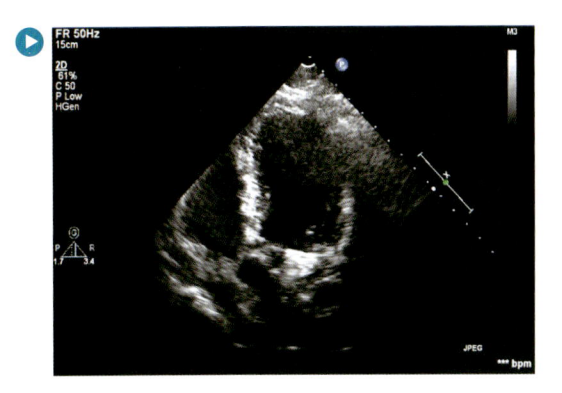

图 3-12-3 同一患者，心尖五腔心切面，主动脉瓣下可见纤维隔膜，紧邻主动脉瓣（视频截图）

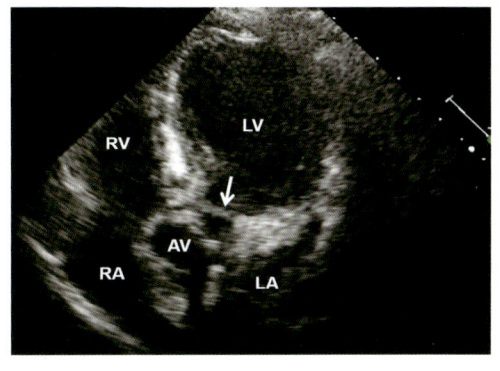

图 3-12-4 同一患者，心尖五腔心切面，主动脉瓣下可见纤维隔膜（箭头），紧邻主动脉瓣（AV）。RV. 右心室；LV. 左心室；RA. 右心房；LA. 左心房

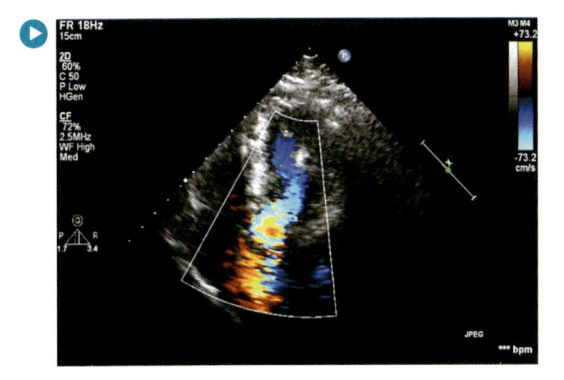

图 3-12-5 同一患者，心尖五腔心切面，CDFI 显示起源于主动脉瓣下的五彩镶嵌的血流信号（视频截图）

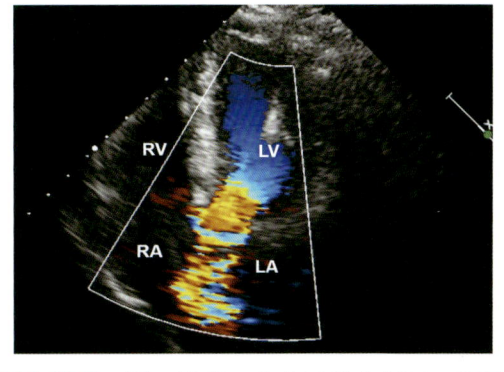

图 3-12-6 同一患者，心尖五腔心切面，CDFI 显示起源于主动脉瓣下的五彩镶嵌的血流信号。RV. 右心室；LV. 左心室；RA. 右心房；LA. 左心房

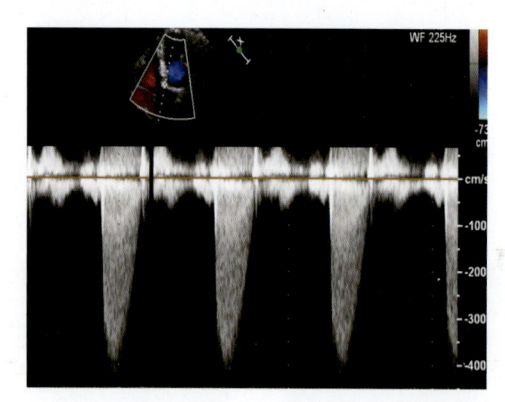

图 3-12-7　同一患者，主动脉瓣下收缩期峰值压差 81mmHg

二、主动脉瓣狭窄

主动脉瓣狭窄（aortic stenosis）是由于主动脉瓣的瓣膜、腱索或瓣环等解剖结构或功能异常导致收缩期瓣口开放受限，左心室排出血液受阻。劳力性呼吸困难、心绞痛、晕厥为典型主动脉瓣狭窄三联征。

先天性主动脉瓣狭窄主要原因为主动脉瓣瓣叶数目异常。主动脉瓣瓣叶数目的分化从单叶瓣至六叶瓣均有可能，以二叶式主动脉瓣最为常见。先天性主动脉瓣病变均可导致瓣膜狭窄或关闭不全。

瓣叶数量越少，瓣口狭窄通常越明显。单叶瓣患者出生早期即可出现严重的主动脉瓣狭窄，而多叶瓣患者随着年龄增长，瓣膜逐渐增厚、钙化而导致狭窄。瓣口狭窄的主要血流动力学改变是左心室阻力负荷增加，搏动增强，逐渐出现向心性肥大。心排血量减少、心肌耗氧量增加、冠状动脉血流灌注减少等多种因素可导致心肌缺血。收缩期狭窄口的射流损伤主动脉根部和升主动脉管壁的弹力纤维和胶原纤维，管壁逐渐变薄，管腔扩张，形成狭窄后扩张。

注意观察主动脉瓣瓣叶数目的变化，本病不难诊断。心底短轴切面是显示主动脉瓣瓣叶数目的最佳切面，并且可以观察瓣膜增厚钙化、交界处粘连融合等结构改变。经胸超声心动图显示不佳时，可行经食管超声心动图检查以明确诊断（图 3-12-8～图 3-12-26）。

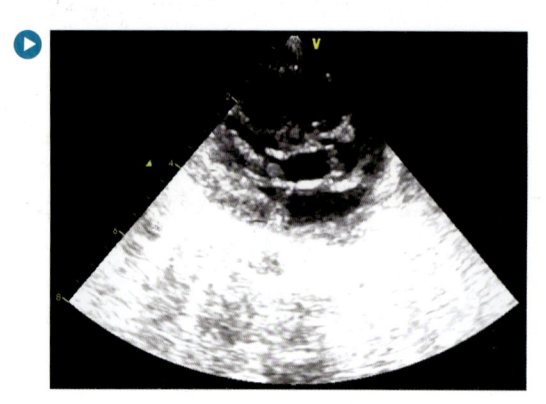

图 3-12-8　胸骨旁左（心）室长轴切面，单叶主动脉瓣增厚，开放时呈拱形；左心室肥厚（视频截图）

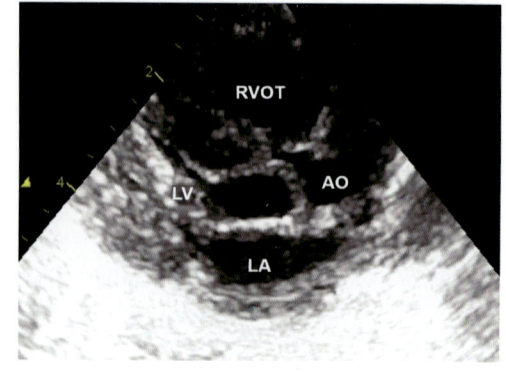

图 3-12-9　胸骨旁左（心）室长轴切面，单叶主动脉瓣增厚，开放时呈拱形，左心室肥厚。RVOT.右（心）室流出道；LV.左心室；AO.主动脉；LA.左心房

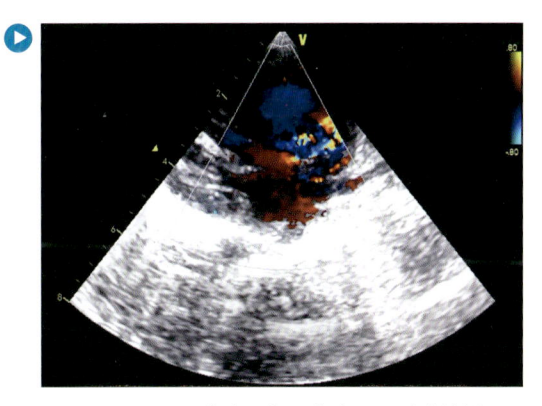

图3-12-10 同一患者，胸骨旁左（心）室长轴切面，CDFI显示收缩期主动脉瓣口五彩镶嵌的血流信号（视频截图）

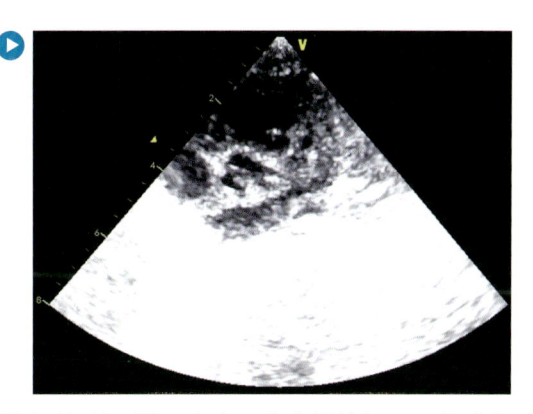

图3-12-11 同一患者，心底短轴切面，单叶主动脉瓣增厚，主动脉瓣口偏向一侧，开放时呈椭圆形（视频截图）

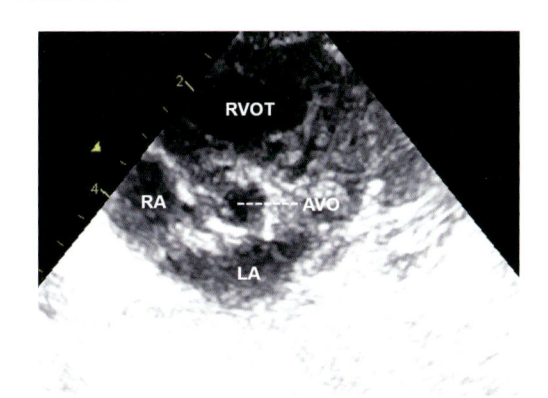

图3-12-12 同一患者，心底短轴切面，单叶主动脉瓣增厚，主动脉瓣口（AVO）偏向一侧，开放时呈椭圆形。RVOT.右（心）室流出道；RA.右心房；LA.左心房

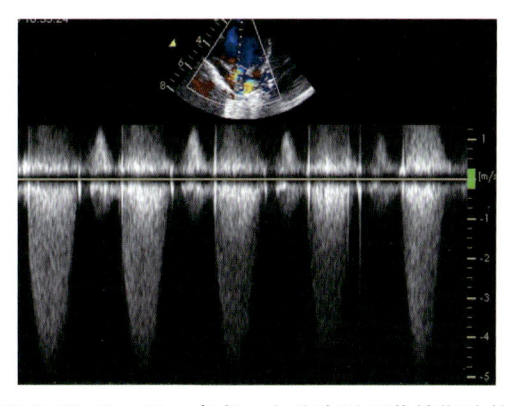

图3-12-13 同一患者，主动脉瓣口收缩期峰值压差100mmHg

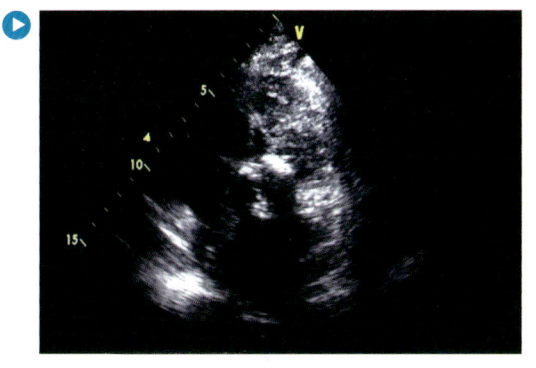

图3-12-14 二叶式主动脉瓣，瓣膜增厚（视频截图）

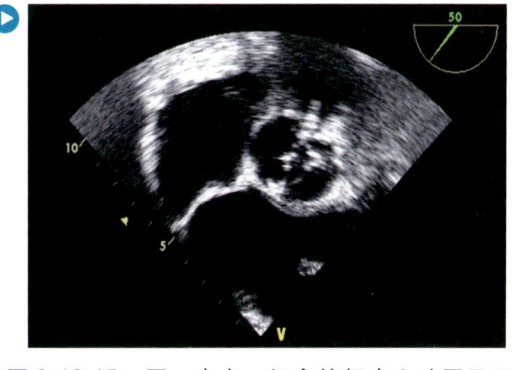

图3-12-15 同一患者，经食管超声心动图显示二叶式主动脉瓣，瓣膜增厚，开放受限（视频截图）

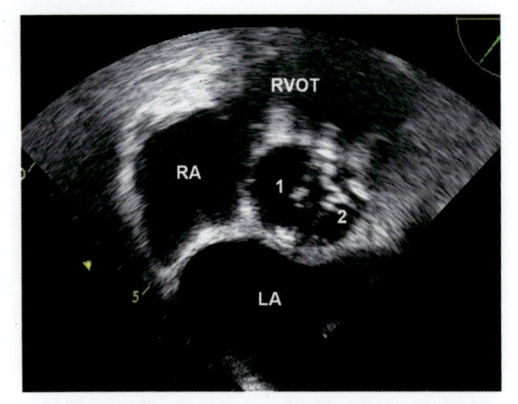

图 3-12-16　同一患者，经食管超声心动图显示二叶式主动脉瓣，瓣膜增厚，开放受限。RVOT. 右（心）室流出道；RA. 右心房；LA. 左心房

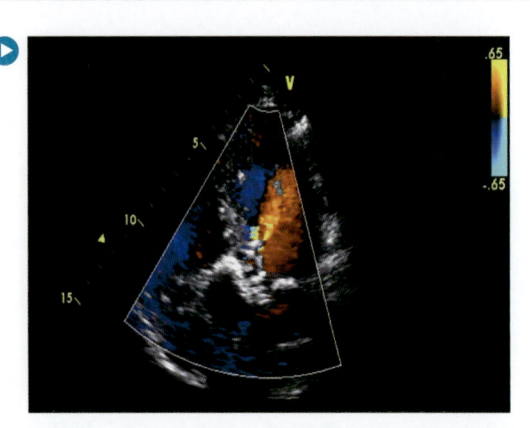

图 3-12-17　同一患者，收缩期主动脉瓣口可见五彩镶嵌的血流信号（视频截图）

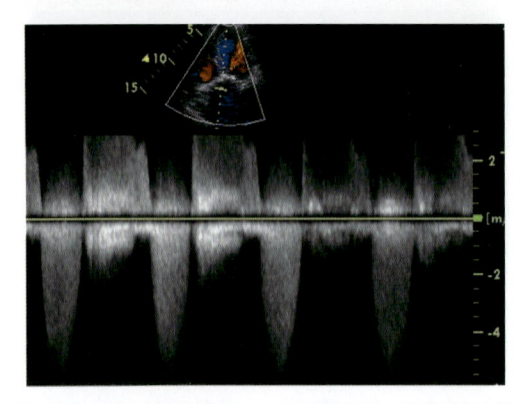

图 3-12-18　同一患者，主动脉瓣口收缩期峰值压差 108mmHg

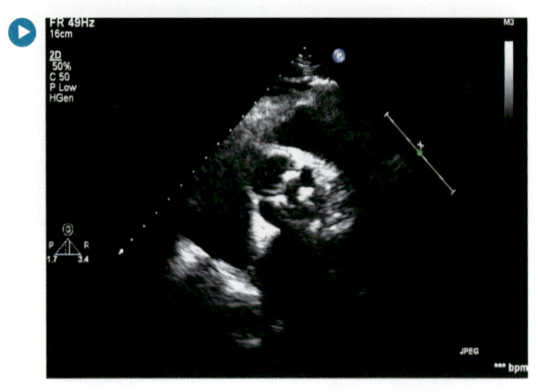

图 3-12-19　六叶式主动脉瓣，瓣膜增厚（视频截图）

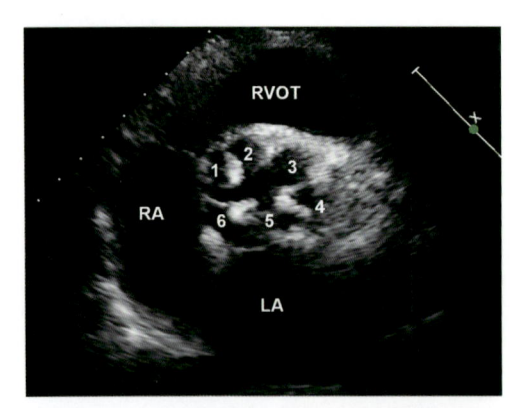

图 3-12-20　六叶式主动脉瓣，瓣膜增厚。RVOT. 右（心）室流出道；RA. 右心房；LA. 左心房

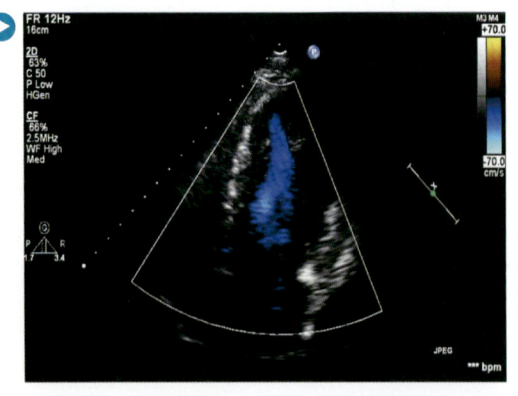

图 3-12-21　同一患者，收缩期主动脉瓣口可见五彩镶嵌的血流信号，合并主动脉瓣中度关闭不全（视频截图）

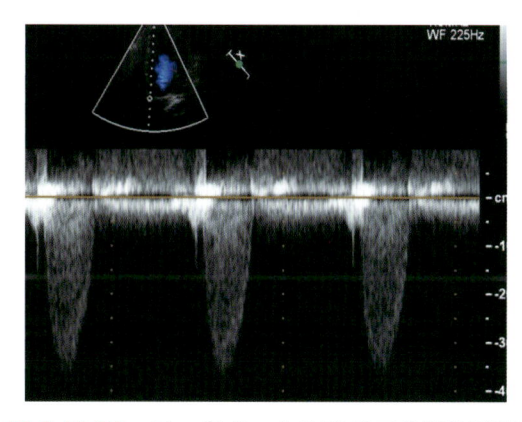

图 3-12-22 同一患者，主动脉瓣口收缩期峰值压差 54mmHg

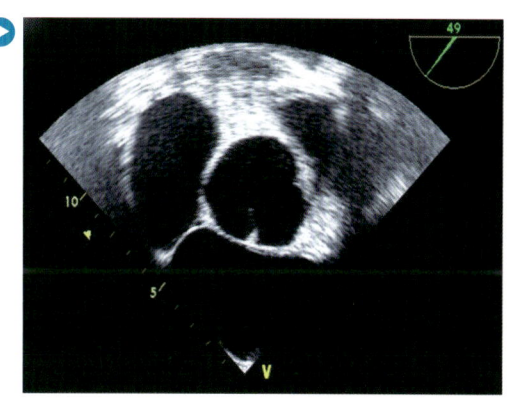

图 3-12-23 经食管超声心动图显示二叶式主动脉瓣，右冠瓣与无冠瓣融合（视频截图）

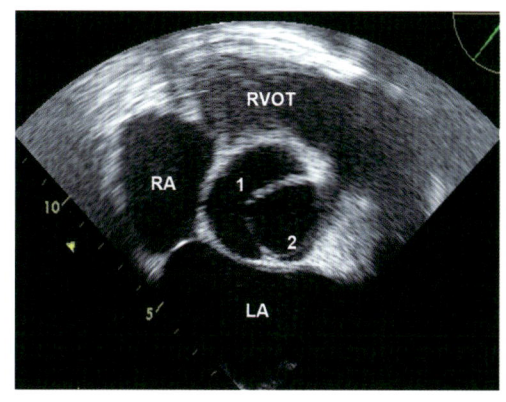

图 3-12-24 经食管超声心动图显示二叶式主动脉瓣，右冠瓣与无冠瓣融合。RVOT. 右心室流出道；RA. 右心房；LA. 左心房

图 3-12-25 经食管超声心动图显示四叶式主动脉瓣（视频截图）

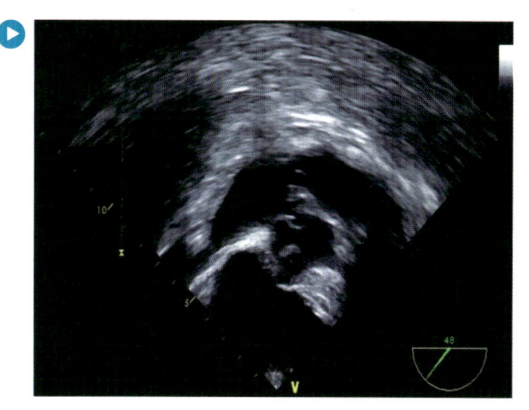

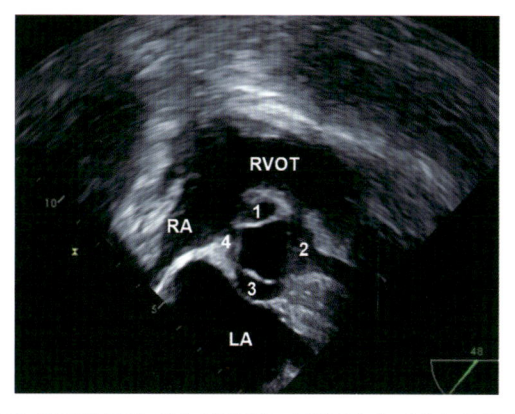

图 3-12-26 经食管超声心动图显示四叶式主动脉瓣。RVOT. 右（心）室流出道；RA. 右心房；LA. 左心房

关于主动脉瓣瓣叶数目异常，《心超笔记》（第一辑）第三章第三节和第四章第五节已进行阐述。

三、主动脉瓣上狭窄

主动脉瓣上狭窄（supravalvular aortic stenosis）发生于主动脉瓣上，包括主动脉瓣上的隔膜样狭窄及主动脉管壁内膜和中层增厚导致的局限性或弥漫性狭窄，是先天性左心室出口梗阻性疾病中较少见的一类，狭窄病变呈进行性加重。部分主动脉瓣上狭窄患者同时伴有"小精灵样"面容和智力障碍，称为 Williams 综合征。

胸骨旁左（心）室长轴切面、胸骨上窝主动脉弓切面和胸骨右缘主动脉长轴切面是显示主动脉瓣上狭窄的主要切面（图 3-12-27～图 3-12-35）。

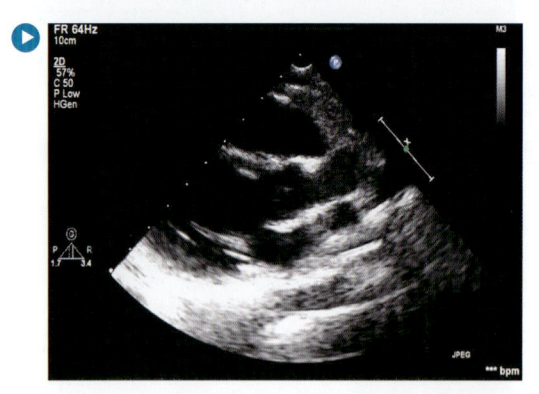

图 3-12-27 胸骨旁左（心）室长轴切面显示主动脉窦管交界处环形狭窄，局部主动脉壁增厚，向管腔内突出（视频截图）

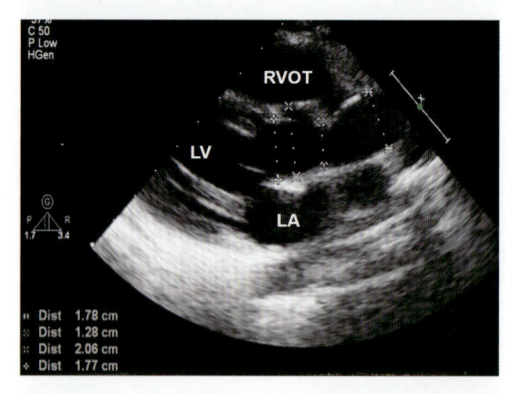

图 3-12-28 胸骨旁左（心）室长轴切面显示主动脉窦管交界处环形狭窄，局部主动脉壁增厚，向管腔内突出。图中分别显示主动脉瓣环内径、主动脉窦部内径、窦管交界处内径和升主动脉内径。RVOT. 右（心）室流出道；LV. 左心室；LA. 左心房

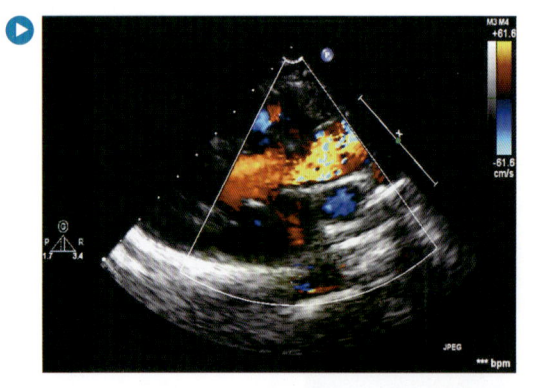

图 3-12-29 同一患者，胸骨旁左（心）室长轴切面，CDFI 显示收缩期主动脉窦管交界处五彩镶嵌的血流信号（视频截图）

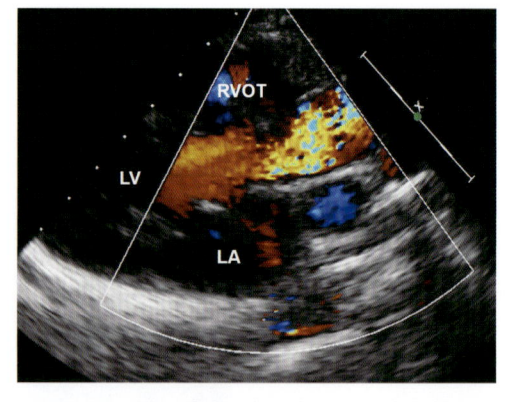

图 3-12-30 同一患者，胸骨旁左（心）室长轴切面，CDFI 显示收缩期主动脉窦管交界处五彩镶嵌的血流信号。RVOT. 右（心）室流出道；LV. 左心室；LA. 左心房

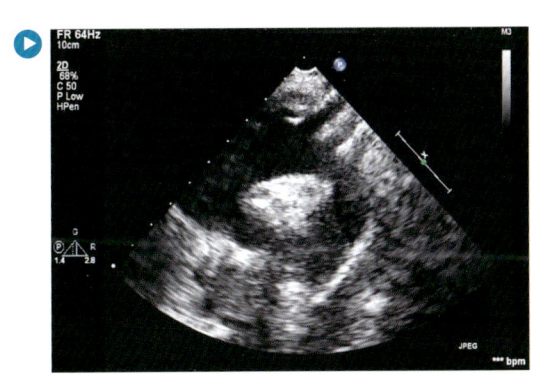

图 3-12-31 同一患者，胸骨上窝主动脉弓切面显示主动脉窦管交界处环形狭窄（视频截图）

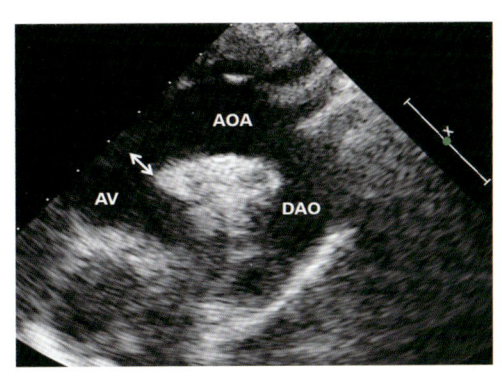

图 3-12-32 同一患者，胸骨上窝主动脉弓切面显示主动脉窦管交界处环形狭窄（箭头）。AV. 主动脉瓣；AOA. 主动脉弓；DAO. 降主动脉

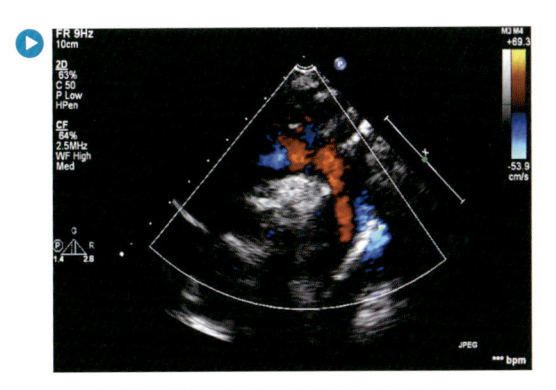

图 3-12-33 同一患者，胸骨上窝主动脉弓切面，CDFI 显示收缩期主动脉窦管交界处五彩镶嵌的血流信号（视频截图）

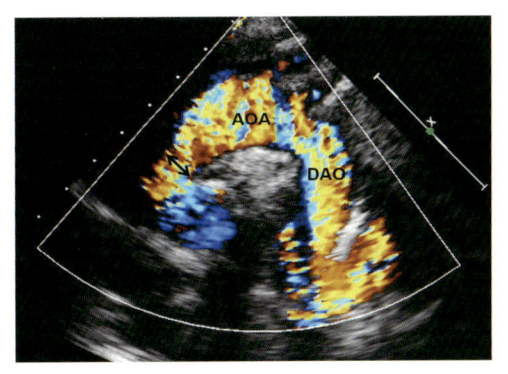

图 3-12-34 同一患者，胸骨上窝主动脉弓切面，CDFI 显示收缩期主动脉窦管交界处（箭头）五彩镶嵌的血流信号。AOA. 主动脉弓；DAO. 降主动脉

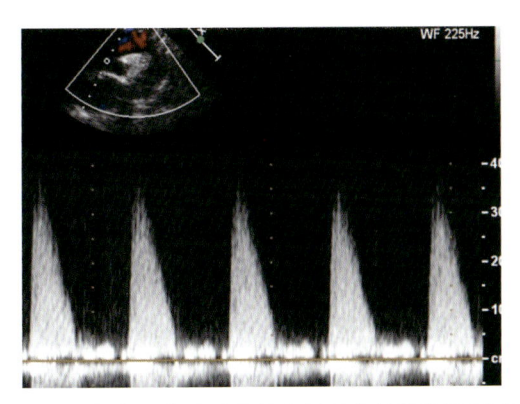

图 3-12-35 同一患者，主动脉窦管交界处收缩期峰值压差 49mmHg

四、主动脉缩窄

主动脉缩窄（coarctation of aorta）是指主动脉管腔的局限性狭窄，大多数发生在左锁骨下动脉开口远端的主动脉峡部，邻近动脉导管或动脉韧带区。根据缩窄部位与动脉导管之间的位置关系，主动脉缩窄分为导管后型和导管前型，以导管后型多见。导管后型病变比较局限，缩窄程度较轻，缩窄部位近端与远端主动脉之间的侧支循环形成较充分，预后好。

导管前型缩窄范围较广,程度较重,侧支循环形成不充分,病理解剖较复杂,多数合并动脉导管未闭及其他畸形,病死率高(图 3-12-36～图 3-12-40)。

胸骨上窝主动脉弓长轴切面是诊断主动脉缩窄的重要切面,详见《心超笔记》(第一辑)第三章第五节。

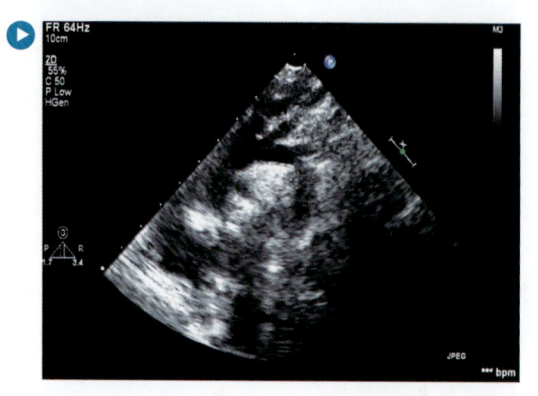

图 3-12-36　左锁骨下动脉开口远端,主动脉峡部缩窄(视频截图)

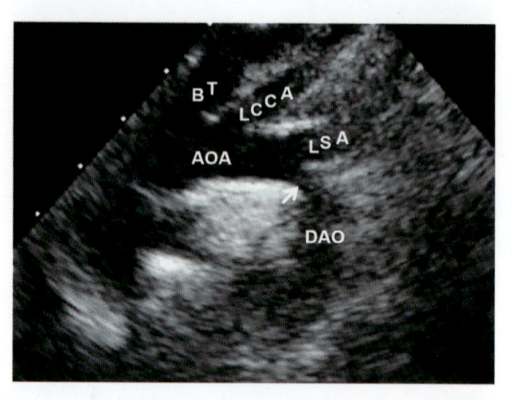

图 3-12-37　左锁骨下动脉开口远端,主动脉峡部缩窄(箭头)。BT. 头臂干;LCCA. 左颈总动脉;LSA. 左锁骨下动脉;AOA. 主动脉弓;DAO. 降主动脉

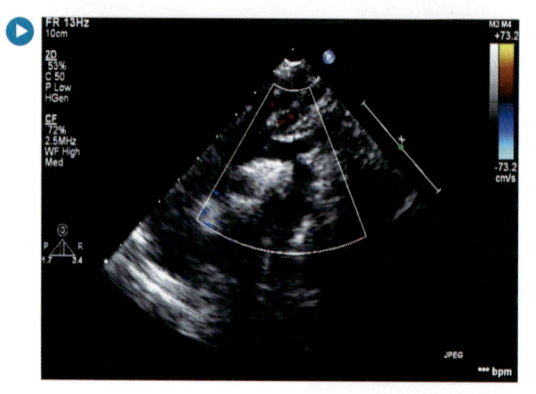

图 3-12-38　同一患者,CDFI 显示收缩期主动脉缩窄处五彩镶嵌的血流信号(视频截图)

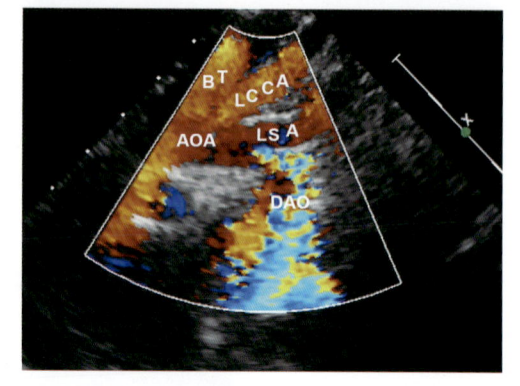

图 3-12-39　同一患者,CDFI 显示收缩期主动脉缩窄处五彩镶嵌的血流信号。BT. 头臂干;LCCA. 左颈总动脉;LSA. 左锁骨下动脉;AOA. 主动脉弓;DAO. 降主动脉

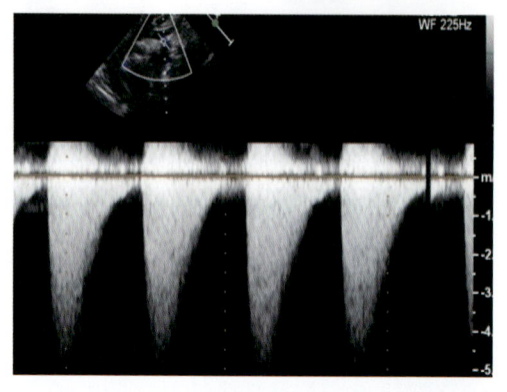

图 3-12-40　同一患者,主动脉缩窄处收缩期峰值压差 81mmHg

五、降主动脉远端缩窄

主动脉缩窄大多数发生于主动脉峡部，少数缩窄发生于升主动脉或降主动脉远端（图 3-12-41）。

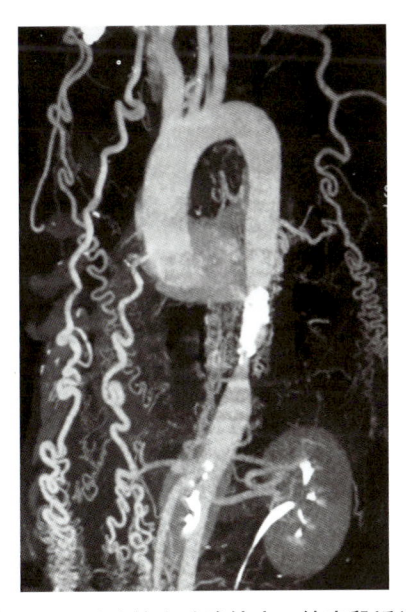

图 3-12-41　CTA 三维血管成像，膈肌裂孔处主动脉缩窄，缩窄段近端与远端主动脉之间形成丰富的侧支循环

小　结

本节按照从近心端到远心端的顺序介绍了左心室出口及主动脉狭窄这一类先天性心血管畸形，包括主动脉瓣下狭窄、主动脉瓣狭窄、主动脉瓣上狭窄、主动脉缩窄及降主动脉远端缩窄，其共同的病理生理学改变是左心室阻力负荷增加，最终引起左心室肥厚、扩大及心力衰竭等，超声心动图是诊断该类疾病的首选方法。

第十三节　严重的发绀型先天性心脏病——单心室

▶ 视频目录

视频 3-13-2　右心室型单心室，心尖四腔心切面显示心室腔内未见室间隔组织，左心房、右心房通过两组房室瓣开口于主腔，主腔内膜不光滑，肌小梁多且粗大，并可见横跨心室腔的调节束回声，二尖瓣开放受限

视频 3-13-4　同一患者，左心房、右心房血流通过房室瓣口同时进入主腔，二尖瓣口血流量较少，血流加速，三尖瓣口轻度反流

视频3-13-6　同一患者,胸骨旁大动脉-心室长轴切面显示主动脉与肺动脉平行走行,主动脉位于前方,肺动脉内径稍窄,位于后方,两者均起源于主腔。主腔内可见粗大乳头肌,其上有腱索与之相连

视频3-13-8　同一患者,心尖大动脉-心室长轴切面显示主动脉和肺动脉均起源于主腔,主动脉位于右侧,肺动脉内径稍窄,位于左侧。主腔内可见调节束回声

视频3-13-10　同一患者,CDFI心尖大动脉-心室长轴切面显示主动脉和肺动脉内均未见加速血流信号

视频3-13-11　同一患者,主动脉弓长轴切面显示主动脉内径较宽,肺动脉内径稍窄

> **导读**
>
> 正常心脏"两室两厅"的布局,比例协调,区域分工明确,维系着体循环和肺循环的正常运转。如果胚胎时期原始心管心室段发育异常,导致单心室畸形发生,患者早期即可出现心力衰竭和肺动脉高压,引起严重的临床症状。本节将探讨严重的发绀型先天性心脏病——单心室。

单心室(single ventricle)是指心房通过两组房室瓣或共同房室瓣与一个心室腔相连的畸形,又称心室双入口、单一心室房室连接畸形等。单心室是一种少见的复杂性先天性心脏畸形,约占先天性心脏病的1.5%,是肌性室间隔发育不全或未发育、左心室窦部或右心室窦部发育不全所致。

真正的单一心室腔很少见,绝大多数单心室具有一个与心房相连有功能的主腔和一个与主腔相连无功能的残腔,因此有学者提出功能性单心室的概念。单心室常合并心房、心室和大动脉的连接关系及排列关系异常与其他心血管畸形。

单心室患者的预后很差,多数出生后即出现心力衰竭和肺动脉高压,表现出严重的临床症状。早期诊断与心功能准确评估对提高患者生存率与预后非常重要,超声心动图是明确诊断单心室的首选方法,具有重要的临床价值。

一、单心室的病理解剖及分型

单心室的基本病理解剖包括一个有功能的主腔和一个无功能的残腔,主腔具有流入道结构,心房通过两组房室瓣或共同房室瓣与之相通,而残腔无流入道结构,没有心房和房室瓣口与之连接。主腔与残腔之间通过球室孔相通。没有残腔的单心室非常少见。

1964年Van Praagh根据心室的解剖学特征将单心室分为以下4型。

A型:左心室型,主腔为左心室肌小梁的形态特征,残腔位于主腔的前上方,无右心室窦部。

B型:右心室型,主腔为右心室肌小梁的形态特征,残腔位于主腔的后下方,无左心室窦部。

C型:单一心室同时具有左心室、右心室肌小梁的形态特征,没有或仅有残存的室间隔。

D型:单一心室肌小梁形态结构无法区分,无左心室窦部、右心室窦部及室间隔结构。

此后，Elliott 将上述 C 型和 D 型归为一类，称为未定心室型，即仅有单一心室腔。

单心室病理类型复杂，目前一般分为左心室型、右心室型和未定心室型 3 种；然后根据大动脉空间位置关系，将每种类型分为大动脉关系正常、左位型大动脉转位和右位型大动脉转位 3 个亚型；最后根据有无肺动脉狭窄，再分为 2 种亚型（图 3-13-1）。

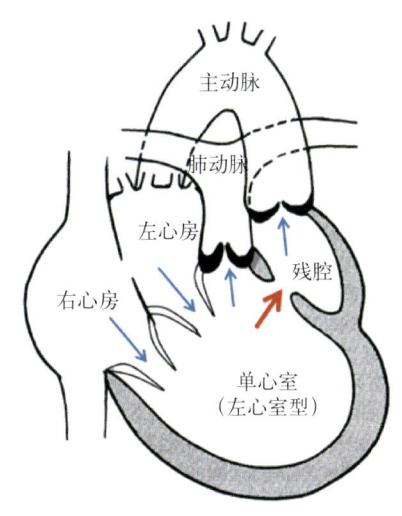

图 3-13-1　左心室型单心室示意图。单心室主腔双入口，残腔位于左侧，左位型大动脉转位，肺动脉与主腔连接，主动脉与残腔连接

二、单心室的超声诊断

单心室的临床表现与法洛四联症、大动脉转位、右心室双出口、房室瓣闭锁等有很多相似之处，临床上难以进行鉴别诊断，超声心动图是诊断单心室和鉴别诊断上述心血管畸形的主要检查方法。根据心脏节段分析诊断法［详见《心超笔记》（第一辑）第七章第一节］，可确定单心室的心脏位置、内脏心房位置、房室连接、主腔结构及有无残腔、心室大动脉连接、大动脉空间位置和合并畸形等（图 3-13-2～图 3-13-11）。

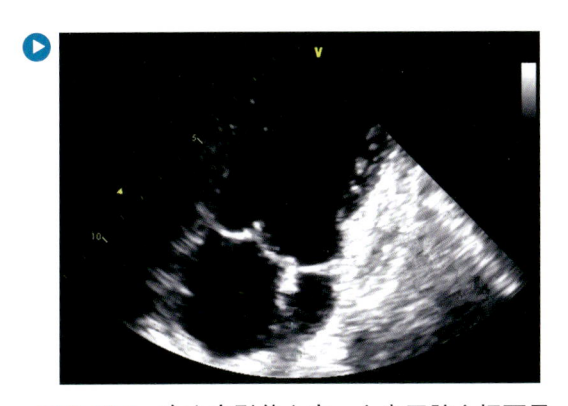

图 3-13-2　右心室型单心室，心尖四腔心切面显示心室腔内未见室间隔组织，左心房、右心房通过两组房室瓣开口于主腔，主腔内膜不光滑，肌小梁多且粗大，并可见横跨心室腔的调节束回声，二尖瓣开放受限（视频截图）

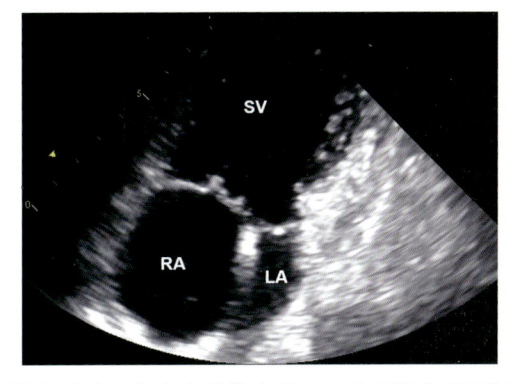

图 3-13-3　右心室型单心室，心尖四腔心切面显示心室腔内未见室间隔组织，左心房、右心房通过两组房室瓣与主腔连接，主腔内膜不光滑，肌小梁多且粗大。SV. 单心室；RA. 右心房；LA. 左心房

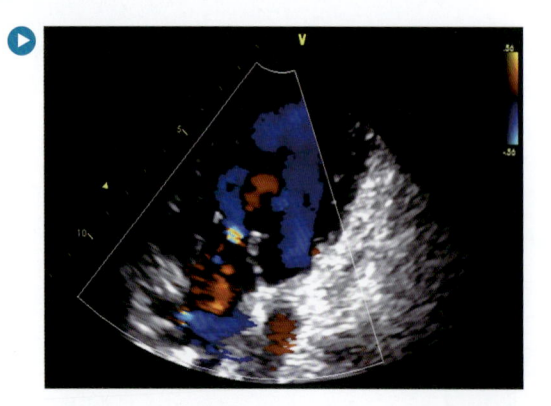

图 3-13-4　同一患者，左心房、右心房血流通过房室瓣口同时进入主腔，二尖瓣口血流量较少，血流加速，三尖瓣口轻度反流（视频截图）

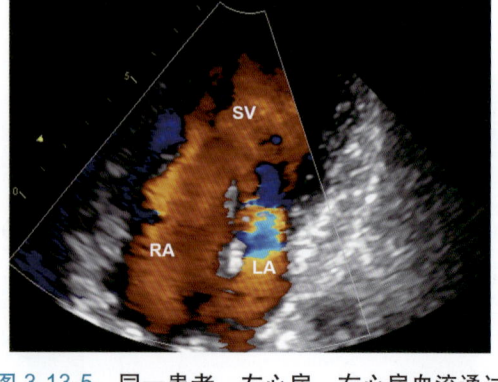

图 3-13-5　同一患者，左心房、右心房血流通过房室瓣口同时进入主腔，二尖瓣口血流量较少，血流加速。SV. 单心室；RA. 右心房；LA. 左心房

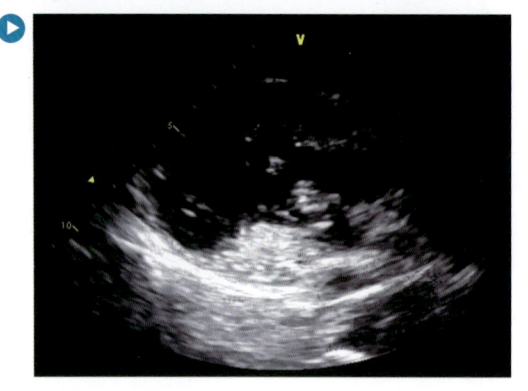

图 3-13-6　同一患者，胸骨旁大动脉 - 心室长轴切面显示主动脉与肺动脉平行走行，主动脉位于前方，肺动脉内径稍窄，位于后方，两者均起源于主腔。主腔内可见粗大乳头肌，其上有腱索与之相连（视频截图）

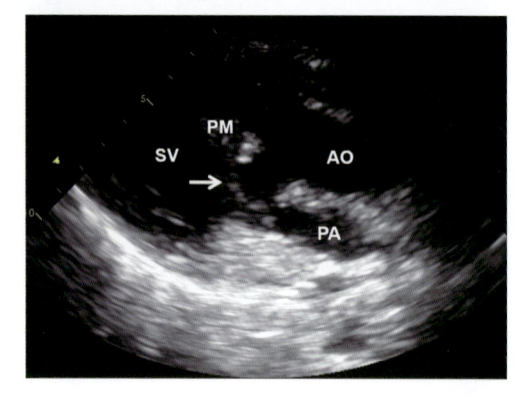

图 3-13-7　同一患者，胸骨旁大动脉 - 心室长轴切面显示主动脉与肺动脉平行走行，主动脉位于前方，肺动脉内径稍窄，位于后方，两者均起源于主腔。主腔内可见粗大乳头肌（PM），其上有腱索与之相连（箭头）。SV. 单心室；AO. 主动脉；PA. 肺动脉

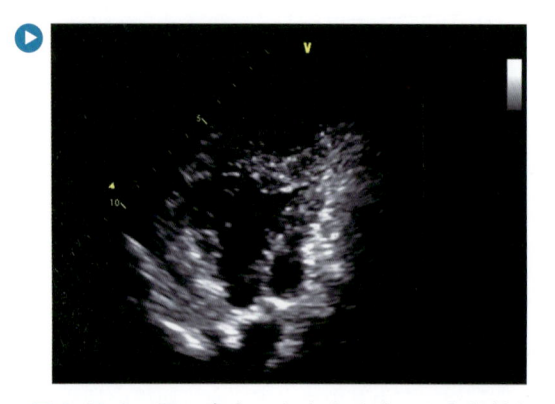

图 3-13-8　同一患者，心尖大动脉 - 心室长轴切面显示主动脉和肺动脉均起源于主腔，主动脉位于右侧，肺动脉内径稍窄，位于左侧。主腔内可见调节束回声（视频截图）

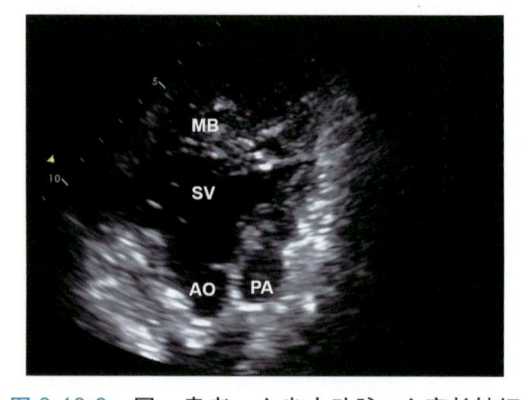

图 3-13-9　同一患者，心尖大动脉 - 心室长轴切面显示主动脉和肺动脉均起源于主腔，主动脉位于右侧，肺动脉内径稍窄，位于左侧。主腔内可见调节束（MB）回声。SV. 单心室；AO. 主动脉；PA. 肺动脉

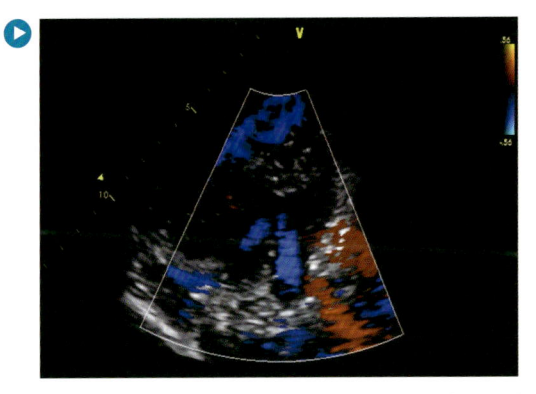

图 3-13-10 同一患者，CDFI 心尖大动脉 - 心室长轴切面显示主动脉和肺动脉内均未见加速血流信号（视频截图）

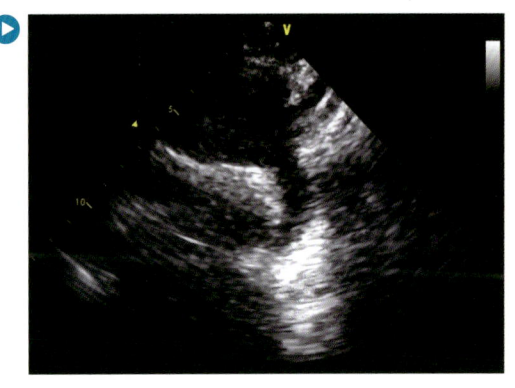

图 3-13-11 同一患者，主动脉弓长轴切面显示主动脉内径较宽，肺动脉内径稍窄（视频截图）

（1）确定心脏位置：单心室多数发生于正常左位心，少数见于镜像右位心、左旋心、右旋心及中位心等。

（2）确定内脏心房位置：多数单心室为内脏心房正位。

（3）确定房室连接：单心室有两组房室瓣或共同房室瓣，双侧心房或共同心房通过房室瓣口与主腔连接。两组房室瓣中的左侧房室瓣类似于二尖瓣，右侧房室瓣类似于三尖瓣，左、右侧房室瓣通过瓣叶连接，其间没有室间隔。两组房室瓣中的一侧房室瓣可出现闭锁。

（4）确定主腔结构及有无残腔：左心室型单心室的主腔心内膜光滑，肌小梁细小，残腔位于主腔的前上方，无右心室窦部；右心室型单心室的主腔心内膜粗糙，肌小梁粗大，残腔位于主腔的后下方，无左心室窦部；未定型单心室腔内的肌小梁结构多数无法区分，或者同时具有左心室、右心室肌小梁的形态特征，左心室窦部、右心室窦部均未发育，仅有一个心室腔。

四腔心切面是确定单心室类型的最佳切面，可显示主腔内有流入道结构，两组房室瓣或共同房室瓣与之连接，其间无室间隔组织，主腔的右侧或左侧可见残腔，无流入道结构。

单心室腔内常可见粗大的乳头肌，应注意与巨大室间隔缺损的室间隔残端相鉴别，如有房室瓣腱索附着，则为乳头肌组织。单心室的主腔与残腔之间的漏斗部间隔应与室间隔鉴别，室间隔有收缩和舒张运动，而漏斗部间隔无运动。

（5）确定心室大动脉连接：对于左心室型单心室和右心室型单心室，两条大动脉可以分别起源于主腔和残腔，或均起源于主腔或残腔，出现心室大动脉连接一致、不一致及心室双出口或单出口等形式；对于未定型单心室，则有心室双出口或单出口。胸骨旁左（心）室长轴切面、心尖大动脉 - 心室长轴切面和剑突下大动脉 - 心室长轴切面是观察大动脉与心室连接关系的常用切面。

（6）确定大动脉空间位置：单心室的大动脉空间位置分为正常和异常 2 种类型，其中大动脉空间位置异常常见 4 种类型，即主动脉位于肺动脉的左前、正前、右前及左右并列。大动脉短轴切面是判断大动脉空间位置的最佳切面。

(7) 合并畸形：单心室可合并肺动脉口狭窄、主动脉口狭窄等心血管畸形。

(8) 鉴别诊断：单心室的两组房室瓣中如果有一侧房室瓣闭锁，应注意与二尖瓣闭锁和三尖瓣闭锁相鉴别。房室瓣闭锁合并的心室发育不良容易被误认为单心室的残腔，鉴别要点是心室腔内有无流入道结构及有无室间隔组织。

> **小结**
>
> 单心室的基本病理解剖包括一个有功能的主腔和一个无功能的残腔，主腔具有流入道结构，心房通过两组房室瓣或共同房室瓣与之相通，而残腔无流入道结构，没有心房和房室瓣口与之连接。主腔与残腔之间通过球室孔相通。没有残腔的单心室非常少见。超声心动图是明确诊断的首选方法，具有重要的临床价值。

第十四节　右（心）室双出口的新分型

▶ 视频目录

视频3-14-1　剑突下四腔心切面，心房正位，心室左袢（三尖瓣位于左侧，二尖瓣位于右侧，三尖瓣在室间隔上的附着点靠近心尖），房室连接不一致（左心房-三尖瓣-右心室，右心房-二尖瓣-左心室）

视频3-14-3　同一患者，剑突下五腔心切面，主动脉和肺动脉均起源于心脏左侧的解剖学右心室，主动脉位于左侧，肺动脉位于右侧（增宽）

视频3-14-5　同一患者，胸骨旁大动脉短轴切面，主动脉位于左前，肺动脉位于右后

视频3-14-7　同一患者，胸骨旁左（心）室长轴切面，前方为主动脉，后方为肺动脉（增宽），室间隔缺损位于肺动脉瓣下

> **导读**
>
> 关于右（心）室双出口的定义和分型，是心脏外科医师关注的话题，目前仍然存在较多争议。合理的分型应该考虑大动脉之间的空间位置关系、室间隔缺损位置与大动脉的关系、合并的畸形、血流动力学改变等，以明确反映病变严重程度，为选择最佳手术方式提供指导，提高患者生存率和生活质量。近年来，国内外学者在传统分型方法的基础上，提出了一些新的分型方法。

对于一些复杂的心脏疾病，传统的分型方法不能明确反映病变严重程度、指导选择合理的手术方式等，已经跟不上临床的需要，因此，探索新的分型方法势在必行。本节将介绍右心室双出口的新分型方法对心脏外科选择最佳手术方式的重要指导价值。

右（心）室双出口（double outlet of right ventricle）是指一支大动脉完全起源于右心室，

另一支大动脉大部分起源于右心室（>50%），室间隔缺损为左心室唯一出口的一种少见的复杂先天性心脏病。

右（心）室双出口属于室间隔缺损合并大动脉骑跨的一类先天性心脏病，如为主动脉骑跨，其解剖起源和血流动力学改变类似于大室间隔缺损或法洛四联症；如为肺动脉骑跨（Taussig-Bing 畸形），其解剖起源和血流动力学改变类似于完全型大动脉转位。但从胚胎发育机制上，右心室双出口与大室间隔缺损或法洛四联症、完全型大动脉转位有明确的区别。右心室双出口多为双侧圆锥，二尖瓣与主动脉瓣之间多无纤维连接；大室间隔缺损或法洛四联症为肺动脉瓣下圆锥，二尖瓣与主动脉瓣通过纤维连接；完全型大动脉转位为主动脉瓣下圆锥，二尖瓣与肺动脉瓣通过纤维连接。

一、经典分型

根据室间隔缺损位置与大动脉的关系，右心室双出口可分为以下 4 型：①主动脉瓣下型；②肺动脉瓣下型（Taussig-Bing 畸形）；③与两支大动脉相关的双关型室间隔缺损；④远离两个半月瓣的无关型室间隔缺损。

室间隔缺损与两支大动脉开口的位置关系一直是决定右心室双出口手术方案的重要方面。但由于经典分型方法仅考虑解剖学关系，未考虑血流动力学和临床表现等，故对选择手术方式的指导作用有限。

二、新分型

2000 年国际胸外科医师协会（ISTS）和欧洲胸心外科协会（EACTS）两大数据库对右心室双出口采取了新的命名规则，共分为五大类：①室间隔缺损型；②法洛四联症型；③大动脉转位型；④远离大动脉型；⑤室间隔完整型（非常罕见）。

与经典分型方法比较，ISTS-EACTS 分型方案将双动脉下室间隔缺损的右心室双出口不再作为一大类，而将两种手术方法相对容易、临床治疗效果较好的室间隔缺损型和法洛四联症型作为大类分出，而大动脉转位型和远离大动脉型则是另外两种比较难治的类型。

国内外心脏外科医师根据 ISTS-EACTS 分型方案建立数据库，对右心室双出口进行分类，并根据不同分型选择相应的手术方法，治疗效果得到明显改善。

2015 年中国医学科学院阜外医院的逢坤静等在传统分型的基础上，根据大动脉的位置关系（分为大动脉关系正常和大动脉关系异常）、室间隔缺损与大动脉是否相关（分为大动脉相关的室间隔缺损和远离大动脉的室间隔缺损）和肺动脉口是否狭窄（分为合并狭窄和不合并狭窄但合并肺动脉高压），提出了右心室双出口的新分型方法。

大动脉位置关系正常时，分型如下：Ⅰ型，主动脉瓣下型室间隔缺损，伴肺动脉高压；Ⅱ型，主动脉瓣下型室间隔缺损，伴肺动脉口狭窄；Ⅲ型，远离两支大动脉开口型室间隔缺损，伴肺动脉高压；Ⅳ型，远离两支大动脉开口型室间隔缺损，伴肺动脉口狭窄。大动脉位置关系异常时，分型如下：Ⅴ型，肺动脉瓣下型室间隔缺损，伴肺动脉高压；Ⅵ型，肺动脉瓣下型室间隔缺损，伴肺动脉口狭窄；Ⅶ型，远离两支大动脉开口型室间隔缺损，伴肺动脉高压；Ⅷ型，远离两支大动脉开口型室间隔缺损，伴肺动脉口狭窄。

与 ISTS-EACTS 分类方案比较，该分型的 I 型相当于室间隔缺损型，II 型相当于法洛四联症型，V 型和 VI 型相当于大动脉转位型，III 型、IV 型、VII 型及 VIII 型相当于远离大动脉型，该分型方法进一步明确了大动脉的空间位置关系、室间隔缺损位置与大动脉的关系及肺动脉口是否狭窄，将全部右心室双出口病例涵盖在内，对外科治疗方案及手术方式的选择具有更加细化的指导作用。

三、超声心动图诊断

判断大动脉空间位置关系的常用切面：胸骨旁左（心）室长轴切面，判断主动脉与肺动脉的前后关系；五腔心切面，判断主动脉与肺动脉的左右关系；心底短轴切面，可判断主动脉与肺动脉的前后、左右关系。胸骨旁左（心）室长轴切面、五腔心切面是判断室间隔缺损位置与大动脉的关系的常用切面。胸骨旁左（心）室长轴切面、五腔心切面、心底短轴切面、右（心）室流出道长轴切面是判断肺动脉狭窄的常用切面。

根据 Van Praagh 等建立的先天性心脏病节段分析诊断法，超声心动图诊断右心室双出口的基本步骤如下：先确定解剖学心房的位置，再确定解剖学心室的位置及房室连接关系，然后确定大动脉的空间位置关系，再确定室间隔缺损位置与大动脉的关系及是否伴有肺动脉狭窄。

多数右（心）室双出口的内脏位置正常，心房正位，心室右袢，房室连接一致；极少数心室左袢，房室连接不一致。右（心）室双出口的大动脉位置关系包括正常型和异常型。前者主动脉位于肺动脉的右后方，两者螺旋排列或接近螺旋排列；后者主动脉位于肺动脉的右侧、右前方、正前方、左前方或左侧，两者平行排列（图 3-14-1 ～图 3-14-8）。

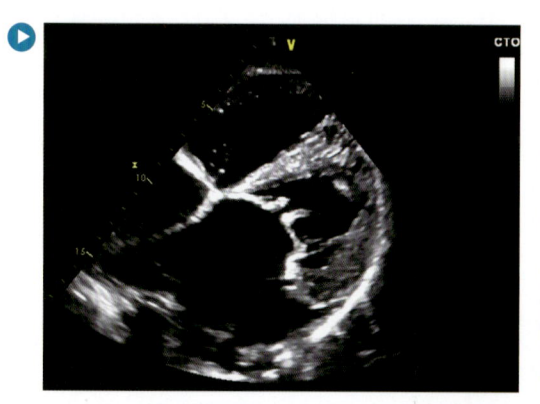

图 3-14-1 剑突下四腔心切面，心房正位，心室左袢（三尖瓣位于左侧，二尖瓣位于右侧，三尖瓣在室间隔上的附着点靠近心尖），房室连接不一致（左心房 - 三尖瓣 - 右心室，右心房 - 二尖瓣 - 左心室）（视频截图）

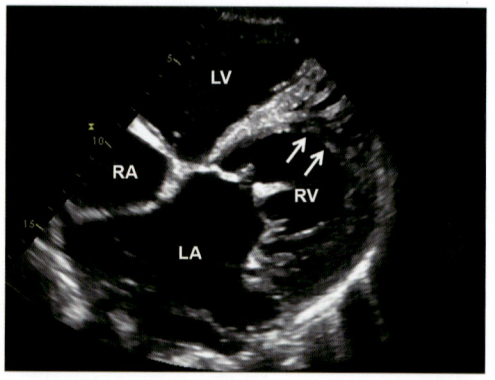

图 3-14-2 剑突下四腔心切面，心房正位，心室左袢（三尖瓣位于左侧，二尖瓣位于右侧，三尖瓣在室间隔上的附着点靠近心尖），房室连接不一致（左心房 - 三尖瓣 - 右心室，右心房 - 二尖瓣 - 左心室），箭头所指为调节束。LV. 左心室；RA. 右心房；RV. 右心室；LA. 左心房

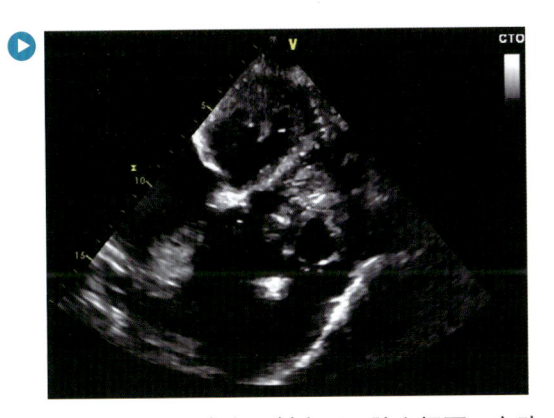

图 3-14-3　同一患者，剑突下五腔心切面，主动脉和肺动脉均起源于心脏左侧的解剖学右心室，主动脉位于左侧，肺动脉位于右侧（增宽）（视频截图）

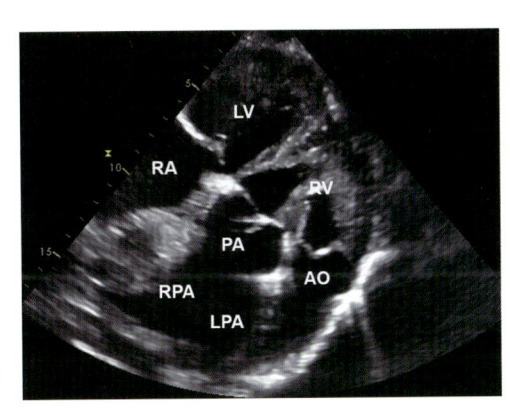

图 3-14-4　同一患者，剑突下五腔心切面，主动脉和肺动脉均起源于心脏左侧的解剖学右心室，主动脉位于左侧，肺动脉位于右侧（增宽）。LV. 左心室；RA. 右心房；RV. 右心室；PA. 肺动脉；RPA. 右肺动脉；LPA. 左肺动脉；AO. 主动脉

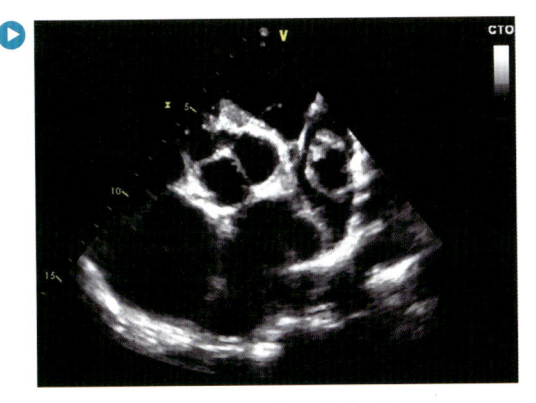

图 3-14-5　同一患者，胸骨旁大动脉短轴切面，主动脉位于左前，肺动脉位于右后（视频截图）

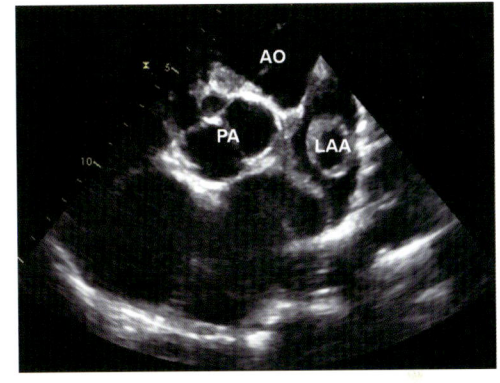

图 3-14-6　同一患者，胸骨旁大动脉短轴切面，主动脉位于左前，肺动脉位于右后。AO. 主动脉；PA. 肺动脉；LAA. 左心耳

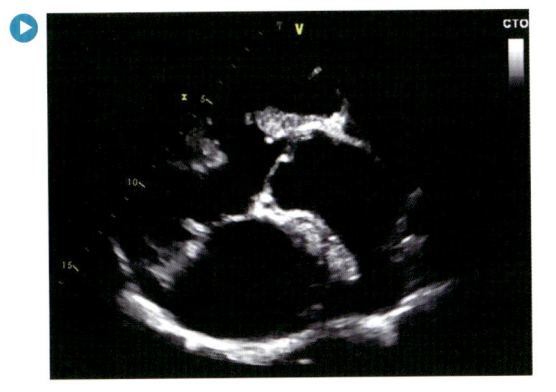

图 3-14-7　同一患者，胸骨旁左（心）室长轴切面，前方为主动脉，后方为肺动脉（增宽），室间隔缺损位于肺动脉瓣下（视频截图）

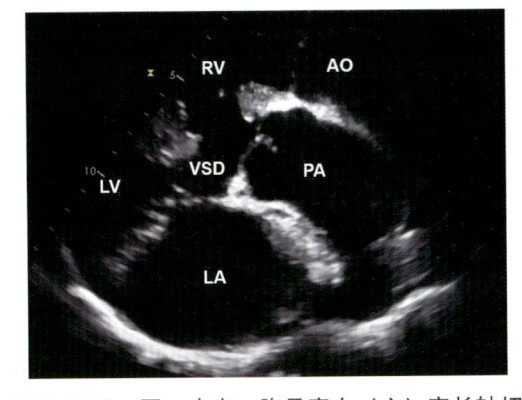

图 3-14-8　同一患者，胸骨旁左（心）室长轴切面，前方为主动脉，后方为肺动脉（增宽），室间隔缺损位于肺动脉瓣下。RV. 右心室；AO. 主动脉；LV. 左心室；VSD. 室间隔缺损；PA. 肺动脉；LA. 左心房

> **小 结**
>
> 右（心）室双出口的准确诊断和分型是选择最佳手术方式的前提。超声心动图能清晰显示两支大动脉的空间位置关系、室间隔缺损位置与大动脉的关系、有无合并肺动脉狭窄及其他畸形，可以对右（心）室双出口做出准确的诊断和分型。

第十五节 《三十六计》之"声东击西"——肺动脉吊带

▶ 视频目录

视频 3-15-1　胸骨左缘大动脉短轴切面显示正常的肺动脉分叉消失，主肺动脉直接延续为右肺动脉，于右肺动脉第一级分支开口前发出左肺动脉

视频 3-15-3　同一患者，CDFI 显示左肺动脉起源于右肺动脉，起始处为蓝色血流，绕过支气管后为红色血流

视频 3-15-7　肺动脉交叉。左肺动脉、右肺动脉不能同时显示，动态扫查可见左肺动脉起源于主肺动脉分叉处右侧，右肺动脉起源于主肺动脉分叉处左侧，两者起始部交叉

视频 3-15-8　勿将与肺动脉呈交叉关系的降主动脉误认为左肺动脉

> **导 读**
>
> 《三十六计》中"声东击西"是古代兵家经典谋略之一，意在使敌人产生错觉，从而出其不意一举制胜。而较罕见的先天性血管畸形——肺动脉吊带也存在类似现象，其缺乏典型的心血管病变体征，而以呼吸道症状为主要临床表现，让大多数临床医师、心超医师产生错觉，将其误诊为呼吸系统疾病，从而延误治疗。超声心动图是肺动脉吊带的首选检查方法，只有对该病有充分的认识，才能进行早期正确诊断。

《三十六计》是我国古代兵家计谋的总结和军事谋略学的宝贵遗产，称为"益智之荟萃、谋略之大成"。《三十六计》之"声东击西"是经典谋略之一，指表面上声言要攻打东面，其实是攻打西面，军事上使敌人产生错觉，从而出其不意一举制胜的战术。

而人体中有一种少见的先天性血管畸形——肺动脉吊带（pulmonary artery sling，PAS）也有类似于《三十六计》之"声东击西"的现象，其缺乏典型的心血管病变体征，而以反复咳喘、喉鸣、呼吸困难、呼吸道感染迁延不愈等呼吸道症状为主要表现，大多数临床医师、心超医师对该病认识不足，造成误诊、漏诊而延误治疗。本节将揭开这种少见的先天性血管畸形——肺动脉吊带的神秘面纱。

一、病理解剖及临床

肺动脉吊带是一种较罕见的先天性血管畸形，又称迷走左肺动脉，是指左肺动脉未能

从肺动脉主干发出，而从右肺动脉起始部后方发出，绕过右主支气管，向左穿行于食管与气管之间达左侧肺门。左肺动脉在走行过程中包绕右主支气管或气管远端，在解剖上形成不完全性血管环，即吊带结构。

肺动脉吊带最初由 Glaevecke 和 Doehle 于 1897 年报道，1958 年 Contro 等将其命名为"肺动脉吊带"。有关肺动脉吊带的胚胎学异常存在多种假说，大多数学者认为其是发育期支气管树的尾端毛细血管和来源于右侧第六弓衍生出的支配动脉相连接形成。研究表明，肺动脉吊带与 18-三体、21-三体等染色体异常有明显相关性。

根据左肺动脉起源情况，肺动脉吊带可分为完全型和部分型。完全型是指左肺动脉主干从右肺动脉发出；部分型是指左肺动脉部分分支从右肺动脉发出，而左肺动脉主干及其他分支起源和走行正常。部分型以左上肺动脉起源异常多见，而左下肺动脉起源异常罕见。

肺动脉吊带患儿气管狭窄的原因除异常走行的左肺动脉压迫气管及压迫造成的气管软化外，也可能是合并膜状软骨缺失的完全性气管环造成的。

肺动脉吊带患儿的临床症状常取决于气管、食管受压程度和伴发的心内畸形。绝大多数患儿在 1 岁内出现症状，症状较轻者在青春期或成年后偶被发现。临床症状缺乏特异性，多以反复咳喘、喉鸣、呼吸困难、呼吸道感染迁延不愈等呼吸道症状为主要表现，严重者可出现意识障碍、抽搐等表现，危及生命。约 50% 肺动脉吊带患儿合并心内畸形，常见的有动脉导管未闭、房间隔缺损、室间隔缺损和永存左上腔静脉，少数合并法洛四联症。

肺动脉吊带若不能及时得到手术治疗，约 90% 的患儿在 1 岁以内死亡。由于临床表现缺乏特异性，且大多临床医师对该病认识不足，容易误诊、漏诊。因此，早期发现并及时手术纠治左肺动脉异常和气道梗阻对本病预后至关重要。

二、超声诊断思路

呼吸道症状是诊断肺动脉吊带的重要信号，影像学检查是诊断肺动脉吊带的主要手段。其中，超声心动图是首选诊断方法，CTA 是最佳确诊手段，不仅可以清晰显示血管结构及走行，而且可以清晰显示气管和肺的结构。

（1）对于不明原因反复发作喘鸣、呼吸道感染、气道梗阻等症状的患儿，应高度警惕肺动脉吊带的可能。

（2）对肺动脉吊带畸形有充分的认识。胸骨左缘大动脉短轴切面是首选切面，显示正常的肺动脉分叉消失，主肺动脉直接延续为右肺动脉，于右肺动脉第一级分支开口前发出左肺动脉（图 3-15-1，图 3-15-2）。剑突下大动脉短轴切面、胸骨右缘大动脉短轴切面、胸骨上窝右肺动脉长轴切面等可作为补充切面，均能显示左肺动脉起源于右肺动脉。

（3）彩色多普勒进一步显示左肺动脉起源于右肺动脉，为蓝色血流（图 3-15-3，图 3-15-4）。

（4）合并畸形的诊断：如动脉导管未闭、房间隔缺损、室间隔缺损等。

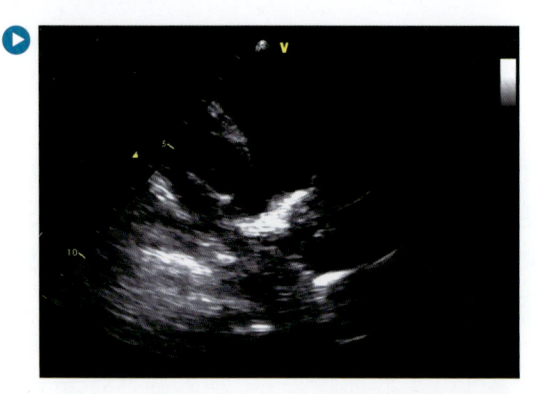

图 3-15-1 胸骨左缘大动脉短轴切面显示正常的肺动脉分叉消失，主肺动脉直接延续为右肺动脉，于右肺动脉第一级分支开口前发出左肺动脉（视频截图）

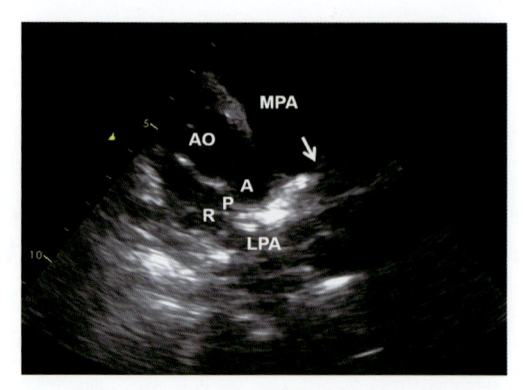

图 3-15-2 正常肺动脉分叉处左肺动脉消失（箭头），左肺动脉起源于右肺动脉。AO. 主动脉；MPA. 主肺动脉；RPA. 右肺动脉；LPA. 左肺动脉

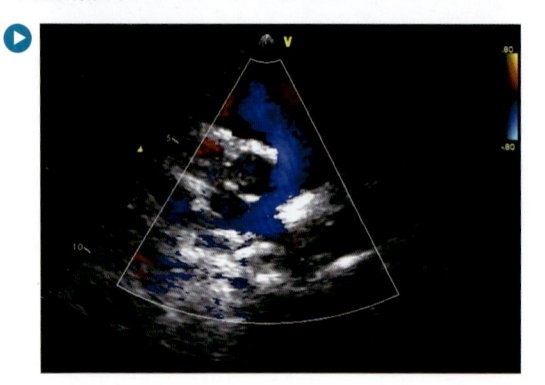

图 3-15-3 同一患者，CDFI 显示左肺动脉起源于右肺动脉，起始处为蓝色血流，绕过支气管后为红色血流（视频截图）

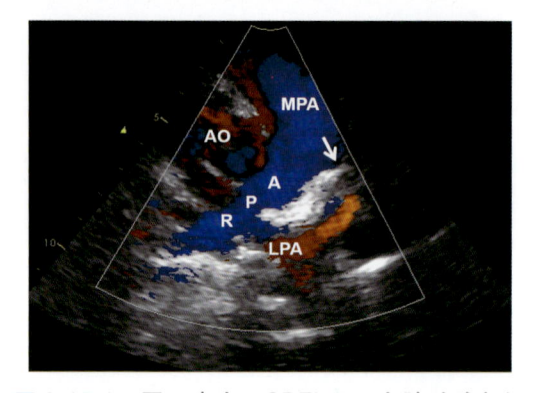

图 3-15-4 同一患者，CDFI 显示左肺动脉起源于右肺动脉，起始处为蓝色血流，绕过支气管后为红色血流。正常肺动脉分叉处左肺动脉消失（箭头）。AO. 主动脉；MPA. 主肺动脉；RPA. 右肺动脉；LPA. 左肺动脉

（5）CTA 确诊：CTA 不仅可以清晰显示左肺动脉、右肺动脉的走行及其与气管、支气管的毗邻关系，还可显示气管、支气管的受压情况、狭窄部位及程度（图 3-15-5，图 3-15-6）。

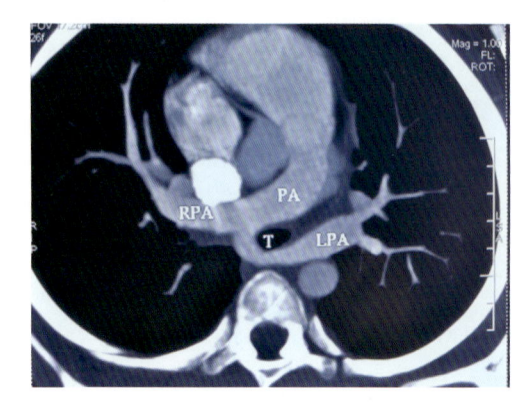

图 3-15-5 同一患者，CTA 显示左肺动脉起源于右肺动脉。PA. 主肺动脉；RPA. 右肺动脉；LPA. 左肺动脉；T. 气管

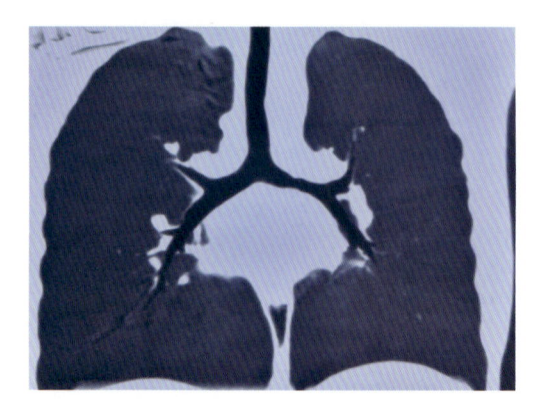

图 3-15-6 同一患者，CTA 冠状面重建显示左主支气管局限性狭窄

(6) 鉴别诊断：对于多切面显示的正常肺动脉分叉处左肺动脉缺失的患儿，应与左肺动脉缺如、左肺动脉起源于升主动脉、肺动脉交叉（图 3-15-7）相鉴别。

因肺动脉吊带患儿的左肺动脉位于声束远场，且前方受气管或支气管内气体干扰，经验不足的检查者通常不易或不敢辨认。当胸骨左缘大动脉短轴切面显示肺动脉主干及右肺动脉时，切勿将与肺动脉呈交叉关系的降主动脉误认为左肺动脉（图 3-15-8）。另外，肺动脉吊带合并动脉导管未闭伴肺动脉高压时，也容易将动脉导管误认为左肺动脉。

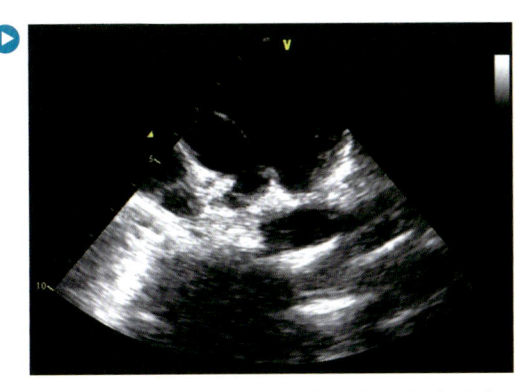

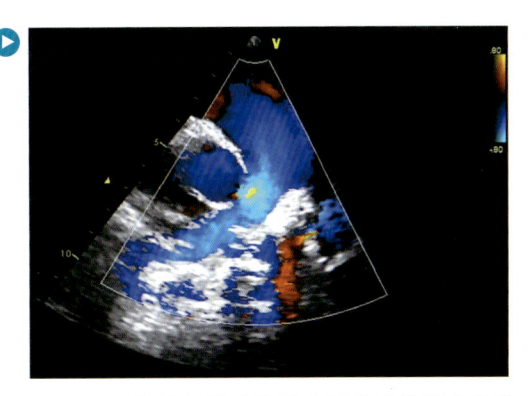

图 3-15-7　肺动脉交叉。左肺动脉、右肺动脉不能同时显示，动态扫查可见左肺动脉起源于主肺动脉分叉处右侧，右肺动脉起源于主肺动脉分叉处左侧，两者起始部交叉（视频截图）

图 3-15-8　勿将与肺动脉呈交叉关系的降主动脉误认为左肺动脉（视频截图）

小结

呼吸道症状是诊断肺动脉吊带的重要信号，影像学检查是诊断肺动脉吊带的主要手段，超声心动图是诊断肺动脉吊带的首选方法。

第十六节　《三十六计》之"瞒天过海"——肺动脉异常起源于升主动脉

视频目录

视频 3-16-1　胸骨左缘大动脉短轴切面显示正常的肺动脉分叉消失，仅见左肺动脉与主肺动脉延续。主动脉与主肺动脉之间的空间位置关系正常

视频 3-16-3　同一患者，胸骨旁左（心）室长轴切面显示右肺动脉起源于升主动脉

视频 3-16-5　同一患者，胸骨上窝主动脉弓长轴切面显示右肺动脉起源于升主动脉

视频 3-16-7　同一患者，非标准胸骨旁四腔心切面可见卵圆孔未闭活瓣，右心扩大

视频 3-16-8　同一患者，非标准胸骨旁四腔心切面显示心房水平左向右分流，三尖瓣重度反流

> **导 读**
>
> 　　肺动脉异常起源于升主动脉具有类似于《三十六计》之"瞒天过海"的现象，因其一侧肺动脉起源于升主动脉，另一侧肺动脉仍与主肺动脉延续，其二维超声心动图表现容易让心超医师误诊为完全型大动脉转位。本节将对少见的先天性心血管畸形——肺动脉异常起源于升主动脉进行探讨。

　　非常公开的事物通常蕴藏着非常机密的事物。《三十六计》之"瞒天过海"是一种示假隐真的疑兵之计，在战争中，利用人们存在常见不疑的心理状态，进行战役伪装，隐蔽军队集结和发起进攻的企图，以达到出其不意的目的。

　　人体中有一种少见的先天性心血管畸形——肺动脉异常起源于升主动脉（anomalous origin of pulmonary artery from ascending aorta，AOPA），具有类似于《三十六计》之"瞒天过海"的现象，因其一侧肺动脉起源于升主动脉，另一侧肺动脉仍与主肺动脉延续，其二维超声心动图表现容易让心超医师将起源于左心室的主动脉误认为肺动脉，且将起源于右心室只有一个分支的肺动脉误认为主动脉，从而误诊为完全型大动脉转位，患者因未能得到正确诊断和及时治疗，病死率较高。

一、病理解剖及分型

　　AOPA 在心脏解剖学上也称为半总干畸形，是一种非常少见的先天性心脏病，仅占先天性心脏病的 0.12%。主动脉和肺动脉分别起源于左心室、右心室，一侧肺动脉异常起源于升主动脉，另一侧肺动脉与主肺动脉延续。

　　根据异常起源的分支肺动脉，AOPA 分为右肺动脉异常起源于升主动脉和左肺动脉异常起源于升主动脉，前者占 70%~80%，后者较为少见。

　　根据起源异常的肺动脉距离主动脉瓣和头臂干的距离，分为近端型（Ⅰ型）和远端型（Ⅱ型），近端型起源于升主动脉的后壁、左后侧壁或右后侧壁，距主动脉瓣较近，约占 85%；远端型起源距离主动脉瓣较远，靠近头臂干起始处。

　　AOPA 常与卵圆孔未闭、动脉导管未闭、主—肺动脉窗、主动脉弓离断、主动脉缩窄、室间隔缺损、法洛四联症等同时存在，其中右肺动脉异常起源于升主动脉合并主—肺动脉窗、主动脉弓离断或缩窄，称为 Berry 综合征，左肺动脉异常起源于升主动脉常合并法洛四联症或右位主动脉弓。

二、血流动力学及临床特点

　　重度肺动脉高压是 AOPA 的显著特征。主肺动脉发出的肺动脉分支接受右心室的全部血流，导致健侧肺血流量明显增加；异常起源的肺动脉分支接受升主动脉的高压灌注，导致患侧肺血流量及压力明显增加，早期即可出现严重的肺动脉高压而导致右心衰竭。此外，一侧肺动脉起源于升主动脉还可导致左心容量负荷过重，继而造成左心衰竭。

　　患儿在出生后几周内即可出现发绀、呼吸困难、反复呼吸道感染和充血性心力衰竭等症状，因临床表现无特异性，很难做出诊断。

第三章 先天性心脏病篇 | 133

本病的病死率较高，70%的患儿于6个月内死亡，80%于1年内死亡。所以一旦明确诊断，应尽早手术治疗。

三、超声诊断思路

心血管造影是诊断AOPA的金标准，但作为有创的放射性检查，并非必需，其主要目的是明确肺动脉高压为动力性还是阻力性，是否可以接受手术治疗。多排螺旋CT能够更好地显示异常起源的分支肺动脉与主动脉的空间位置关系，并能够提供远端肺动脉的发育情况，尤其对于远端型AOPA，诊断的敏感度高于超声心动图。超声心动图简便、无创、无放射性，是诊断AOPA的首选检查方法，具有很高的诊断价值，但与心超医师的操作技术、临床经验及对本病的认识紧密关联。

(1) 对于重度肺动脉高压患儿，即使已经存在可以导致肺动脉高压的心内畸形，也应该重视对肺动脉分叉的显示，高度警惕AOPA的可能。

(2) 对AOPA有充分的认识。胸骨左缘大动脉短轴切面显示正常的肺动脉分叉消失，仅见一支肺动脉与主肺动脉相延续；胸骨左缘大动脉短轴切面、胸骨旁左(心)室长轴切面、胸骨上窝主动脉弓长轴切面等显示另一支肺动脉起源于升主动脉；主动脉与主肺动脉之间的空间位置关系正常（图3-16-1～图3-16-6）。

(3) 合并畸形的诊断：如卵圆孔未闭（图3-16-7，图3-16-8）、动脉导管未闭、主—肺动脉窗、主动脉弓离断、主动脉缩窄、室间隔缺损、法洛四联症等。

(4) 间接征象：右心房、右心室扩大及肺动脉内径增宽等肺动脉高压征象（图3-16-7，图3-16-8）。

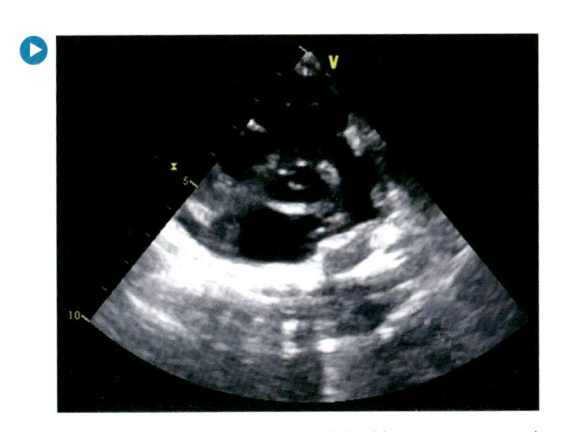

图3-16-1 胸骨左缘大动脉短轴切面显示正常的肺动脉分叉消失，仅见左肺动脉与主肺动脉延续。主动脉与主肺动脉之间的空间位置关系正常
（视频截图）

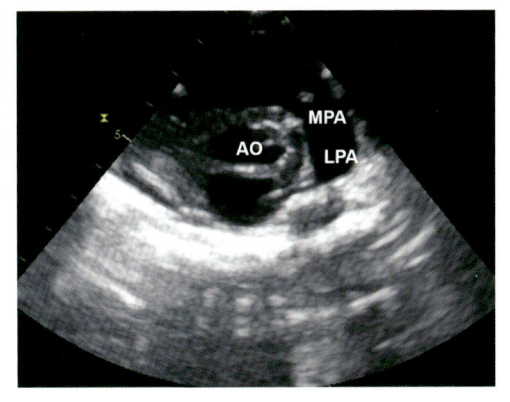

图3-16-2 胸骨左缘大动脉短轴切面显示正常的肺动脉分叉消失，仅见左肺动脉与主肺动脉延续。主动脉与主肺动脉之间的空间位置关系正常。AO.主动脉；MPA.主肺动脉；LPA.左肺动脉

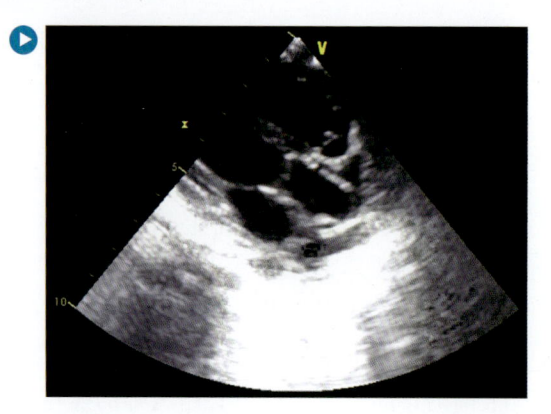

图 3-16-3 同一患者，胸骨旁左（心）室长轴切面显示右肺动脉起源于升主动脉（视频截图）

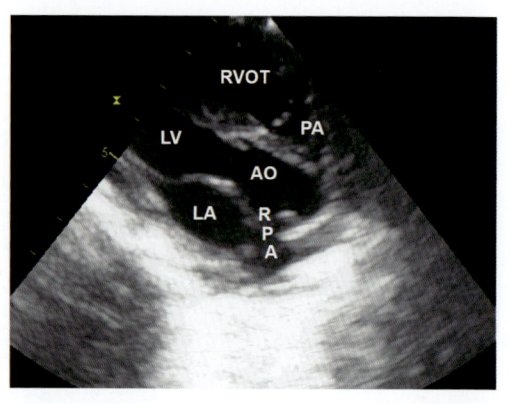

图 3-16-4 同一患者，胸骨旁左（心）室长轴切面显示右肺动脉起源于升主动脉。RVOT. 右（心）室流出道；LV. 左心室；PA. 肺动脉；AO. 主动脉；LA. 左心房；RPA. 右肺动脉

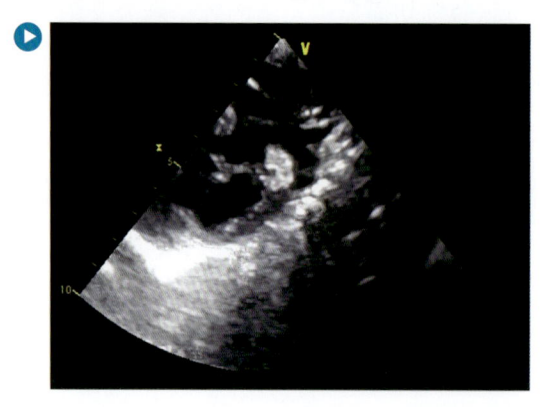

图 3-16-5 同一患者，胸骨上窝主动脉弓长轴切面显示右肺动脉起源于升主动脉（视频截图）

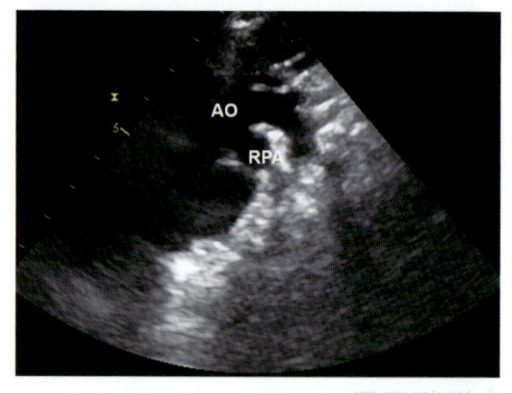

图 3-16-6 同一患者，胸骨上窝主动脉弓长轴切面显示右肺动脉起源于升主动脉。AO. 主动脉；RPA. 右肺动脉

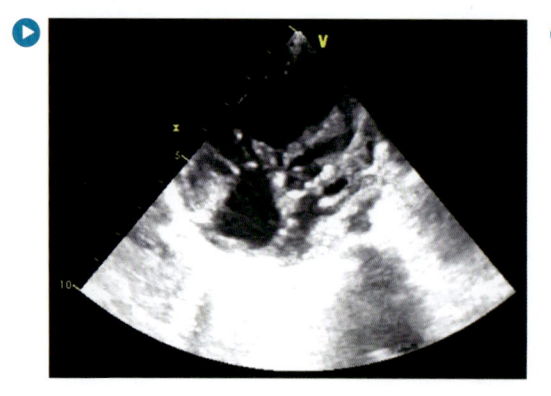

图 3-16-7 同一患者，非标准胸骨旁四腔心切面可见卵圆孔未闭活瓣，右心扩大（视频截图）

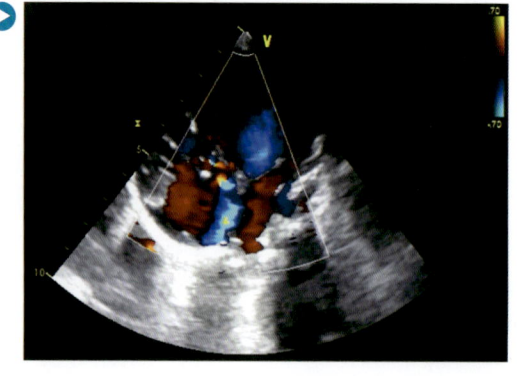

图 3-16-8 同一患者，非标准胸骨旁四腔心切面显示心房水平左向右分流，三尖瓣重度反流（视频截图）

（5）鉴别诊断：AOPA 应与完全型大动脉转位、一侧肺动脉缺如、肺动脉吊带等相鉴别。

由于 AOPA 的一侧肺动脉起源于升主动脉，另一侧肺动脉仍与主肺动脉延续，其二维超声心动图表现容易让心超医师将起源于左心室的主动脉误认为肺动脉，且将起源于右心室只有一个分支的肺动脉误认为主动脉，从而误诊为完全型大动脉转位。但 AOPA 的大动脉空间位置关系正常，完全型大动脉转位的两根大动脉一般为平行排列，主动脉大多位于肺动脉的右前方、正前方或左前方，位于后方的肺动脉发出左肺动脉、右肺动脉分支。追踪头臂动脉与冠状动脉的起源是确定主动脉的最佳方法。

肺动脉吊带的主要病理解剖特征是左肺动脉起源于右肺动脉。

另外，Ⅱ型或Ⅲ型主—肺动脉窗时，应注意鉴别右肺动脉是正常起源于肺动脉主干还是异常起源于升主动脉。

（6）必要时可进一步进行多排螺旋 CT 或心血管造影检查。

小 结

肺动脉异常起源于升主动脉是一种非常少见的先天性心血管畸形，重度肺动脉高压是其显著特征，因临床表现缺乏特异性而易于漏诊或误诊。超声心动图是肺动脉异常起源于升主动脉的首选诊断方法，诊断本病的关键是一侧肺动脉起源于升主动脉，另一侧肺动脉仍与主肺动脉延续。

第十七节　复杂先天性心脏病的手术治疗与术后超声评估

▶ 视频目录

视频 3-17-3　三尖瓣闭锁双向 Glenn 手术后，心尖切面显示三尖瓣闭锁、房间隔缺损、肺动脉瓣下室间隔缺损、右心室发育不良，主动脉起源于右心室

视频 3-17-5　同一患者，CDFI 显示三尖瓣口无血流信号、心房内血流混合、二尖瓣口前向血流信号并少量反流、心室水平左向右分流、右心室血流进入主动脉

视频 3-17-6　同一患者，心尖切面显示主动脉与肺动脉平行走行，主动脉位于右侧，肺动脉位于左侧，两者均起源于右心室

视频 3-17-8　同一患者，胸骨上窝切面显示上腔静脉与右肺动脉连接

视频 3-17-10　同一患者，CDFI 胸骨上窝切面显示上腔静脉与右肺动脉吻合口血流通畅

视频 3-17-12　同一患者，CDFI 剑突下切面显示下腔静脉血流正常进入右心房

视频 3-17-15　右心室双出口第二代 Fontan 手术后，心尖切面显示主动脉与肺动脉平行走行，主动脉位于右侧，肺动脉位于左侧，两者均起源于右心室，离断肺动脉主干并缝闭两端

视频 3-17-17　同一患者，CDFI 心尖切面显示右心室血流进入主动脉，肺动脉瓣口未见血流信号

视频 3-17-19　同一患者，CDFI 胸骨上窝切面显示上腔静脉与右肺动脉吻合口血流通畅

视频 3-17-21　同一患者，剑突下切面显示连接下腔静脉和上腔静脉之间的右心房内隧道

视频 3-17-23　同一患者，CDFI 剑突下切面显示连接下腔静脉和上腔静脉之间的右心房内隧道血流通畅

视频 3-17-25　同一患者，四腔心切面显示右心房内隧道，室间隔缺损，左、右心室心肌收缩有力

视频 3-17-27　同一患者，CDFI 四腔心切面显示舒张期三尖瓣口未见血流信号、二尖瓣口血流充盈及心室水平双向分流

视频 3-17-30　完全型大动脉转位合并室间隔缺损及肺动脉狭窄 Rastelli 手术后，心尖切面显示人工血管补片和心内隧道将左心室通过室间隔缺损连接至主动脉，离断肺动脉并缝闭近心端，肺动脉狭窄

视频 3-17-32　同一患者，CDFI 心尖切面显示左心室至主动脉的心内隧道血流通畅，肺动脉瓣口未见血流信号

视频 3-17-34　同一患者，心尖切面显示连接右心室与肺动脉远心端之间的心外管道

视频 3-17-36　同一患者，CDFI 心尖切面显示连接右心室与肺动脉远心端的心外管道血流通畅，呈低速血流信号

> **导读**
>
> 复杂先天性心脏病的外科手术包括根治手术和姑息手术。本节用手绘手术示意图的方式对常见的复杂先天性心脏病的外科术式进行了简明扼要的解读和总结，使心超医师能够清晰直观地掌握复杂先天性心脏病术后的解剖结构特点和病理生理学改变，从而进行更为准确的术后超声评估。

1953 年，美国外科医师 Gibbon 应用人工心肺机成功施行了心内直视手术，开辟了心脏外科历史的一个重要里程碑，体外循环技术的应用使心脏外科得到迅猛发展。目前，全球每年有数十万患者接受心脏外科手术，心脏外科已成为 21 世纪发展最快的一门外科学分支。

复杂先天性心脏病是指房间隔缺损、室间隔缺损、动脉导管未闭和轻中度肺动脉瓣狭窄以外的其他先天性心脏病，主要包括法洛四联症、大动脉转位、右心室双出口、共同动脉干、房室瓣闭锁、单心室、左心发育不良综合征、右心发育不良综合征、肺动脉闭锁等。复杂先天性心脏病患者出生后常表现为发绀、气促、反复心力衰竭，如果不及时治疗，约 50% 的患者在新生儿期死亡。因此，早期发现、早期治疗对降低新生儿死亡率非常重要。

复杂先天性心脏病的外科手术包括：①根治手术，以达到解剖结构和血流动力学状态的矫治；②姑息手术，目的是改善患者临床症状，促进生长发育直至完成根治手术。复杂

先天性心脏病的外科常见术式有 Glenn 手术、Fontan 手术、Rastelli 手术、Switch 手术、Senning 手术、Blalock-Taussig 分流术（B-T 分流术）等。

复杂先天性心脏病是超声心动图诊断的难点，对复杂先天性心脏病的术后评估，更是给心超医师提出了严峻的挑战。熟练掌握心脏节段分析诊断法和复杂先天性心脏病外科手术术式，熟悉各种术式的适应证及术后的病理生理学改变，是准确进行超声心动图评估的关键。

一、Glenn 手术

手术方法：离断上腔静脉，缝闭近心端，远心端与右肺动脉行端侧吻合。如结扎右肺动脉近心端，使上腔静脉的血液流向右肺动脉远端，称为单向 Glenn 手术（图 3-17-1）；如不结扎右肺动脉近心端，使上腔静脉的血液流向双侧肺动脉，称为双向 Glenn 手术（图 3-17-2）。

Glenn 手术减轻了右心室前负荷，增加了肺血流量，是治疗复杂先天性心脏病的姑息手术，也可作为二期改良 Fontan 手术的过渡手术。Glenn 手术一般适用于右心功能不全而肺血管发育较好、肺循环阻力较低的疾病，以保证上腔静脉足以提供肺循环的前向动力，如三尖瓣闭锁等。

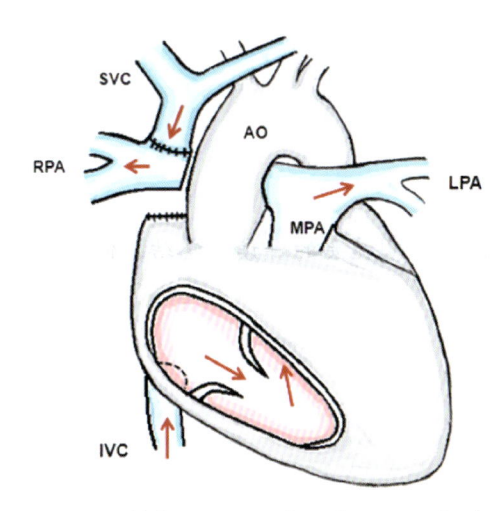

图 3-17-1 单向 Glenn 手术示意图。SVC. 上腔静脉；RPA. 右肺动脉；AO. 主动脉；LPA. 左肺动脉；MPA. 主肺动脉；IVC. 下腔静脉

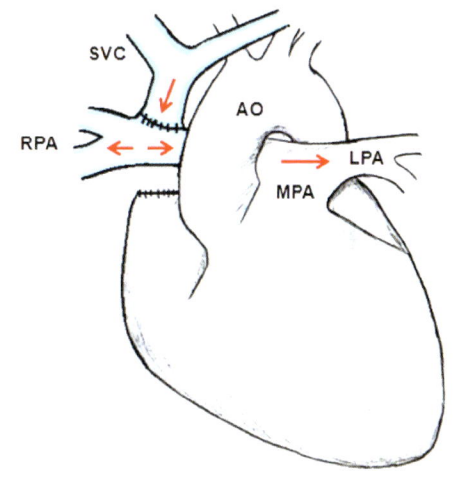

图 3-17-2 双向 Glenn 手术示意图。SVC. 上腔静脉；RPA. 右肺动脉；AO. 主动脉；LPA. 左肺动脉；MPA. 主肺动脉

超声评估：①胸骨上窝切面观察上腔静脉流向右肺动脉或双侧肺动脉的血流是否通畅，吻合口有无狭窄；②如存在左位上腔静脉，除左位上腔静脉特别细小可以结扎外，应同时将左位上腔静脉远心端与左肺动脉行端侧吻合。否则，左位上腔静脉的血液可经冠状静脉窦进入右心房形成"窃血"现象，导致肺血流减少和严重低氧血症。此时，超声心动图应同时观察左位上腔静脉流向左肺动脉的血流是否通畅，吻合口有无狭窄（图 3-17-3～图 3-17-12）。

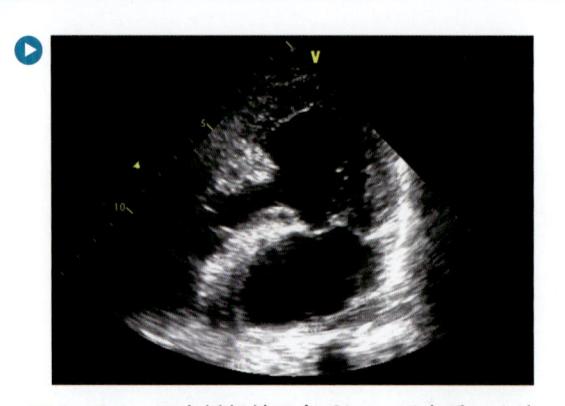

图 3-17-3　三尖瓣闭锁双向 Glenn 手术后，心尖切面显示三尖瓣闭锁、房间隔缺损、肺动脉瓣下室间隔缺损、右（心）室发育不良，主动脉起源于右心室（视频截图）

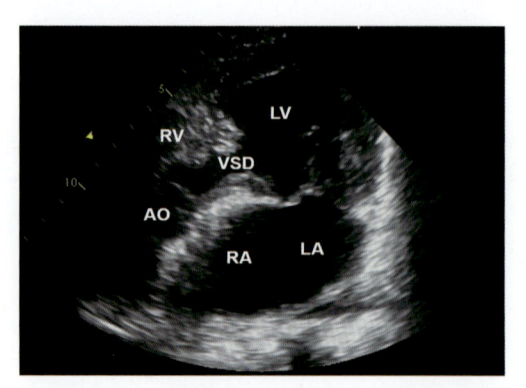

图 3-17-4　三尖瓣闭锁双向 Glenn 手术后，心尖切面显示三尖瓣闭锁、房间隔缺损、肺动脉瓣下室间隔缺损、右（心）室发育不良，主动脉起源于右心室。RV. 右心室；LV. 左心室；VSD. 室间隔缺损；AO. 主动脉；RA. 右心房；LA. 左心房

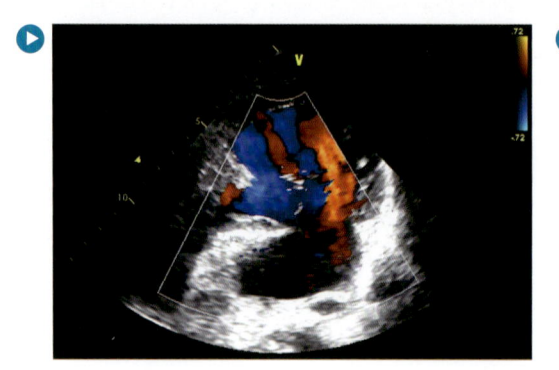

图 3-17-5　同一患者，CDFI 显示三尖瓣口无血流信号、心房内血流混合、二尖瓣口前向血流信号并少量反流、心室水平左向右分流、右心室血流进入主动脉（视频截图）

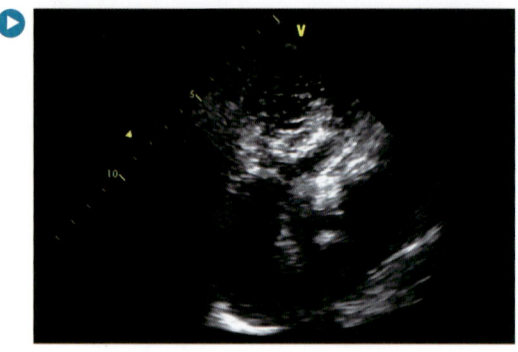

图 3-17-6　同一患者，心尖切面显示主动脉与肺动脉平行走行，主动脉位于右侧，肺动脉位于左侧，两者均起源于右心室（视频截图）

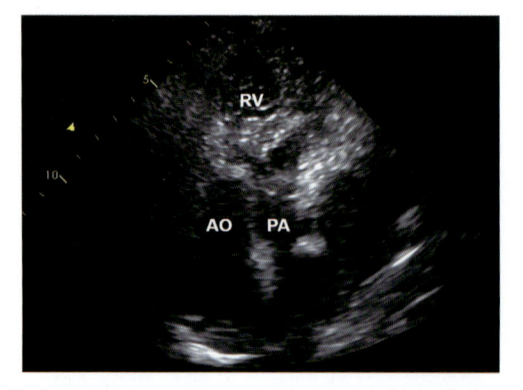

图 3-17-7　同一患者，心尖切面显示主动脉与肺动脉平行走行，主动脉位于右侧，肺动脉位于左侧，两者均起源于右心室。RV. 右心室；AO. 主动脉；PA. 肺动脉

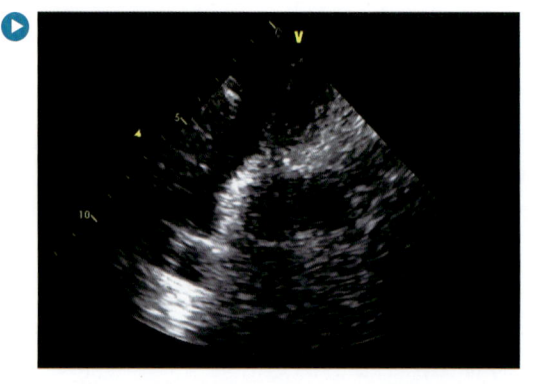

图 3-17-8　同一患者，胸骨上窝切面显示上腔静脉与右肺动脉连接（视频截图）

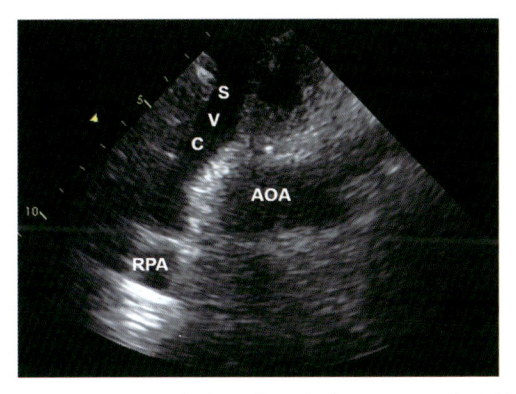

图 3-17-9 同一患者，胸骨上窝切面显示上腔静脉与右肺动脉连接。SVC. 上腔静脉；RPA. 右肺动脉；AOA. 主动脉弓

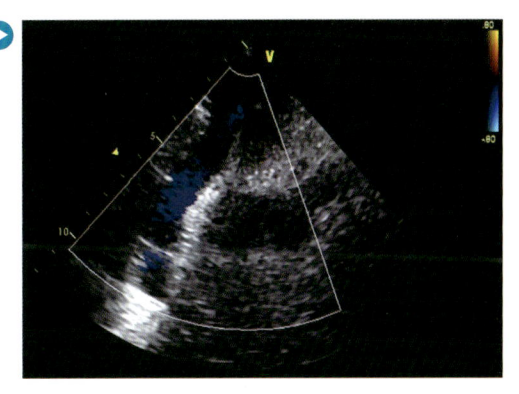

图 3-17-10 同一患者，CDFI 胸骨上窝切面显示上腔静脉与右肺动脉吻合口血流通畅（视频截图）

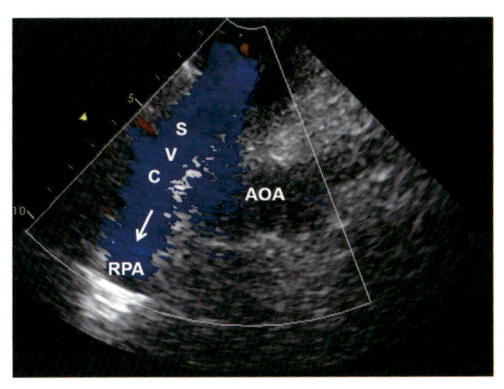

图 3-17-11 同一患者，CDFI 胸骨上窝切面显示上腔静脉与右肺动脉吻合口血流通畅。SVC. 上腔静脉；RPA. 右肺动脉；AOA. 主动脉弓

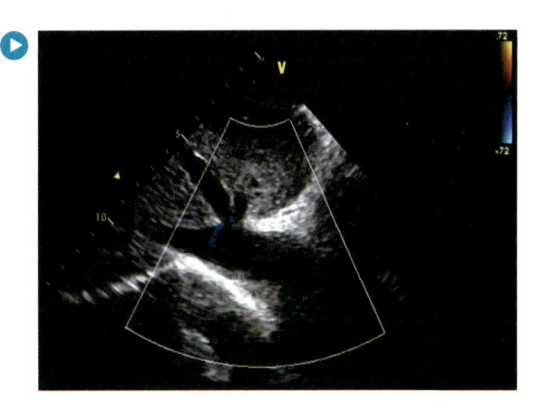

图 3-17-12 同一患者，CDFI 剑突下切面显示下腔静脉血流正常进入右心房（视频截图）

二、Fontan 手术

手术方法：结扎肺动脉主干，分别离断右肺动脉和上腔静脉，将右肺动脉远心端与上腔静脉远心端吻合，右肺动脉近心端与上腔静脉近心端吻合，并在下腔静脉缝一生物瓣，这样将上腔静脉的血液引流至右肺动脉，而将下腔静脉的血液通过右心房引流至左肺动脉。后来，Fontan 对该手术进行了进一步改良，将右心房与肺动脉直接吻合，即第一代 Fontan 手术。

离断肺动脉主干并缝闭两端，离断上腔静脉，两端分别与右肺动脉上下缘行端侧吻合，再用心房内隧道将下腔静脉血液引流至右肺动脉，即心房内隧道 Fontan 手术或第二代 Fontan 手术（图 3-17-13）。

离断肺动脉主干并缝闭两端，离断上腔静脉，缝闭近心端，将远心端与右肺动脉行端侧吻合，再离断下腔静脉，缝闭近心端，远心端通过心外管道与右肺动脉下缘连接，即心外管道 Fontan 手术或第三代 Fontan 手术（图 3-17-14）。

第二代和第三代 Fontan 手术均将上腔静脉和下腔静脉的血液引流至双侧肺动脉，称为全腔静脉 - 肺动脉连接术（total cavopulmonary connection，TCPC）。

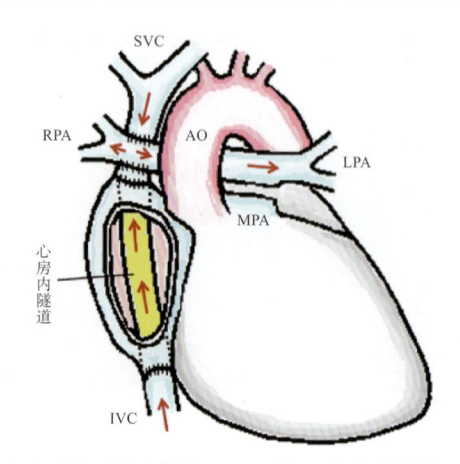

图 3-17-13　第二代 Fontan 手术（心房内隧道）示意图。SVC. 上腔静脉；RPA. 右肺动脉；AO. 主动脉；LPA. 左肺动脉；MPA. 主肺动脉；IVC. 下腔静脉

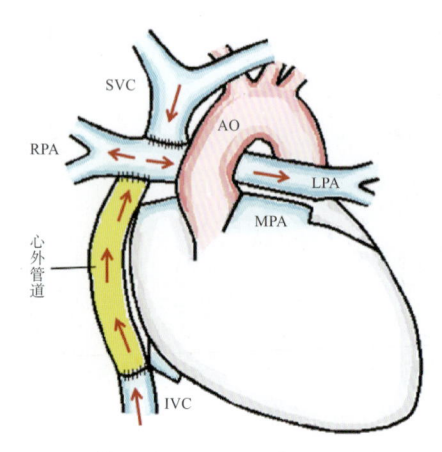

图 3-17-14　第三代 Fontan 手术（心外管道）示意图。SVC. 上腔静脉；RPA. 右肺动脉；AO. 主动脉；LPA. 左肺动脉；MPA. 主肺动脉；IVC. 下腔静脉

第一代 Fontan 手术容易引起右心房扩大、心律失常和静脉压升高等问题，疗效不佳。第二代 Fontan 手术保留了自身右心房组织，有生长潜力，开孔方便，但右心房组织处于较高的压力中，心房缝线会造成心律失常的可能。第三代 Fontan 手术避免了心房缝线和心房组织处于高压中，但心外管道无生长潜力，开孔操作困难。

Fontan 手术适用于肺动脉发育较好，肺循环阻力较低而主要心室功能较好的疾病。Fontan 手术将全腔静脉血流引流至肺动脉，避免了腔静脉和肺静脉的血液混合，是功能性单心室患者的标准手术矫治方式，属于生理性根治手术。

虽然 Fontan 手术的远期疗效得到了肯定，但是因为缺乏右心室的泵血功能，晚期循环衰竭在所难免。

超声评估：①胸骨上窝切面观察上腔静脉流向右肺动脉的血流是否通畅，吻合口有无狭窄；②胸骨上窝切面观察下腔静脉流向右肺动脉的血流是否通畅，吻合口有无狭窄；③心房内隧道或心外管道的血流是否通畅；④评估房室瓣反流程度；⑤评估主要心室功能（图 3-17-15 ～图 3-17-28）。

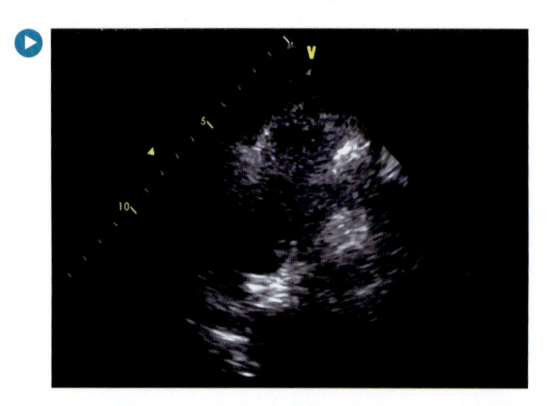

图 3-17-15　右心室双出口第二代 Fontan 手术后，心尖切面显示主动脉与肺动脉平行走行，主动脉位于右侧，肺动脉位于左侧，两者均起源于右心室，离断肺动脉主干并缝闭两端（视频截图）

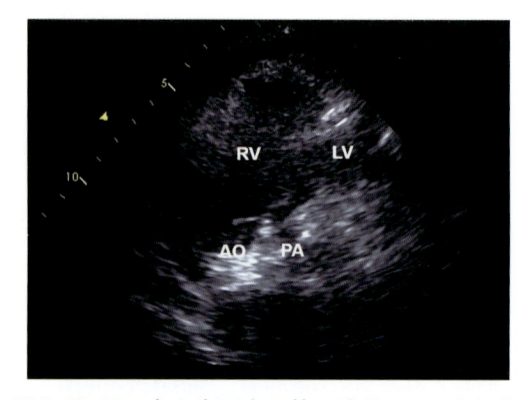

图 3-17-16　右心室双出口第二代 Fontan 手术后，心尖切面显示主动脉与肺动脉平行走行，主动脉位于右侧，肺动脉位于左侧，两者均起源于右心室，离断肺动脉主干并缝闭两端。RV. 右心室；LV. 左心室；AO. 主动脉；PA. 肺动脉

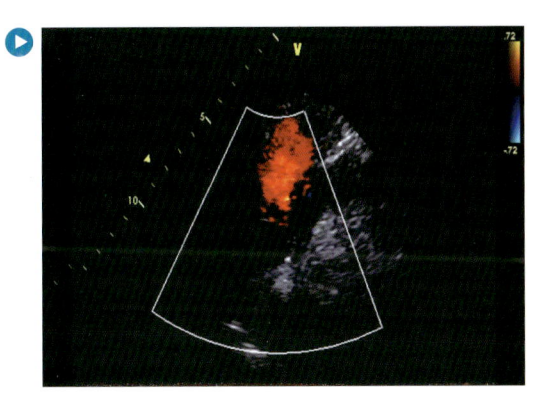

第三章 先天性心脏病篇 | 141

图 3-17-17　同一患者，CDFI 心尖切面显示右心室血流进入主动脉，肺动脉瓣口未见血流信号（视频截图）

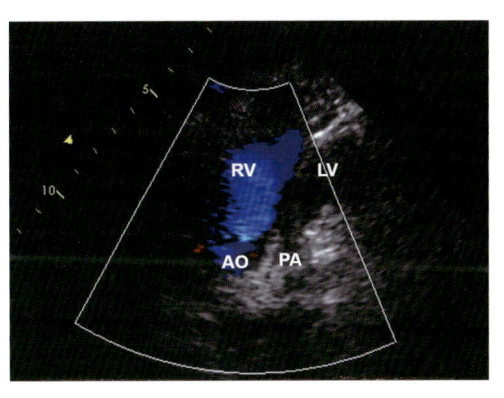

图 3-17-18　同一患者，CDFI 心尖切面显示右心室血流进入主动脉，肺动脉瓣口未见血流信号。RV. 右心室；LV. 左心室；AO. 主动脉；PA. 肺动脉

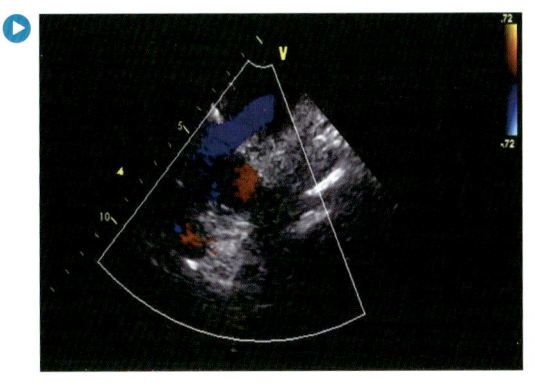

图 3-17-19　同一患者，CDFI 胸骨上窝切面显示上腔静脉与右肺动脉吻合口血流通畅（视频截图）

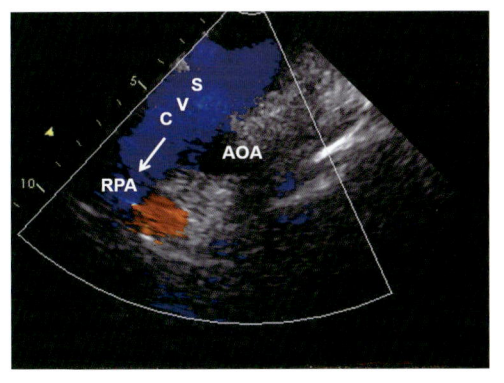

图 3-17-20　同一患者，CDFI 胸骨上窝切面显示上腔静脉与右肺动脉吻合口血流通畅。RPA. 右肺动脉；SVC. 上腔静脉；AOA. 主动脉弓

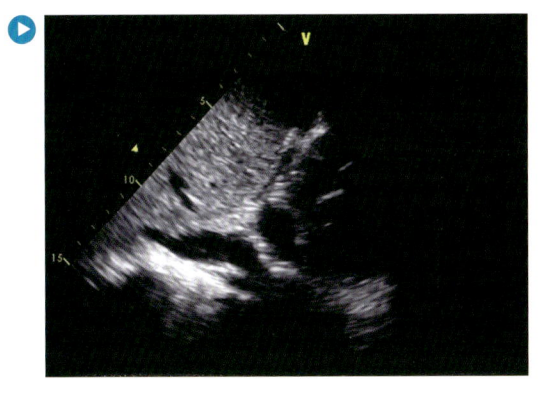

图 3-17-21　同一患者，剑突下切面显示连接下腔静脉和上腔静脉之间的右心房内隧道（视频截图）

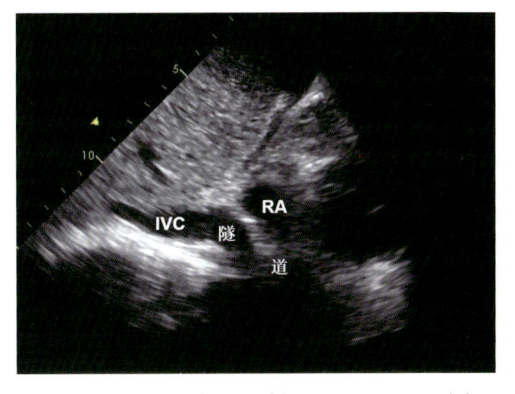

图 3-17-22　同一患者，剑突下切面显示连接下腔静脉和上腔静脉之间的右心房内隧道。IVC. 下腔静脉；RA. 右心房

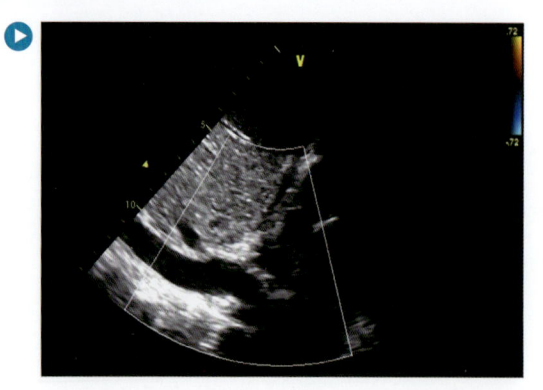

图 3-17-23　同一患者，CDFI 剑突下切面显示连接下腔静脉和上腔静脉之间的右心房内隧道血流通畅（视频截图）

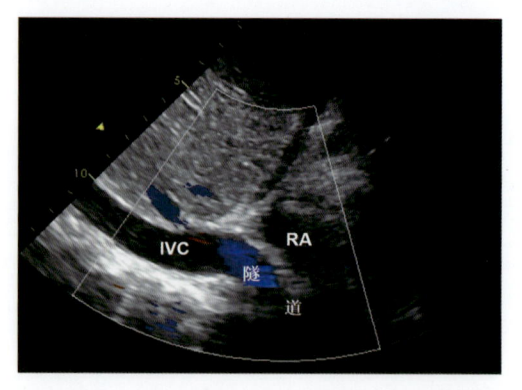

图 3-17-24　同一患者，CDFI 剑突下切面显示连接下腔静脉和上腔静脉之间的右心房内隧道血流通畅；IVC. 下腔静脉；RA. 右心房

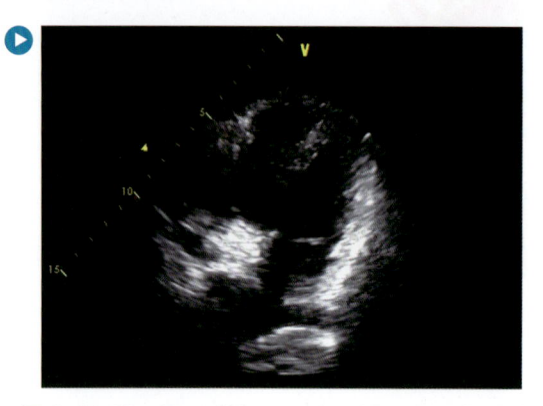

图 3-17-25　同一患者，四腔心切面显示右心房内隧道，室间隔缺损，左、右心室心肌收缩有力（视频截图）

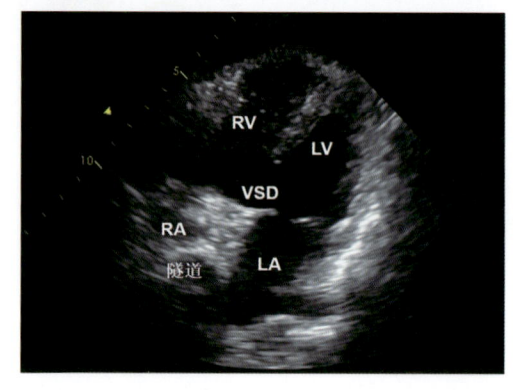

图 3-17-26　同一患者，四腔心切面显示右心房内隧道、室间隔缺损。RV. 右心室；LV. 左心室；RA. 右心房；LA. 左心房；VSD. 室间隔缺损

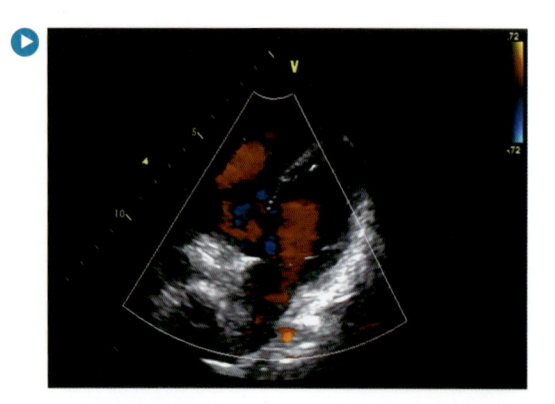

图 3-17-27　同一患者，CDFI 四腔心切面显示舒张期三尖瓣口未见血流信号、二尖瓣口血流充盈及心室水平双向分流（视频截图）

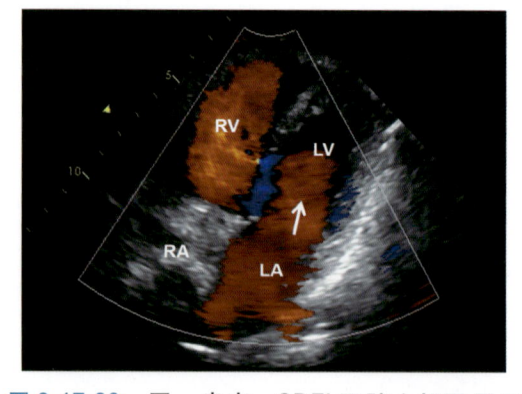

图 3-17-28　同一患者，CDFI 四腔心切面显示舒张期三尖瓣口未见血流信号、二尖瓣口血流充盈（箭头）。RV. 右心室；LV. 左心室；RA. 右心房；LA. 左心房

三、Rastelli 手术

手术方法：经心室切口，使用人工血管或涤纶布修补室间隔缺损，应用心内隧道将左心室通过室间隔缺损连接至主动脉；离断肺动脉主干并缝闭近心端，使用心外管道将右心室连接至肺动脉远心端（图 3-17-29）。

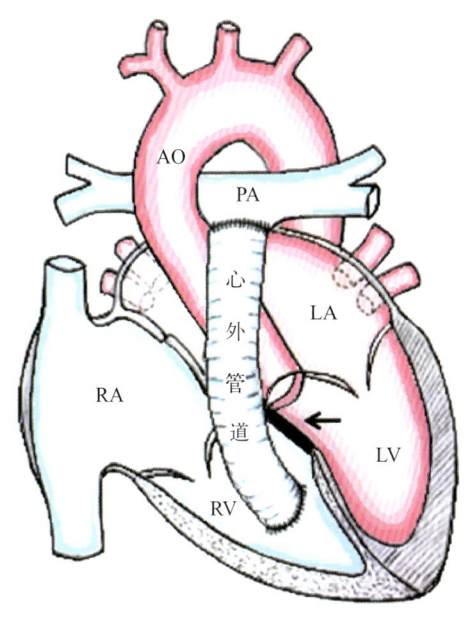

图 3-17-29　Rastelli 手术示意图。黑色箭头所指为心内隧道隔板，将左心室通过室间隔缺损连接至主动脉，离断肺动脉主干并缝闭近心端，使用心外管道将右心室连接至肺动脉远心端。AO. 主动脉；PA. 肺动脉；RA. 右心房；LA. 左心房；RV. 右心室；LV. 左心室

1981 年，Lecompte 将心外管道改为右（心）室流出道补片，将右心室连接至肺动脉远心端。

Rastelli 手术要求双侧肺动脉发育良好和左心室足够大，McGoon 比值（左肺动脉、右肺动脉直径之和与膈平面降主动脉直径的比值）≥ 1.5，以防术后出现低心排血量。其适用于大动脉转位合并室间隔缺损及肺动脉瓣或肺动脉瓣下狭窄的病例，而后逐步应用于治疗右（心）室双出口、肺动脉闭锁、永存动脉干、重症法洛四联症等复杂先天性心脏病。

超声评估：①观察左心室 - 心内隧道 - 主动脉通道血流是否通畅，吻合口有无狭窄；②观察右心室 - 心外管道 - 肺动脉通道血流是否通畅，吻合口有无狭窄；③评估左心室功能、右心室功能（图 3-17-30 ～图 3-17-37）。

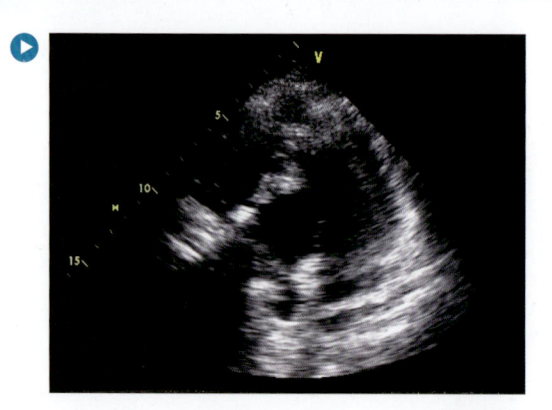

图 3-17-30 完全型大动脉转位合并室间隔缺损及肺动脉狭窄 Rastelli 手术后，心尖切面显示人工血管补片和心内隧道将左心室通过室间隔缺损连接至主动脉，离断肺动脉并缝闭近心端，肺动脉狭窄（视频截图）

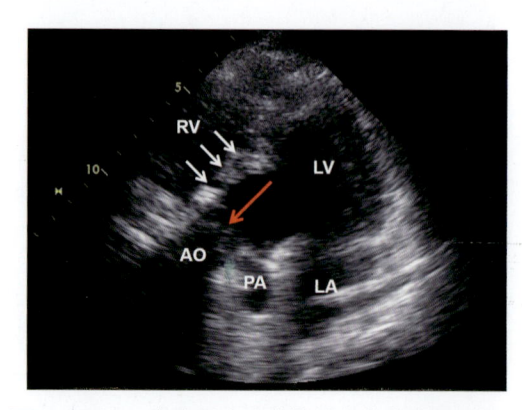

图 3-17-31 完全型大动脉转位合并室间隔缺损及肺动脉狭窄 Rastelli 手术后，心尖切面显示人工血管补片（白色箭头）和心内隧道（红色箭头）将左心室通过室间隔缺损连接至主动脉，离断肺动脉并缝闭近心端，肺动脉狭窄。RV. 右心室；LV. 左心室；AO. 主动脉；PA. 肺动脉；LA. 左心房

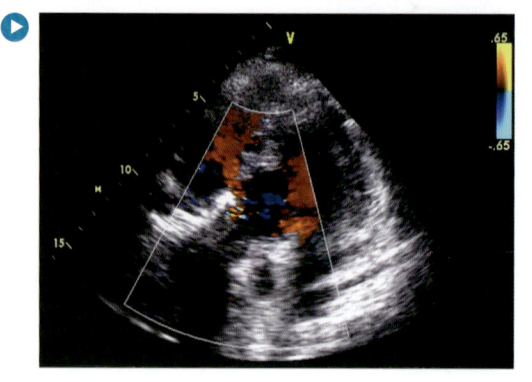

图 3-17-32 同一患者，CDFI 心尖切面显示左心室至主动脉的心内隧道血流通畅，肺动脉瓣口未见血流信号（视频截图）

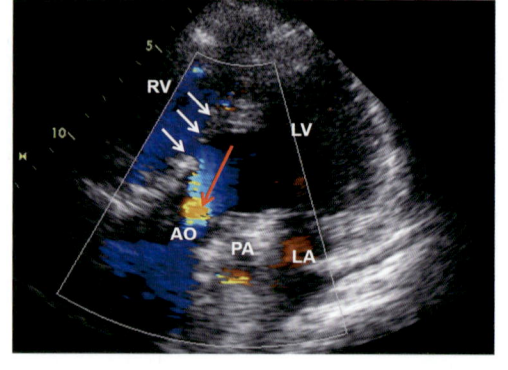

图 3-17-33 同一患者，CDFI 心尖切面显示左心室至主动脉的心内隧道血流通畅（红色箭头）；肺动脉瓣口未见血流信号。RV. 右心室；LV. 左心室；AO. 主动脉；PA. 肺动脉；LA. 左心房

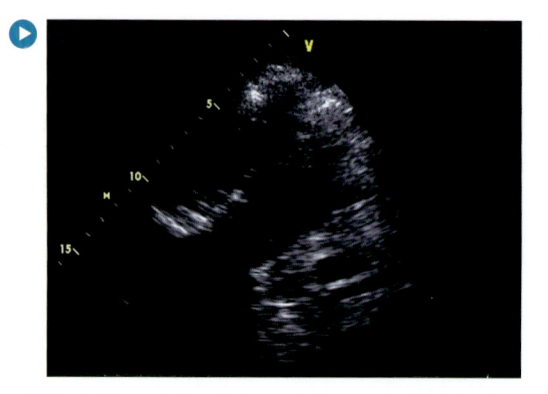

图 3-17-34 同一患者，心尖切面显示连接右心室与肺动脉远心端的心外管道（视频截图）

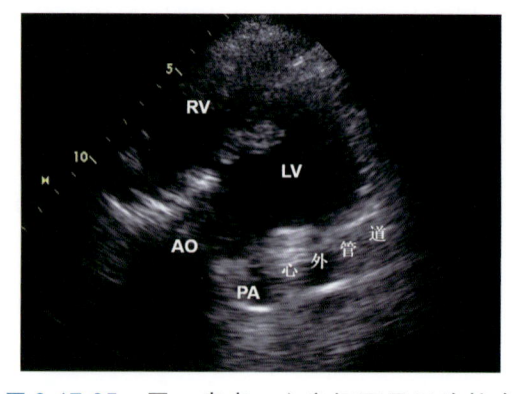

图 3-17-35 同一患者，心尖切面显示连接右心室与肺动脉远心端的心外管道。RV. 右心室；LV. 左心室；AO. 主动脉；PA. 肺动脉

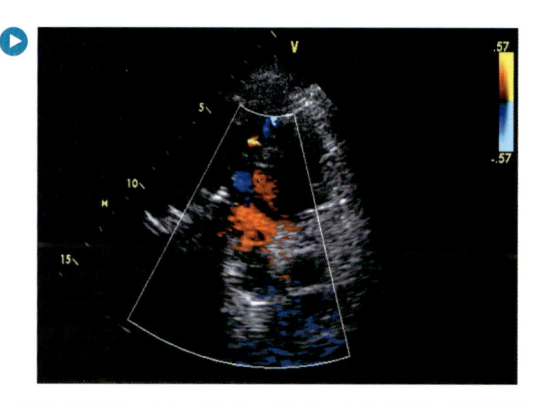

图 3-17-36 同一患者，CDFI 心尖切面显示连接右心室与肺动脉远心端的心外管道血流通畅，呈低速血流信号（视频截图）

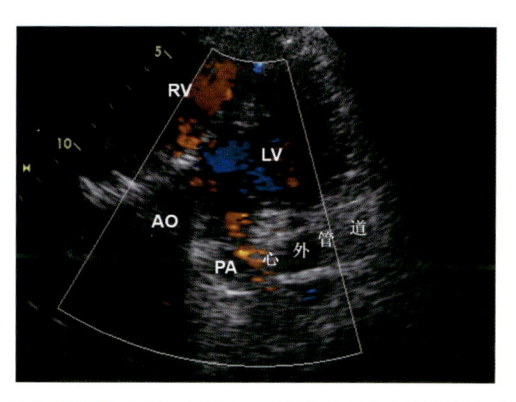

图 3-17-37 同一患者，CDFI 心尖切面显示连接右心室与肺动脉远心端的心外管道血流通畅，呈低速血流信号。RV. 右心室；LV. 左心室；AO. 主动脉；PA. 肺动脉

四、Switch 手术

手术方法：在肺动脉分叉水平离断主动脉和肺动脉主干并相互调换，将主动脉连接至左心室，肺动脉主干连接至右心室；再将冠状动脉从主动脉壁剪下，移植于原来的肺动脉根部（图 3-17-38，图 3-17-39）。

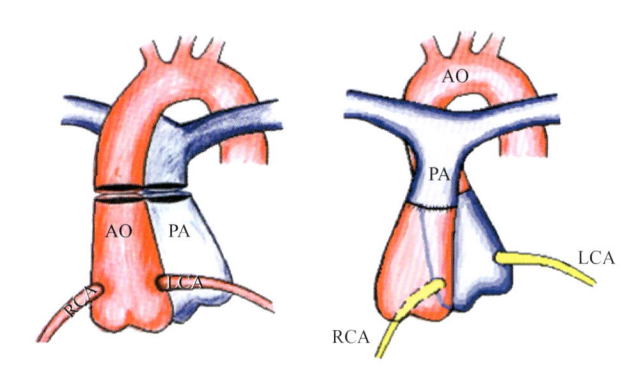

图 3-17-38 Switch 手术示意图。离断主动脉和肺动脉（左）；主动脉和肺动脉相互调换，再行冠状动脉移植（右）。AO. 主动脉；PA. 肺动脉；RCA. 右冠状动脉；LCA. 左冠状动脉

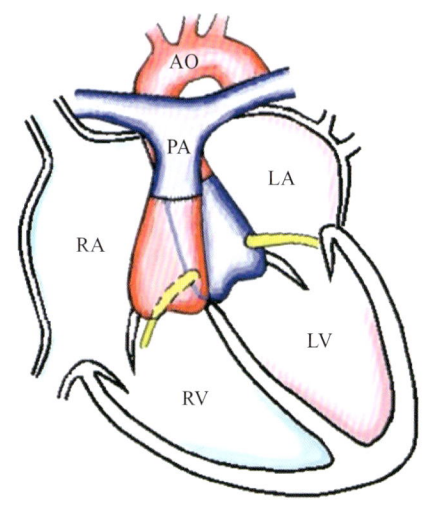

图 3-17-39 Switch 手术后示意图。AO. 主动脉；PA. 肺动脉；RA. 右心房；LA. 左心房；RV. 右心室；LV. 左心室

Switch 手术即大动脉调转术，适用于完全型大动脉转位而无肺动脉狭窄的患者，应于出生后 1 个月内进行手术，以保证术后左心室可以承担体循环的功能。

超声评估：①观察调转术后的主动脉和肺动脉血流是否通畅，吻合口有无狭窄；②观察移植后的冠状动脉血流是否通畅，吻合口有无狭窄；③分析室壁运动及左心功能。

五、Senning 手术

手术方法：应用自体心房组织建立心房内隔板，将上腔静脉、下腔静脉的血流引流至二尖瓣口，血流进入左心室后再进入肺动脉；将 4 支肺静脉的血流引流至三尖瓣口，血流进入右心室后再进入主动脉，以达到肺循环和体循环的矫正（图 3-17-40）。

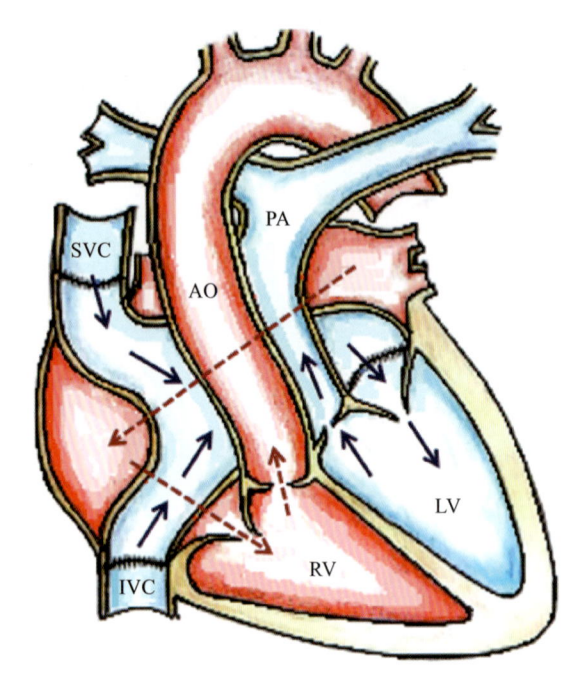

图 3-17-40　Senning 手术示意图。SVC. 上腔静脉；IVC. 下腔静脉；AO. 主动脉；PA. 肺动脉；RV. 右心室；LV. 左心室

1963 年，Mustard 改用涤纶补片或自体心包建立心房内隔板，用同样的方法达到肺循环和体循环生理上的矫正。

两种手术均适用于矫正完全型大动脉转位。Senning 手术应用自体心房组织调转血流，其腔静脉及肺静脉通路可随患儿年龄增长而成比例生长，适用于年龄较小的儿童，但不适于右心房过小的患儿；Mustard 手术使用涤纶补片或自体心包建立心房内隔板，腔静脉及肺静脉通路不能随着患儿年龄增长而生长，适用于年龄较大的儿童，但其心脏较大，操作方便，远期不易出现梗阻。

超声评估：①观察新建立的腔静脉及肺静脉通路血流是否通畅、有无梗阻；②由于解剖右心室承担体循环负荷，应同时检测右心室功能情况。

六、Blalock-Taussig 分流术（B-T 分流术）

手术方法：将锁骨下动脉与肺动脉吻合或使用人工血管连接锁骨下动脉与肺动脉（B-T 分流术），或使用人工血管连接主动脉与主肺动脉（中心分流术），使体循环血液进入肺循环（图 3-17-41，图 3-17-42）。

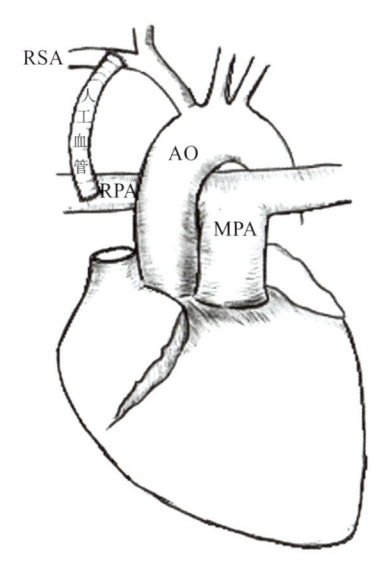

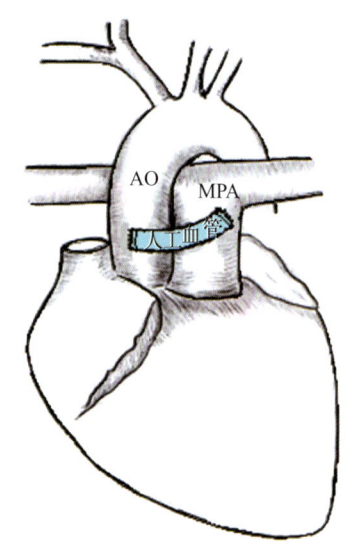

图 3-17-41　B-T 分流术示意图。RSA. 右锁骨下动脉；AO. 主动脉；RPA. 右肺动脉；MPA. 主肺动脉

图 3-17-42　中心分流术示意图。AO. 主动脉；MPA. 主肺动脉

B-T 分流术可作为法洛四联症、室间隔完整的肺动脉闭锁、三尖瓣闭锁等复杂先天性心脏病的姑息手术，其目的是增加肺血流量，提高血氧饱和度，促进肺动脉发育和缓解症状，待合适时机再行根治手术。

超声评估：①观察新建血管通路血流是否通畅，吻合口有无狭窄；②观察肺动脉发育情况；③由于 B-T 分流术增加了左心容量负荷，注意检测左心室功能情况。

小结

复杂先天性心脏病是超声心动图诊断的难点，对复杂先天性心脏病的术后评估，更是给心超医师提出了严峻的挑战。熟练掌握心脏节段分析诊断法和复杂先天性心脏病外科手术术式，熟悉各种术式的适应证及术后的病理生理学改变，是准确进行超声心动图评估的关键。

4

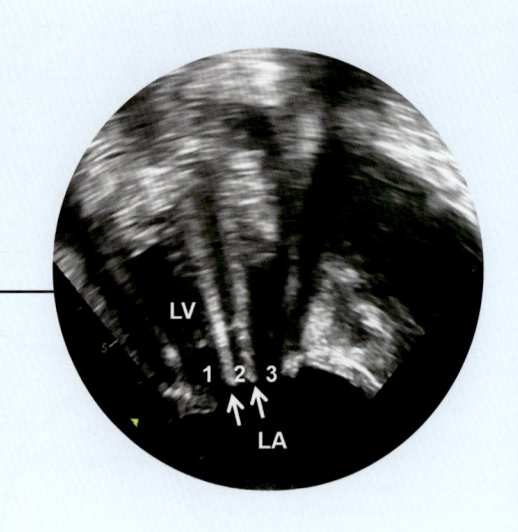

第四章
心脏瓣膜病篇

第一节　心脏瓣膜病的超声评估要点

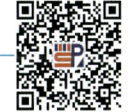

▶ 视频目录

　　视频 4-1-2　十字交叉心患者，三尖瓣位于左前上，三尖瓣短轴切面清晰显示 3 个瓣

　　视频 4-1-3　肺动脉瓣短轴切面，左前方为肺动脉根部，右后方为主动脉根部，肺动脉瓣为 3 个半月瓣，收缩期开放呈三角形，舒张期关闭呈 "Y" 形

　　视频 4-1-4　二尖瓣前叶收缩期脱向左心房，超过与后叶对合连线

　　视频 4-1-5　同一患者，短轴切面显示二尖瓣前叶 A2 区脱垂，前叶 A2 区边缘收缩期脱向左心房，未与后叶边缘对合

　　视频 4-1-6　单纯性二尖瓣前叶 A3 区瓣裂

　　视频 4-1-7　双孔二尖瓣，二尖瓣短轴切面呈 "8" 字形

　　视频 4-1-8　四叶式主动脉瓣畸形

　　视频 4-1-9　风湿性心脏病，三尖瓣增厚，开放受限

　　视频 4-1-10　肺动脉瓣短轴切面显示四叶式肺动脉瓣，右后叶短小

　　视频 4-1-11　室间隔缺损患者，右（心）室流出道长轴切面显示肺动脉瓣赘生物

导读

　　在我国，心脏瓣膜病是一种常见的结构性心脏病。病因多种多样，主要包括风湿性、感染性、先天性、黏液变性等，随着人口老龄化加剧，退行性瓣膜病及由冠心病导致的瓣膜病也越来越常见。心脏瓣膜病不可逆，呈渐进性加重，最终导致瓣膜狭窄或关闭不全，妨碍正常的血液流动，从而引起心功能损害。超声心动图是诊断和评估心脏瓣膜病的重要方法，可以明确病因，定量测定瓣膜狭窄或关闭不全的程度，评估心腔大小、室壁厚度及心功能，对指导临床选择药物、手术或介入治疗有重要价值。

　　心脏有 4 组瓣膜：2 组房室瓣，即二尖瓣和三尖瓣；2 组半月瓣，即主动脉瓣和肺动脉瓣（图 4-1-1）。二尖瓣和三尖瓣位于心房与心室之间、主动脉瓣和肺动脉瓣位于心室与大动脉之间，它们的规律开放和关闭，起到单向阀门的作用，保证血液单向流动，从而保证心脏正常功能的运行。

　　心脏瓣膜病是由风湿性、感染性、先天性、黏液变性、老年性退行性改变、缺血性坏死、创伤等原因引起的单个或多个瓣膜结构（包括瓣叶、瓣环、腱索或乳头肌）或功能异常，导致瓣膜狭窄或关闭不全。心脏瓣膜病妨碍血液正常流动，造成血流动力学异常，增加心脏前负荷或后负荷，从而引起心功能损害，最终导致心力衰竭。

　　超声心动图是诊断和评估心脏瓣膜病首选和主要的影像学检查方法，尤其在出现临床症状之前即可做出明确的诊断。超声心动图可以明确瓣膜病的病因，定量测定瓣膜狭窄或关闭不全的程度，评估心腔大小、室壁厚度及心功能，对指导临床选择药物、手术或介入治疗有重要价值。本节将从心脏瓣膜病的超声评估要点、容易忽视的问题及超声诊断步骤，即4组瓣膜和心超切面、病因诊断、瓣膜狭窄和关闭不全程度的判断、绝对性或相对性瓣膜关闭不全的评估、治疗决策等方面一一进行阐述。

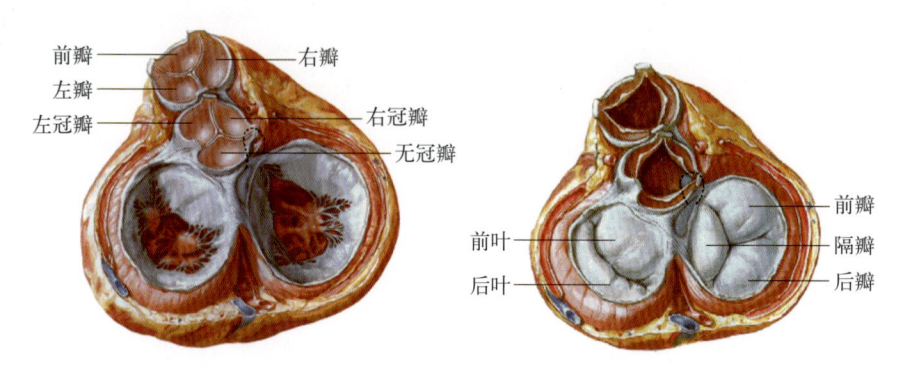

图4-1-1 **心脏瓣膜。左图为舒张期，主动脉瓣和肺动脉瓣关闭，二尖瓣和三尖瓣开放；右图为收缩期，主动脉瓣和肺动脉瓣开放，二尖瓣和三尖瓣关闭**

一、4组瓣膜和心超切面

二尖瓣位于左心房与左心室之间，由前叶和后叶构成。二尖瓣后叶上有两个解剖切迹，将后叶分为P1、P2、P3三个区。前叶没有相应的解剖切迹，但为了方便识别，也相应分为A1、A2、A3三个区。

显示二尖瓣的常用切面包括胸骨旁左（心）室长轴切面、心尖四腔心切面和二尖瓣水平左（心）室短轴切面。胸骨旁左（心）室长轴切面显示二尖瓣前叶、后叶呈两条光带，其根部附着点连线是二尖瓣瓣环连线的最高平面，是诊断二尖瓣脱垂的重要切面。心尖四腔心切面显示二尖瓣前叶附着于室间隔，后叶附着于左心室侧壁，可通过与三尖瓣隔瓣附着点对比，判断解剖学左心室、右心室及诊断有无三尖瓣下移畸形。二尖瓣水平左（心）室短轴切面可显示二尖瓣前叶、后叶的整体，收缩期前叶、后叶边缘对合，呈一条线，舒张期瓣膜开放，瓣口呈椭圆形。此切面对判断前叶有无瓣裂及分区、瓣膜脱垂范围及分区及测量二尖瓣最大开放间距和瓣口面积具有重要作用。

三尖瓣位于右心房与右心室之间，由前瓣、隔瓣和后瓣构成。心尖四腔心切面和心底短轴切面显示前瓣和隔瓣，右心室流入道长轴切面显示前瓣和后瓣，结合心尖四腔心切面和右心室流入道长轴切面可判断有无三尖瓣下移畸形。三尖瓣短轴切面绝大多数情况下难以显示，除非右心室转位使三尖瓣位于前上方时方可显示（图4-1-2）。

主动脉瓣位于左心室与主动脉之间，由右冠瓣、左冠瓣和无冠瓣构成。胸骨旁或心尖左（心）室长轴切面、心尖五腔心切面和心底短轴切面是观察主动脉瓣的常用切面。胸骨旁或心尖左（心）室长轴切面显示右冠瓣和无冠瓣，心尖五腔心切面显示右冠瓣和左冠瓣，这几个切面可判断有无主动脉瓣脱垂。心底短轴切面可显示3个瓣叶的整体，收缩期开放，瓣口呈三角形，舒张期关闭，3个瓣边缘对合呈"Y"形。此切面是观察主动脉瓣数目的重要切面。

肺动脉瓣位于右心室与肺动脉之间，由左瓣、右瓣和前瓣构成。心底短轴切面、右（心）室流出道长轴切面和肺动脉瓣短轴切面是观察肺动脉瓣的常用切面。肺动脉瓣短轴切面可显示3个瓣叶的整体，收缩期开放呈三角形，舒张期关闭呈"Y"形。此切面是观察肺动脉瓣数目的重要切面（图4-1-3）。

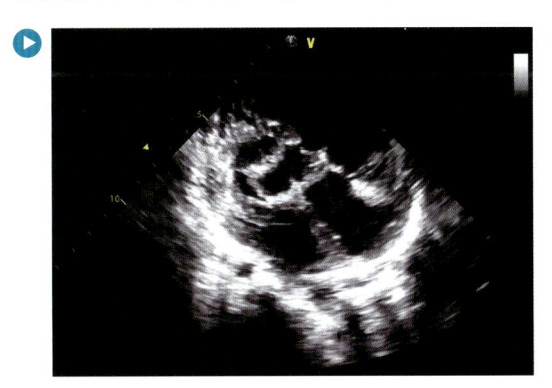

图4-1-2　十字交叉心患者，三尖瓣位于左前上，三尖瓣短轴切面清晰显示3个瓣（视频截图）

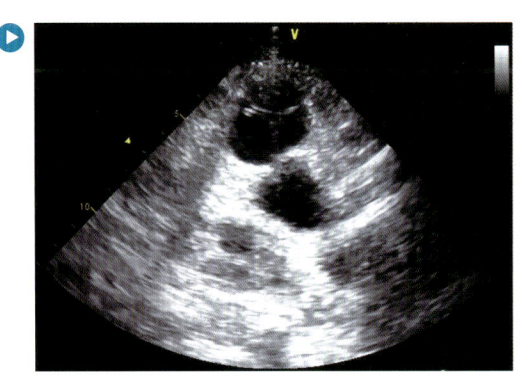

图4-1-3　肺动脉瓣短轴切面，左前方为肺动脉根部，右后方为主动脉根部，肺动脉瓣为3个半月瓣，收缩期开放呈三角形，舒张期关闭呈"Y"形（视频截图）

二、病因诊断

风湿性、感染性、先天性、黏液变性、老年性退行性改变、缺血性坏死、创伤等是引起心脏瓣膜病的常见原因，但对不同的瓣膜，又有其各自的特点。

二尖瓣病变最为常见的病因是风湿性心脏病，表现为瓣膜水肿、增厚，前后叶交界处粘连、融合，舒张期前叶呈"钩"样或"气球"样向左心室突出，严重者腱索及乳头肌变形、增粗或缩短。黏液变性及心肌缺血引起的二尖瓣脱垂也不少见，且常是二尖瓣感染的病理基础。二尖瓣脱垂的瓣膜回声常无明显异常，应在胸骨旁左（心）室长轴切面和二尖瓣水平左（心）室短轴切面仔细观察脱垂的部位和范围（图4-1-4，图4-1-5）。二尖瓣的先天性畸形相对少见，但应注意排查二尖瓣前叶瓣裂（图4-1-6）、双孔二尖瓣（图4-1-7）、降落伞样二尖瓣等病变。

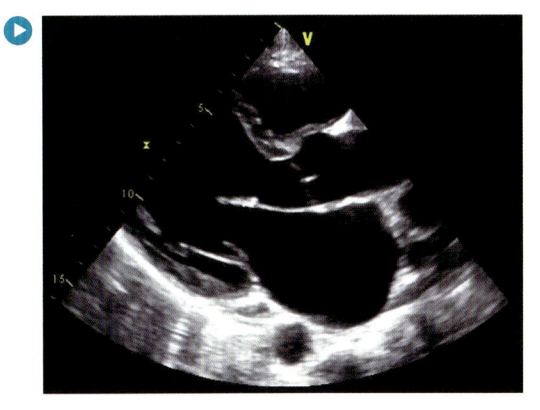

图4-1-4　二尖瓣前叶收缩期脱向左心房，超过与后叶对合连线（视频截图）

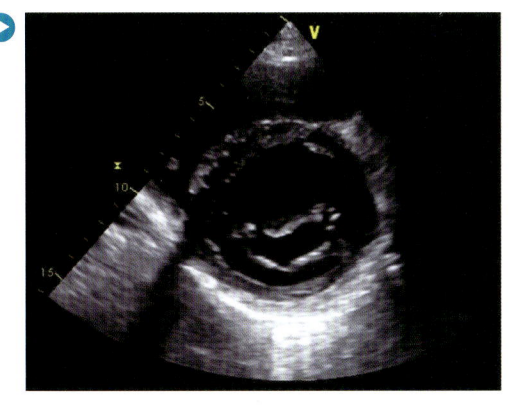

图4-1-5　同一患者，短轴切面显示二尖瓣前叶A2区脱垂，前叶A2区边缘收缩期脱向左心房，未与后叶边缘对合（视频截图）

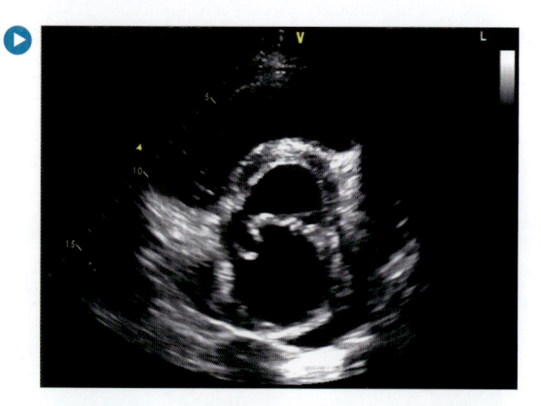

图 4-1-6 单纯性二尖瓣前叶 A3 区瓣裂（视频截图）

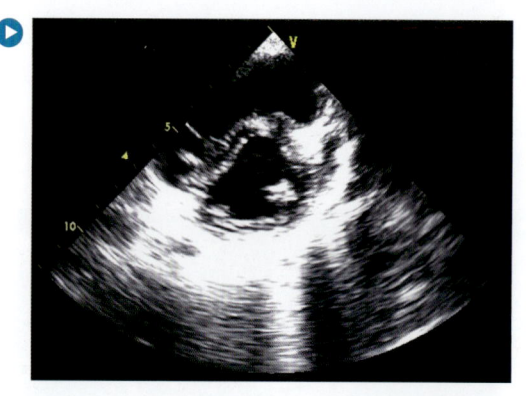

图 4-1-7 双孔二尖瓣，二尖瓣短轴切面呈"8"字形（视频截图）

主动脉瓣病变的常见病因包括老年性退行性改变和先天性畸形，风湿性心脏病和瓣膜脱垂相对少见。随着人口老龄化加剧，退行性瓣膜病越来越常见。在主动脉瓣的先天性畸形中，瓣叶数目畸形最为常见，尤其是国人中二叶式主动脉瓣畸形发病率较高，单叶式、四叶式、六叶式主动脉瓣畸形也时有发生。当二维超声心动图发现年轻患者单纯主动脉瓣增厚时，应在心底短轴切面仔细观察主动脉瓣瓣叶数目（图 4-1-8）。并且，二叶式主动脉瓣畸形常是主动脉瓣感染的病理基础。

三尖瓣病变相对较少，偶见三尖瓣脱垂、风湿性三尖瓣瓣膜病（图 4-1-9）。在先天性畸形中，三尖瓣下移畸形、三尖瓣隔瓣瓣裂时有发生。三尖瓣感染常见于吸毒患者。

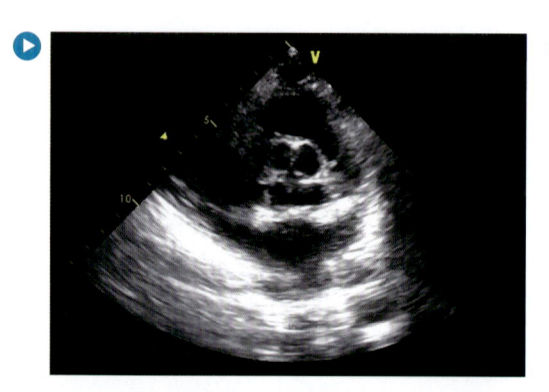

图 4-1-8 四叶式主动脉瓣畸形（视频截图）

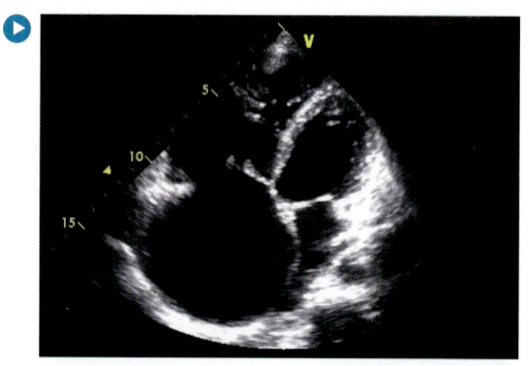

图 4-1-9 风湿性心脏病，三尖瓣增厚，开放受限（视频截图）

肺动脉瓣病变的常见病因是先天性畸形，常导致肺动脉瓣狭窄。其中，瓣叶数目畸形较为常见，包括单瓣、二叶瓣和四叶瓣，以二叶瓣多见。当发现肺动脉瓣狭窄时，应在肺动脉瓣短轴切面仔细观察肺动脉瓣瓣叶数目。肺动脉狭窄后的扩张和肺动脉瓣瓣叶的增厚有助于肺动脉瓣短轴切面的显示和瓣叶数目的确认（图 4-1-10）。肺动脉瓣感染偶可发生于先天性畸形或室间隔缺损的基础上（图 4-1-11）。

第四章　心脏瓣膜病篇

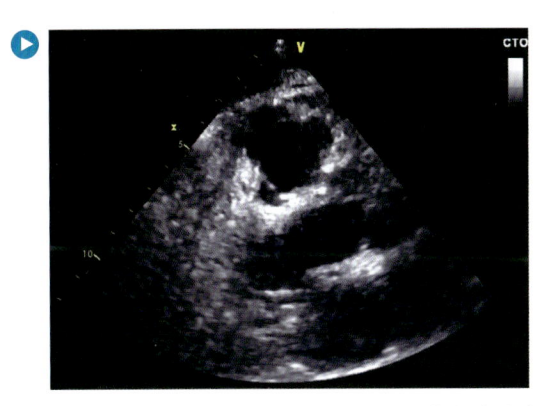

图 4-1-10　肺动脉瓣短轴切面显示四叶式肺动脉瓣，右后叶短小（视频截图）

图 4-1-11　室间隔缺损患者，右（心）室流出道长轴切面显示肺动脉瓣赘生物（视频截图）

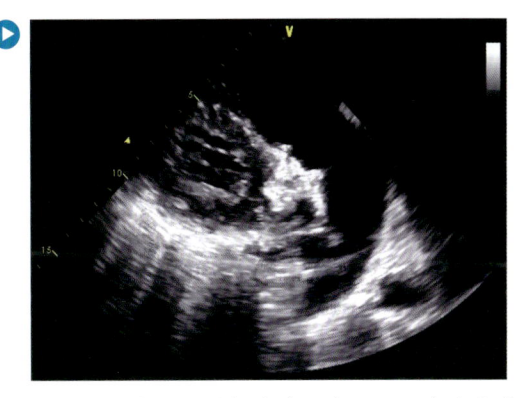

三、瓣膜狭窄和关闭不全程度的判断

心脏瓣膜病最终会导致瓣膜狭窄或关闭不全，增加心脏前负荷或后负荷，从而引起心功能损害，最终导致心力衰竭。对瓣膜狭窄或关闭不全的程度进行分级，可以为临床制订治疗方案提供有价值的依据。

（一）二尖瓣狭窄

常规评估二尖瓣狭窄程度的方法是联合应用二维超声心动图直接测量瓣口面积、平均压差、压力减半时间、肺动脉收缩压等方法（表 4-1-1）。一般情况下，标准横切二尖瓣口，在舒张期二尖瓣口开放到最大时，使用二维超声心动图直接测量瓣口面积作为参照。压力减半时间法仅适用于测量自然瓣二尖瓣狭窄瓣口的面积。连续方程法和近端等流速面积法一般不推荐作为常规检查方法使用。

表 4-1-1　二尖瓣狭窄程度分级

	轻度	中度	重度
瓣口面积	1.5～2.0cm^2	1.0～1.5cm^2	＜1.0cm^2
平均压差	＜5mmHg	5～10mmHg	＞10mmHg
压力减半时间	＜150ms	150～220ms	＞220ms
肺动脉收缩压	＜30mmHg	30～50mmHg	＞50mmHg

（二）二尖瓣关闭不全

一般根据反流束长度、宽度及面积判断关闭不全的程度（图 4-1-12，表 4-1-2），实际工作中，可结合左心室大小进行评估，中度以上的瓣膜关闭不全才会导致左心室扩大。

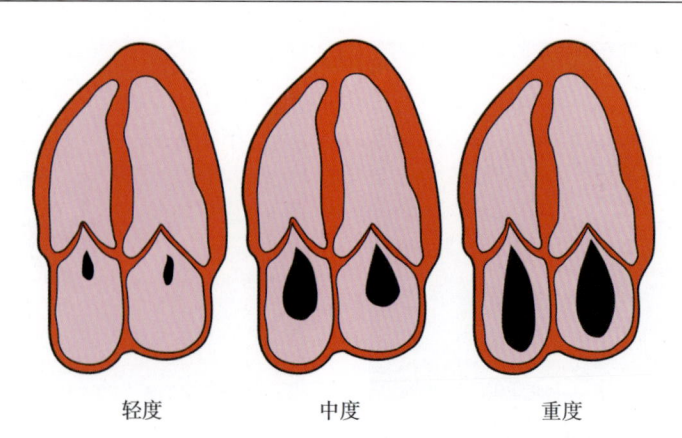

图 4-1-12　二尖瓣、三尖瓣关闭不全程度示意图

表 4-1-2　二尖瓣关闭不全程度分级

	轻度	中度	重度
反流束范围	局限于瓣环附近	达左心房中部	达左心房顶部
反流束最大宽度/左心房	< 1/3	1/3 ～ 2/3	> 2/3
反流束最小截面宽度	< 3mm	3 ～ 7mm	> 7mm
反流束面积	< 4cm^2	4 ～ 8cm^2	> 8cm^2
反流束面积/左心房面积	< 20%	20% ～ 40%	> 40%
反流分数	20% ～ 30%	30% ～ 50%	> 50%

（三）主动脉瓣狭窄

超声心动图已成为评估主动脉瓣狭窄严重程度的标准检查手段。心导管检查不再作为常规推荐使用，仅在超声心动图诊断不清或与临床不符时采用。

临床常用的评估主动脉瓣狭窄程度的血流动力学参数是主动脉瓣口射流速度、主动脉瓣口平均压差、连续方程测量的瓣口面积、速度比（左（心）室流出道/主动脉瓣口）等（表 4-1-3）。在实际工作中，还应结合临床症状、左心室收缩功能、主动脉瓣反流情况进行评估。

表 4-1-3　主动脉瓣狭窄程度分级

	轻度	中度	重度
主动脉瓣口射流速度	2.6 ～ 2.9m/s	3.0 ～ 4.0m/s	> 4.0m/s
平均压差	< 20mmHg	20 ～ 40mmHg	> 40mmHg
有效瓣口面积	> 1.5cm^2	1.0 ～ 1.5cm^2	< 1.0cm^2
有效瓣口面积指数	> 0.85	0.60 ～ 0.85	< 0.60
速度比	> 0.50	0.25 ～ 0.50	< 0.25

注：资料来源于美国心脏协会和美国心脏病学会指南。

（四）主动脉瓣关闭不全

与判断二尖瓣关闭不全程度一样，一般根据主动脉瓣反流束长度、宽度及面积判断主动脉瓣关闭不全的程度（图4-1-13，表4-1-4），实际工作中，也可结合左心室大小进行评估，中度以上的瓣膜关闭不全才会导致左心室扩大。

轻度　　　　中度　　　　重度

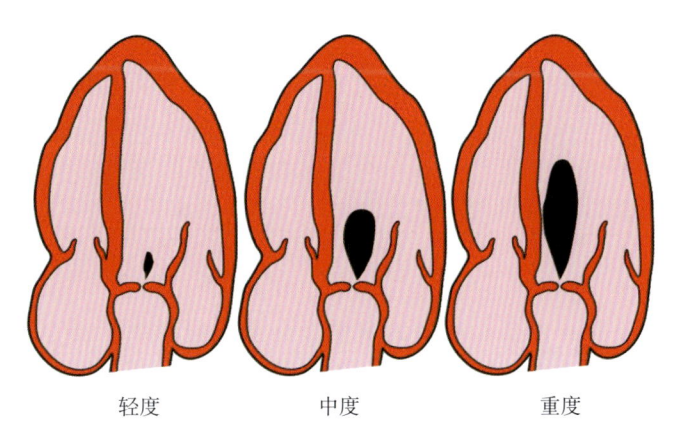

图 4-1-13　主动脉瓣关闭不全程度示意图

表 4-1-4　主动脉瓣关闭不全程度分级

	轻度	中度	重度
反流束长度	局限于流出道附近	达左心室中部	达左心室心尖部
反流束宽度/左（心）室流出道	＜25%	25%～64%	≥65%
有效反流口面积	＜0.1cm^2	0.1～0.29cm^2	≥0.3cm^2
反流分数	＜30%	30%～49%	≥50%

此外，对肺动脉瓣狭窄一般采用肺动脉瓣口峰值流速和跨瓣压差作为其严重程度的评估指标。轻度狭窄：峰值流速＜3m/s，峰值压差＜36mmHg；中度狭窄：峰值流速3～4m/s，峰值压差36～64mmHg；重度狭窄：峰值流速＞4m/s，峰值压差＞64mmHg。

四、绝对性或相对性瓣膜关闭不全的评估

对于二尖瓣或三尖瓣关闭不全，应该分清是绝对性还是相对性，即要分清心脏扩大与瓣膜关闭不全之间的因果关系。一般来说，瓣膜病引起心脏扩大，瓣膜的形态结构发生了改变，而早期心室收缩功能正常。反之，心脏扩大引起瓣膜相对性关闭不全，心室收缩功能降低，而瓣膜的形态结构正常。相对而言，主动脉瓣或肺动脉瓣相对性关闭不全较为少见。但主动脉窦部或升主动脉严重扩张、主动脉窦瘤、主动脉夹层均可引起主动脉瓣严重反流，此时主动脉瓣回声正常。

此外，对于左心扩大、收缩功能降低的患者，二尖瓣活动幅度减低，表现为大心腔小开口的征象，切勿诊断为二尖瓣狭窄。

五、治疗决策

美国心脏协会和美国心脏病学会（AHA/ACC）发布了《2014年心脏瓣膜病患者管理指南》，2017年，AHA/ACC又对2014年的指南进行了更新。指南将心脏瓣膜病分为A、B、C、D四期，分别是危险期、进展期、无症状重度病变期和有症状重度病变期，目的是更加重视对瓣膜病的早期干预，指南建议在某些情况下，即使患者未出现临床症状，仍然可以接受干预治疗。

根据指南，患者有无临床症状、瓣膜狭窄或关闭不全的程度、心腔大小及心功能等评估，对指导临床选择治疗方案具有重要价值。

小 结

超声心动图是诊断和评估心脏瓣膜病首选和主要的影像学检查方法。心脏瓣膜病的超声评估要点和步骤是合理使用心超切面、明确病因诊断、判断瓣膜狭窄和关闭不全程度、评估绝对性或相对性瓣膜关闭不全、了解治疗决策等，为临床选择治疗方案提供重要依据。

第二节 人工瓣膜的基本超声评估

▶ 视频目录

视频4-2-2 正常二尖瓣位人工单叶碟瓣。可见1个碟片，开放时形成2个开口

视频4-2-3 正常二尖瓣位人工双叶碟瓣。可见2个碟片，开放时形成3个开口

视频4-2-5 胸骨旁短轴切面显示正常二尖瓣位人工双叶碟瓣

视频4-2-6 正常主动脉瓣位人工双叶碟瓣。可见2个碟片，瓣环与周围自然组织结合紧密无缝隙，瓣架稳定

视频4-2-7 正常二尖瓣位人工双叶碟瓣和三尖瓣位人工双叶碟瓣。左心室和右心室内的光点为切断的腱索断端回声

视频4-2-8 正常肺动脉瓣位人工机械瓣

视频4-2-9 正常二尖瓣位人工生物瓣。可见瓣架回声带及纤细的瓣叶回声

视频4-2-10 正常二尖瓣位人工生物瓣和三尖瓣位人工生物瓣

视频4-2-11 经食管超声心动图清晰显示二尖瓣位人工双叶碟瓣，开放时的3个瓣口，以及左心房内结构

视频4-2-13 经食管超声心动图清晰显示主动脉瓣位人工双叶碟瓣

视频4-2-14 经胸超声心动图CDFI显示二尖瓣位人工双叶瓣舒张期3束前向血流

视频4-2-15 经食管超声心动图CDFI显示二尖瓣位人工双叶瓣舒张期3束前向血流、收缩期瓣口轻度反流及瓣周轻-中度反流

视频 4-2-17　胸骨旁左（心）室长轴切面显示二尖瓣位人工瓣周回声中断

视频 4-2-18　同一患者，CDFI 胸骨旁左（心）室长轴切面显示二尖瓣位人工瓣周重度反流

视频 4-2-19　同一患者，二尖瓣水平左（心）室短轴切面显示二尖瓣位人工瓣周回声中断

视频 4-2-20　同一患者，CDFI 二尖瓣水平左（心）室短轴切面显示二尖瓣位人工瓣周重度反流

视频 4-2-21　胸骨旁左（心）室长轴切面显示主动脉瓣位人工瓣周回声中断

视频 4-2-22　同一患者，CDFI 胸骨旁左（心）室长轴切面显示主动脉瓣位人工瓣周反流

视频 4-2-23　同一患者，CDFI 心尖五腔心切面显示主动脉瓣位人工瓣周中-重度反流

视频 4-2-24　CDFI 显示主动脉瓣位人工瓣口收缩期射流束及舒张期中-重度反流

视频 4-2-26　主动脉瓣位人工生物瓣

视频 4-2-27　同一患者，CDFI 显示瓣口中度反流

视频 4-2-28　经食管超声心动图显示二尖瓣位人工瓣周左心房侧较小的赘生物（5mm×6mm）

视频 4-2-30　主动脉瓣位人工瓣左侧叶卡瓣

视频 4-2-31　二尖瓣位人工瓣置换术后 1 年，左心室下壁假性室壁瘤形成

导读

心脏瓣膜置换术是心脏瓣膜病的重要治疗手段，可有效改善心功能，提高生活质量。目前随着人工瓣膜的临床应用越来越多，人工瓣膜功能的评估已成为临床研究的重要课题。超声心动图在人工瓣膜功能评估中有其独特的优势，如何正确评估人工瓣膜功能，早期发现人工瓣膜功能异常成为心超医师的重要挑战。

心脏瓣膜病是一种常见的结构性心脏病，一旦出现瓣膜狭窄或关闭不全，便会妨碍正常的血液流动，增加心脏负担，从而引起心功能损害，导致心力衰竭。2014 年，美国心脏协会和美国心脏病学会（AHA/ACC）发布的《2014 心脏瓣膜病患者管理指南》指出"与其讨论瓣膜病终末期的治疗（就像心力衰竭终末期），不如了解更多关于瓣膜病进展的信息，并进行全程干预，以期更好地预防和治疗并发症"，目的是更加重视对瓣膜病的早期干预。人工瓣膜置换术或瓣膜成形术是瓣膜性心脏病的根治方法，在心脏瓣膜病的治疗中发挥了非常重要的作用。

目前越来越多的瓣膜病患者需要接受人工瓣膜置换术治疗。虽然生物医学工程的进步，使人工瓣膜的研制和临床应用取得了重大进展，但是至今尚未找到一种理想的人工瓣膜。因此，人工瓣膜置换术后，如何正确评估人工瓣膜功能已成为临床研究的一项重要课题（图 4-2-1）。

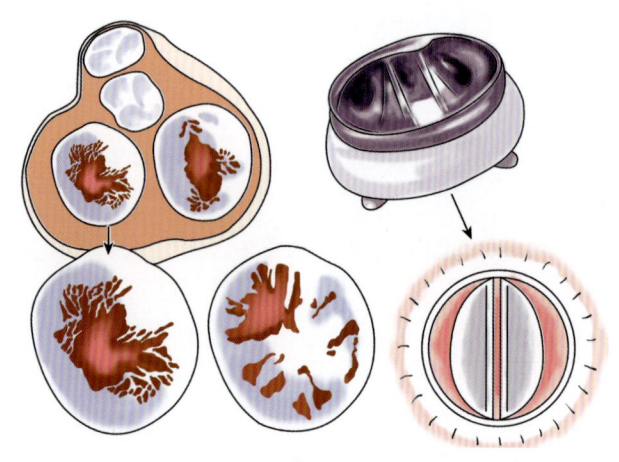

图 4-2-1　自然瓣膜及人工瓣膜示意图

　　二维超声心动图可以直接观察人工瓣的形态结构及其活动状态，检出血栓、赘生物、卡瓣等，多普勒超声心动图通过检测异常血流、跨瓣压差、有效瓣口面积等发现瓣周漏、人工瓣狭窄或反流等并发症，超声心动图简便无创的优势使其成为评估人工瓣膜功能的首选方法。

一、人工瓣膜的类型

　　根据使用的材料，人工瓣膜分为机械瓣和生物瓣。

　　机械瓣全部由人工材料制成，包括球形瓣、单叶瓣及双叶瓣。目前临床上常使用双叶瓣和单叶瓣，其均为碟瓣，球形瓣现在几乎不用。双叶瓣是由两个半圆形碟片及瓣轴构成，开放时形成两个较大的侧面瓣口和一个较小的中央瓣口。单叶瓣开放时形成两个瓣口，一个较大，一个较小，呈偏心血流。双叶瓣的有效开口面积比单叶瓣大，杂音比单叶瓣小。

　　生物瓣全部或部分用生物组织制成，一般以猪主动脉瓣和牛心包瓣为原料。

　　机械瓣具有较好的耐用性，但容易形成血栓，患者术后需要终身抗凝；生物瓣血栓发生率较低，不需要长期服用抗凝血药，但瓣叶因为钙化等问题，使用寿命较短。

　　机械瓣和生物瓣在瓣膜功能方面没有大的差异，但因其各自的优缺点，临床上常根据患者状态进行选择使用。AHA/ACC 2014 年指南的推荐：60 岁以下无抗凝禁忌证的患者选择机械瓣；70 岁以上的患者选择生物瓣；60～70 岁的患者可选择生物瓣或机械瓣。

二、正常人工瓣膜的超声评估

　　因为瓣膜病变的发生率不同，目前常用的为二尖瓣位人工瓣和主动脉瓣位人工瓣，而三尖瓣位人工瓣和肺动脉瓣位人工瓣相对少见。

　　人工瓣膜的两个基本构成部分是瓣环和瓣叶。二维超声心动图主要观察人工瓣膜的位置和类型，确定瓣膜的稳定性，观察瓣叶的活动情况，以及瓣膜及其周边组织上有无血栓或赘生物等异常回声。常用观察切面为胸骨旁左（心）室长轴切面和心尖位长轴切面。机械瓣表现为清晰的碟片回声带，后方伴声影，瓣环与周围自然组织结合紧密无缝隙，瓣架稳定（图 4-2-2～图 4-2-8）；生物瓣回声类似于自然瓣回声，经胸超声心动图可清晰显示瓣叶（图 4-2-9，图 4-2-10）。

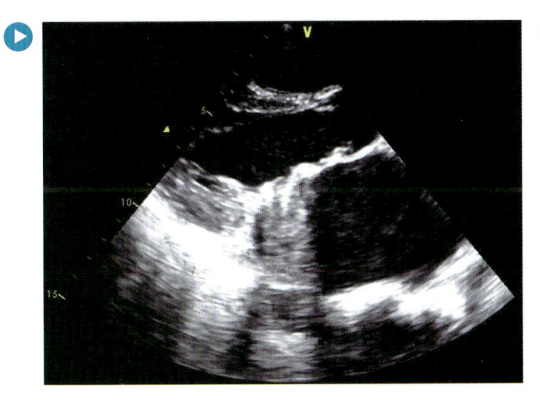

图 4-2-2　正常二尖瓣位人工单叶碟瓣。可见 1 个碟片，开放时形成 2 个开口（视频截图）

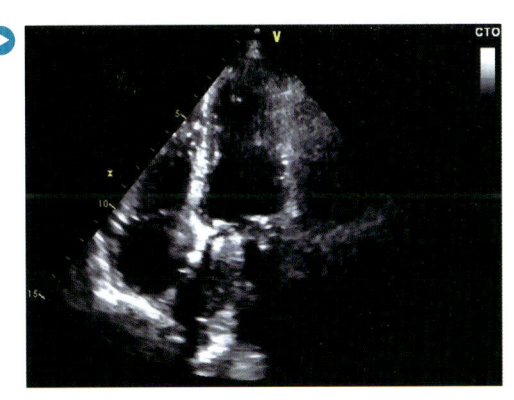

图 4-2-3　正常二尖瓣位人工双叶碟瓣。可见 2 个碟片，开放时形成 3 个开口（视频截图）

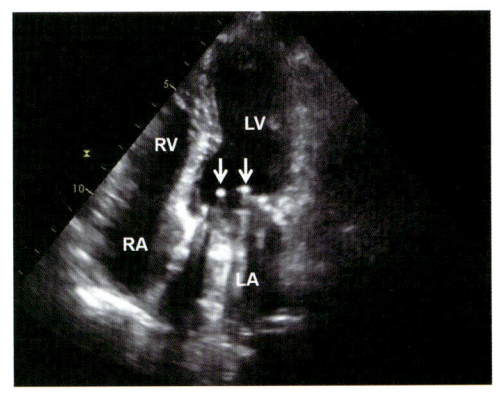

图 4-2-4　正常二尖瓣位人工双叶碟瓣。可见 2 个碟片（箭头），开放时形成 3 个开口。LA. 左心房；LV. 左心室；RA. 右心房；RV. 右心室

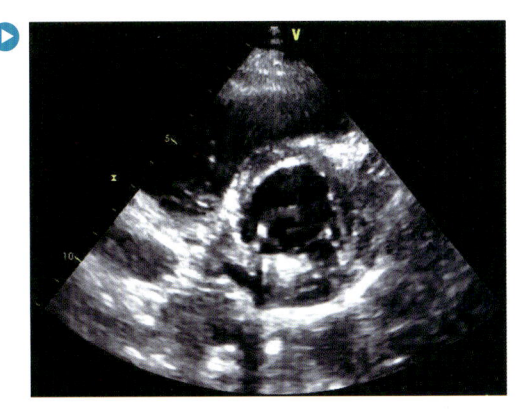

图 4-2-5　胸骨旁短轴切面显示正常二尖瓣位人工双叶碟瓣（视频截图）

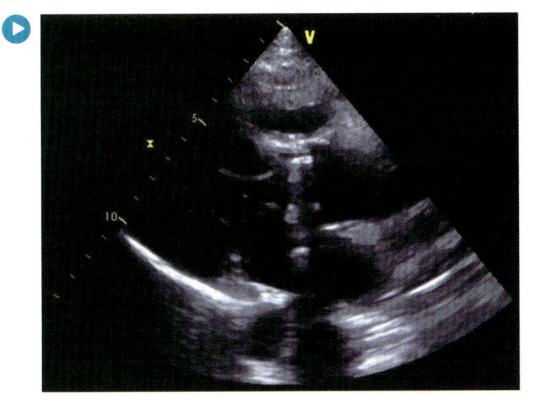

图 4-2-6　正常主动脉瓣位人工双叶碟瓣。可见 2 个碟片，瓣环与周围自然组织结合紧密无缝隙，瓣架稳定（视频截图）

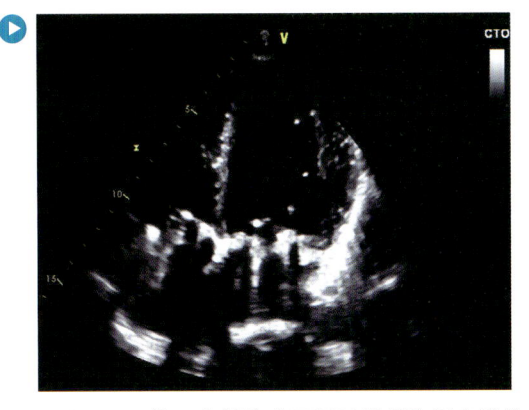

图 4-2-7　正常二尖瓣位人工双叶碟瓣和三尖瓣位人工双叶碟瓣。左心室和右心室内的光点为切断的腱索断端回声（视频截图）

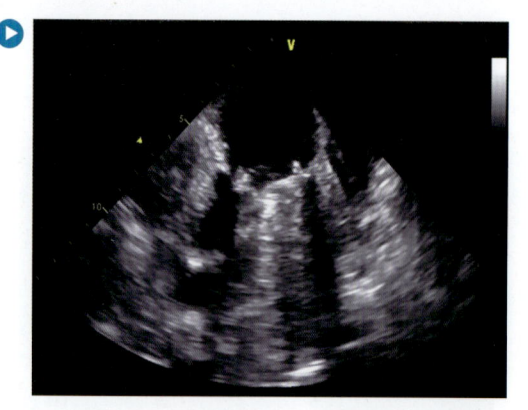

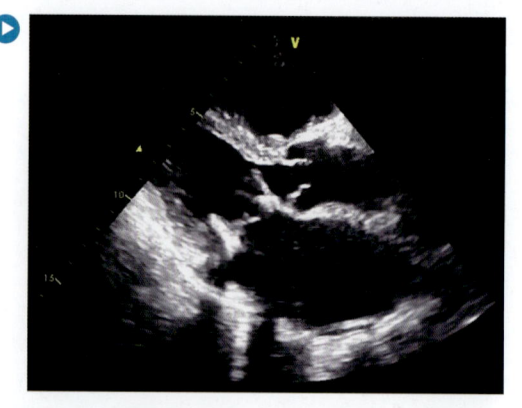

图 4-2-8 正常肺动脉瓣位人工机械瓣（视频截图）

图 4-2-9 正常二尖瓣位人工生物瓣。可见瓣架回声带及纤细的瓣叶回声（视频截图）

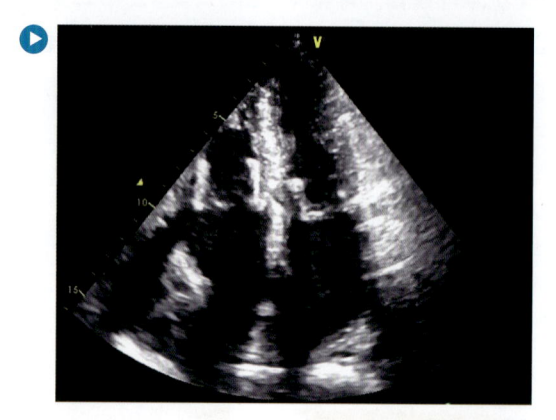

图 4-2-10 正常二尖瓣位人工生物瓣和三尖瓣位人工生物瓣（视频截图）

值得注意的是，由于人工瓣膜后方声影的影响，观察瓣膜后有无异常回声光团较为困难。此时，经胸超声心动图和经食管超声心动图可相互补充。例如，经胸超声心动图心尖切面观察二尖瓣位人工瓣的左心室侧和主动脉瓣位人工瓣的左（心）室流出道侧比较清晰，而经食管超声心动图心尖切面观察二尖瓣位人工瓣的左心房侧和主动脉瓣位人工瓣的主动脉侧比较清晰（图 4-2-11～图 4-2-13）。

彩色多普勒可显示人工瓣口的血流状态、正常人工瓣膜的反流及瓣周漏。因为心尖位长轴切面血流方向与声束平行，所以此切面是观察二尖瓣位人工瓣前向血流和主动脉瓣位人工瓣反流的理想切面。瓣膜开放时，单叶瓣可见 2 束前向血流，双叶瓣可见 3 束前向血流，通过瓣口后融合成一束（图 4-2-14）。正常人工机械瓣均存在少量反流，持续时间短，血流速度慢。由瓣膜撕裂、运动异常等造成的病理性反流或瓣周漏属于异常反流。经食管超声心动图可清晰显示二尖瓣位人工瓣的反流（图 4-2-15，图 4-2-16），但因声影的影响，其显示主动脉瓣位人工瓣的反流并不比经胸超声心动图优越。

频谱多普勒用于测量人工瓣口的血流速度、计算跨瓣压差、评估有效瓣口面积等。连续性方程法和压力减半时间法是评估人工瓣有效瓣口面积的常用方法，但需要注意的是，压力减半时间法是根据自然瓣测算得出的"经验"公式，虽然对于随访有一定价值，但并不完全适用于人工瓣口面积的测量。正常二尖瓣位人工机械瓣口峰值血流速度≤ 2.5m/s，平均跨瓣压差≤8mmHg，有效瓣口面积≥1.8cm²；正常主动脉瓣位人工机械瓣口峰值血流速度≤3.0m/s。

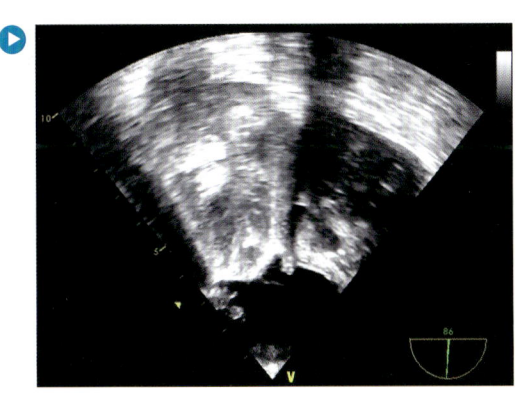

图 4-2-11　经食管超声心动图清晰显示二尖瓣位人工双叶碟瓣，开放时的 3 个瓣口，以及左心房内结构（视频截图）

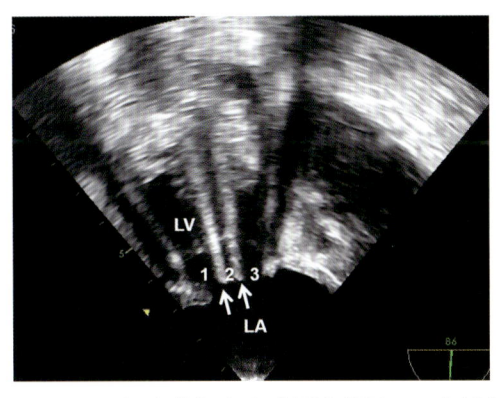

图 4-2-12　经食管超声心动图清晰显示二尖瓣位人工双叶碟瓣（箭头），开放时的 3 个瓣口（1、2、3），以及左心房内结构。LA. 左心房；LV. 左心室

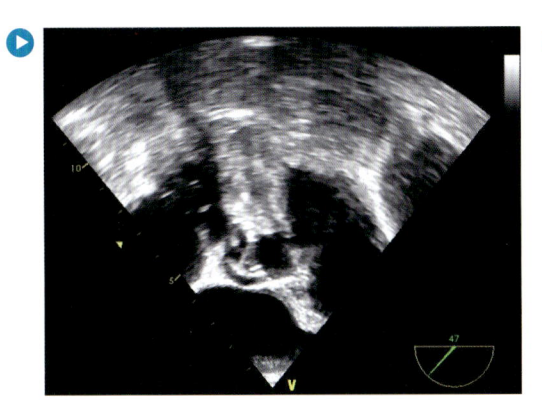

图 4-2-13　经食管超声心动图清晰显示主动脉瓣位人工双叶碟瓣（视频截图）

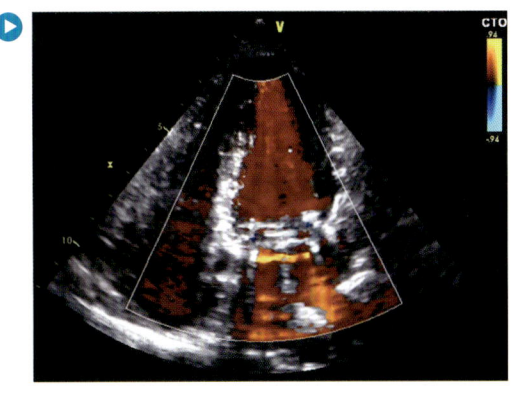

图 4-2-14　经胸超声心动图 CDFI 显示二尖瓣位人工双叶瓣舒张期 3 束前向血流（视频截图）

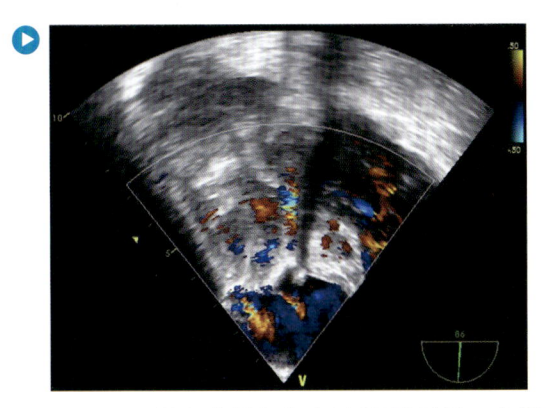

图 4-2-15　经食管超声心动图 CDFI 显示二尖瓣位人工双叶瓣舒张期 3 束前向血流、收缩期瓣口轻度反流及瓣周轻 - 中度反流（视频截图）

图 4-2-16　经食管超声心动图 CDFI 显示二尖瓣位人工双叶瓣收缩期瓣口轻度反流（白色箭头）及瓣周轻 - 中度反流（红色箭头）

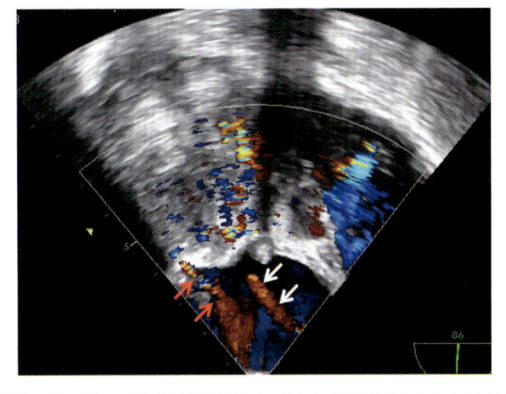

三、人工瓣膜并发症的超声诊断

人工瓣膜并发症的原因根据产生机制分为内源性因素和外源性因素，内源性因素主要是瓣膜结构损坏。外源性因素主要为瓣膜选择不当或其他因素。常见的并发症包括瓣周漏、人工瓣狭窄、人工瓣反流、血栓、感染性心内膜炎、人工瓣卡瓣、假性室壁瘤等。

人工瓣膜并发症根据临床特点分为急性和慢性，急性并发症如腱索卡瓣、生物瓣急性撕裂等，一旦确诊，应立即手术；而生物瓣钙化、瓣周纤维组织增生、感染性心内膜炎药物控制不佳等，病情发展相对较缓，可择期手术。

（一）瓣周漏

瓣周漏或瓣周反流，指存在于缝合环和周围瓣环组织之间的病理性反流，发生率为2%～17%，常见于机械瓣。轻度瓣周漏不一定有血流动力学意义，但中、重度瓣周漏可导致心力衰竭、溶血性贫血等不良事件，需要再次手术。

彩色多普勒发现位于瓣架之外的反流束是诊断瓣周漏的主要依据，对于较大的瓣周漏，二维超声心动图可以直接显示瓣周回声中断或瓣膜撕脱（图4-2-17～图4-2-23）。经胸超声心动图显示主动脉瓣位人工瓣周漏比较敏感，而经食管超声心动图显示二尖瓣位人工瓣周漏比较清晰（图4-2-15，图4-2-16）。

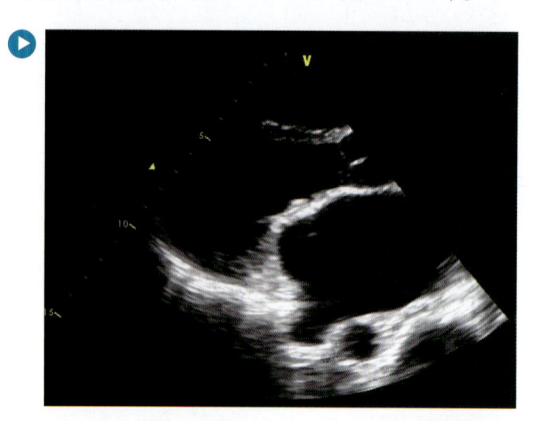

图 4-2-17　胸骨旁左（心）室长轴切面显示二尖瓣位人工瓣周回声中断（视频截图）

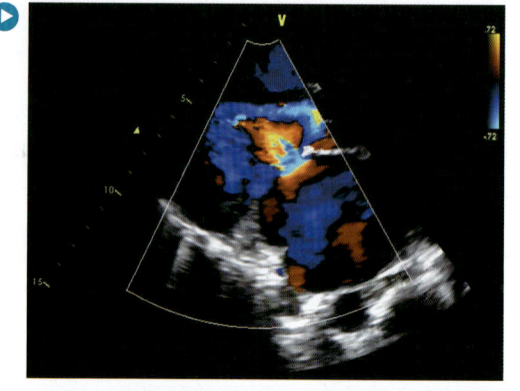

图 4-2-18　同一患者，CDFI 胸骨旁左（心）室长轴切面显示二尖瓣位人工瓣周重度反流（视频截图）

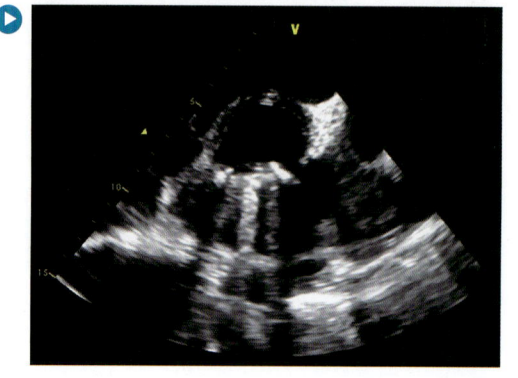

图 4-2-19　同一患者，二尖瓣水平左（心）室短轴切面显示二尖瓣位人工瓣周回声中断（视频截图）

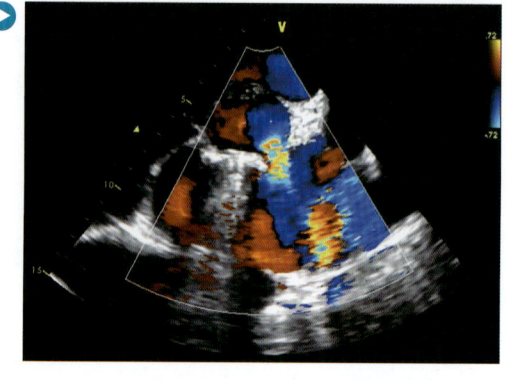

图 4-2-20　同一患者，CDFI 二尖瓣水平左（心）室短轴切面显示二尖瓣位人工瓣周重度反流（视频截图）

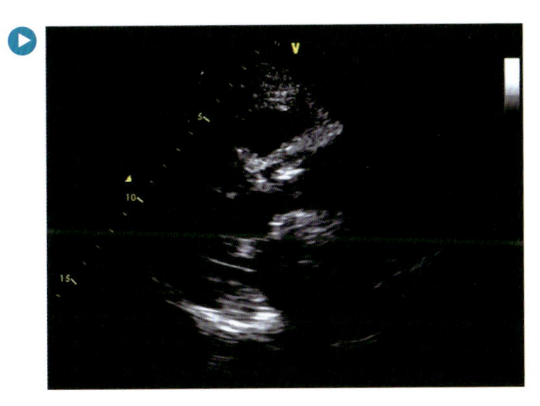

图 4-2-21　胸骨旁左（心）室长轴切面显示主动脉瓣位人工瓣周回声中断（视频截图）

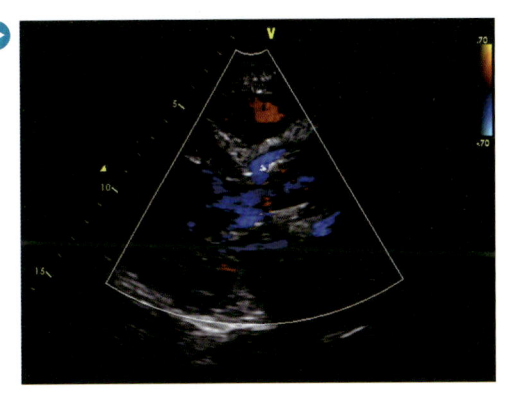

图 4-2-22　同一患者，CDFI 胸骨旁左（心）室长轴切面显示主动脉瓣位人工瓣周反流（视频截图）

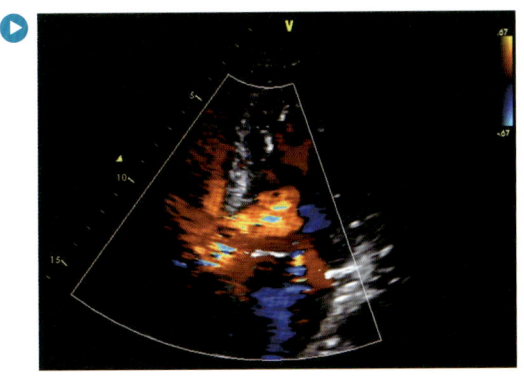

图 4-2-23　同一患者，CDFI 心尖五腔心切面显示主动脉瓣位人工瓣周中-重度反流（视频截图）

（二）人工瓣狭窄

由于人工瓣结构的原因，机械瓣的跨瓣压差均高于自然瓣膜。机械瓣狭窄常由血栓、赘生物、瓣周组织增生等导致，生物瓣狭窄常由瓣膜钙化、粘连引起（图 4-2-24，图 4-2-25）。

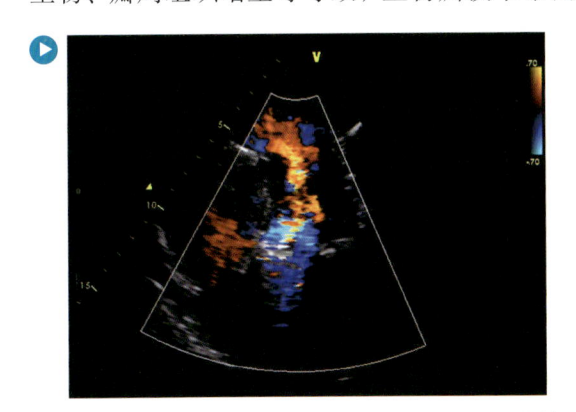

图 4-2-24　CDFI 显示主动脉瓣位人工瓣口收缩期射流束及舒张期中-重度反流（视频截图）

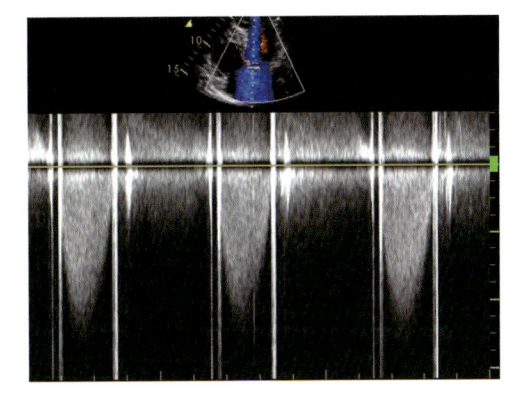

图 4-2-25　主动脉瓣位人工瓣口峰值血流速度 4.2m/s，峰值压差 71mmHg

（三）人工瓣反流

正常人工机械瓣均存在少量反流。生物瓣钙化、脱垂、感染导致的瓣膜破坏，机械瓣血栓或肉芽组织增生、瓣环开裂、瓣片脱位等是导致病理性跨瓣反流的常见原因。反流程度的评估与自然瓣的估测方法相同，可根据反流束的长度、宽度、面积等进行定量分析（图 4-2-26，图 4-2-27）。

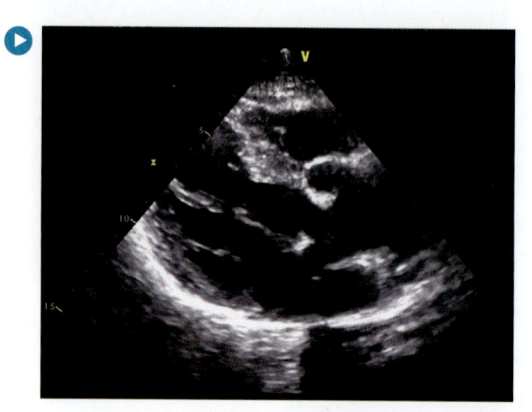

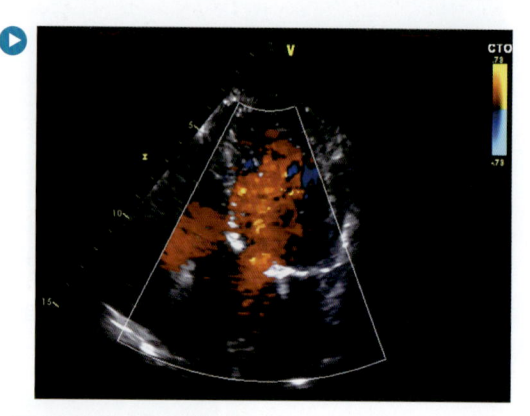

图 4-2-26　主动脉瓣位人工生物瓣（视频截图）

图 4-2-27　同一患者，CDFI 显示瓣口中度反流（视频截图）

（四）血栓

人工瓣血栓是严重并发症，常见于机械瓣，生物瓣少见。血栓可引起人工瓣阻塞、瓣叶开放障碍及栓塞事件。经胸超声心动图难以发现人工瓣血栓，而经食管超声心动图对人工瓣血栓具有相对较高的检出率。

（五）感染性心内膜炎

人工瓣感染性心内膜炎占所有感染性心内膜炎的 10% 左右。与自然瓣感染性心内膜炎相比，人工瓣感染性心内膜炎临床表现不典型，赘生物常因机械瓣声影的干扰不易被经胸超声心动图发现，而经食管超声心动图是诊断人工瓣赘生物的首选方法（图 4-2-28，图 4-2-29）。

绝大多数人工瓣感染性心内膜炎需要内、外科联合治疗，在积极抗感染治疗的同时尽早手术，彻底清除感染，防止严重瓣膜功能障碍的出现。

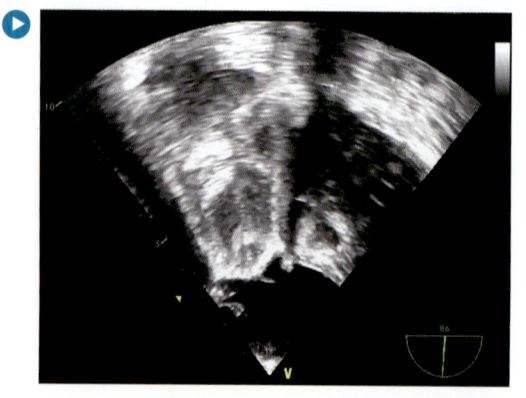

图 4-2-28　经食管超声心动图显示二尖瓣位人工瓣周左心房侧较小的赘生物（5mm×6mm）（视频截图）

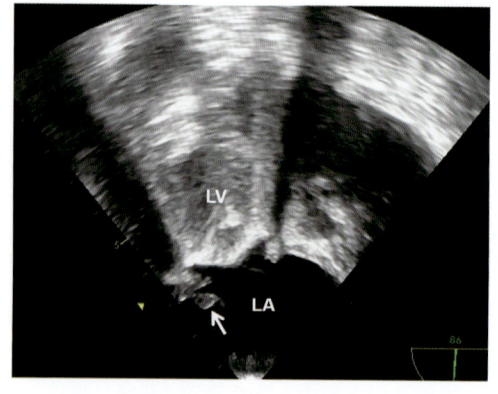

图 4-2-29　经食管超声心动图显示二尖瓣位人工瓣周左心房侧较小的赘生物（箭头）。LV. 左心室；LA. 左心房

（六）人工瓣卡瓣

卡瓣是人工瓣膜严重的功能不良，突然卡瓣可造成严重的血流动力学障碍。肉芽组织或瓣周纤维组织增生、血栓及赘生物等均可造成机械瓣卡瓣，使瓣膜活动完全或部分受限，导致瓣口狭窄或反流（图4-2-30）。

此外，人工瓣膜置换术后，感染、手术本身等因素可导致假性室壁瘤发生（图4-2-31）。

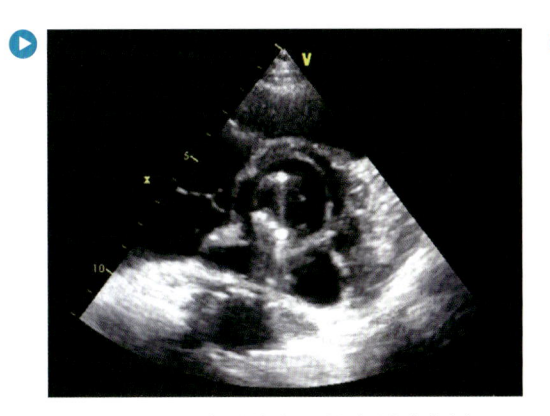

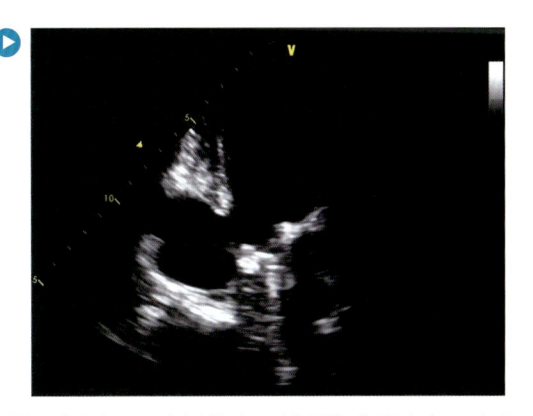

图 4-2-30　主动脉瓣位人工瓣左侧叶卡瓣（视频截图）

图 4-2-31　二尖瓣位人工瓣置换术后1年，左心室下壁假性室壁瘤形成（视频截图）

小结

超声心动图是评估人工瓣膜功能的首选影像学方法。正确评估人工瓣膜功能、早期发现瓣膜功能异常非常重要，心超医师应熟知人工瓣膜的类型、正常人工瓣膜的超声特征，以及常见人工瓣膜并发症，为制订临床决策和早期干预提供可靠的依据。

5

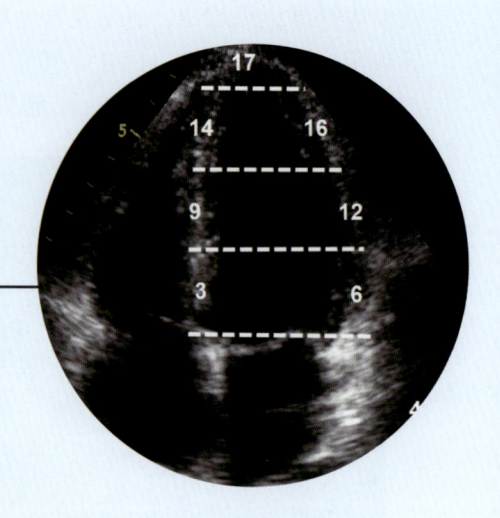

第五章
冠心病篇

第一节　室壁运动异常的定位诊断

▶ **视频目录**

视频 5-1-1　二尖瓣（MV）水平左（心）室短轴切面
视频 5-1-3　乳头肌（PM）水平左（心）室短轴切面
视频 5-1-5　心尖水平左（心）室短轴切面
视频 5-1-7　心尖二腔心切面
视频 5-1-9　心尖三腔心切面
视频 5-1-11　心尖四腔心切面

> **导读**
>
> 　　节段性室壁运动异常是冠心病在二维超声心动图上的突出特征。为了对心肌缺血或梗死的部位进行定位诊断，并根据室壁运动异常的部位推断病变的冠状动脉，应对心肌节段进行标准化划分。标准化心肌节段划分应能够反映冠状动脉血流供应的区域，并在各种影像技术中进行统一以便于标准化交流。

　　《道德经》有云："天下难事，必作于易；天下大事，必作于细。"尽管目测法判断室壁运动异常有一定的主观性，要求检查者细心并有丰富的经验，但由于方便、快速及能即刻做出判断，其仍然是超声心动图诊断冠心病的常规方法。研究发现，对于缺血性心脏病患者，局部室壁运动异常的发生早于心电图改变。当冠状动脉缺血透壁程度达到 20% 以上，二维超声心动图即可发现室壁运动异常。

　　为了对心肌缺血或梗死的部位进行定位诊断，并根据室壁运动异常的部位推断病变的冠状动脉，便于各种影像技术之间进行标准化交流，心肌节段标准化划分应运而生。

一、左（心）室壁心肌节段划分及超声定位

　　对于室壁运动异常的定位诊断，临床上通常采用 2 种划分方法，即 16 节段划分法和 17 节段划分法。

（一）16 节段划分法

　　根据冠状动脉与各室壁节段间的对应关系，1989 年美国超声心动图学会推荐使用 16 节段划分法。该方法在长轴切面将左心室壁分为基底段、中段、心尖段，在短轴切面，基底段和中段按每 60°划分为一段，将左心室壁分为前壁、前间隔、后间隔、下壁、后壁和侧壁各 6 个节段；心尖段短轴切面则按每 90°划分为一段，将左心室壁分为前壁、室间隔、下壁和侧壁 4 个节段，共计 16 个节段（图 5-1-1～图 5-1-6）。以上 16 个节段可在心尖二腔心切面、心尖三腔心切面（或胸骨旁左（心）室长轴切面）和心尖四腔心切面找到相对应的节段（图 5-1-7～图 5-1-12）。这种划分法与冠状动脉血供分布密切结合，又使

各心肌节段容易在超声心动图两个以上的常规切面中显示出来。

（二）17节段划分法

近年来，超声评价心肌灌注的各项技术逐步应用发展，心尖顶部心肌段日益受到关注。由于16节段划分法不包括心尖顶部，即没有心腔的真正心肌心尖段，因此，2002年美国心脏病学会建议各种心脏影像学检查方法统一采用17节段心肌分段法。17节段划分法实际上是在16节段划分法的基础上，将心尖顶部单独作为一个节段，其余16个节段与16节段划分法一致，只是在命名上稍有区别。第17段，即没有心腔的真正心尖段，可在心尖二腔心切面和心尖四腔心切面上显示（图5-1-1～图5-1-12）。

（三）超声定位

超声心动图使用3个短轴切面，即二尖瓣水平左（心）室短轴切面、乳头肌水平左（心）室短轴切面和心尖水平左（心）室短轴切面，以及3个长轴切面，即心尖二腔心切面、心尖三腔心切面（或胸骨旁左（心）室长轴切面）和心尖四腔心切面对左心室壁心肌节段进行定位（图5-1-1～图5-1-12）。

在17节段划分法中，17个节段的命名分别如下：基底段（1～6段）和中段（7～12段）各6个节段，即前壁、前间壁、下间壁、下壁、下侧壁和前侧壁；心尖段4个节段（13～16段）与16节段划分法相同，即前壁、室间隔、下壁和侧壁；第17段为没有心腔的真正心尖段。

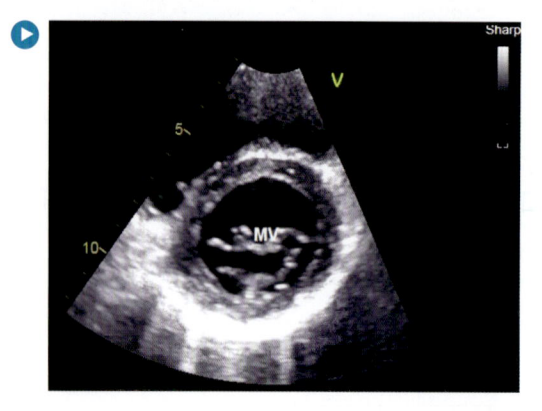

图5-1-1 二尖瓣（MV）水平左（心）室短轴切面
（视频截图）

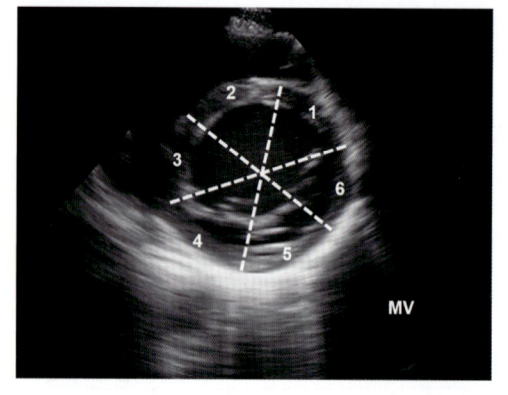

图5-1-2 二尖瓣（MV）水平左（心）室短轴切面，将左心室基底段划分为6个节段（1～6段）

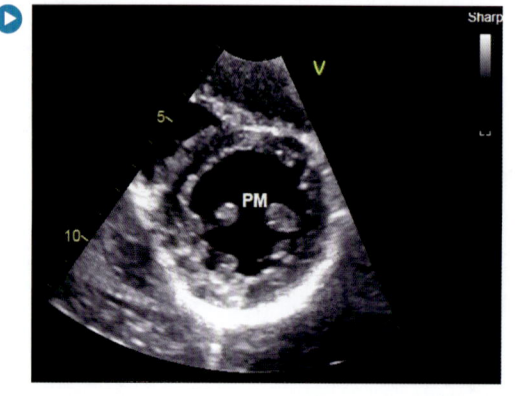

图5-1-3 乳头肌（PM）水平左（心）室短轴切面
（视频截图）

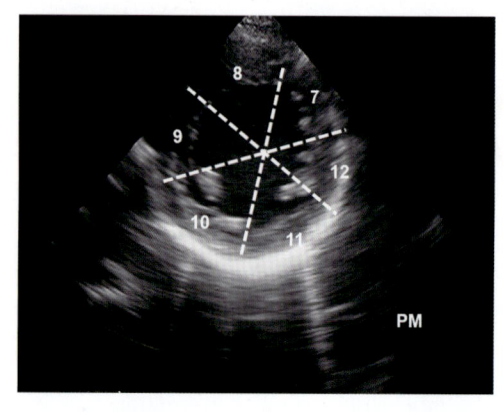

图5-1-4 乳头肌（PM）水平左（心）室短轴切面，将左心室中间段划分为6个节段（7～12段）

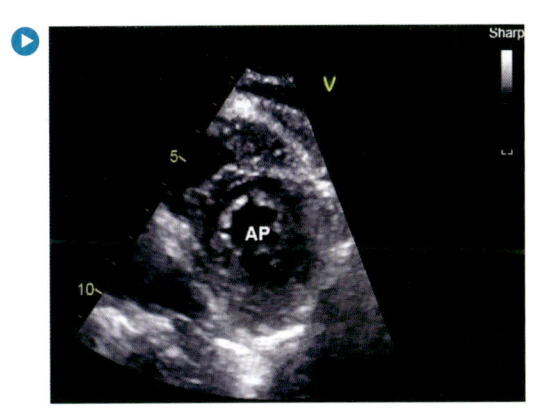

图 5-1-5　心尖水平左（心）室短轴切面（视频截图）

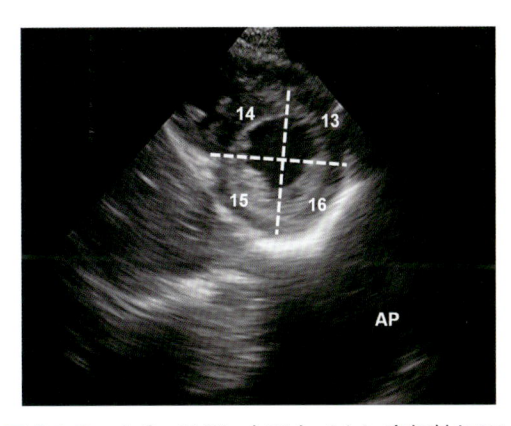

图 5-1-6　心尖（AP）水平左（心）室短轴切面，将左心室心尖段划分为 4 个节段（13～16 段）

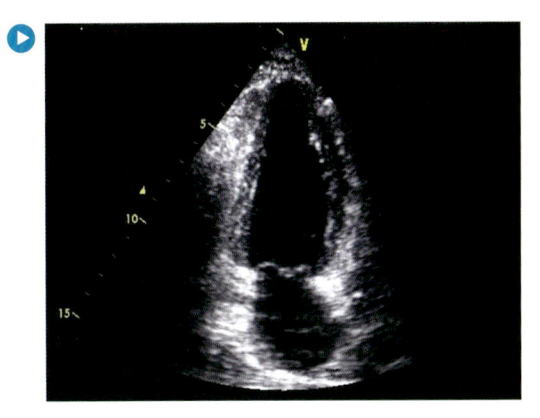

图 5-1-7　心尖二腔心切面（视频截图）

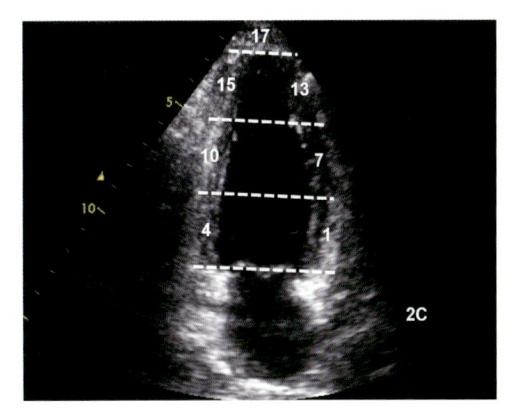

图 5-1-8　心尖二腔心切面，显示左心室前壁与下壁，将左心室划分为 7 个节段，前壁（1、7、13 段），下壁（4、10、15 段），心尖段（17 段）

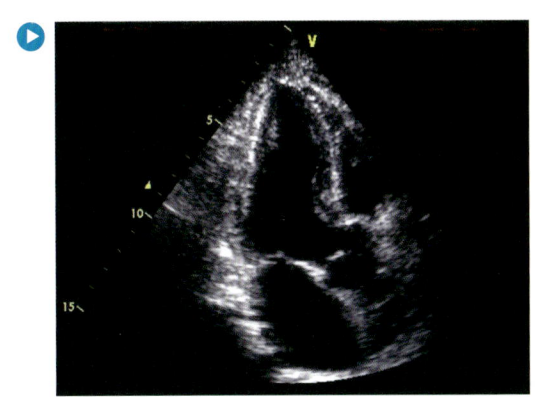

图 5-1-9　心尖三腔心切面（视频截图）

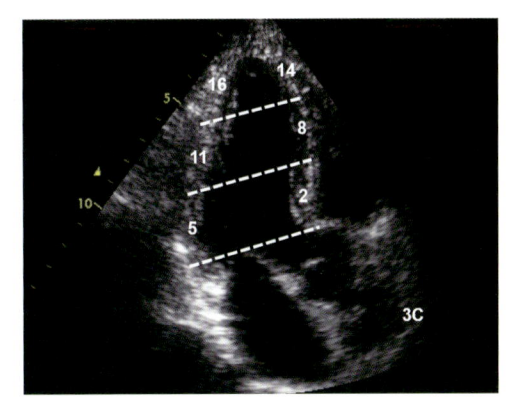

图 5-1-10　心尖三腔心切面，显示前间壁与左心室下侧壁，将左心室划分为 6 个节段，前间壁（2、8、14 段），下侧壁（5、11、16 段）

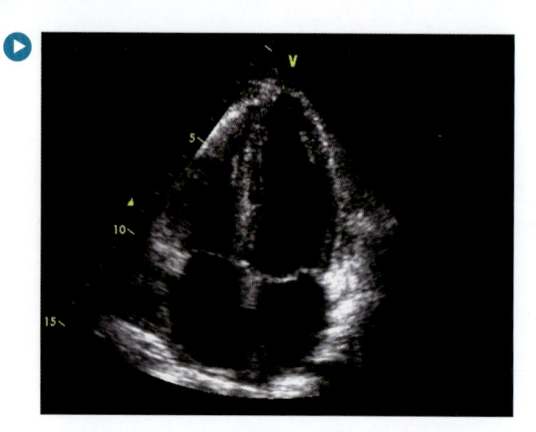

图 5-1-11 心尖四腔心切面（视频截图）

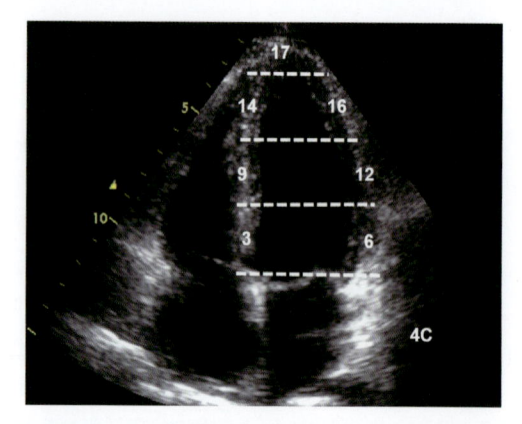

图 5-1-12 心尖四腔心切面，显示下间壁与左心室前侧壁，将左心室划分为 7 个节段，下间壁（3、9、14 段），前侧壁（6、12、16 段），心尖段（17 段）

为便于记忆，在 3 个短轴切面上，可从前壁开始，沿逆时针方向，逐一观察分析每个心肌节段的运动情况。同时，应在 3 个长轴切面上观察分析与 3 个短轴切面上对应的每个心肌节段的运动情况。

对室壁运动异常进行定位诊断时，应熟练掌握 3 个长轴切面之间的相互关系及其与左（心）室短轴切面之间的关系（图 5-1-13）。心尖二腔心切面上对应的是左心室前壁和下壁，心尖三腔心切面上对应的是前间壁和左心室下侧壁，心尖四腔心切面上对应的是下间壁和左心室前侧壁。

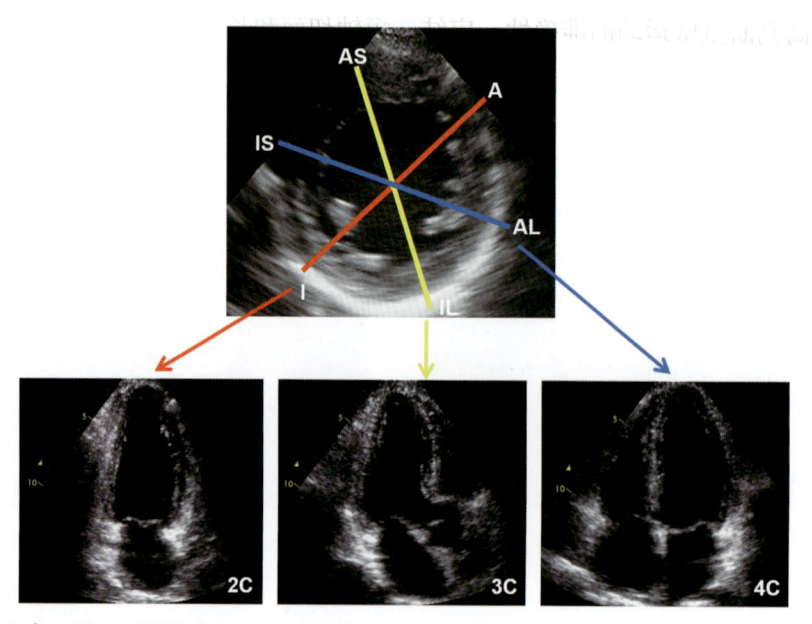

图 5-1-13 心尖二腔心（2C）切面、心尖三腔心（3C）切面及心尖四腔心（4C）切面之间的相互关系及其与左（心）室短轴切面之间的关系。A. 前壁；AS. 前间壁；IS. 下间壁；I. 下壁；IL. 下侧壁；AL. 前侧壁

二、心肌节段冠状动脉血供

右冠状动脉起源于右冠窦，分布于右心房、右心室、室间隔后 1/3 区域及左心室下壁。左冠状动脉起源于左冠窦，经左心耳与肺动脉根部之间左行，分为左前降支和左回旋支。左前降支分布于左心室前壁、室间隔前 2/3 区域及右心室前壁一小部分。左回旋支分布于左心室下壁（膈面）、后壁、侧壁及左心房。

冠状动脉的分支及其终末支在心脏胸肋面变异较小，而在膈面变异较大。采用 Schlesinger 等的分类原则，将冠状动脉的分布分为三型，即右优势型、均衡型及左优势型。均衡型的两侧心室膈面分别由本侧的冠状动脉供血，右优势型和左优势型的冠状动脉除供应本侧心室膈面外，还发出分支供应对侧心室膈面的一部分。

标准化心肌节段划分反映了冠状动脉血流供应的区域，而通过冠状动脉供应区域的室壁运动异常可推测出相关的病变血管。按 17 节段划分法，左前降支供血区域为 1、2、7、8、13、14、17 段；左回旋支供血区域为 5、6、11、12、16 段；右冠状动脉供血区域为 3、4、9、10、15 段。其中 17 段可由三支血管中的任何一支供血。

三、室壁运动的观察分析

观察心肌节段的心内膜位移和室壁增厚是二维超声心动图判断节段性室壁运动异常的主要方法，M 型超声心动图可对心内膜位移幅度和室壁增厚率进行量化分析。由于邻近心肌节段的牵拉，以及心脏的整体运动，心内膜运动受到较大的影响。反映心肌形变的指标，如室壁增厚率、缩短率，受到的影响较小，应进行重点观察。

为了提高判断室壁运动的准确性，应结合短轴切面和长轴切面，在两个以上切面上对每个心肌节段进行观察分析。

此外，由于右心室壁冠状动脉供血的节段性分布不明显、右心室形态不规则，以及临床上发生右心室心肌梗死比较少见，目前尚无标准的右心室壁心肌节段划分方法。简单的右心室壁心肌节段划分是，在长轴切面上将右心室壁分为基底段、中段和心尖段，在短轴切面上将右心室壁分为前壁、侧壁和下壁（膈面）。

小 结

16 节段划分法和 17 节段划分法是临床上常用的左（心）室壁心肌节段划分方法。超声心动图使用 3 个短轴切面，即二尖瓣水平左（心）室短轴切面、乳头肌水平左（心）室短轴切面和心尖水平左（心）室短轴切面，以及 3 个长轴切面，即心尖二腔心切面、心尖三腔心切面（或胸骨旁左（心）室长轴切面）和心尖四腔心切面对室壁运动异常进行定位诊断。

第二节 冠心病超声诊断三步法

▶ 视频目录

视频 5-2-1　急性心肌梗死，左心室下侧壁运动明显减弱，室壁回声及厚度无明显改变

视频 5-2-2　陈旧性心肌梗死，前间隔室壁变薄，心内膜回声增强，运动明显减弱

视频 5-2-3　心肌梗死后，左心室心尖部真性室壁瘤并瘤体内附壁血栓形成

> **导读**
>
> 冠心病是严重威胁人类健康的最常见心血管疾病之一，并且发病年龄呈年轻化趋势，应该引起高度重视。在冠心病的诊断治疗百年历程中，心电图、运动试验、心肌酶学、肌钙蛋白及心导管技术等检查在提高其诊断精准性方面做出了不可估量的重要贡献。因超声心动图能对室壁运动及心脏形态、功能进行无创性评估，并且随着大量超声新技术的开发应用和逐步完善，其在冠心病的诊断治疗中具有不可忽略的重要作用。

冠状动脉粥样硬化性心脏病，简称冠心病（coronary heart disease，CHD），是指冠状动脉发生粥样硬化造成管腔狭窄或闭塞，导致心肌缺血缺氧或坏死而引起的心脏病，又称缺血性心脏病。近年来趋向根据发病特点和治疗原则的不同，将冠心病分为两大类，即慢性冠脉病和急性冠脉综合征，前者包括稳定型心绞痛、缺血性心肌病和隐匿性冠心病等；后者包括不稳定型心绞痛、非 ST 段抬高心肌梗死和 ST 段抬高心肌梗死。

由于冠心病发病率高，危害大，有关冠心病诊断治疗的研究受到高度重视。在冠心病的诊断治疗百年历程中，心电图、运动试验、心肌酶学、肌钙蛋白及心导管技术等检查在提高其诊断精准性方面做出了不可估量的重要贡献。一直以来，冠心病的超声心动图检查是各国学者致力研究的主要领域，并取得了长足的发展。应用于冠心病的超声检查，已从冠状动脉二维超声心动图成像、冠状动脉血流成像、左心室壁心肌节段划分及室壁运动观察、心脏基本形态结构和功能分析等常规检查，发展到各种超声新技术的开发应用和逐步完善，如负荷超声心动图、心肌声学造影、组织多普勒成像、斑点追踪成像等，超声心动图现已成为诊断冠心病的重要手段。

关于冠状动脉二维超声心动图成像和冠状动脉血流成像，详细解读见《心超笔记》（第一辑）第五章第二节。有关室壁心肌节段划分和室壁运动异常的分析，在本章第一节已有详细阐述。本节将讲述冠心病超声诊断的思路和步骤——冠心病超声诊断三步法。

一、熟练掌握标准室壁节段划分法，结合使用 3 个短轴切面和 3 个长轴切面，判断有无节段性室壁运动异常

节段性室壁运动异常是冠心病在二维超声心动图上的特征性表现，因此，二维超声心动图判断有无节段性室壁运动异常是诊断冠心病最基本的方法。为对室壁运动异常进行定位诊断，并根据室壁运动异常的部位推断病变的冠状动脉，应熟练掌握左（心）室壁 16 节段划分法和 17 节段划分法，结合使用 3 个短轴切面和 3 个长轴切面，对各心肌节段运动进行分析（详见本章第一节）。

节段性室壁运动异常的表现形式包括：①室壁运动幅度减低、消失、矛盾运动；②室壁运动时间延迟；③心肌收缩时变形及变形率降低；④心肌收缩运动梯度降低；⑤室壁收缩期增厚率降低、消失、负值。心内膜位移 < 2mm 者为运动消失，2～4mm 者为运动减弱，≥ 5mm 者为运动正常。室壁增厚率 > 30% 为正常。

节段性室壁运动异常的目测法分析：①运动正常，收缩期心内膜向内运动幅度和室壁增厚率正常；②运动减弱，较正常运动幅度减弱；③不运动，室壁运动消失；④矛盾运动，收缩期室壁向外运动；⑤运动增强，室壁运动幅度较正常大。同时采用室壁运动记分法进行半定量分析：运动增强或运动正常 =1 分；运动减弱 =2 分；不运动 =3 分；矛盾运动 =4 分；室壁瘤 =5 分。将所有节段记分相加的总和除以所观察的室壁节段总数即"室壁运动记分指数"（wall motion score index，WMSI）。WMSI=1 为正常，> 1 为异常，≥ 2 为显著异常。

二、观察分析心脏基本形态结构及功能改变，并诊断有无心肌梗死主要并发症

心肌缺血或心肌梗死后，心肌重塑，表现为心肌排列、室壁厚度、心腔大小的变化。长期较大范围的心肌缺血引起心肌纤维化，最终可导致心脏扩大、心力衰竭。超声心动图在评估冠心病导致的心脏形态结构及功能改变方面，具有不可替代的优势。

冠状动脉血流中断或急剧减少引起其供血部位心肌缺血、坏死，导致急性心肌梗死发生。其二维超声心动图表现为梗死区域室壁运动明显减弱或消失。心肌梗死早期，坏死节段心肌回声正常或呈较低回声，室壁厚度可无明显改变，但收缩期增厚率明显下降（图 5-2-1）。心肌梗死后，坏死心肌由于纤维化及瘢痕形成，残存心肌肥大，形成陈旧性心肌梗死。其二维超声心动图表现为梗死区域结构层次不清，可出现斑点、条索或块状强回声，心内膜回声常明显增强。梗死区域心肌变薄，局部运动减弱或消失，收缩期增厚率明显下降（图 5-2-2）。

心肌梗死常伴发严重的合并症，如真性室壁瘤、假性室壁瘤、室间隔穿孔、乳头肌功能不全或断裂、左心室附壁血栓等，这些并发症多数是外科手术的绝对适应证。因此，超声心动图检查时，切记不可忽略并及时检出这些并发症（图 5-2-3）。关于心肌梗死主要并发症的超声心动图诊断，我们将在本章第三节重点阐述。

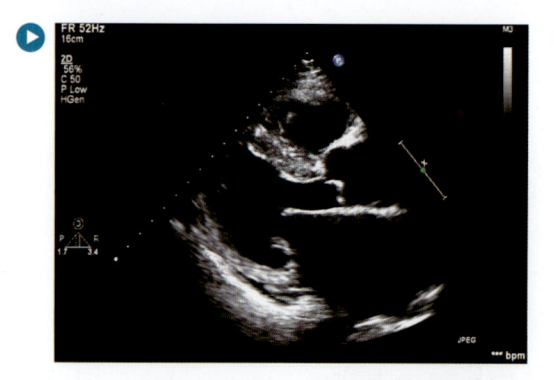

图 5-2-1　急性心肌梗死，左心室下侧壁运动明显减弱，室壁回声及厚度无明显改变（视频截图）

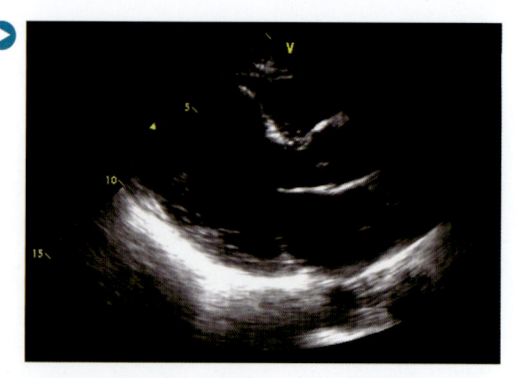

图 5-2-2　陈旧性心肌梗死，前间隔室壁变薄，心内膜回声增强，运动明显减弱（视频截图）

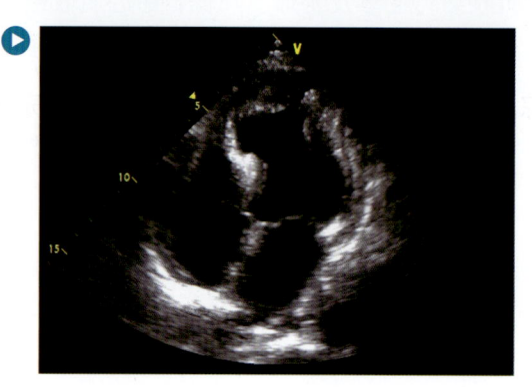

图 5-2-3　心肌梗死后，左心室心尖部真性室壁瘤并瘤体内附壁血栓形成（视频截图）

三、重视使用负荷超声心动图和心肌定量技术，判断缺血心肌或存活心肌

冠状动脉管腔狭窄超过 50% 会对心肌供血产生影响；狭窄超过 75% 时，会在心肌需氧量增加的情况下引起心肌缺血；狭窄超过 90% 时，在静息状态下也可引起心肌缺血。部分冠心病患者在静息状态下，二维超声心动图未能检出节段性室壁运动异常，此时，应进行大剂量多巴酚丁胺负荷超声心动图或运动负荷超声心动图等检查，通过最大限度激发心肌需氧量增加而诱发心肌缺血，实时观察记录室壁运动情况，可无创性评估心肌缺血所致的节段性室壁运动异常。

冠状动脉闭塞后 20～30 分钟，受其供血的心肌即有少数坏死。梗死累及心室壁的全层或大部分者，称为透壁性心肌梗死，是临床上常见的急性心肌梗死，由于其心电图上常相继出现 ST 段抬高、T 波倒置和病理性 Q 波，又称 ST 段抬高心肌梗死；缺血坏死仅累及心室壁的内层者，称为心内膜下心肌梗死，心电图上常伴有 ST 段压低或 T 波变化，常无 Q 波形成，又称非 ST 段抬高心肌梗死。前者应尽早实施冠状动脉再通，使濒临坏死的心肌可能得以存活或使坏死范围缩小，减轻梗死后心肌重塑；而后者的处理原则是防止非透壁性心肌梗死进展为透壁性心肌梗死。

由于心肌坏死为非可逆性，因此，检测有无存活心肌对选择治疗方案、估计预后和判断疗效具有重要的临床意义。小剂量多巴酚丁胺负荷超声心动图通过检测心肌收缩力增强、心排血量增加等，可检出存活心肌（图 5-2-4）。

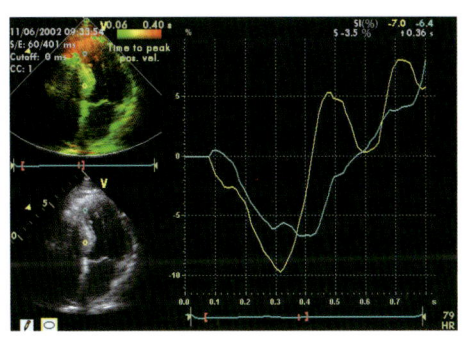

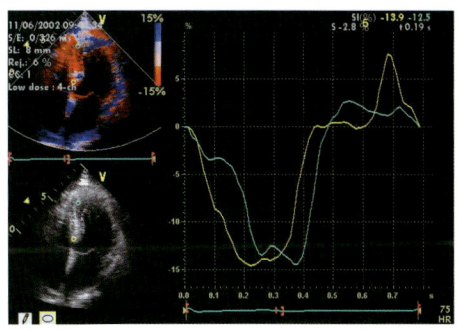

图 5-2-4　心肌梗死患者，小剂量多巴酚丁胺负荷超声心动图检出室间隔心尖段含有存活心肌。左图显示下间壁基底段应变为负 10%（黄色曲线），室间隔心尖段运动减弱，应变为负 7%（蓝色曲线）；右图显示小剂量多巴酚丁胺 [5μg/（kg·min）] 负荷试验后，下间壁基底段及室间隔心尖段应变均增加到近负 15%

目测法判断室壁运动异常带有一定的主观性和经验依赖性。随着心肌声学造影、组织多普勒成像、斑点追踪成像等超声成像技术的开发应用和逐步完善，超声心动图在定量检测心肌灌注和室壁运动方面发挥着越来越重要的作用。将负荷超声心动图与心肌定量技术结合起来，将会减少人为主观因素的影响，提高对心肌灌注和室壁运动判断的准确性。必须指出的是，由于心肌定量技术检测参数重复性欠佳，尚无参考值，且各厂家仪器测量值的变异较大，故目前尚无法给出建议。

此外，需要注意的是，冠状动脉瘘、冠状动脉缺如、冠状动脉起源异常、川崎病、冠状动脉夹层等也可引起心肌供血障碍，导致节段性室壁运动异常，但病因病理等与冠心病不同，在诊断冠心病时应予以排除。

小　结

冠心病的超声诊断思路和步骤分三步：首先，根据标准室壁节段划分法，判断有无节段性室壁运动异常；其次，观察分析心脏基本形态结构及功能改变，并诊断有无心肌梗死主要并发症；最后，重视使用负荷超声心动图和心肌定量技术，判断缺血心肌或存活心肌。熟练掌握冠心病超声诊断三步法，提高冠心病诊断准确性，可为临床治疗决策提供可靠的依据。

第三节　心肌梗死严重并发症

视频目录

视频 5-3-1　心尖部真性室壁瘤。心尖部室壁变薄，向外膨出，呈矛盾运动

视频 5-3-2　左心室下壁真性室壁瘤。左心室下壁室壁变薄，向外膨出，运动消失

视频 5-3-4　感染性心内膜炎患者，左心室下壁基底部假性室壁瘤，形态不规则，瘤口小于瘤深

视频 5-3-5　急性心肌梗死，左心室下壁室壁瘤，后室间隔多处穿孔

视频 5-3-6　同一患者，CDFI 显示穿孔处多束左向右分流
视频 5-3-9　急性下壁心肌梗死患者，乳头肌功能不全致二尖瓣前叶脱垂
视频 5-3-10　同一患者，CDFI 可见二尖瓣重度偏心性反流
视频 5-3-11　左心室心尖部真性室壁瘤并瘤体内附壁血栓
视频 5-3-12　左心室下壁真性室壁瘤并瘤体内附壁血栓

> **导读**
>
> 急性心肌梗死常伴发严重的并发症，这些并发症是造成患者死亡的重要原因。超声心动图可及时检出心肌梗死严重并发症，对指导临床治疗具有重要价值。

急性心肌梗死是冠状动脉血供急剧减少或中断，使相应心肌严重而持久的缺血，从而导致心肌坏死，是临床上常见的急危重症。急性心肌梗死常伴发严重的并发症，如真性室壁瘤、假性室壁瘤、室间隔穿孔、乳头肌功能不全或断裂、左心室附壁血栓等，这些并发症是造成患者死亡的重要原因，多数也是外科手术的绝对适应证。

超声心动图可迅速准确诊断心肌梗死严重并发症，对指导临床治疗具有重要意义。

一、室壁瘤

室壁瘤是心肌梗死的常见并发症，主要见于左心室，发生率为 5%～20%，多发生于较大面积的心肌梗死患者。室壁瘤分为真性室壁瘤和假性室壁瘤。

（一）真性室壁瘤

真性室壁瘤常在急性心肌梗死患者发病 1 年内出现，因梗死区心肌扩张变薄，心肌发生坏死及纤维化，心室内压力过大而逐渐向外膨出所致，是梗死心肌在愈合过程中左心室重构的结果。80% 的室壁瘤位于左心室前侧壁和心尖部。室壁瘤形成后易导致难治性心力衰竭、顽固性心绞痛、严重室性心律失常及体循环栓塞等。

超声心动图表现：心肌梗死区心室壁变薄、膨出，室壁各层结构存在，心室腔在收缩期和舒张期均呈瘤状局部膨出，膨出室壁不运动或呈矛盾运动，瘤口较宽，大于瘤深。有时可观察到瘤体内有血栓形成（图 5-3-1，图 5-3-2）。

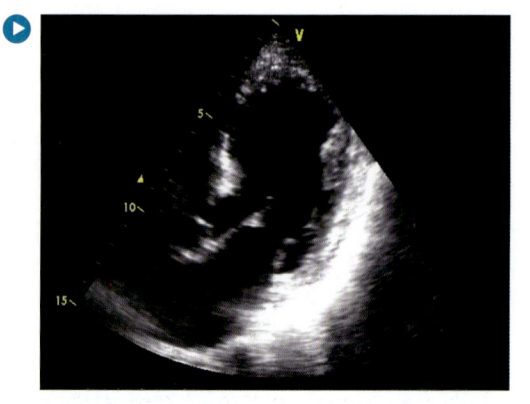

图 5-3-1　心尖部真性室壁瘤。心尖部室壁变薄，向外膨出，呈矛盾运动（视频截图）

图 5-3-2　左心室下壁真性室壁瘤。左心室下壁室壁变薄，向外膨出，运动消失（视频截图）

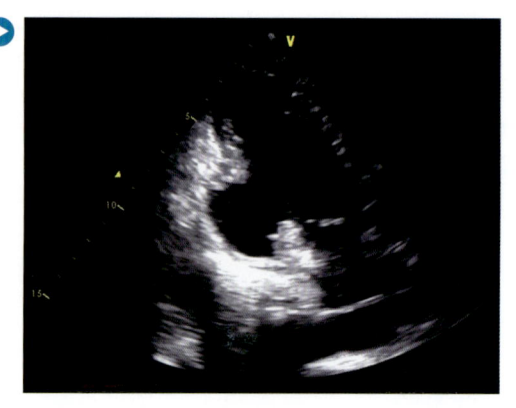

正常人左心室形似"子弹头",基底部内径最大,越靠近心尖越小。如舒张末期左心室心尖部内径反而超过基底部,应考虑室壁瘤的诊断(图 5-3-3)。

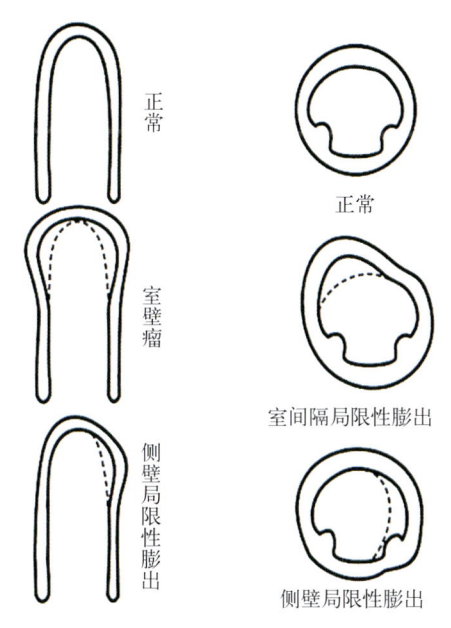

图 5-3-3 室壁瘤与室壁局限性膨出示意图

(二)假性室壁瘤

假性室壁瘤是一种较少见的心肌梗死并发症。其多由于心肌梗死后心壁破裂、出血,局部心包和凝血块包裹血液形成与左心室腔相通的囊腔。假性室壁瘤较真性室壁瘤更凶险,瘤壁极不牢固,随时可发生破裂,患者常因瘤壁破裂及发生难治性心力衰竭死亡。

超声心动图表现:左心室腔外一囊状无回声腔,瘤壁由心包和凝血块组成,瘤体通过一个较细的瘤颈与左心室腔相通,瘤口小于瘤深。彩色多普勒及频谱多普勒在破口处探及往返于左心室腔和瘤体之间的双期双向血流信号(图 5-3-4)。

真性室壁瘤与假性室壁瘤的区别:前者的瘤壁为心肌,后者的瘤壁为心包和血凝块;前者的瘤颈较宽,后者的瘤颈较窄。

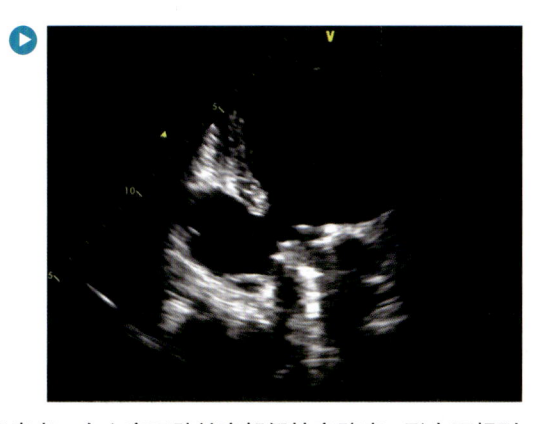

图 5-3-4 感染性心内膜炎患者,左心室下壁基底部假性室壁瘤,形态不规则,瘤口小于瘤深(视频截图)

二、室间隔穿孔

室间隔穿孔是早期急性心肌梗死的严重并发症，多发生于急性心肌梗死后 1 周内，约占所有急性心肌梗死并发症的 1%。室间隔穿孔常发生于左心室前壁或下壁心肌梗死的室间隔近心尖处。

超声心动图可见肌部室间隔连续性中断，室间隔局部变薄，运动消失或矛盾运动，彩色多普勒可见室间隔中断处左向右分流血流信号，其血流动力学表现相当于室间隔缺损（图 5-3-5，图 5-3-6）。发生于左心室下壁心肌梗死的后室间隔穿孔，于左（心）室短轴切面可见后室间隔连续性中断和心室水平的左向右分流（图 5-3-7，图 5-3-8）。较小的室间隔穿孔及迂曲的穿孔容易漏诊，应结合彩色多普勒仔细检查。

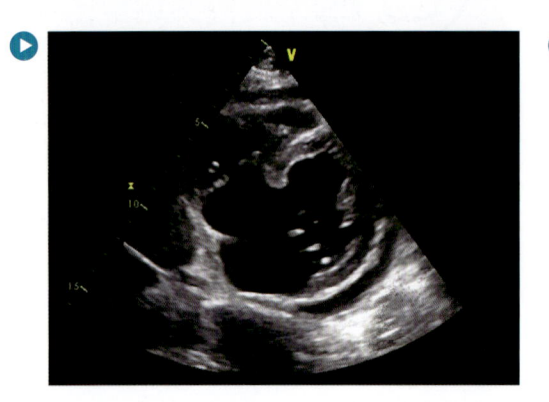

图 5-3-5　急性心肌梗死，左心室下壁室壁瘤，后室间隔多处穿孔（视频截图）

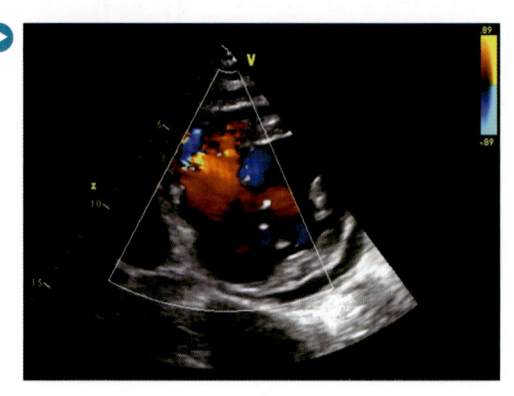

图 5-3-6　同一患者，CDFI 显示穿孔处多束左向右分流（视频截图）

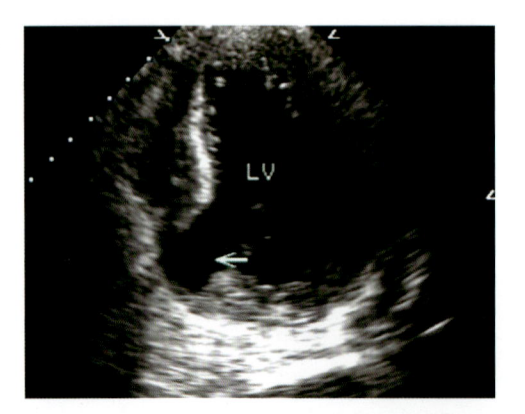

图 5-3-7　后室间隔穿孔，左（心）室短轴切面可见连续性中断（箭头）。LV. 左心室

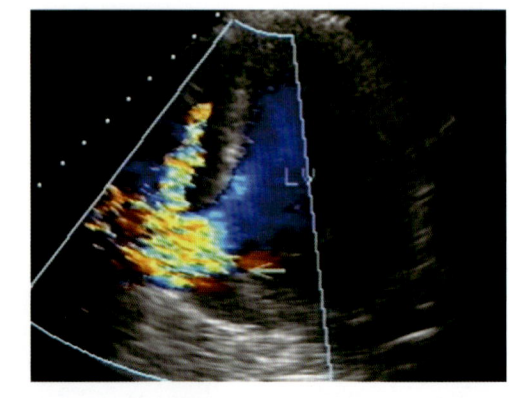

图 5-3-8　同一患者，后室间隔穿孔处左向右分流（箭头）。LV. 左心室

三、乳头肌功能不全或断裂

急性心肌梗死患者乳头肌功能不全或断裂的总发生率可高达 50%。二尖瓣乳头肌因缺血、坏死等使收缩功能发生障碍，造成不同程度的二尖瓣脱垂并关闭不全。乳头肌整体断裂极少见，约占急性心肌梗死的 1%，多发生于二尖瓣后乳头肌，前乳头肌断裂及三尖瓣

乳头肌断裂罕见。二尖瓣后乳头肌断裂见于急性下壁心肌梗死，临床上表现为突然出现急性肺水肿、心源性休克。

超声心动图表现：二尖瓣脱垂或呈连枷样运动，乳头肌断裂时可见与二尖瓣尖端相连的腱索及断裂的乳头肌残端，彩色多普勒可见二尖瓣收缩期反流信号。

心肌梗死后乳头肌功能不全或断裂、左心室扩大是引起二尖瓣反流的常见原因，彩色多普勒是诊断二尖瓣反流和判断反流程度的最佳方法（图 5-3-9，图 5-3-10）。

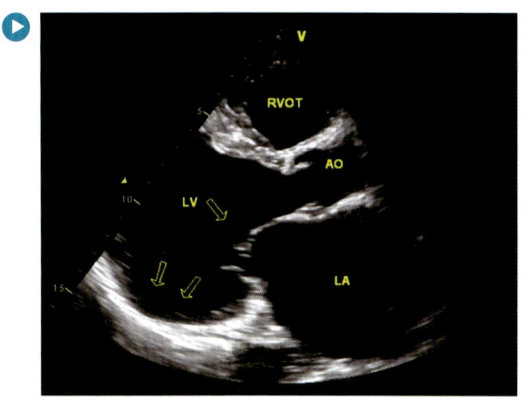

图 5-3-9　急性下壁心肌梗死患者，乳头肌功能不全致二尖瓣前叶脱垂（箭头）。RVOT. 右（心）室流出道；LV. 左心室；AO. 主动脉；LA. 左心房（视频截图）

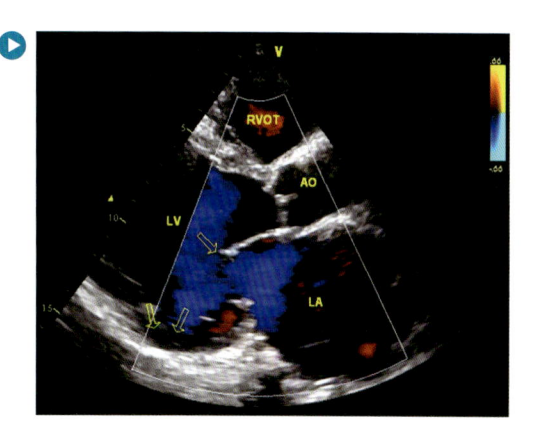

图 5-3-10　同一患者，CDFI 可见二尖瓣重度偏心性反流。RVOT. 右（心）室流出道；LV. 左心室；AO. 主动脉；LA. 左心房（视频截图）

四、左心室附壁血栓

左心室附壁血栓是急性心肌梗死常见并发症之一，常发生于室壁瘤内，多位于心尖部。血栓脱落可引起系统性动脉栓塞，发生率为 1%～6%。超声心动图是检出左心室附壁血栓可靠的方法，表现为左心室腔内形态不规则的团块回声附着于心内膜表面。机化的血栓回声增强，而新鲜血栓回声较弱，可随血流活动（图 5-3-11，图 5-3-12）。左心室心尖部血栓应注意与近场伪像和心尖部的肌束或肌小梁相鉴别。

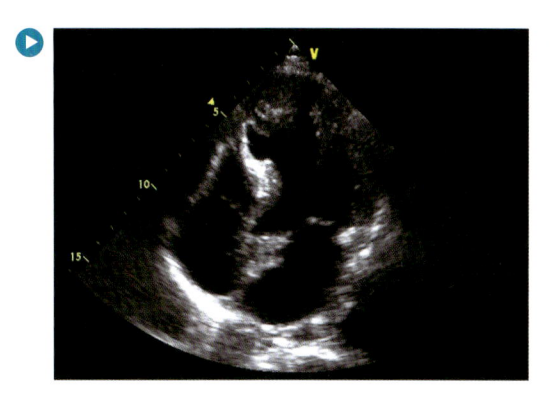

图 5-3-11　左心室心尖部真性室壁瘤并瘤体内附壁血栓（视频截图）

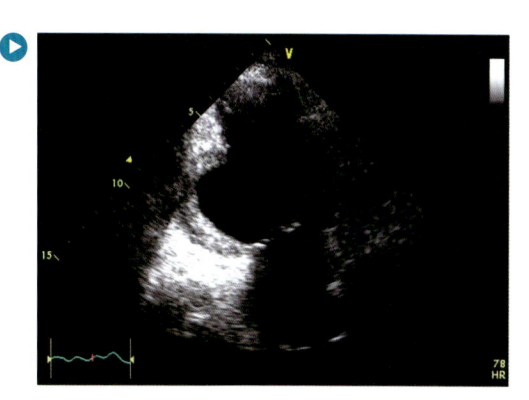

图 5-3-12　左心室下壁真性室壁瘤并瘤体内附壁血栓（视频截图）

小 结

在心肌梗死的超声诊断中,除常规判断有无节段性室壁运动异常、观察分析心脏基本形态结构及功能改变外,更应注意诊断有无心肌梗死严重并发症,如真性室壁瘤、假性室壁瘤、室间隔穿孔、乳头肌功能不全或断裂、左心室附壁血栓等,为临床及时制订治疗决策和评估预后提供重要信息。

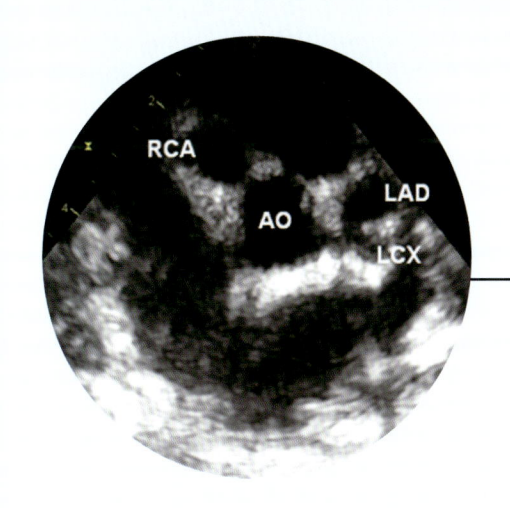

第六章
川崎病及心包疾病篇

第一节　不问前世，只求今生——川崎病的心超情缘

▶ **视频目录**

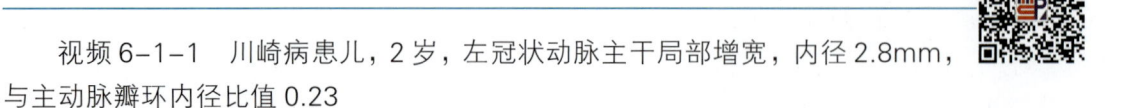

视频 6-1-1　川崎病患儿，2 岁，左冠状动脉主干局部增宽，内径 2.8mm，与主动脉瓣环内径比值 0.23

视频 6-1-2　川崎病患儿，2.5 岁，左冠状动脉主干及左前降支局部增宽

视频 6-1-3　川崎病患儿，左前降支近端局部瘤样扩张

视频 6-1-5　同一患儿，右冠状动脉近端局部瘤样扩张

视频 6-1-7　川崎病患儿，左前降支远端局部瘤样扩张

视频 6-1-9　同一患儿，右冠状动脉远端局部瘤样扩张

视频 6-1-11　川崎病患儿，右冠状动脉近端、左冠状动脉主干、左前降支及左回旋支均扩张，右冠状动脉近端及左前降支巨大冠状动脉瘤

> **导读**
>
> 　　川崎病是一种小儿常见的急性发热伴出疹的疾病，发病年龄以 5 岁以下小儿居多，婴幼儿多见。病变主要累及全身中小动脉，以冠状动脉损害最为显著，包括冠状动脉炎、冠状动脉扩张或动脉瘤、血栓形成、冠状动脉狭窄或闭塞等。超声心动图是检出冠状动脉损害最重要的检查手段。或许，前世的你是个谜，但今生的你，不容略过。本节将讲述"不问前世，只求今生——川崎病的心超情缘"。

　　川崎病（Kawasaki disease，KD）又称黏膜皮肤淋巴结综合征（mucocutaneous lymph node syndrome，MCLS），是一种小儿急性发热性疾病，主要病理改变为全身非特异性血管炎，累及多器官血管，以冠状动脉损害最为严重。川崎病是儿童后天性心脏病的主要病因之一，也是小儿时期缺血性心脏病的主要原因。

　　川崎病最早在 1967 年由日本 Tomosaki Kawasaki 医师首先报道，并以其名字命名。1975 年开始引起我国儿科医学界的重视。世界各地均有报道，以亚裔人发病率为高，近年来国内外报道病例有逐年增加的趋势。

　　超声心动图简便安全、无创准确，是诊断和监测川崎病冠状动脉病变的最重要的检查手段，对川崎病的诊断、治疗和随访起着重要的作用。

一、病理与临床

　　川崎病病因不明，发病机制尚不清楚，现多认为是感染病原触发的一种免疫介导的全身性血管炎，以冠状动脉最易受累。

　　病理过程可分为四期：Ⅰ期，1～2 周，小动脉、小静脉和微血管周围炎症，中型和大动脉周围炎症，心包、心肌间质和心内膜中性粒细胞、淋巴细胞等浸润及局部水肿；Ⅱ期，

2～4周，小血管炎症减轻，以中型动脉炎为主，多见冠状动脉瘤及血栓，大动脉炎少见；Ⅲ期，4～7周，小血管及微血管炎消退，中型动脉肉芽肿形成，导致冠状动脉部分或完全闭塞；Ⅳ期，约7周或更久，血管的急性炎症大多消失，中型动脉血栓形成、内膜增厚、闭塞及心肌瘢痕形成。

川崎病发病年龄以5岁以下小儿居多，婴幼儿多见，其主要临床表现为持续性发热，球结膜充血，唇充血皲裂、口腔黏膜弥漫性充血、舌乳头突起、杨梅舌，手足硬性水肿和掌跖红斑，恢复期指（趾）端膜状脱皮，皮肤多形性红斑和猩红热样皮疹，颈部淋巴结非化脓性肿大等。冠状动脉损害多发生于病程第2～4周，也可发生于疾病恢复期。心肌梗死和冠状动脉瘤破裂可导致心源性休克甚至猝死。

川崎病的诊断标准：发热5天以上，符合下列5项临床表现中4项者，排除其他疾病后，即可诊断为川崎病。①四肢变化：急性期掌跖红斑，手足硬性水肿；恢复期指（趾）端膜状脱皮；②多形性皮疹；③非化脓性球结膜充血；④唇充血皲裂，口腔黏膜弥漫充血，舌乳头突起、充血呈杨梅舌；⑤非化脓性颈部淋巴结肿大。如5项临床表现中不足4项，但超声心动图提示有冠状动脉损害，也可确诊为川崎病。

近年报道不典型川崎病病例增多，仅具有其中2～3项主要表现，但有典型的冠状动脉病变，多发生于婴儿。故一旦疑为川崎病，应尽早进行超声心动图检查。

二、超声心动图检查

川崎病的预后与冠状动脉损害的发生与否及其病变程度密切相关，因此，进行冠状动脉检查非常重要。冠状动脉造影和多层螺旋CT检测冠状动脉病变明显优于超声心动图，但超声心动图作为简便无创性检查方法，不仅能观察冠状动脉的病变，还能评估心脏大小、瓣膜反流、室壁运动等情况，是川崎病最重要的辅助检查手段。笔者曾诊断1例15岁不明原因发热的患者，因超声心动图发现冠状动脉呈节段性扩张，引起临床重视，最终确诊为川崎病。

川崎病的冠状动脉声像图改变与其病理变化紧密关联，早期表现为冠状动脉单支或多支内径扩张，内膜粗糙，随着病情进展，冠状动脉可出现节段性瘤样或囊状扩张，腔内血栓形成，冠状动脉节段性狭窄或闭塞等。

川崎病的冠状动脉病变以累及其主干近端、左前降支最多见，其次为左回旋支，孤立的远端动脉瘤罕见。冠状动脉扩张的诊断标准：①正常，冠状动脉管壁光滑，体表面积<$0.25m^2$，冠状动脉内径（CA）<2.5mm；体表面积0.5～$1.0m^2$，CA<3.0mm，冠状动脉主干内径与主动脉瓣环内径之比（CA/AO）<0.16。②冠状动脉扩张，CA<4.0mm，CA/AO<0.30，为轻度损害（图6-1-1，图6-1-2）。③冠状动脉瘤，冠状动脉呈囊状或串珠状节段扩张，CA 4.0～7.0mm，CA/AO≥0.30，为中度损害（图6-1-3～图6-1-10）。④巨大冠状动脉瘤，瘤体内径≥8.0mm，CA/AO≥0.60，病变多为广泛性，为重度损害（图6-1-11～图6-1-14）。

根据笔者的经验，冠状动脉内径与主动脉瓣环内径的比值>0.2可诊断为冠状动脉扩张，该比值不受年龄影响。对于5岁以下婴幼儿，冠状动脉内径绝对值>3mm应考虑为扩张。一般认为，冠状动脉内径与主动脉瓣环内径比值>0.3，提示冠状动脉瘤。

此外，川崎病急性期可出现心包积液、左心室内径增大、瓣膜反流等，慢性期冠状动脉狭窄或闭塞可造成节段性室壁运动异常。

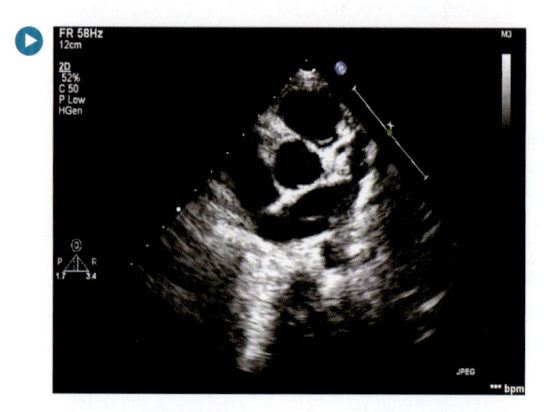

图 6-1-1　川崎病患儿，2 岁，左冠状动脉主干局部增宽，内径 2.8mm，与主动脉瓣环内径比值 0.23（视频截图）

图 6-1-2　川崎病患儿，2.5 岁，左冠状动脉主干及左前降支局部增宽（视频截图）

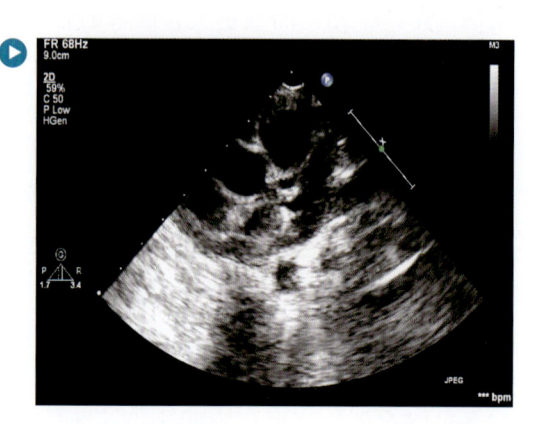

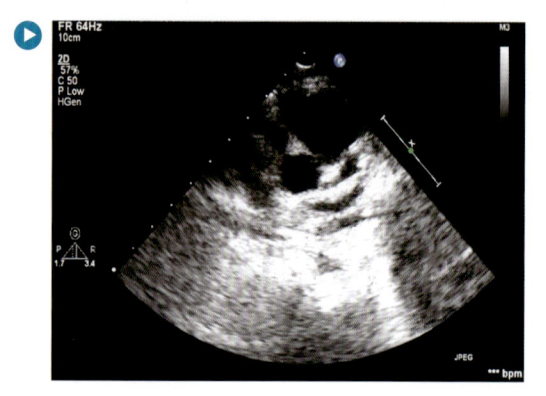

图 6-1-3　川崎病患儿，左前降支近端局部瘤样扩张（视频截图）

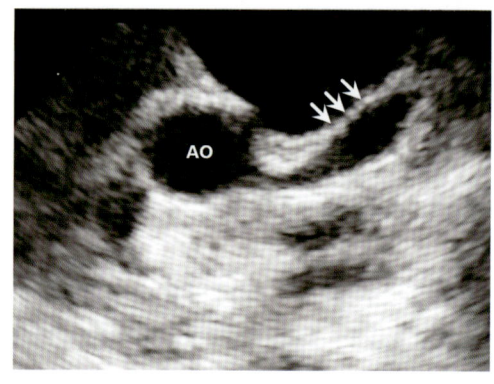

图 6-1-4　川崎病患儿，左前降支近端局部瘤样扩张（箭头）。AO. 主动脉

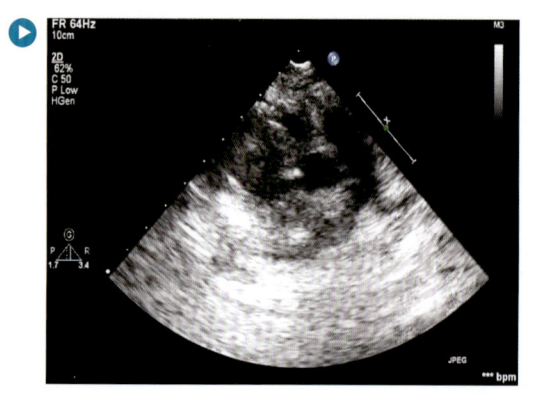

图 6-1-5　同一患儿，右冠状动脉近端局部瘤样扩张（视频截图）

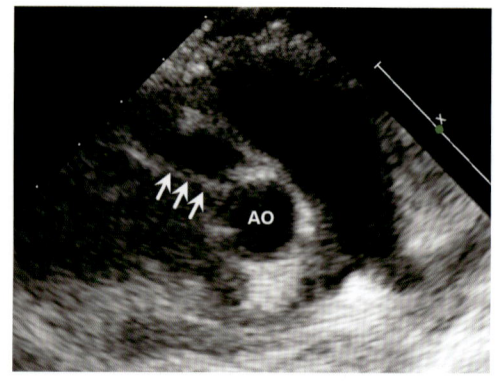

图 6-1-6　同一患儿，右冠状动脉近端局部瘤样扩张（箭头）。AO. 主动脉

第六章 川崎病及心包疾病篇

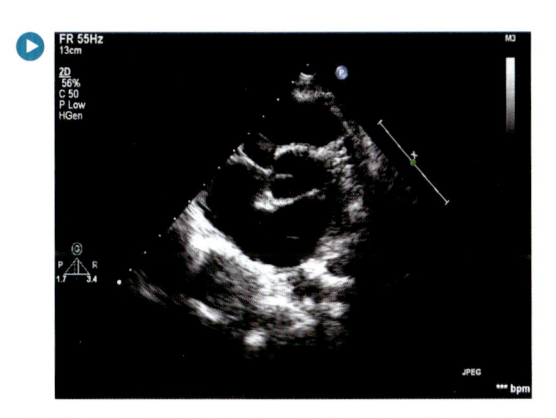

图 6-1-7 川崎病患儿，左前降支远端局部瘤样扩张（视频截图）

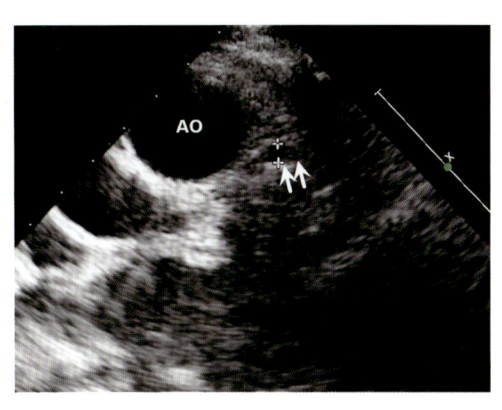

图 6-1-8 川崎病患儿，左前降支远端局部瘤样扩张（箭头）。AO.主动脉

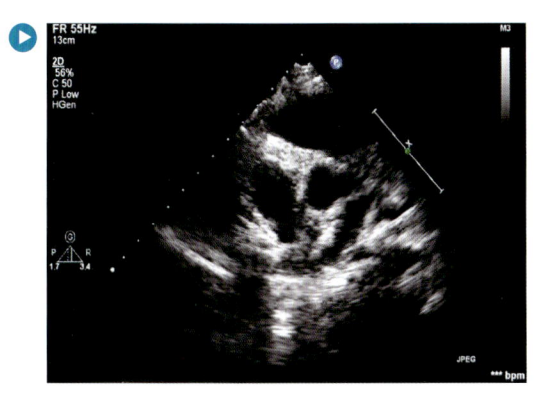

图 6-1-9 同一患儿，右冠状动脉远端局部瘤样扩张（视频截图）

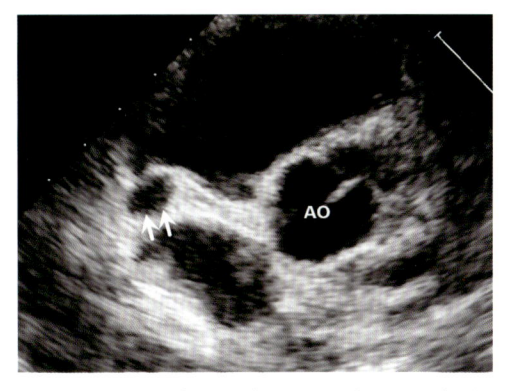

图 6-1-10 同一患儿，右冠状动脉远端局部瘤样扩张（箭头）。AO.主动脉

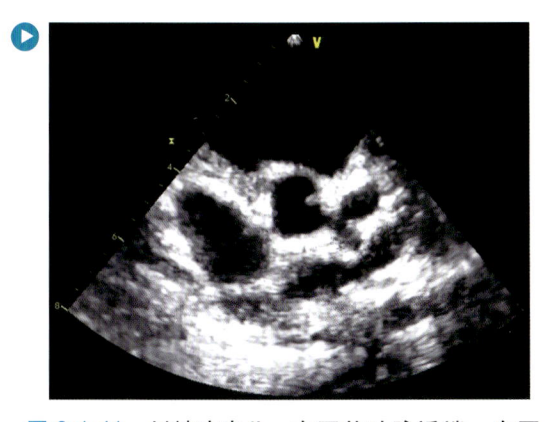

图 6-1-11 川崎病患儿，右冠状动脉近端、左冠状动脉主干、左前降支及左回旋支均扩张，右冠状动脉近端及左前降支巨大冠状动脉瘤（视频截图）

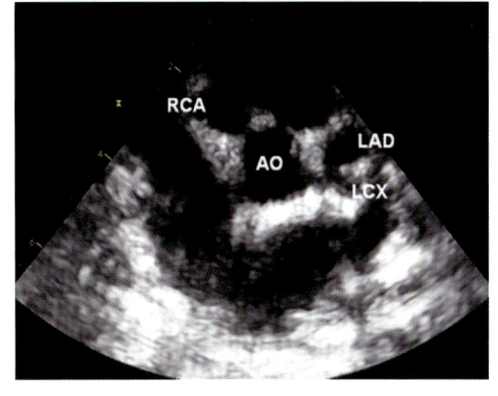

图 6-1-12 川崎病患儿，右冠状动脉（RCA）近端及左前降支（LAD）巨大冠状动脉瘤。AO.主动脉；LCX.左回旋支

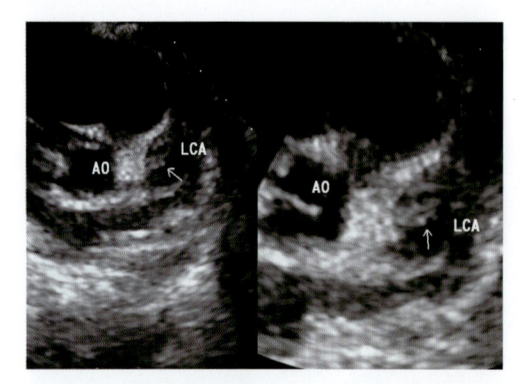

图 6-1-13　川崎病患儿，1岁，左冠状动脉主干巨大冠状动脉瘤并附壁血栓（箭头）。AO. 主动脉；LCA. 左冠状动脉

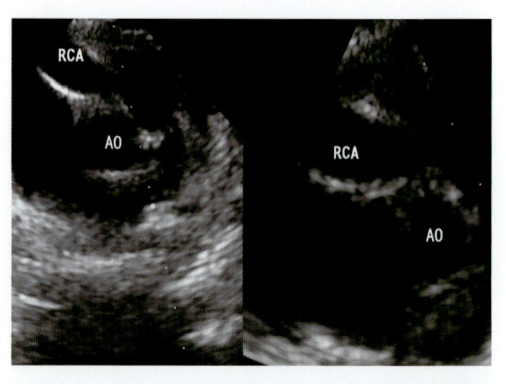

图 6-1-14　同一患儿，右冠状动脉巨大冠状动脉瘤。RCA. 右冠状动脉；AO. 主动脉

三、预后与随访

川崎病为自限性疾病，多数预后良好，复发率为 1%～2%。发病早期（10 天以内），静脉注射免疫球蛋白可迅速退热，预防冠状动脉病变发生。川崎病患儿应定期复查超声心动图，通常在发病 4 周内每周检查 1 次。无冠状动脉病变患儿于出院后 1 个月、3 个月、6 个月及 1～2 年进行 1 次超声心动图检查。未经有效治疗的患儿，10%～20% 发生冠状动脉病变，应长期密切随访，每 6～12 个月进行 1 次超声心动图检查。

> **小　结**
>
> 川崎病主要病理改变为全身非特异性血管炎，以冠状动脉最易受累。超声心动图简便无创，是诊断和监测川崎病冠状动脉病变的最重要的检查手段，对川崎病的诊断、治疗和随访起着重要的作用。

第二节　缩窄性心包炎与限制型心肌病

▶ **视频目录**

视频 6-2-1　胸骨旁左（心）室长轴切面显示左心房扩大，左心室后壁心包增厚，室间隔抖动，少量心包积液

视频 6-2-2　同一患者，心尖四腔心切面显示双房扩大，右心室游离壁及左心室侧壁心包增厚，室间隔抖动

视频 6-2-3　同一患者，乳头肌水平左（心）室短轴切面显示左心室下壁、后壁和侧壁及右心室游离壁心包增厚，室间隔抖动，少量心包积液

视频 6-2-5　胸骨旁左（心）室长轴切面显示室间隔与左心室后壁增厚，心内膜回声增强，运动僵硬，幅度减小；左心房扩大

视频 6-2-6　同一患者，心尖四腔心切面显示室间隔增厚，心内膜回声增强，运动僵硬，幅度减小；双房扩大

导读

缩窄性心包炎和限制型心肌病的病理生理和临床表现极为相似，一直是心血管疾病诊断中的难点。缩窄性心包炎如及时治疗，预后良好，有可能通过心包剥脱术获得治愈；而限制型心肌病仅能内科治疗，且预后不良，最终需要进行心脏移植，故正确的鉴别诊断至关重要。

"疏篱树树李花雪，野寺条条杨柳丝""忽如一夜春风来，千树万树梨花开"，说的是自然界中的李花和梨花，李花与梨花形似姐妹花，成簇绽放，一样的花形花瓣，一样的素雅洁白，让人们很容易混淆，然而两者的花期不同、花朵大小不同、花蕊颜色不同，抓住细节完全可以区分。

人体中也同样存在两种容易混淆的疾病，即缩窄性心包炎与限制型心肌病，两者的血流动力学和临床表现非常相似，均表现为心脏舒张功能显著受限，心脏充盈时间变短，导致肺静脉、腔静脉压力升高，产生胸腔积液、外周静脉水肿、肝大、颈静脉怒张等征象；而心脏充盈受限同时导致心脏舒张末期容积减小，每搏量和心排血量下降，从而导致患者活动耐量下降，出现胸闷、气促、乏力等症状。两者的超声心动图表现也具有共同的特征，如肺静脉和腔静脉增宽、双侧心房扩大，而左心室大小和收缩功能通常正常或仅轻度降低，因此鉴别诊断比较困难。但两者的发病机制和病理解剖完全不同，治疗方式也不一样，缩窄性心包炎如及时治疗，预后良好，有可能通过心包剥脱术获得治愈；而限制型心肌病仅能内科治疗，且预后不良，最终需要进行心脏移植，故做出正确的鉴别诊断至关重要。

超声心动图技术的发展为临床提供了更丰富的诊断信息，缩窄性心包炎和限制型心肌病在 M 型超声、二维超声、多普勒超声、组织多普勒上的表现具有不同的特点，因此，超声心动图有助于鉴别缩窄性心包炎和限制型心肌病。

一、缩窄性心包炎

缩窄性心包炎（constrictive pericarditis，CP）是指各种原因引起心包增厚、粘连甚至钙化，心脏被致密厚实的纤维化心包所包裹，导致心脏舒张期充盈受限而产生一系列循环障碍病症，临床表现为静脉回流障碍、心排血量减少和肺淤血。

缩窄性心包炎可继发于几乎所有的心包损伤或炎症。常见原因有结核、化脓性细菌感染、恶性肿瘤、心脏手术、放射治疗等。缩窄性心包炎的病因存在地域差异性，发展中国家以结核为主，发达国家则以原发性或继发性心脏手术的慢性缩窄性心包炎为主。

缩窄性心包炎具体的病理生理改变是心室压力随呼吸周期变化，主要包括以下两个机制：①胸腔与心包内压力分离。吸气时，胸腔内负压无法传递至心包内，因此心包外的肺静脉压力下降，左心房充盈压力下降最终导致左心室充盈下降；反之，呼气时，胸腔压力升高，肺静脉压力升高，最终导致左心室充盈增加。②心室间相互作用增强。吸气时，右

心室由于心包受限无法扩张，舒张受限，因此室间隔向左侧移动代偿，从而使左心室充盈下降；呼气时，室间隔向右侧偏移，从而导致左心室充盈增加。这两个机制共同作用叠加的结果是吸气时左心室充盈下降，而呼气时左心室充盈增加。

超声心动图是诊断缩窄性心包炎的重要手段。典型缩窄性心包炎的声像图表现：①二维超声心动图，心包不规则增厚，心包厚度＞3mm，回声增强，甚至钙化，双侧心房增大，心室大小正常或缩小，左心房室后壁夹角变小，室间隔抖动及呼吸性漂移（吸气时移向左心室，呼气时移向右心室），下腔静脉及肝静脉内径明显增宽。② M 型超声心动图，室间隔在舒张早期有"V"形切迹，左心室后壁舒张中晚期运动平直。③频谱多普勒，吸气时二尖瓣口 E 峰速度下降＞25%，三尖瓣口血流频谱与此相反；呼气时肝静脉舒张期逆流现象；肺静脉血流速度吸气时下降，呼气时上升。④组织多普勒，二尖瓣瓣环收缩期峰值速度 s′ 和舒张早期峰值速度 e′ 正常或加快（图 6-2-1～图 6-2-4）。

缩窄性心包炎有典型的超声心动图表现时可明确诊断，对于少部分声像图特征不典型的患者，如心包无明显增厚、心包钙化部位局限、室间隔异常运动不明显等，需要结合临床表现和 CT、MRI 等其他影像学检查做出诊断。

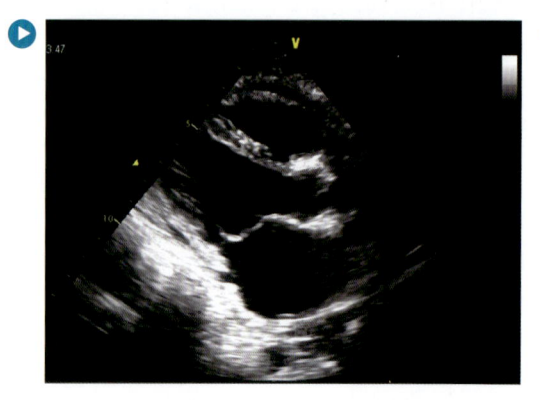

图 6-2-1 胸骨旁左（心）室长轴切面显示左心房扩大，左心室后壁心包增厚，室间隔抖动，少量心包积液（视频截图）

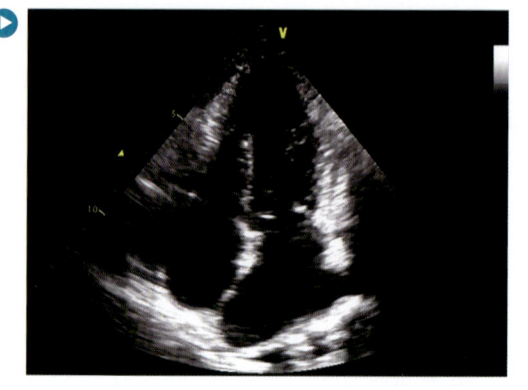

图 6-2-2 同一患者，心尖四腔心切面显示双房扩大，右心室游离壁及左心室侧壁心包增厚，室间隔抖动（视频截图）

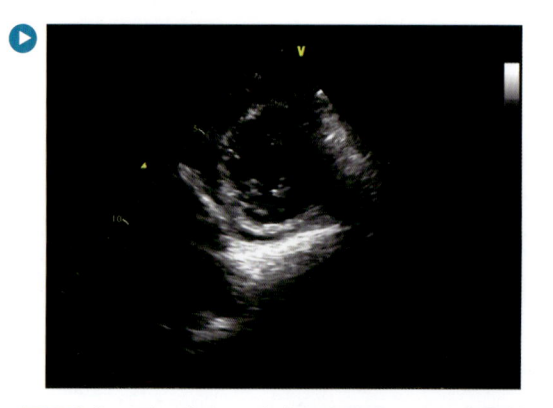

图 6-2-3 同一患者，乳头肌水平左（心）室短轴切面显示左心室下壁、后壁和侧壁及右心室游离壁心包增厚，室间隔抖动，少量心包积液（视频截图）

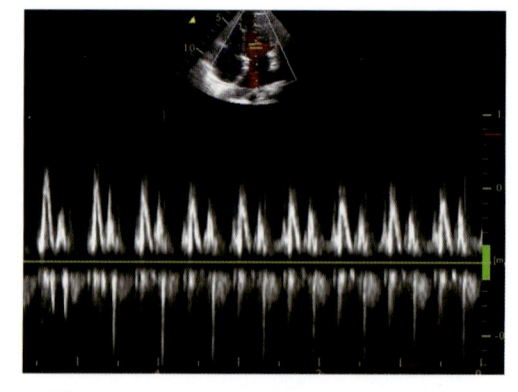

图 6-2-4 吸气时二尖瓣口 E 峰速度下降

二、限制型心肌病

限制型心肌病（restrictive cardiomyopathy，RCM）是以心内膜及心内膜下心肌纤维化、增生、附壁血栓形成，心腔缩小或闭塞，心室充盈障碍及顺应性下降，心脏舒张功能严重受损而收缩功能保持正常或轻度受损为特征的心肌病。

限制型心肌病是心肌病中最为少见的一种疾病，包括原发性限制型心肌病及具有舒张充盈受限制特点的特异心肌疾病，临床上常被误诊。

限制型心肌病的病因目前尚不十分清楚，其病理生理改变主要是心内膜增厚和内膜心肌纤维化，心脏舒张充盈受限，静脉回流障碍，心排血量下降。

限制型心肌病的超声心动图特点：①二维及M型超声心动图，双侧心房扩大，双侧心室正常或缩小，心肌增厚，心内膜回声增强，室壁运动僵硬、幅度减低。②频谱多普勒，二尖瓣口血流频谱表现为限制性充盈，E峰高尖，A峰明显降低，E/A > 2；二尖瓣、三尖瓣口血流频谱不随呼吸变化；肺静脉血流速度随呼吸稍有改变。③组织多普勒，各时相心肌运动速度减慢，尤以舒张早期峰值速度e′减慢显著（图6-2-5～图6-2-8）。

心内膜心肌活检是诊断本病的金标准，但常因限制型心肌病患者心内膜纤维化、钙化或附壁血栓机化后变得坚硬等活检难以成功，且因医疗条件及费用的限制，很多时候需要依靠超声心动图、MRI等无创性检查明确诊断（表6-2-1）。

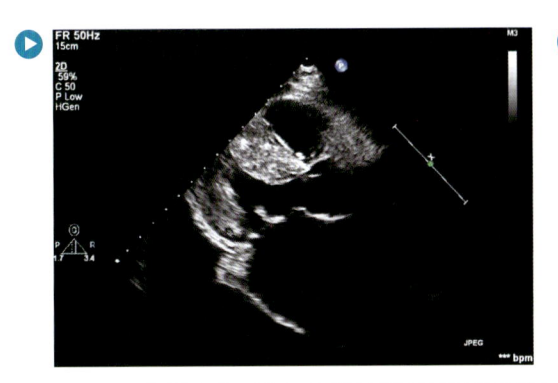

图6-2-5 胸骨旁左（心）室长轴切面显示室间隔与左心室后壁增厚，心内膜回声增强，运动僵硬，幅度减小；左心房扩大（视频截图）

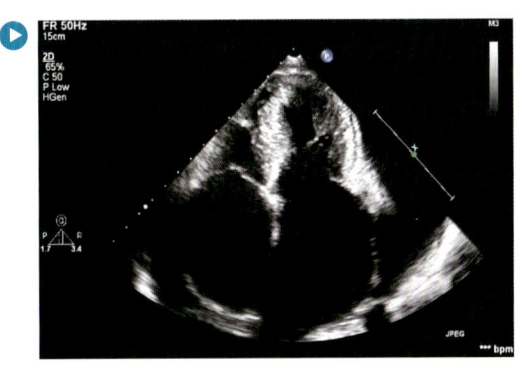

图6-2-6 同一患者，心尖四腔心切面显示室间隔增厚，心内膜回声增强，运动僵硬，幅度减小；双房扩大（视频截图）

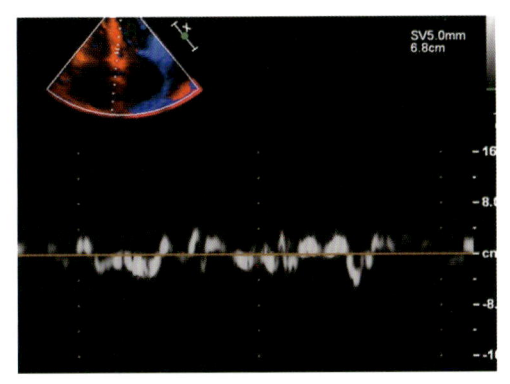

图6-2-7 组织多普勒显示各时相室间隔基底段心肌运动速度减慢，尤以舒张早期峰值速度e′减慢显著

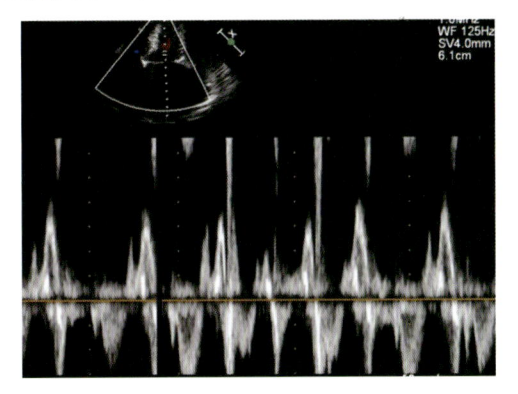

图6-2-8 同一患者，二尖瓣口E峰速度不随呼吸变化

表 6-2-1　缩窄性心包炎与限制型心肌病的鉴别

	缩窄性心包炎	限制型心肌病
相同点	双侧心房扩大、肺静脉及腔静脉扩张	
不同点		
心包回声	心包增厚、回声增强	无改变
心室壁与心内膜	无改变	心肌增厚，心内膜回声增强
二尖瓣口血流频谱	受呼吸影响，吸气时二尖瓣口 E 峰速度下降 > 25%	不受呼吸影响
肺静脉血流频谱	吸气时下降，呼气时上升	随呼吸稍有改变
肺动脉高压	不明显	明显
组织多普勒	二尖瓣瓣环收缩期峰值速度 s' 和舒张早期峰值速度 e' 正常或加快	各时相心肌运动速度减慢，尤以舒张早期峰值速度 e' 减慢显著

小　结

　　缩窄性心包炎和限制型心肌病的血流动力学和临床表现极为相似，而超声心动图表现各具特点，是两者重要的鉴别诊断方法。

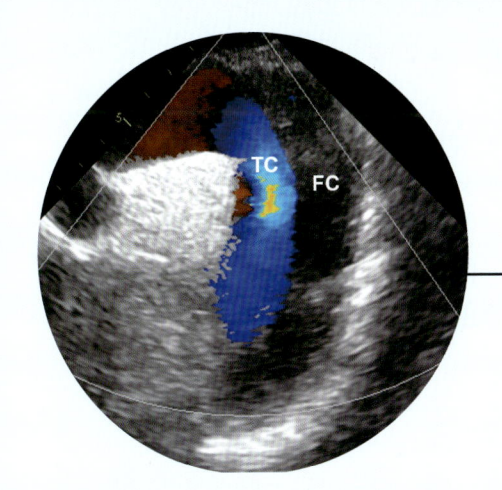

7

第七章
心脏重症篇

第一节　超声心动图在心脏重症中的应用

▶ **视频目录**

视频 7-1-2　二尖瓣后叶赘生物
视频 7-1-3　主动脉瓣赘生物
视频 7-1-4　同一患者，主动脉瓣瓣周脓肿
视频 7-1-6　同一患者，CDFI 心尖五腔心切面显示主动脉瓣重度关闭不全
视频 7-1-7　三尖瓣赘生物
视频 7-1-8　肺动脉瓣赘生物
视频 7-1-9　患儿，7 岁，主动脉窦动脉瘤（内径 44mm）
视频 7-1-10　同一患者，主动脉瓣重度关闭不全
视频 7-1-11　主动脉弓动脉瘤伴瘤壁血栓
视频 7-1-12　腹主动脉瘤伴瘤壁血栓
视频 7-1-13　心底短轴切面显示右冠窦瘤破入右心房
视频 7-1-14　同一患者，CDFI 显示双期大量左向右分流
视频 7-1-15　同一患者，心尖四腔心切面显示右冠窦瘤破入右心房，瘤壁上可见连续性中断；右心明显扩大
视频 7-1-16　同一患者，CDFI 心尖四腔心切面显示双期大量左向右分流

导读

> 近年来，心血管疾病，尤其是心脏重症，成为危害人类健康的头号杀手，因此对心脏重症做出及时正确的诊断和治疗对挽救患者的生命至关重要。超声心动图作为心脏重症的首选影像学检查，具有简便、无创、快速、可重复的优势，被广泛应用于心脏重症患者心脏结构和功能的评估，为心脏重症患者的管理与治疗提供及时准确的指导。

"病入膏肓"讲的是春秋时期扁鹊为晋景公治病的故事，形容病情已经十分严重，到了无法救治的地步。古人称心尖脂肪为"膏"，心脏与膈膜之间为"肓"，病在肓之上，膏之下，针灸不能用，药力达不到。

在现代医学飞速发展的今天，"病入膏肓"的心脏重症也同样令临床医师感到棘手。心脏重症来势凶猛，病情复杂、瞬息万变，需要医师做出及时正确的诊断和治疗，以挽救患者的生命。超声心动图作为心脏重症的首选影像学检查，具有简便、无创、快速、可重复的优势，被广泛应用于心脏重症患者心脏结构和功能的评估，为心脏重症患者的管理与治疗提供及时准确的指导。

临床上常见的心脏重症包括心脏压塞、感染性心内膜炎、主动脉瘤、主动脉窦瘤破裂、

胸痛类心脏重症等，超声心动图在快速诊断、病情评估、动态监测、指导治疗及评价预后等方面具有重要作用。

一、心脏压塞

心包积液患者通常病情稳定，当心包腔内液体增长速度过快或积液量过大时，心包腔内压力升高，而右心室壁薄，腔内压低，舒张期内陷，1%～2.5%的患者可出现心脏压塞，导致严重的血流动力学障碍，甚至迅速危及生命。因此，早期发现心脏压塞是降低死亡率的关键。

心脏压塞时，因心包腔内压力迅速升高，右心室游离壁呈矛盾运动，舒张期向腔室方向运动，即所谓的"舒张期塌陷"。M型超声心动图具有很高的时间分辨力，能够迅速捕捉到右心室游离壁的矛盾运动现象（图7-1-1）。需要注意的是，对于右心压力升高、右心肥厚、心包粘连或包裹性心包积液患者，尽管有心脏压塞现象，也不一定能观察到右心室游离壁的舒张期塌陷。另外，心脏压塞时，吸气时，右心室内径增大，左心室内径减小，室间隔向左心室偏移，呼气时则相反；多普勒超声表现为吸气时二尖瓣口血流速度明显减慢，而三尖瓣口血流速度显著增加。

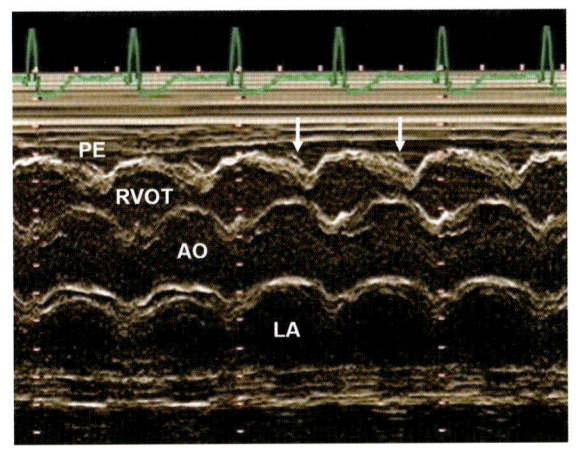

图7-1-1 心脏压塞的M型超声心动图。右心室游离壁舒张期塌陷（箭头）。PE.心包积液；RVOT.右（心）室流出道；AO.主动脉；LA.左心房

心脏压塞的产生与心包积液量并无明显相关，而与心包积液形成的速度相关，即使少量心包积液，也可导致心脏压塞，引起严重的血流动力学障碍。超声心动图可快速诊断并进行体表定位，引导心包穿刺，从而避免危险情况发生。

二、感染性心内膜炎

感染性心内膜炎的特征性病变为赘生物，常受累的部位是心脏瓣膜、间隔缺损处、腱索或心内膜面、动静脉分流处、动脉间分流处等。赘生物的位置、大小、活动度及治疗后的变化等影响感染性心内膜炎患者的预后。此外，感染性心内膜炎常伴有多种并发症，如腱索断裂、瓣膜穿孔、瓣膜脓肿、瓣膜瘤、瓣环脓肿、心肌内脓肿等，导致心肌、瓣膜结

构和功能改变，从而引起严重的血流动力学障碍。

感染性心内膜炎病程多急骤凶险，常导致高热、全身中毒症状、充血性心力衰竭、肺栓塞、脑栓塞等严重临床表现。

超声心动图能够检出赘生物和上述各种并发症，评估瓣膜损害程度、功能状态及血流动力学异常，有助于感染性心内膜炎的早期诊断和治疗（图7-1-2～图7-1-8）。

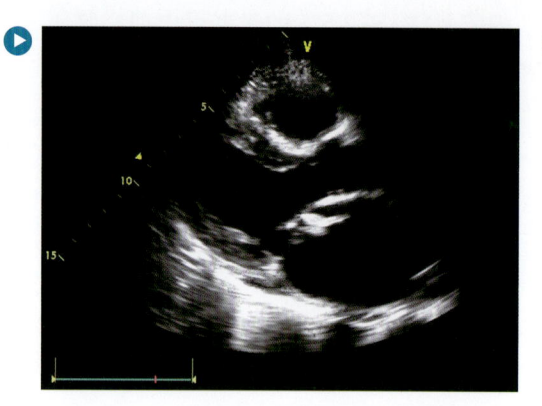

图 7-1-2　二尖瓣后叶赘生物（视频截图）

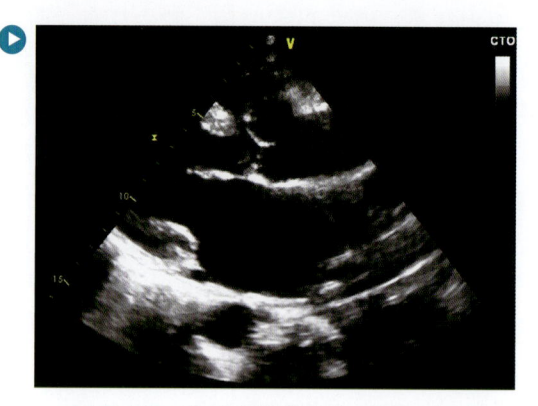

图 7-1-3　主动脉瓣赘生物（视频截图）

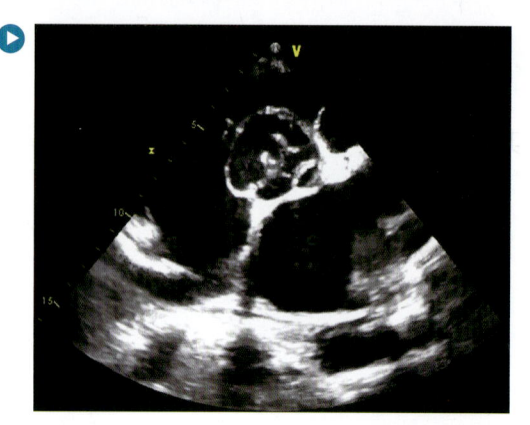

图 7-1-4　同一患者，主动脉瓣瓣周脓肿（视频截图）

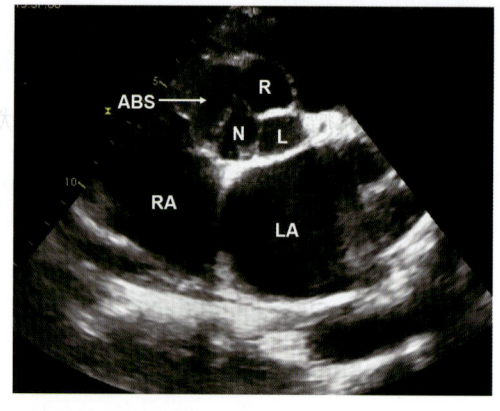

图 7-1-5　同一患者，主动脉瓣瓣周脓肿。ABS. 脓肿；R. 右冠瓣；L. 左冠瓣；N. 无冠瓣；LA. 左心房；RA. 右心房

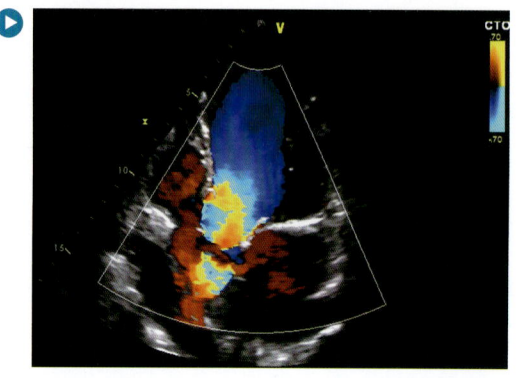

图 7-1-6　同一患者，CDFI 心尖五腔心切面显示主动脉瓣重度关闭不全（视频截图）

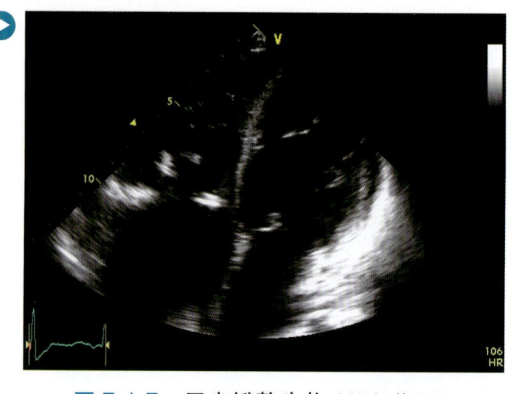

图 7-1-7　三尖瓣赘生物（视频截图）

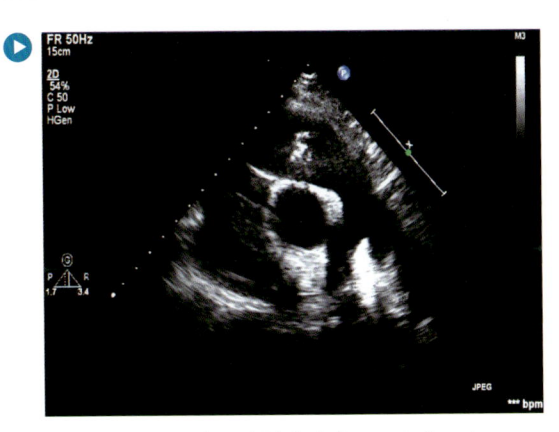

图 7-1-8 肺动脉瓣赘生物（视频截图）

三、主动脉瘤

主动脉瘤是由主动脉壁薄弱引起的主动脉局限性管腔显著扩张，常见病因包括主动脉粥样硬化、梅毒、先天性缺陷、外伤和感染等。

主动脉局部扩张近心端内径 1.5 倍以上，称为主动脉瘤。主动脉瘤可发生于主动脉的任何部位，其中以腹主动脉瘤最为常见，胸降主动脉瘤发病率较高，升主动脉瘤次之，主动脉弓动脉瘤少见。

多数主动脉瘤患者没有明显的临床症状，其一旦破裂，病情发展迅速，病死率极高。瘤体中血液淤滞，有时可见附壁血栓，栓子脱落可导致远端血管栓塞。主动脉窦部及升主动脉近端的动脉瘤常可导致严重的主动脉瓣关闭不全，引起心脏容量负荷过重。

经胸壁、胸骨上窝及经腹部探查可显示主动脉的各个节段，经食管超声心动图对升主动脉远端、主动脉弓及胸降主动脉的动脉瘤显示得更为清晰（图 7-1-9～图 7-1-12）。

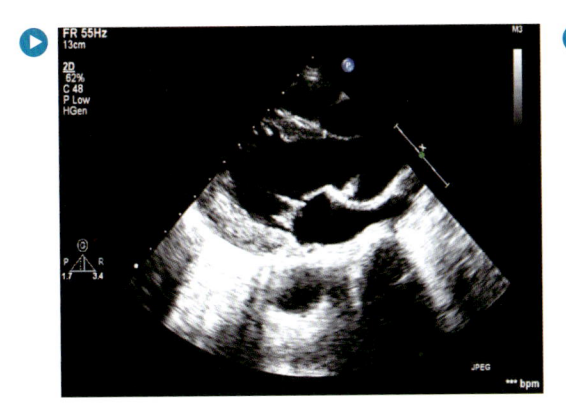

图 7-1-9 患儿，7 岁，主动脉窦动脉瘤（内径 44mm）（视频截图）

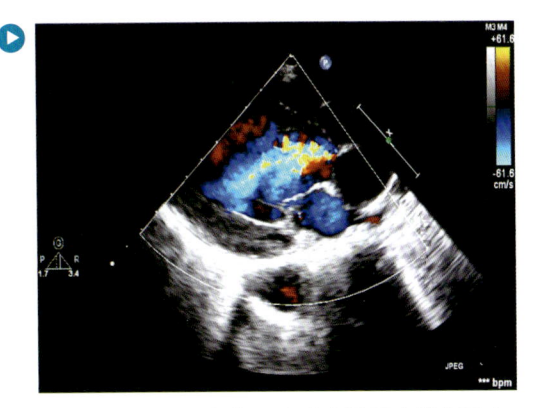

图 7-1-10 同一患者，主动脉瓣重度关闭不全（视频截图）

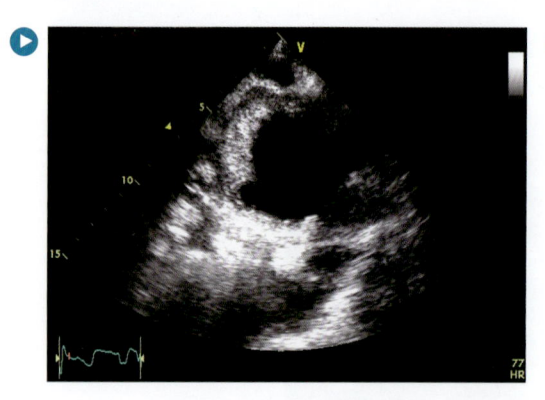

图 7-1-11 主动脉弓动脉瘤伴瘤壁血栓（视频截图）

图 7-1-12 腹主动脉瘤伴瘤壁血栓（视频截图）

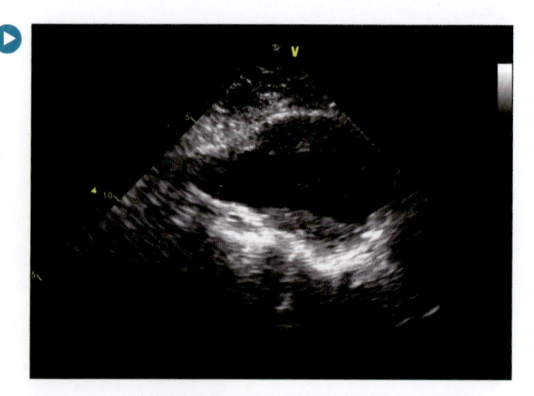

四、主动脉窦瘤破裂

单纯主动脉窦瘤患者病情稳定，当主动脉窦瘤破裂时，病情进展迅速，危及生命。主动脉窦瘤破裂导致的大量左向右分流和主动脉瓣反流，可引起心脏容量负荷过重和充血性心力衰竭；主动脉脉压增加，可导致冠状动脉供血不足或猝死；窦瘤破入心包，可导致心脏压塞。

主动脉窦瘤破裂具有明确的声像图特征，但需要注意与室间隔缺损相鉴别。窦瘤破入左心室，表现为舒张期分流，而破入其他腔室，则表现为双期分流（图 7-1-13～图 7-1-16）。

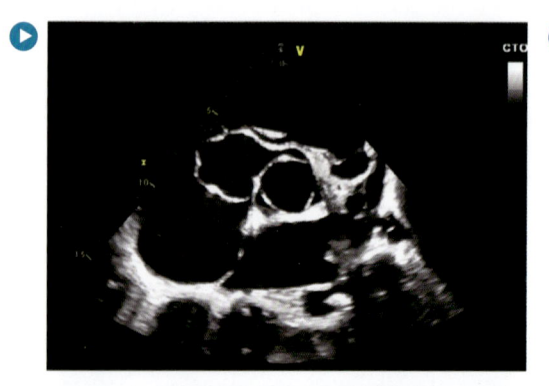

图 7-1-13 心底短轴切面显示右冠窦瘤破入右心房（视频截图）

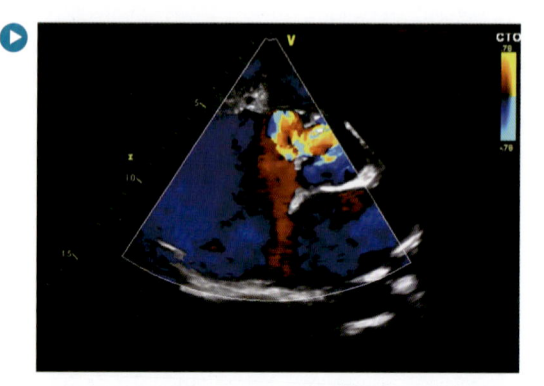

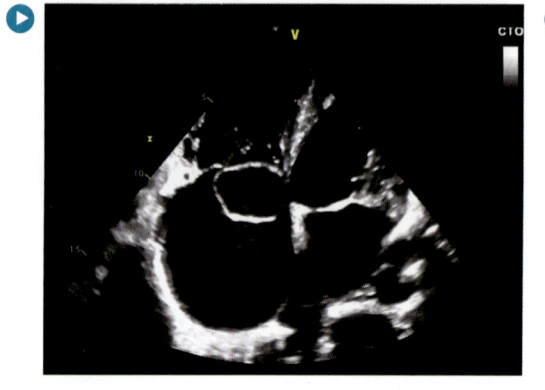

图 7-1-14 同一患者，CDFI 显示双期大量左向右分流（视频截图）

图 7-1-15 同一患者，心尖四腔心切面显示右冠窦瘤破入右心房，瘤壁上可见连续性中断；右心明显扩大（视频截图）

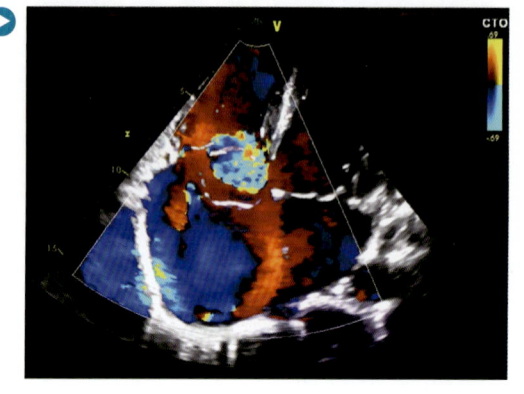

图 7-1-16 同一患者，CDFI 心尖四腔心切面显示双期大量左向右分流（视频截图）

五、胸痛类心脏重症

胸痛是心血管疾病的常见症状，有时临床上难以做出正确诊断，超声心动图是心血管疾病的首选检查方法，对于以胸痛为主的心血管疾病的鉴别诊断具有重要临床价值。临床表现为剧烈胸痛的心脏重症包括急性心肌梗死、主动脉夹层、急性肺栓塞、急性心包炎等，《心超笔记》（第一辑）第六章第一节已作详细阐述。

另外，临床表现为晕厥的心脏重症，《心超笔记》（第一辑）第六章第二节已作归纳总结。临床表现为呼吸困难的心脏重症，如急性左心衰竭、重度二尖瓣狭窄或关闭不全、肺源性心脏病等，超声心动图也具有重要的诊断价值。

小 结

本节介绍了常见的心脏重症，如心脏压塞、感染性心内膜炎、主动脉瘤、主动脉窦瘤破裂、胸痛类心脏重症等，超声心动图在快速诊断、病情评估、动态监测、指导治疗及评价预后等方面具有重要作用。

第二节 动脉夹层，无处不在

▶ 视频目录

视频 7-2-2 胸骨旁左（心）室长轴切面显示胸主动脉夹层，真腔较小，假腔较大，假腔内血栓形成

视频 7-2-4 同一患者，胸骨旁胸主动脉长轴切面显示夹层真腔、假腔，假腔内血栓形成

视频 7-2-6 腹主动脉夹层

视频 7-2-7 同一患者，CDFI 显示夹层真腔血流较快，假腔血流缓慢

视频 7-2-8 肺动脉主干夹层，肺动脉主干内可见撕裂内膜将其分为真腔、假腔

视频 7-2-10 同一患者，CDFI 显示真腔内血流较快，假腔内血流缓慢

视频 7-2-11 冠状动脉夹层，左前降支中段可见因内膜分离而形成的薄而透亮的线状影，线状影两侧均有造影剂充盈，真腔内浓密，假腔内稀疏

导 读

动脉夹层可发生于全身动脉，发病急骤，病情凶险，死亡率高。并且，随着人类社会的进步及人们生活方式的改变，动脉夹层的发病率有逐年增加的趋势。早期快速正确诊断对动脉夹层治疗方式的选择和预后非常重要，而超声心动图在动脉夹层的急诊初步筛查中具有重要作用。

"春城无处不飞花,寒食东风御柳斜。日暮汉宫传蜡烛,轻烟散入五侯家。"唐建中年间,诗人韩翃因作了一首诗《寒食》而被唐德宗所赏识,晋升不断,官至中书舍人。而脍炙人口的佳句"春城无处不飞花"也流传至今。

人体中也存在着类似"春城无处不飞花"的病变,带来的不是春天长安城中热闹繁华、处处飞花的喜悦;而是患者出现剧烈疼痛、休克、压迫、缺血症状等种种痛苦,甚至还会面临死亡的危险。本节将讲述的是存在于人体内的各种动脉夹层病变。

正常人体动脉壁由内膜、中层和外膜三层构成,三层结构紧密贴合,共同承载着血流的通行。内膜局部撕裂,血液进入血管壁时,就形成了壁间血肿,也就是动脉夹层。

动脉夹层可发生于全身动脉,以主动脉最为多见,病变还可累及无名动脉、左颈总动脉、左锁骨下动脉、冠状动脉,腹主动脉分支也可累及,如腹腔干、肠系膜上动脉、肾动脉等,还可累及肺动脉,形成临床上较为罕见的肺动脉夹层。真可谓"动脉夹层,无处不在"。

早期快速正确的诊断和治疗对动脉夹层的预后非常重要,但因诊断医师的经验与认识不足,易导致漏诊或误诊,本节将为你揭开动脉夹层的神秘面纱。

一、主动脉夹层

主动脉夹层(aortic dissection)是最为常见的动脉夹层,属于心脏重症,发病急、进展快、死亡率高。随着人类社会的进步及人们生活方式的改变,主动脉夹层的发病率逐年增加。尤其在我国,主动脉夹层的发病率高于欧美国家,并且发病年龄较为年轻化。

高血压、动脉粥样硬化、感染、外伤、医源性损伤、妊娠、马方综合征等是导致主动脉夹层的主要原因,其中高血压是主动脉夹层最常见的危险因素。

根据主动脉夹层内膜裂口的位置和夹层累及的范围,目前经典的分类方法有2种,即 DeBakey 分型和 Stanford 分型。DeBakey 分型将其分为3型:Ⅰ型,内膜裂口位于升主动脉,血肿累及升主动脉、主动脉弓或更远部位;Ⅱ型,内膜裂口位于升主动脉,血肿仅累及升主动脉;Ⅲ型,内膜裂口位于左锁骨下动脉起源处,向下扩展累及胸主动脉(Ⅲa)或腹主动脉(Ⅲb)。Stanford 分型主要依据近端内膜裂口的位置进行分类,分为2型:A型,无论主动脉夹层起源于哪一部位,只要累及升主动脉即为A型;B型,主动脉夹层起源于胸主动脉,且未累及升主动脉。Stanford A 型相当于 DeBakey Ⅰ型和Ⅱ型,Stanford B 型相当于 DeBakey Ⅲ型(图7-2-1)。

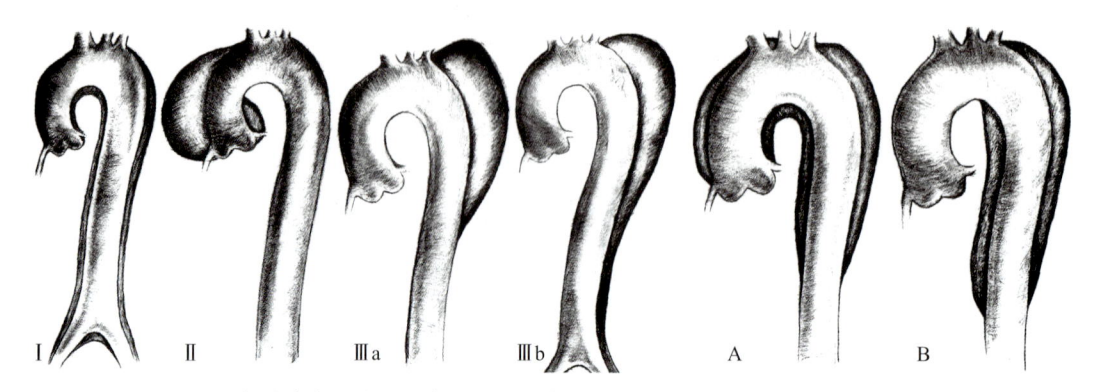

图 7-2-1 主动脉夹层分型示意图。左图为 DeBakey 分型,右图为 Stanford 分型

随着主动脉夹层治疗方法的改变,传统的 DeBakey 分型和 Stanford 分型已经跟不上指导手术方式的需要,很多学者在其基础上提出了新的细化分型方法。

CTA、MRI 和 DSA 是确诊主动脉夹层的主要辅助检查方法。经胸超声心动图因简便、无创、快速,可显示真腔、假腔的血流状态和内膜裂口的位置,尤其是可以判断主动脉夹层并发症情况,已经成为首选的急诊初步筛查的影像学检查方法。

进行超声心动图检查时,应注意:①检查位置包括胸骨旁、胸骨上窝、剑突下、腹部、髂窝甚至大腿;②主要切面包括胸骨旁左(心)室长轴切面、升主动脉长轴切面、胸骨旁胸主动脉长轴切面、主动脉弓长轴切面、腹主动脉长轴或短轴切面等;③进行主动脉全程扫查,确定夹层累及范围和内膜裂口的位置,尽可能进行分型;④确定并发症情况如主动脉瓣关闭不全的程度、有无心包积液或胸腔积液及主动脉主要分支动脉阻塞情况等(图 7-2-2 ~图 7-2-7)。

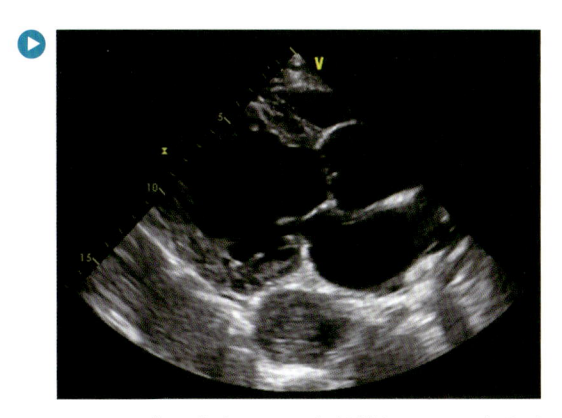

图 7-2-2 胸骨旁左(心)室长轴切面显示胸主动脉夹层,真腔较小,假腔较大,假腔内血栓形成(视频截图)

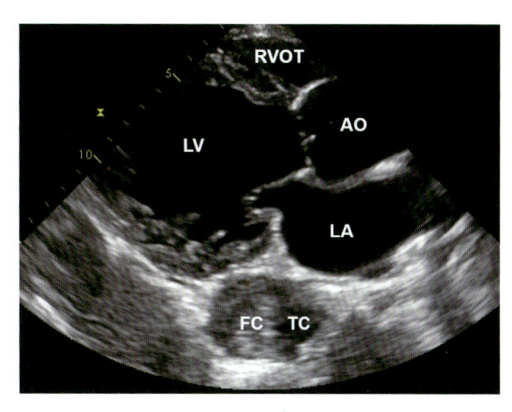

图 7-2-3 胸骨旁左(心)室长轴切面显示胸主动脉夹层,真腔(TC)较小,假腔(FC)较大,假腔内血栓形成。RVOT. 右(心)室流出道;LV. 左心室;AO. 主动脉;LA. 左心房

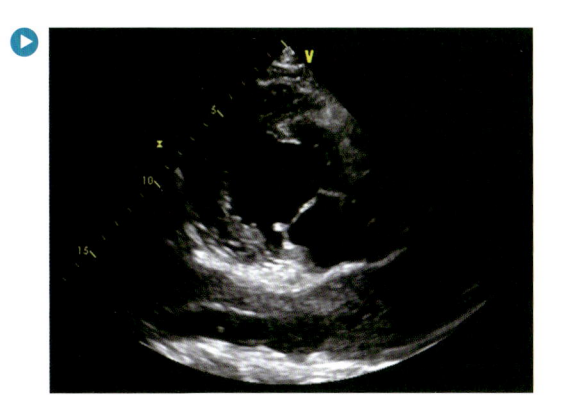

图 7-2-4 同一患者,胸骨旁胸主动脉长轴切面显示夹层真腔、假腔,假腔内血栓形成(视频截图)

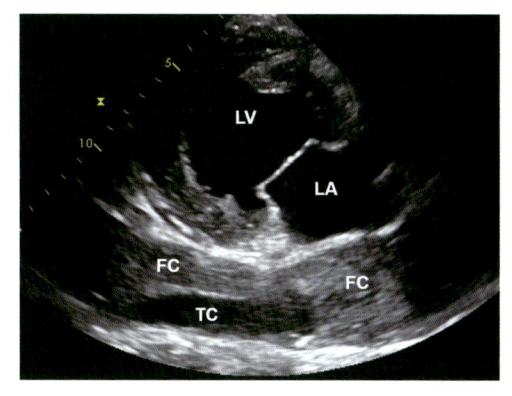

图 7-2-5 同一患者,胸骨旁胸主动脉长轴切面显示夹层真腔(TC)、假腔(FC),假腔内血栓形成。LV. 左心室;LA. 左心房

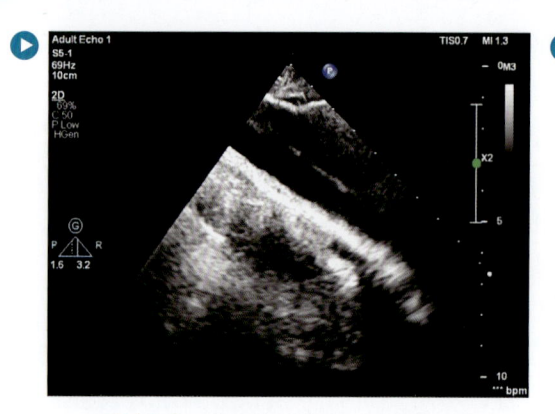

图 7-2-6　腹主动脉夹层（视频截图）

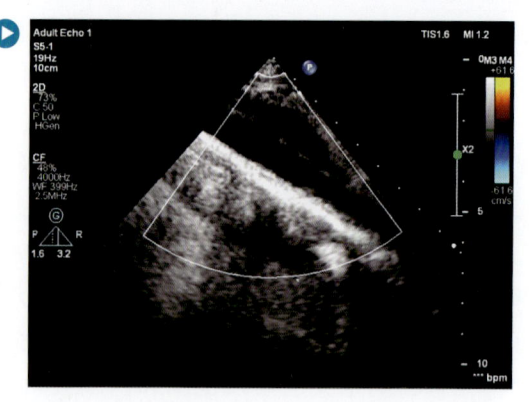

图 7-2-7　同一患者，CDFI显示夹层真腔血流较快，假腔血流缓慢（视频截图）

二、肺动脉夹层

肺动脉夹层（pulmonary artery dissection）非常罕见，1862年Walshe首次报道。因为症状隐匿，病情凶险，文献报道正确诊断率较低，绝大部分依靠尸检。随着临床对该病认识的提高，以及各种影像学检查方法的普及，近年来对该病的报道明显增多。

肺动脉夹层常见于各种病因导致的肺动脉高压，如先天性心脏病、慢性肺源性心脏病等。其也可继发于慢性肺动脉炎症、创伤、右心导管检查或肺动脉造影所致的医源性损伤等。目前文献报道的以动脉导管未闭最为常见。继发于肺动脉高压、肺动脉扩张的肺动脉夹层，一般认为是血管壁在剪切力作用下发生内膜撕裂所形成。根据既往文献报道的尸检结果，肺动脉夹层中层存在囊性坏死，因此认为其在肺动脉夹层的发生发展上起着重要作用。

绝大部分夹层累及主肺动脉，仅有少数累及肺动脉远端分支。肺动脉夹层不像主动脉夹层那样形成多个破口，因此更容易破裂，夹层可破入心包、纵隔、胸腔、肺实质而导致死亡。多数学者认为，CTA对肺动脉夹层的诊断优于MRI，尤其适合于急症肺动脉夹层的诊断。肺动脉造影依然是诊断金标准，但对没有破口或破口已经闭合的肺动脉夹层诊断有限。

由于患者临床症状重，而其临床表现不典型，最先的影像学诊断常依靠超声心动图。超声心动图可以显示扩张的肺动脉主干或左肺动脉、右肺动脉，并可显示其中的撕裂内膜和真腔、假腔（图7-2-8～图7-2-10）。对于引起肺动脉夹层的先天性心脏病如动脉导管未闭，超声心动图更具优势，尚可对肺动脉高压及三尖瓣反流等间接征象做出评估。

三、冠状动脉夹层

冠状动脉夹层（coronary artery dissection）是一种少见的可导致急性冠脉综合征、冠状动脉破裂甚至猝死的冠状动脉疾病。1931年，Pretty在尸体解剖时首次发现冠状动脉夹层。发病机制大多为冠状动脉内膜自发撕裂使血液进入动脉壁层内，或由于动脉壁层内滋养血管出血形成血肿，影响冠状动脉血液供给。

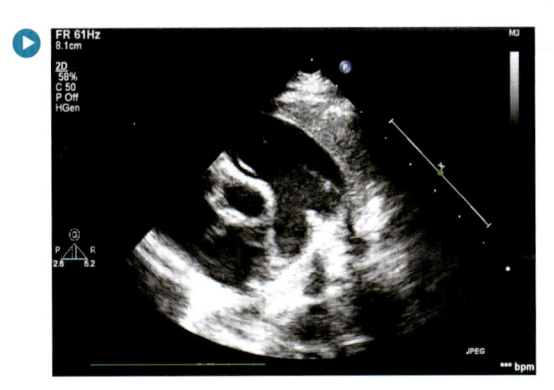

图 7-2-8　肺动脉主干夹层，肺动脉主干内可见撕裂内膜将其分为真腔、假腔（视频截图）

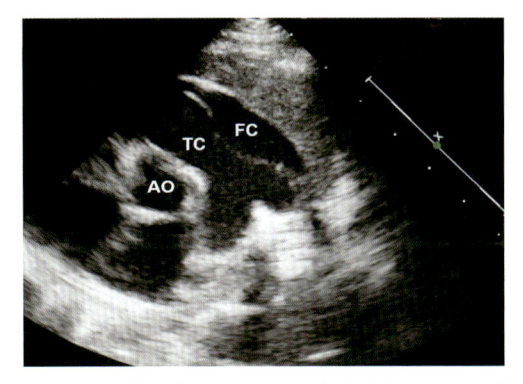

图 7-2-9　肺动脉主干夹层，肺动脉主干内可见撕裂内膜将其分为真腔（TC）、假腔（FC）。AO.主动脉

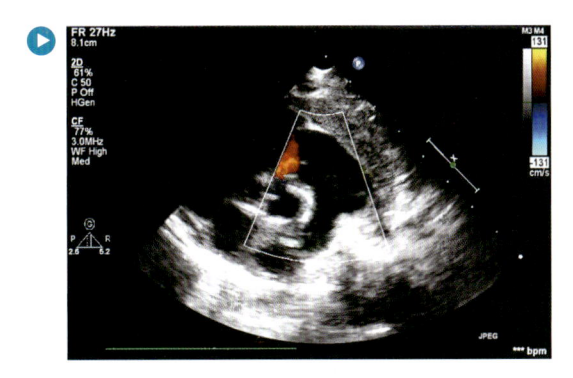

图 7-2-10　同一患者，CDFI 显示真腔内血流较快，假腔内血流缓慢（视频截图）

冠状动脉夹层分为原发性和继发性两类。前者主要病因为冠状动脉粥样硬化、围生期女性体内激素水平改变、结缔组织病、免疫系统疾病等，后者主要病因为冠状动脉介入手术、心脏外科手术及胸部创伤。

常规超声心动图表现类似于冠心病，主要表现为节段性室壁运动异常。超声心动图可以显示近端冠状动脉主干外，但对远端冠状动脉显示欠佳，因此通常不能发现冠状动脉夹层的撕裂内膜和真腔、假腔。

冠状动脉夹层的确诊依赖于冠状动脉造影、血管内超声和 CTA。冠状动脉造影主要表现：①冠状动脉内可见内膜分离所形成的薄而透亮的线样影，呈线性或螺旋形；②造影剂充盈假腔并滞留，真腔受压变窄，远端真腔不显影；③有时可见管腔内飘动的撕裂内膜（图 7-2-11，图 7-2-12）。但冠状动脉造影不能发现没有破口或破口已经闭合的冠状动脉夹层血肿，诊断尚有局限性。血管内超声可以清晰显示冠状动脉横截面，显示撕裂内膜片和真腔、假腔，可以区分冠状动脉夹层血肿或动脉粥样硬化斑块造成的狭窄。CTA 也可清晰显示撕裂内膜，判断血肿的范围。

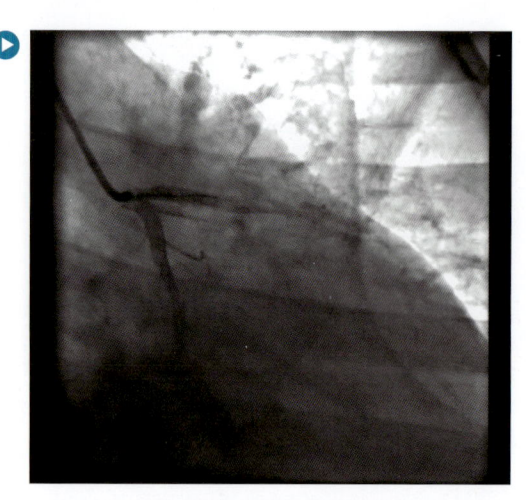

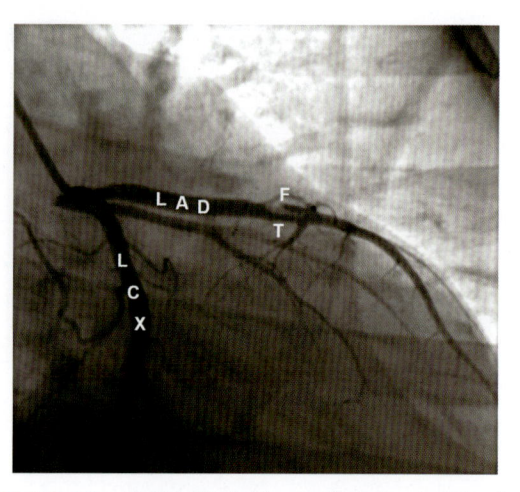

图 7-2-11 冠状动脉夹层，左前降支中段可见因内膜分离而形成的薄而透亮的线状影，线状影两侧均有造影剂充盈，真腔内浓密，假腔内稀疏。（视频截图）

图 7-2-12 冠状动脉夹层，左前降支（LAD）中段可见因内膜分离而形成的薄而透亮的线状影，线状影两侧均有造影剂充盈，真腔（T）内浓密，假腔（F）内稀疏。LCX. 左回旋支

四、其他主动脉分支夹层

动脉夹层可累及全身动脉，除最为常见的主动脉夹层外，其他的还有肠系膜上动脉夹层、肾动脉夹层、颈动脉夹层等，由于供血部位不同，表现形式也不尽相同。

小 结

本节介绍了相对常见的主动脉夹层、肺动脉夹层和冠状动脉夹层的病因、发病机制及各种影像学检查方法。超声心动图因为简便、无创、快速，在各种动脉夹层的初步筛查诊断中发挥了重要作用，并且随着临床对该病认识的提高，其诊断准确性也越来越高。

第三节 血管中的"定时炸弹"——主动脉夹层

视频目录

视频 7-3-2　DSA 显示升主动脉明显扩张

视频 7-3-3　同一患者，DSA 显示胸降主动脉近端破口和夹层真腔、假腔，主动脉弓部及分支动脉未受累

视频 7-3-5　同一患者，DSA 显示肾动脉上方另一破口和夹层真腔、假腔，左肾动脉由假腔供血，显影暗淡

视频 7-3-7　同一患者，DSA 显示左髂总动脉另一破口和真腔、假腔，且夹层逆行性撕裂，血流向上走行

视频 7-3-9　DeBakey Ⅰ型。升主动脉长轴切面显示升主动脉前后壁均可见撕裂内膜，并可见左心房后方胸主动脉内撕裂内膜

视频 7-3-11　同一患者，胸骨旁胸主动脉长轴切面进一步显示胸主动脉内撕裂内膜

视频 7-3-13　同一患者，心底短轴切面显示升主动脉和胸主动脉内撕裂内膜，右冠状动脉由假腔供血

视频 7-3-15　同一患者，主动脉弓长轴切面显示主动脉弓内撕裂内膜

视频 7-3-16　同一患者，腹主动脉长轴切面显示腹主动脉撕裂内膜

视频 7-3-17　同一患者，腹主动脉短轴切面显示腹主动脉撕裂内膜

视频 7-3-18　DeBakey Ⅱ型。胸骨旁左（心）室长轴切面显示升主动脉内撕裂内膜，升主动脉瘤样扩张；胸主动脉内径正常，其内未见撕裂内膜

视频 7-3-20　DeBakey Ⅲ型。主动脉弓长轴切面显示胸主动脉近端撕裂内膜

视频 7-3-22　同一患者，CDFI 主动脉弓长轴切面显示胸主动脉近端真腔内血流鲜艳，假腔内血流消失

视频 7-3-24　带瓣人工血管主动脉根部替换术（Bentall 手术）

视频 7-3-25　覆膜支架腔内修复术

视频 7-3-26　Bentall 手术后，发现人工血管下缘主动脉内膜裂口，并形成假性动脉瘤，真腔、假腔之间双向分流

视频 7-3-27　同一患者，超声心动图引导下房间隔缺损封堵器封堵破口，术后真腔、假腔之间分流消失

导读

主动脉夹层是心血管疾病中的急危重症，近年来发病率逐年增加，因此备受关注。主动脉夹层病情进展迅速，临床表现复杂多变，容易误诊和漏诊，手术难度和技术要求较高，可谓血管中的"定时炸弹"，及时正确诊断和治疗对挽救患者的生命至关重要。超声心动图因其简便、无创、快速等优势，在主动脉夹层的急诊初步筛查中发挥了重要作用。

动脉夹层，无处不在，最为凶险的是主动脉夹层（aortic dissection）。由于主动脉内膜被撕裂，血液经破口进入血管壁的中层，形成血肿，这种剥离可沿着主动脉壁及其分支延伸一定的距离。

主动脉夹层犹如安放在血管中的"定时炸弹"，在主动脉血流的高压冲击下，薄薄的血管壁外膜一旦破裂就会像决堤的洪水一样，患者可在瞬间死亡。"医生披星戴月，患者血流成河，家属人财两空"就是对主动脉夹层这个血管中的"定时炸弹"引起的灾难性结局的形容。

主动脉夹层在我国总体发病率高，发病年龄较为年轻化。临床上常有剧烈胸背痛、休克和压迫等症状，也有一小部分患者仅有轻微疼痛甚至无疼痛，其临床表现可因受累血管的不同而复杂多变，容易造成误诊和漏诊。

主动脉夹层起病急、变化快、死亡率高，是心血管急危重症，早期快速准确诊断和治疗对提高患者的生存率和改善预后至关重要。本节将对主动脉夹层的细化分型、各种影像学检查、超声心动图诊断和治疗方法等问题进行一一阐述。

一、主动脉夹层的经典分型与细化分型

关于主动脉夹层的经典分型，本章第二节已进行详细阐述。

传统的 DeBakey 分型和 Stanford 分型着重于夹层累及的范围，不能精确反映病变严重程度、指导手术方式选择及判断预后，已跟不上临床的需要。因此，国内很多学者提出了新的细化分型方法。

中国医学科学院阜外医院的孙立忠教授等根据我国的病例特点，在 Stanford 分型的基础上对主动脉夹层重新进行了细化分型。

对于 Stanford A 型，根据主动脉窦受累情况细化分为 A1、A2、A3 三型。① A1 型：主动脉窦部正常，瓣膜未受累及；② A2 型：主动脉窦部直径 < 3.5cm，轻度受累，右冠状动脉开口轻度受累，主动脉瓣轻至中度关闭不全；③ A3 型：主动脉窦部明显扩张，直径 > 5.0cm，或窦部扩张不明显，但主动脉瓣重度关闭不全。

根据主动脉弓部受累情况分为 C 型和 S 型。① C 型：即复杂型，符合下列任意一项者。原发内膜破口在弓部或其远端，夹层逆行剥离至升主动脉或主动脉弓部近端；弓部或其远端有动脉瘤形成（直径 > 5.0cm）；主动脉弓部分支血管受夹层累及；病因为马方综合征。② S 型：即单纯型，原发内膜破口在升主动脉，不合并 C 型的任何病变。S 型相当于 DeBakey Ⅱ 型。

然后根据主动脉窦部和主动脉弓部受累情况进行排列组合，如 A1C 型。

对于 Stanford B 型，根据主动脉扩张（≥ 4.0cm）部位分为 B1、B2、B3 三型。① B1 型：主动脉无扩张或仅有降主动脉近端扩张，中远端直径接近正常；② B2 型：整个胸降主动脉扩张，腹主动脉直径接近正常；③ B3 型：胸降主动脉和腹主动脉均扩张。

根据主动脉弓部受累情况分为 C 型和 S 型。① C 型：即复杂型，内膜撕裂累及左锁骨下动脉及远端主动脉弓部；② S 型：即单纯型，远端主动脉弓部未受累，夹层位于左锁骨下动脉开口远端。

然后根据主动脉扩张部位和主动脉弓部受累情况进行排列组合，如 B1C 型。

近年来，随着以封闭内膜裂口为主要目的的主动脉腔内隔绝术日益成为治疗主动脉夹层的主要方法，长海医院的景在平教授等提出了针对腔内隔绝术的主动脉夹层 3N3V 分型法。这种分型方法将主动脉全程（包括双侧髂动脉）分成 6 个区，分界线依次如下：主动脉根部、冠状动脉开口远端 1.5cm、无名动脉开口近端 1.5cm、左锁骨下动脉远端 1.5cm、腹腔干开口近端 1.5cm、肾动脉开口远端 1.5cm 和腹股沟韧带。其中有重要分支动脉的 3 个区定义为内脏区，分别为 V1、V2、V3 区，没有重要分支动脉的 3 个区定义为裸区，分别为 N1、N2、N3 区。根据内膜裂口所在区域，将主动脉夹层分为 V1 型、V2 型、V3 型、N1 型、N2 型和 N3 型。如果存在多个内膜裂口，则进行排列组合，如 V1N1N2 型。对于特殊类型的夹层，包括主动脉穿透性溃疡和壁间血肿，则根据病变所在区域注明相应类型，如 N2 型（壁间血肿）。

二、主动脉夹层的影像学检查

主动脉夹层的诊断主要依赖影像学检查，临床上常用的筛查手段有超声心动图、CTA、MRI 和 DSA。

经胸超声心动图因可床边操作，简便、无创、快速，可显示真腔、假腔的血流状态和内膜裂口的位置，尤其是可以判断主动脉夹层并发症情况，已经成为急诊初步筛查首选的影像学检查。

CTA 可清晰显示内膜裂口的位置、夹层的真腔和假腔、血肿的累及范围、主要分支动脉及腹腔器官的受累情况，可为临床选择治疗方案和评估预后提供明确的依据，是准确、快速诊断主动脉夹层的方法（图 7-3-1）。

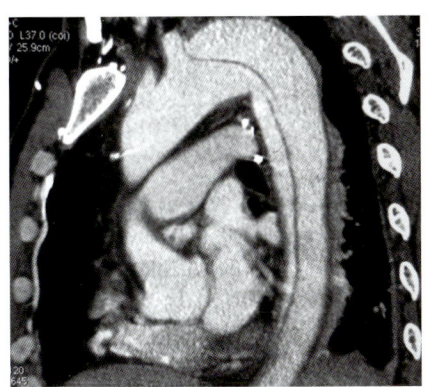

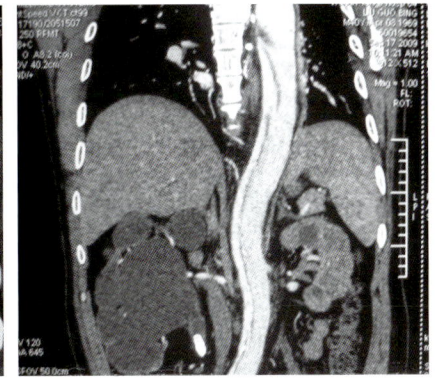

图 7-3-1 CTA 显示的 B2S 型主动脉夹层，左图为胸主动脉，右图为腹主动脉

MRI 无创伤，对诊断主动脉夹层同样具有重要价值，尚可在不使用造影剂的前提下进行检查，但其扫描速度较慢，检查时间较长，不宜作为急性主动脉夹层的首选检查。

DSA 是诊断主动脉夹层的金标准，但因其是有创检查，且费用较高，难以常规应用，主要用于术中定位内膜裂口和指导支架置入操作（图 7-3-2～图 7-3-8）。

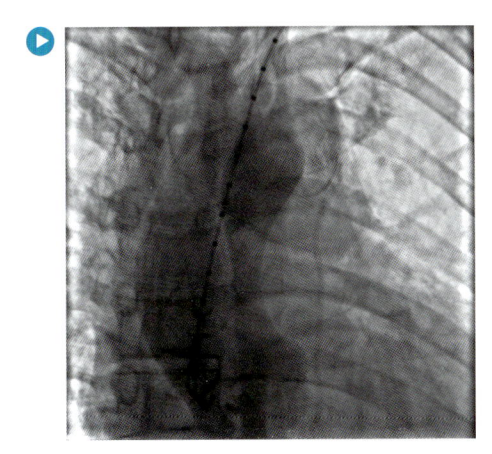

图 7-3-2 DSA 显示升主动脉明显扩张（视频截图）

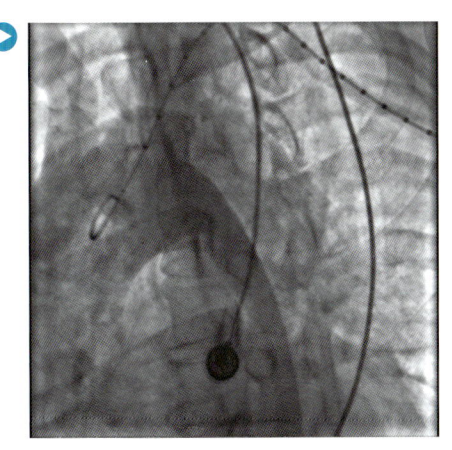

图 7-3-3 同一患者，DSA 显示胸降主动脉近端破口和夹层真腔、假腔，主动脉弓部及分支动脉未受累（视频截图）

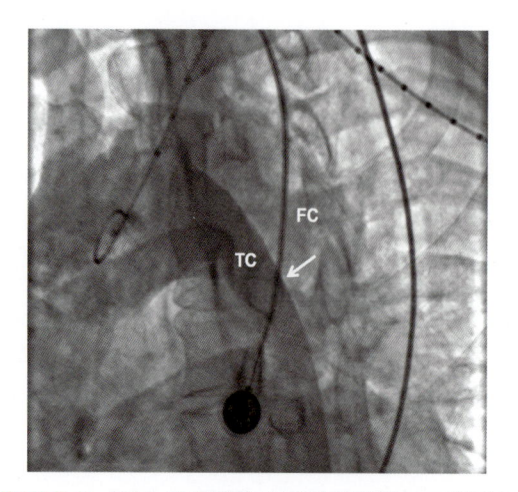

图 7-3-4　DSA 显示胸降主动脉近端破口（箭头）和夹层真腔、假腔，主动脉弓部及分支动脉未受累。TC. 真腔；FC. 假腔

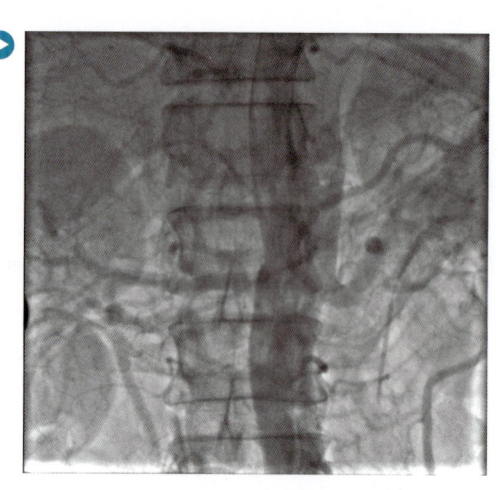

图 7-3-5　同一患者，DSA 显示肾动脉上方另一破口和夹层真腔、假腔，左肾动脉由假腔供血，显影暗淡（视频截图）

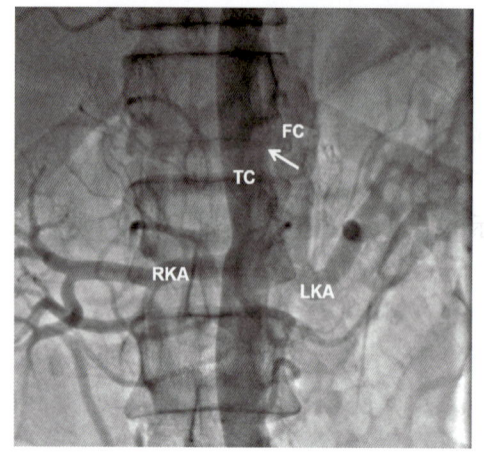

图 7-3-6　同一患者，DSA 显示肾动脉上方另一破口（箭头）和夹层真腔、假腔，左肾动脉由假腔供血，显影暗淡。TC. 真腔；FC. 假腔；RKA. 右肾动脉；LKA. 左肾动脉

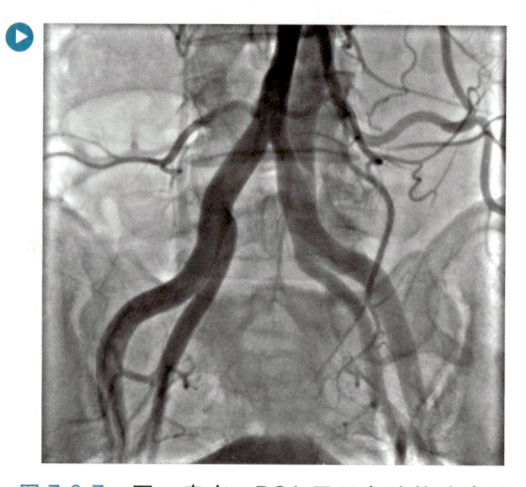

图 7-3-7　同一患者，DSA 显示左髂总动脉另一破口和真腔、假腔，且夹层逆行性撕裂，血流向上走行（视频截图）

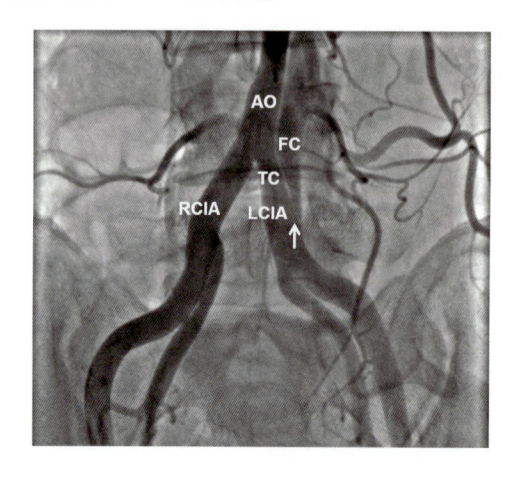

图 7-3-8　同一患者，DSA 显示左髂总动脉另一破口（箭头）和真腔、假腔，且夹层逆行性撕裂，血流向上走行。TC. 真腔；FC. 假腔；AO. 主动脉；RCIA. 右髂总动脉；LCIA. 左髂总动脉

三、超声心动图

检查位置包括胸骨旁、胸骨上窝、剑突下、腹部、髂窝甚至大腿，主要切面包括胸骨旁左（心）室长轴切面、升主动脉长轴切面、胸骨旁胸主动脉长轴切面、主动脉弓长轴切面、腹主动脉长轴和短轴切面等。

胸骨旁左（心）室长轴切面除应仔细观察主动脉根部及主动脉瓣受累情况外，应特别注意观察左心房后方的胸主动脉短轴，仔细甄别有无内膜裂口和真腔、假腔。

升主动脉长轴切面应尽可能地显示升主动脉，仔细甄别有无内膜裂口和真腔、假腔，注意与伪像鉴别诊断。

胸骨旁左（心）室长轴切面清晰显示胸主动脉短轴后，将探头顺时针旋转90°，即可得到胸骨旁胸主动脉长轴切面。此切面可进一步观察胸主动脉内膜裂口和真腔、假腔。

主动脉弓长轴切面主要观察主动脉弓部及其分支动脉、胸主动脉起始段受累情况。

腹主动脉长轴和短轴切面主要观察腹主动脉受累情况，应特别注意观察腹主动脉主要分支动脉受累情况。

经胸超声心动图因简便、无创、快速等优势，在主动脉夹层的急诊初步筛查中具有重要作用，但对主动脉夹层进行细化分型诊断给心超医师提出了更高的要求。

检查时，应用二维超声心动图多切面进行主动脉全程扫查，确定夹层累及范围和内膜裂口的位置，观察主动脉主要分支动脉受累情况，确定主动脉扩张的范围和主动脉弓部受累情况，尽可能进行分型。根据彩色多普勒显示的血流运动情况可确定真腔、假腔，一般来说真腔内血流速度较快，颜色鲜艳，假腔内血流速度较慢，颜色暗淡。假腔内血栓形成时，血流消失。当应用二维超声心动图难以显示内膜裂口位置时，可用彩色多普勒显示通过真腔进入假腔的血流帮助发现内膜裂口的位置。另外，应重视使用彩色多普勒判断主动脉瓣关闭不全的程度，这一点对 Stanford A 型主动脉夹层的细化分型和外科手术方式的选择具有重要意义（图7-3-9～图7-3-23）。

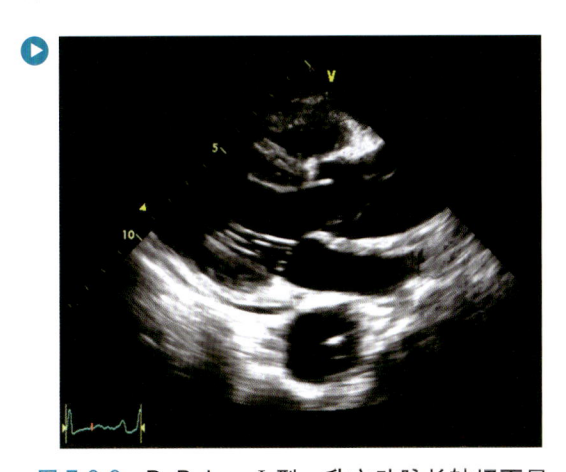

图 7-3-9 DeBakey Ⅰ型。升主动脉长轴切面显示升主动脉前后壁均可见撕裂内膜，并可见左心房后方胸主动脉内撕裂内膜（视频截图）

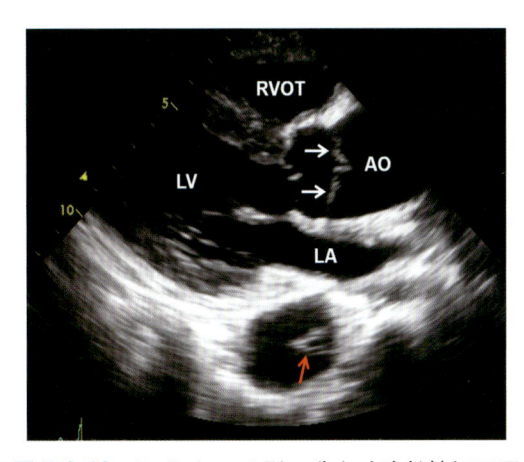

图 7-3-10 DeBakey Ⅰ型。升主动脉长轴切面显示升主动脉前后壁均可见撕裂内膜（白色箭头），并可见左心房后方胸主动脉内撕裂内膜（红色箭头）。RVOT. 右（心）室流出道；LV. 左心室；AO. 主动脉；LA. 左心房

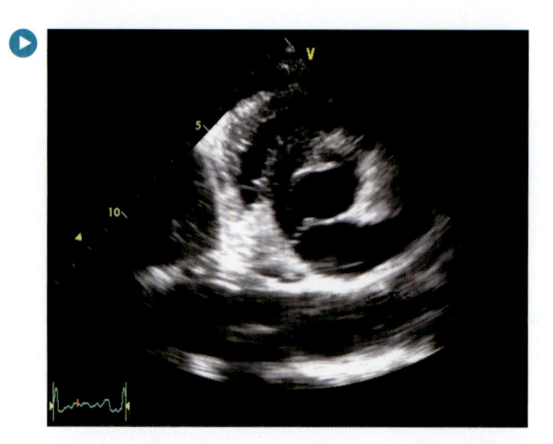

图 7-3-11 同一患者,胸骨旁胸主动脉长轴切面进一步显示胸主动脉内撕裂内膜(视频截图)

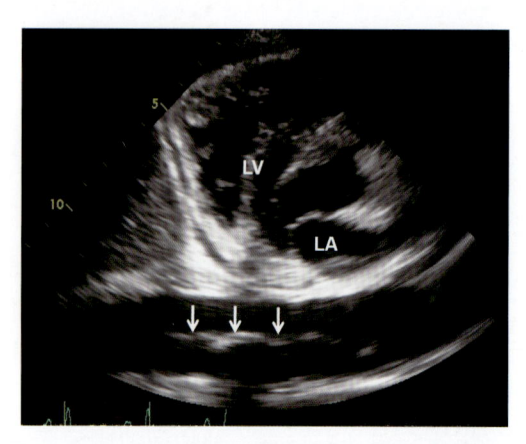

图 7-3-12 同一患者,胸骨旁胸主动脉长轴切面进一步显示胸主动脉内撕裂内膜(箭头)。LA.左心房;LV.左心室

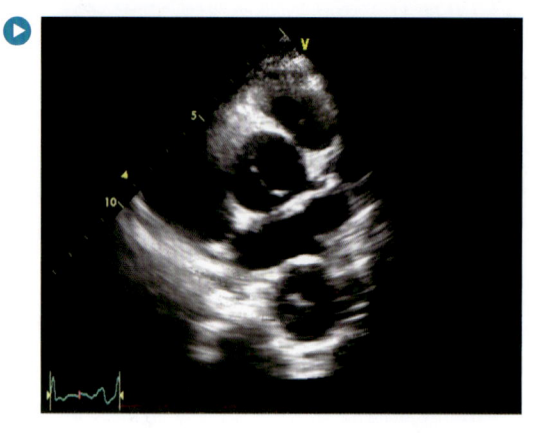

图 7-3-13 同一患者,心底短轴切面显示升主动脉和胸主动脉内撕裂内膜,右冠状动脉由假腔供血(视频截图)

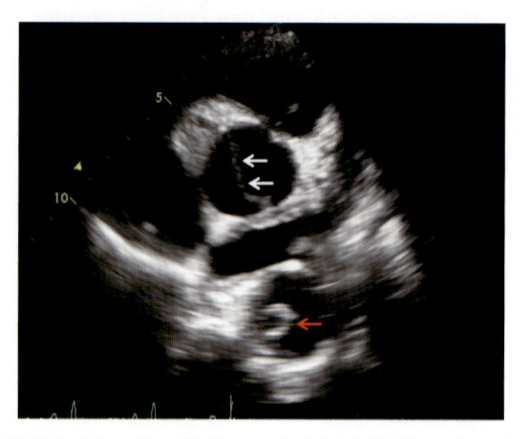

图 7-3-14 同一患者,心底短轴切面显示升主动脉(白色箭头)和胸主动脉内撕裂内膜(红色箭头),右冠状动脉由假腔供血

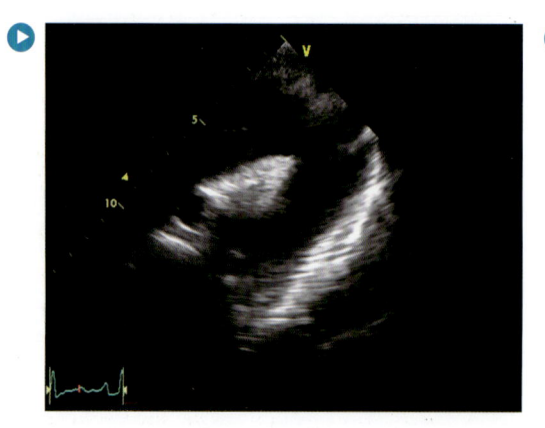

图 7-3-15 同一患者,主动脉弓长轴切面显示主动脉弓内撕裂内膜(视频截图)

图 7-3-16 同一患者,腹主动脉长轴切面显示腹主动脉撕裂内膜(视频截图)

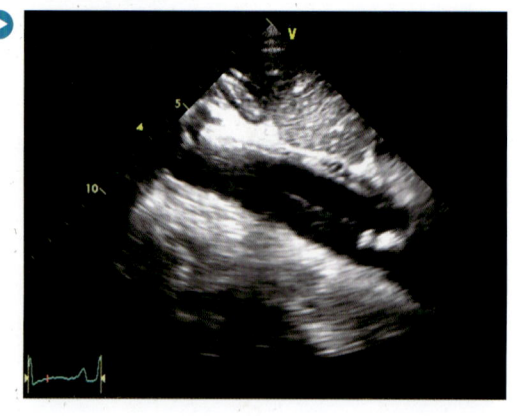

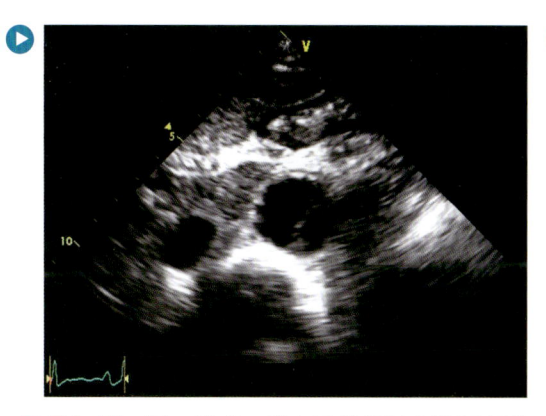

图 7-3-17 同一患者，腹主动脉短轴切面显示腹主动脉撕裂内膜（视频截图）

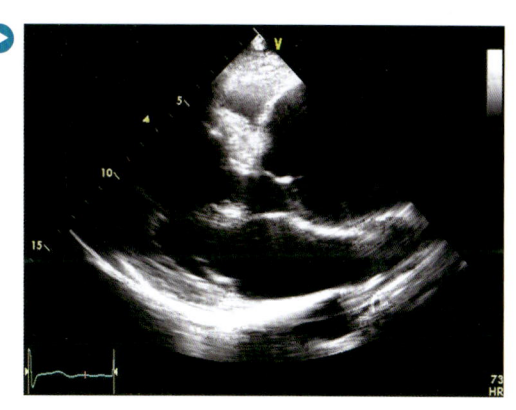

图 7-3-18 DeBakey Ⅱ型。胸骨旁左（心）室长轴切面显示升主动脉内撕裂内膜，升主动脉瘤样扩张；胸主动脉内径正常，其内未见撕裂内膜（视频截图）

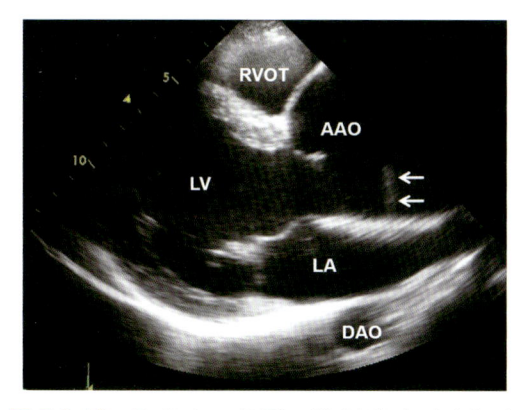

图 7-3-19 DeBakey Ⅱ型。胸骨旁左（心）室长轴切面显示升主动脉内撕裂内膜（箭头），升主动脉瘤样扩张；胸主动脉内径正常，其内未见撕裂内膜。RVOT. 右（心）室流出道；LV. 左心室；LA. 左心房；AAO. 升主动脉；DAO. 降主动脉

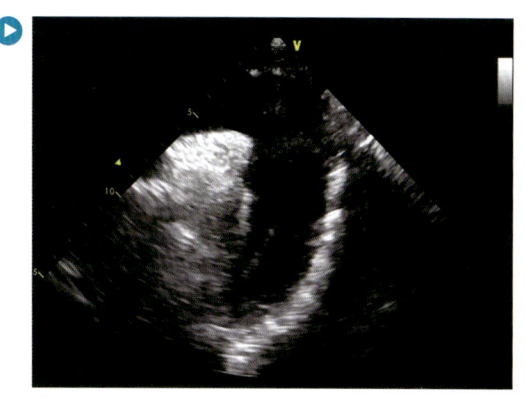

图 7-3-20 DeBakey Ⅲ型。主动脉弓长轴切面显示胸主动脉近端撕裂内膜（视频截图）

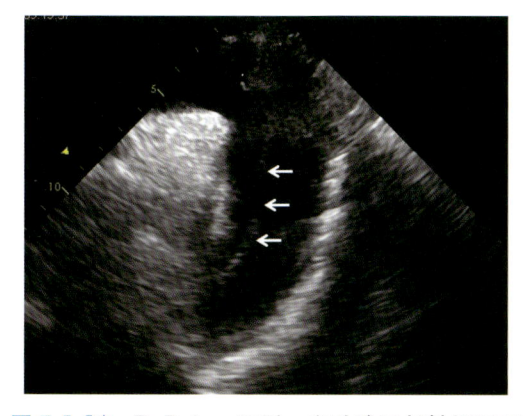

图 7-3-21 DeBakey Ⅲ型。主动脉弓长轴切面显示胸主动脉近端撕裂内膜（箭头）

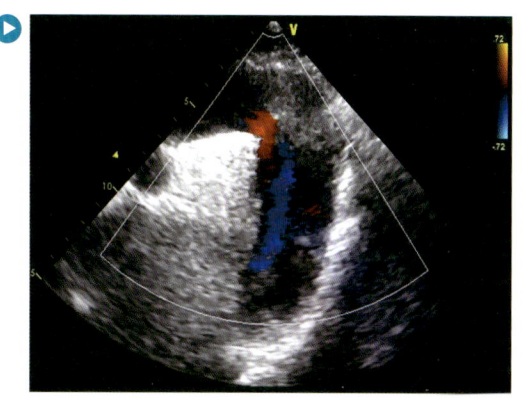

图 7-3-22 同一患者，CDFI 主动脉弓长轴切面显示胸主动脉近端真腔内血流鲜艳，假腔内血流消失（视频截图）

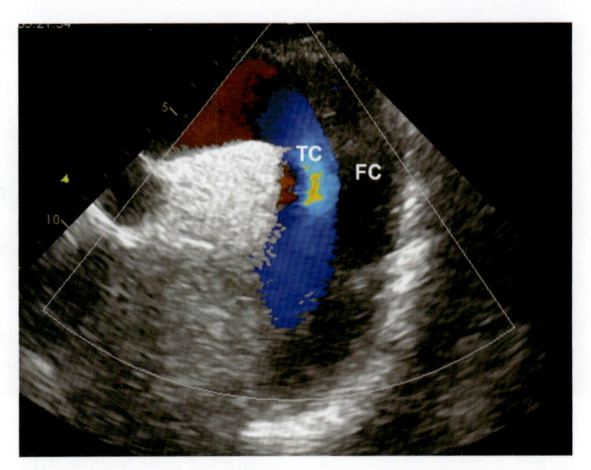

图 7-3-23　同一患者，CDFI 主动脉弓长轴切面显示胸主动脉近端真腔（TC）内血流鲜艳，假腔（FC）内血流消失

经食管超声心动图虽然具有较高的分辨力，但对于病情危重的主动脉夹层，一般不建议使用。

四、治疗

主动脉夹层的治疗方式包括内科药物治疗、外科手术治疗、腔内介入治疗和杂交手术等。术前正确的细化分型对判断手术时机和制订手术方案非常重要。

外科手术是 Stanford A 型主动脉夹层的有效治疗手段。A1 型一般行升主动脉及其远端替换术，无须行主动脉瓣或窦部的复杂手术；A2 型应根据主动脉窦部、主动脉瓣、冠状动脉受累情况及外科医师的经验个性化选择，如主动脉瓣交界悬吊术和部分主动脉窦替换术、保留主动脉瓣的根部替换术（David 手术）；A3 型行传统的带瓣人工血管主动脉根部替换术（Bentall 手术）（图 7-3-24）。C 型行全主动脉弓部替换术 + 象鼻术，S 型行升主动脉 + 部分主动脉弓替换术。

覆膜支架腔内修复术是治疗有并发症的 Stanford B 型主动脉夹层非常有效的手段，其适应证为主动脉弓部和左锁骨下动脉开口未受累及及降主动脉没有形成动脉瘤的情况（图 7-3-25）。对于不适合行覆膜支架腔内修复术的 B1C 型和 B1S 型，可行部分胸降主动脉替换术或部分胸降主动脉替换术 + 远端支架置入术；B2 型可行全胸降主动脉替换术；B3 型可行全胸主动脉及腹主动脉人工血管替换术。

对于特殊类型的主动脉夹层，采用超声心动图引导下介入封堵治疗隔绝假腔，并使假腔血栓形成，可避免复杂外科手术引起的各种并发症，并减少创伤，是一种创新性治疗方法（图 7-3-26，图 7-3-27）。

第七章　心脏重症篇

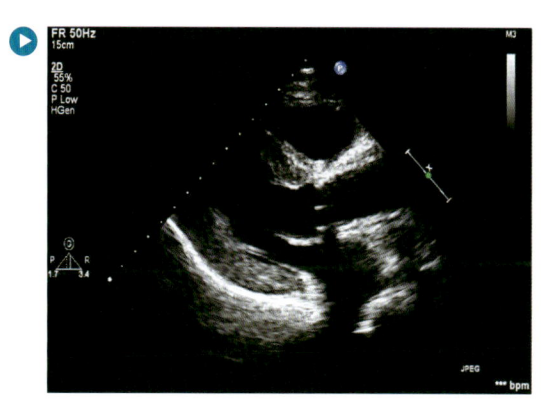

图 7-3-24　带瓣人工血管主动脉根部替换术（Bentall 手术）（视频截图）

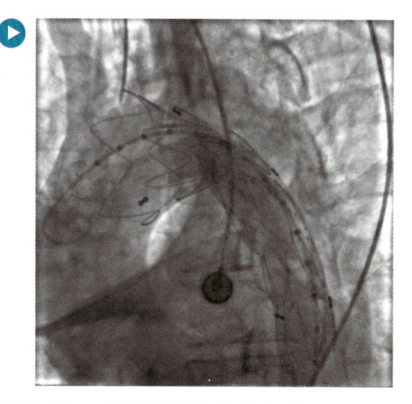

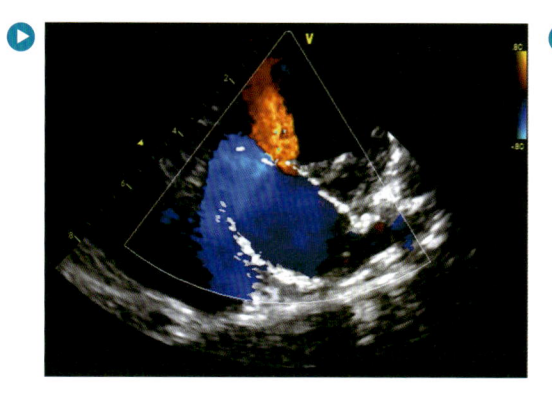

图 7-3-25　覆膜支架腔内修复术（视频截图）

图 7-3-26　Bentall 手术后，发现人工血管下缘主动脉内膜裂口，并形成假性动脉瘤，真腔、假腔之间双向分流（视频截图）

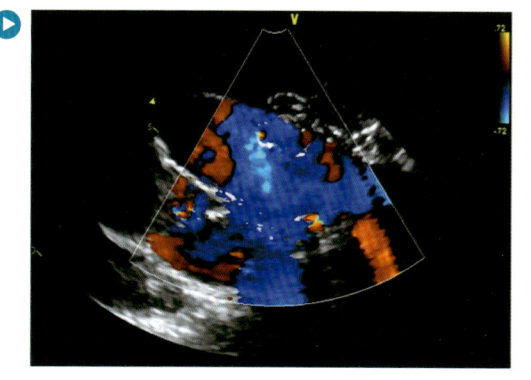

图 7-3-27　同一患者，超声心动图引导下房间隔缺损封堵器封堵破口，术后真腔、假腔之间分流消失（视频截图）

> **小 结**
>
> 　　本节详细阐述了主动脉夹层的细化分型、各种影像学检查、超声心动图诊断及治疗方法。超声心动图在主动脉夹层的急诊初步筛查、术中引导和术后评估疗效中具有重要作用，但对主动脉夹层进行细化分型诊断给心超医师提出了更高的要求。

第四节　"隐形杀手"——主动脉瘤

▶ 视频目录

　　视频 7-4-1　胸骨旁左（心）室长轴切面显示主动脉窦动脉瘤

　　视频 7-4-2　同一患者，升主动脉长轴切面显示主动脉窦瘤样扩张，升主动脉内径正常

　　视频 7-4-3　同一患者，CDFI 胸骨旁左（心）室长轴切面显示主动脉瓣中重度关闭

不全

　　视频 7-4-4　同一患者，心底短轴切面显示主动脉窦部瘤样扩张，而 Valsalva 窦不扩张

　　视频 7-4-6　胸骨旁左（心）室长轴切面显示主动脉窦部及升主动脉均呈瘤样扩张

　　视频 7-4-7　同一患者，CDFI 胸骨旁左（心）室长轴切面显示主动脉瓣中重度关闭不全

　　视频 7-4-8　主动脉弓长轴切面显示主动脉弓动脉瘤

　　视频 7-4-9　同一患者，主动脉弓切面显示主动脉弓动脉瘤并瘤体内附壁血栓形成

　　视频 7-4-10　同一患者，CDFI 主动脉弓切面显示主动脉弓动脉瘤瘤体内血流缓慢

　　视频 7-4-11　胸骨旁左（心）室长轴切面显示胸降主动脉瘤

　　视频 7-4-13　同一患者，心尖五腔心切面显示胸降主动脉瘤

　　视频 7-4-15　升主动脉瘤行升主动脉人工血管置换术后

> **导　读**
>
> 　　主动脉瘤是心血管重症之一。大多数主动脉瘤患者没有明显临床症状，因此更具有隐匿性。如果主动脉夹层是血管中的"定时炸弹"，那么主动脉瘤就是血管中的"隐形杀手"，两者可互为因果，常同时存在。及时正确诊断和治疗对提高患者生存率至关重要，而超声心动图是发现主动脉瘤的有效手段。

　　在武侠小说中"隐形杀手"通常冷酷绝情，充满神秘感，游走于人群之间，能瞬间杀人于无形，让人们胆战心惊，谈之色变。

　　然而在人体中也同样存在这样的"隐形杀手"——主动脉瘤（aortic aneurysm），其破裂后可导致高达 80%～90% 的死亡率，大多数患者之前无发病先兆，也无明显临床症状，唯给人留下"念天地之悠悠，独怆然而涕下"的遗憾。本节将为你揭秘"隐形杀手"——主动脉瘤的真实面目。

　　主动脉瘤是由于主动脉壁中层受损，弹力纤维断裂导致动脉壁薄弱，在腔内压力的持续作用下出现管腔局限性扩张，心端内径 1.5 倍以上。广义的主动脉瘤包括 3 种，即真性主动脉瘤、假性主动脉瘤和主动脉夹层。狭义的主动脉瘤即真性主动脉瘤。

　　主动脉瘤可发生于主动脉的任何部位，大多数主动脉瘤患者没有明显临床症状，多在体检、影像学检查或瘤体破裂时才被发现。有的可出现瘤体局部疼痛；瘤体大、浅表者可触及搏动性肿块；瘤体压迫周边器官及神经可产生相应症状。主动脉瘤破裂时多有突发持续剧烈的疼痛，出现内出血及失血性休克等症状。

　　主动脉瘤破裂是严重的血管外科疾病，病情发展快、病死率高，及时正确诊断和手术治疗是提高患者生存率的有效手段。

一、病因与发病机制

　　主动脉瘤的主要病因有动脉粥样硬化、梅毒、细菌感染、外伤、血管中层囊性坏

死等。

动脉壁的中膜主要由富含弹力纤维的平滑肌细胞和胶原基质组成，弹力纤维维持血管的张力，胶原起约束作用，防止血管壁过度扩张。动脉壁的中膜自胸主动脉至肾下段腹主动脉层数递减，弹力纤维的含量也逐渐递减，因此肾下段腹主动脉更容易扩张。

病理研究表明，血管中层的弹力纤维囊性退行性变可能在胸主动脉瘤的发病机制中起主要作用，而炎症反应、基质金属蛋白酶降解弹力纤维和胶原、氧化应激被认为是腹主动脉瘤形成的主要机制。

二、超声心动图

与诊断主动脉夹层一样，超声心动图、CTA、MRI 和 DSA 也是诊断主动脉瘤的主要影像学手段，各具优缺点。由于多数主动脉瘤无明显临床症状，故不易被发现。近年来，超声心动图以简便、无创、可重复检查等优势应用于常规体检中，使主动脉瘤的检出率较过去明显提高。

主动脉瘤可发生于主动脉的任何部位，根据其发生部位，可分为升主动脉瘤、主动脉弓动脉瘤、胸降主动脉瘤、腹主动脉瘤。腹主动脉瘤最为常见，胸降主动脉瘤发病率较高，升主动脉瘤次之，主动脉弓动脉瘤少见。

近年来发现，主动脉窦局部瘤样扩张并非少见，为了与升主动脉瘤区分开，笔者认为，可单独归类为主动脉窦动脉瘤。应该注意的是，主动脉窦动脉瘤与主动脉窦瘤（即 Valsalva 窦瘤）概念有所不同，前者是指主动脉窦部瘤样扩张，后者是指 Valsalva 窦（包括右冠窦、左冠窦、无冠窦）囊袋样扩张。

与主动脉夹层一样，检查时，应用二维超声心动图多切面进行主动脉全程扫查，主要切面包括胸骨旁左（心）室长轴切面、升主动脉长轴切面、胸骨旁胸主动脉长轴切面、主动脉弓长轴切面、腹主动脉长轴和短轴切面等。二维超声心动图可确定主动脉扩张的位置，瘤体内有无附壁血栓等。对于主动脉窦动脉瘤和升主动脉瘤，注意应用彩色多普勒观察主动脉瓣关闭不全的程度（图 7-4-1 ～图 7-4-14）。

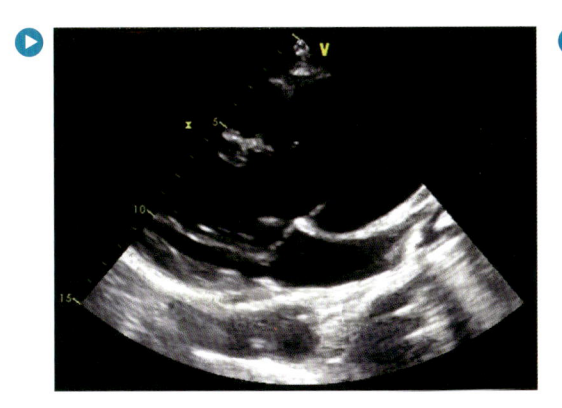

图 7-4-1　胸骨旁左（心）室长轴切面显示主动脉窦动脉瘤（视频截图）

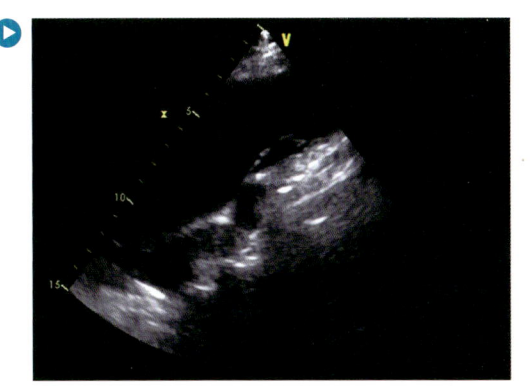

图 7-4-2　同一患者，升主动脉长轴切面显示主动脉窦瘤样扩张，升主动脉内径正常（视频截图）

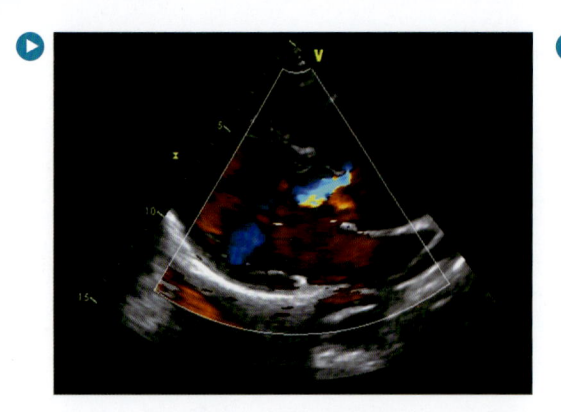

图 7-4-3 同一患者，CDFI 胸骨旁左（心）室长轴切面显示主动脉瓣中重度关闭不全（视频截图）

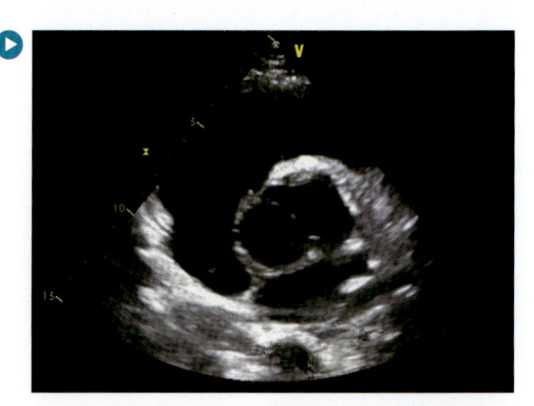

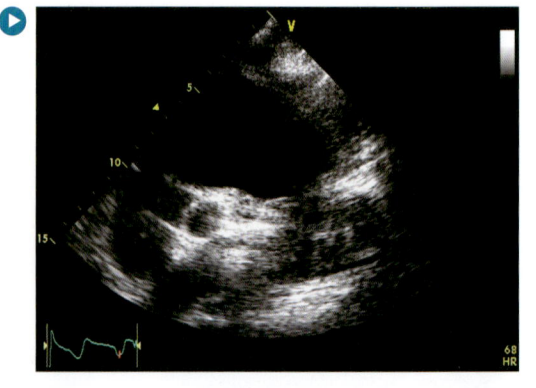

图 7-4-4 同一患者，心底短轴切面显示主动脉窦部瘤样扩张，而 Valsalva 窦不扩张（视频截图）

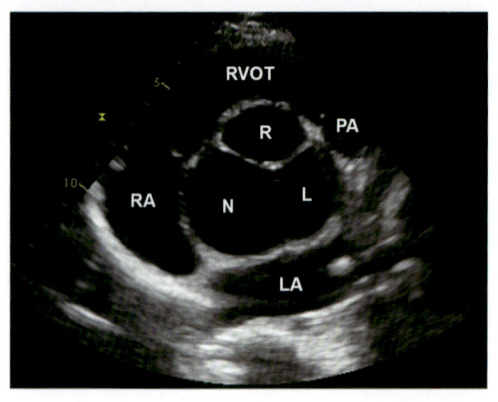

图 7-4-5 同一患者，心底短轴切面显示主动脉窦部瘤样扩张，而 Valsalva 窦不扩张。RVOT.右（心）室流出道；PA.肺动脉；RA.右心房；LA.左心房；R.右冠瓣；L.左冠瓣；N.无冠瓣

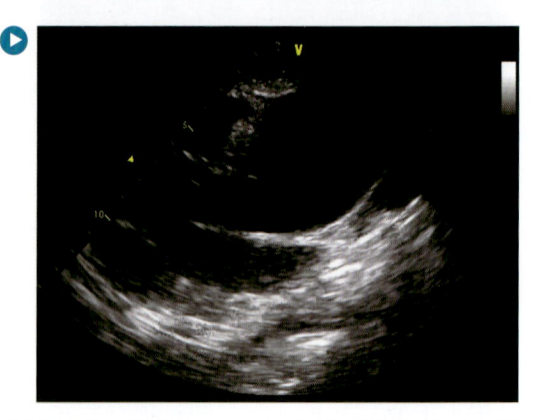

图 7-4-6 胸骨旁左（心）室长轴切面显示主动脉窦部及升主动脉均呈瘤样扩张（视频截图）

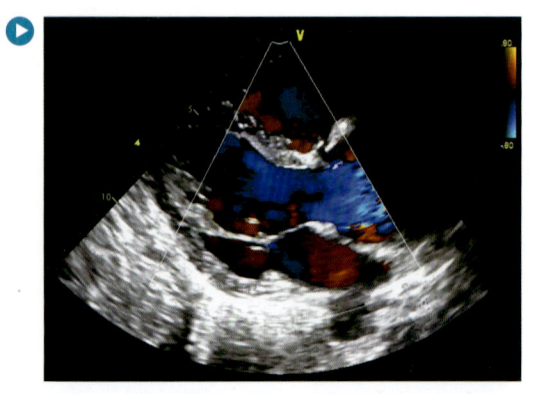

图 7-4-7 同一患者，CDFI 胸骨旁左（心）室长轴切面显示主动脉瓣中重度关闭不全（视频截图）

图 7-4-8 主动脉弓长轴切面显示主动脉弓动脉瘤（视频截图）

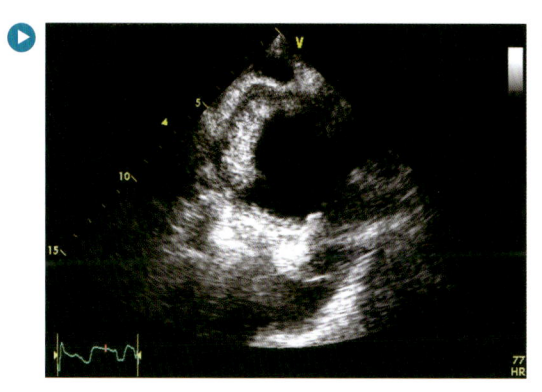

图 7-4-9 同一患者，主动脉弓切面显示主动脉弓动脉瘤并瘤体内附壁血栓形成（视频截图）

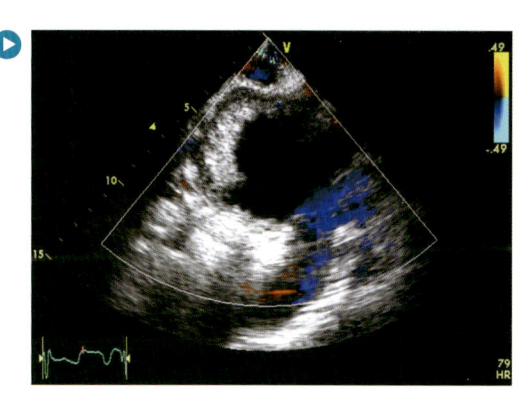

图 7-4-10 同一患者，CDFI 主动脉弓切面显示主动脉弓动脉瘤瘤体内血流缓慢（视频截图）

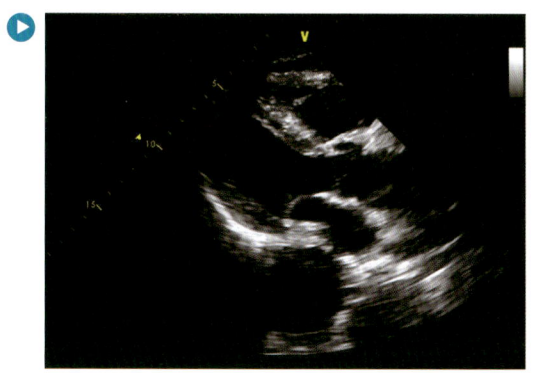

图 7-4-11 胸骨旁左（心）室长轴切面显示胸降主动脉瘤（视频截图）

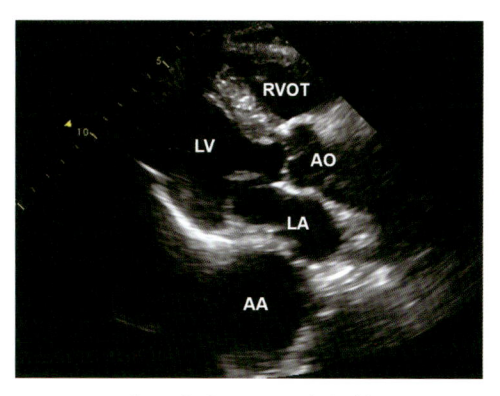

图 7-4-12 胸骨旁左（心）室长轴切面显示胸降主动脉瘤（AA）。RVOT. 右（心）室流出道；LV. 左心室；AO. 主动脉；LA. 左心房

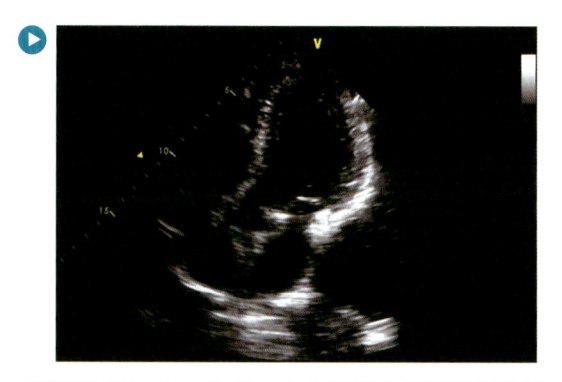

图 7-4-13 同一患者，心尖五腔心切面显示胸降主动脉瘤（视频截图）

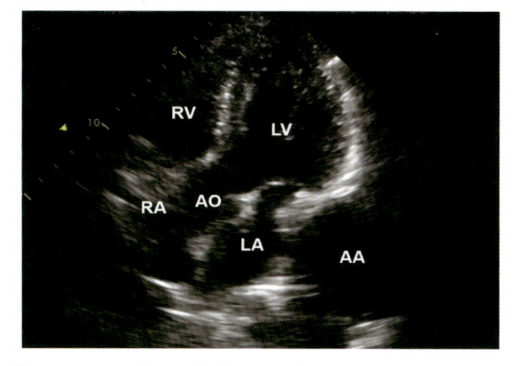

图 7-4-14 同一患者，心尖五腔心切面显示胸降主动脉瘤（AA）。RV. 右心室；LV. 左心室；RA. 右心房；LA. 左心房；AO. 主动脉

三、治疗

外科手术是主动脉瘤的主要治疗方法。主动脉窦动脉瘤或升主动脉瘤伴较重的主动脉瓣关闭不全者，应行带瓣人工血管主动脉根部替换术（Bentall 手术）；主动脉瓣无明显关闭不全者，可行保留主动脉瓣的根部替换术（David 手术）。对于主动脉弓动脉瘤、胸降

主动脉瘤和腹主动脉瘤，可行人工血管重建术或主动脉成形术（图7-4-15）。

覆膜支架腔内隔绝术是胸降主动脉瘤和无重要分支的腹主动脉瘤的微创治疗方法，近期疗效满意，但远期疗效有待于进一步观察。

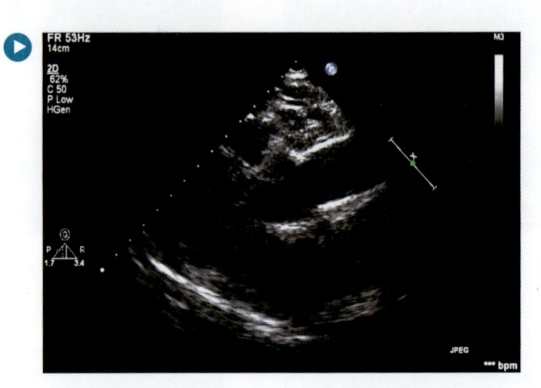

图 7-4-15　升主动脉瘤行升主动脉人工血管置换术后（视频截图）

小　结

本节详细阐述了主动脉瘤的病因与发病机制、超声心动图诊断及治疗方法。主动脉瘤可发生于主动脉的任何部位，超声心动图是诊断主动脉瘤的有效手段。

第五节　"山雨欲来风满楼"——主动脉窦瘤

视频目录

视频 7-5-1　胸骨旁左（心）室长轴切面显示右冠窦（位于主动脉瓣上）呈囊袋样突入右心室，瘤壁可见回声中断

视频 7-5-3　同一患者，CDFI 显示主动脉血流进入右心室

视频 7-5-4　同一患者，心底短轴切面显示右冠窦呈囊袋样突入右心室，瘤壁可见回声中断

视频 7-5-6　同一患者，CDFI 心底短轴切面显示主动脉血流进入右心室

视频 7-5-7　同一患者，心尖五腔心切面显示右冠窦（位于主动脉瓣上）呈囊袋样突入右心室，瘤壁可见回声中断

视频 7-5-9　同一患者，CDFI 心尖五腔心切面显示主动脉血流进入右心室

视频 7-5-11　心底短轴切面显示二叶式主动脉瓣畸形，主动脉瓣赘生物，主动脉窦瘤突入右心室，瘤壁可见回声中断

视频 7-5-12　同一患者，CDFI 显示主动脉血流进入右心室

视频 7-5-14　右冠窦瘤破入右（心）室流出道，合并室间隔缺损

视频 7-5-15　同一患者，右冠窦瘤破入右（心）室流出道的双期左向右分流，室间隔缺损的收缩期左向右分流，主动脉瓣右冠瓣脱垂所致主动脉瓣中重度关闭不全

> **导 读**
>
> 主动脉窦瘤是一种少见的心血管畸形，大多是先天性畸形，仅少数为后天性病因所致。窦瘤一旦破裂，迅速出现大量左向右分流，引起急性进行性心功能不全，甚至发生心力衰竭或猝死，预后不良，需及时诊治。

晚唐诗人许浑的《咸阳城东楼》中的名句："溪云初起日沉阁，山雨欲来风满楼"，描绘了由溪云大起到日轮韬晦，继而狂风满楼，山雨即将暴至的情景。后人多以此句比喻重大事件发生前的紧张气氛。在此不得不提，人体中也存在着类似"山雨欲来风满楼"的危急病变。

主动脉窦瘤（aortic sinus aneurysm）是指由于主动脉窦壁发育薄弱，主动脉中层弹力纤维缺乏，在主动脉高压血流的长期冲击作用下，形成向外膨出的囊状或瘤样病变。

主动脉窦瘤是一种少见的心血管畸形，大多是先天性畸形，仅少数为后天性病因所致。窦瘤未破裂时不引起血流动力学变化，患者多无明显症状及体征。窦瘤破裂常于剧烈活动、感染、分娩、外伤、心导管检查、情绪激动等情况下发生，起病急骤，表现为突发心前区剧痛、心悸、胸闷甚至晕厥等症状，因迅速出现大量左向右分流，以及伴发的主动脉瓣反流，从而引起心腔容量和心肌工作量突然增加，导致急性心力衰竭；主动脉内脉压增大，可导致冠状动脉供血不足；如果窦瘤破入心包，可引起心脏压塞甚至死亡。

主动脉窦瘤一旦破裂，病情凶险，应尽早明确诊断和及时治疗。因超声心动图技术能无创、快速、准确地诊断此病，其已成为临床首选的检查方法。

一、病因病理及血流动力学

主动脉窦瘤大多是先天性畸形，仅少数为后天性病因所致，由梅毒、感染性心内膜炎、动脉硬化、主动脉夹层、创伤及医源性损害等原因破坏窦壁组织引起。主动脉窦瘤以男性多见，东方人群发病率相对较高。

主动脉根部有3个主动脉窦，即冠状动脉窦，根据冠状动脉起源的不同分别命名为右冠窦、左冠窦和无冠窦，其中无冠窦没有冠状动脉起源。右冠窦邻近右侧房室沟和右（心）室流出道，左冠窦邻近左心房和肺动脉根部，无冠窦邻近右心房和左心房。

主动脉窦瘤以右冠窦瘤最为多见，无冠窦瘤次之，左冠窦瘤少见。多为单个主动脉窦受累，极少数累及2~3个主动脉窦。主动脉窦瘤可破入邻近腔室，多破入右心室，右心房次之，破入左心系统、肺动脉、室间隔及心包腔等部位罕见。

先天性主动脉窦瘤常合并其他心血管畸形，如室间隔缺损、主动脉瓣脱垂、主动脉瓣畸形等。主动脉窦瘤的并发症常见有感染性心内膜炎、窦瘤局部血栓形成、动脉栓塞等。

主动脉窦瘤未破裂时，除瘤体形成的占位引起邻近心腔、大血管梗阻以外，一般不产生血流动力学影响。窦瘤破裂的血流动力学变化取决于破口的位置和大小。破入右（心）室流出道者，导致与动脉导管未闭相似的血流动力学改变，出现左心容量负荷增加的表现，左心扩大，也可导致右心室扩大。破入右心室者，除收缩期分流外，因舒张期大量主动脉血流进入右心室，可导致右心室扩大。破入右心房者，导致与房间隔缺损相似的血流动力学改变，出现右心容量负荷增加的表现，右心扩大。破入左心房或左心室者，则导致左心容量负荷增加的表现，左心扩大。破入室间隔或心肌内，则形成室间隔或心肌内夹层。

主动脉窦瘤急性破裂时，由于主动脉压力高于其他心腔，产生大量分流，导致急剧的血流动力学变化。若窦瘤破入心包腔，则可引起心脏压塞表现。

二、超声心动图

超声心动图、CT、MRI 及血管造影均是诊断主动脉窦瘤的有效影像学方法，其中血管造影被认为是确诊主动脉窦瘤的金标准。1974 年，Rothbaum 等首先用超声心动图描述主动脉窦瘤，因超声心动图对诊断该病具有特异性，且简便、准确，已成为首选的影像学检查方法。

胸骨旁左（心）室长轴切面、心底短轴切面、心尖五腔心切面是诊断主动脉窦瘤的重要切面。

超声心动图可以明确主动脉窦瘤的位置、形态、破口大小、数目等。二维超声心动图表现为 Valsalva 窦局部呈囊袋样扩张，窦瘤破裂时，可显示窦瘤壁连续性中断。彩色多普勒可显示瘤体内五彩镶嵌的湍流信号，并通过破裂口进入相应腔室。窦瘤破入左心室者，窦瘤破裂口可探及舒张期分流频谱；破入其他腔室者，可探及双期分流频谱。根据窦瘤破入心腔的位置和分流量的大小，可表现为左心扩大或右心扩大（图 7-5-1～图 7-5-13）。

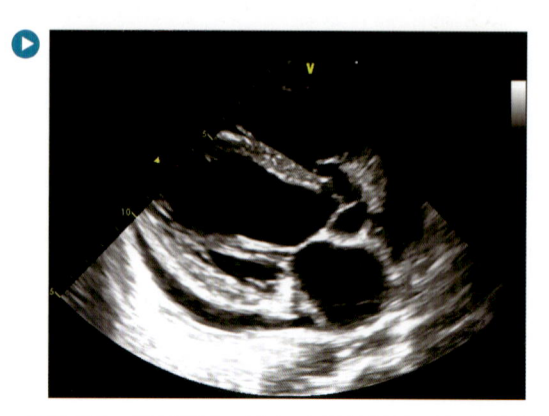

图 7-5-1　胸骨旁左（心）室长轴切面显示右冠窦（位于主动脉瓣上）呈囊袋样突入右心室，瘤壁可见回声中断（视频截图）

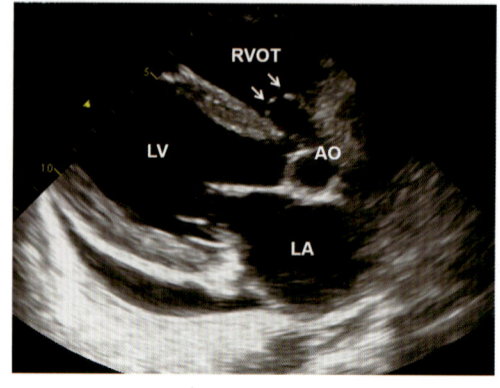

图 7-5-2　胸骨旁左（心）室长轴切面显示右冠窦（位于主动脉瓣上）呈囊袋样突入右心室（箭头），瘤壁可见回声中断。RVOT. 右（心）室流出道；LV. 左心室；AO. 主动脉；LA. 左心房

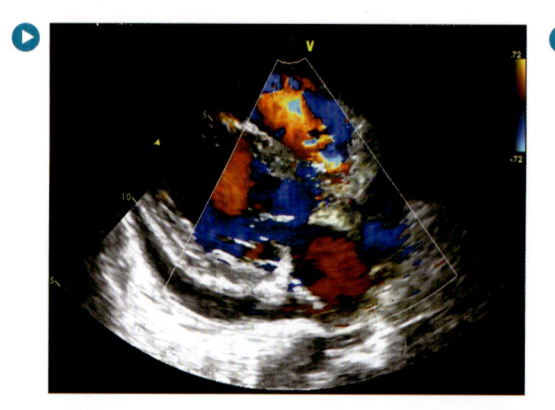

图 7-5-3　同一患者，CDFI 显示主动脉血流进入右心室（视频截图）

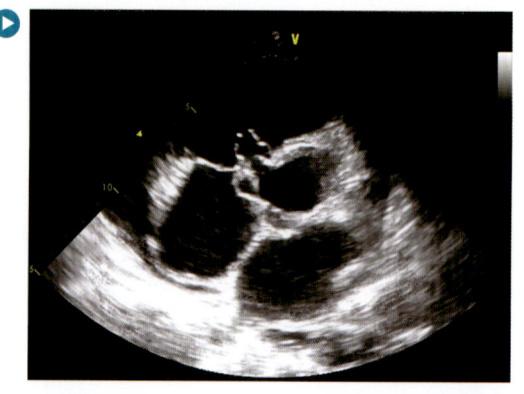

图 7-5-4　同一患者，心底短轴切面显示右冠窦呈囊袋样突入右心室，瘤壁可见回声中断（视频截图）

第七章 心脏重症篇

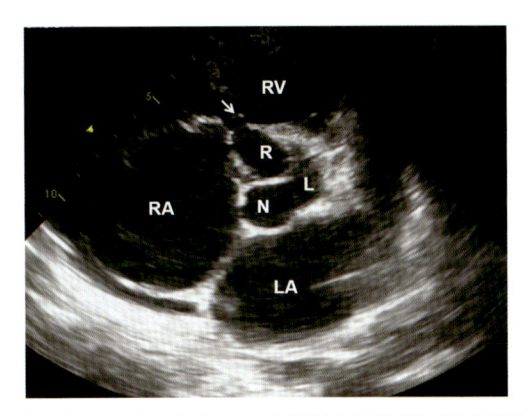

图 7-5-5 同一患者，心底短轴切面显示右冠窦呈囊袋样突入右心室（箭头），瘤壁可见回声中断。RV. 右心室；RA. 右心房；LA. 左心房；R. 右冠瓣；L. 左冠瓣；N. 无冠瓣

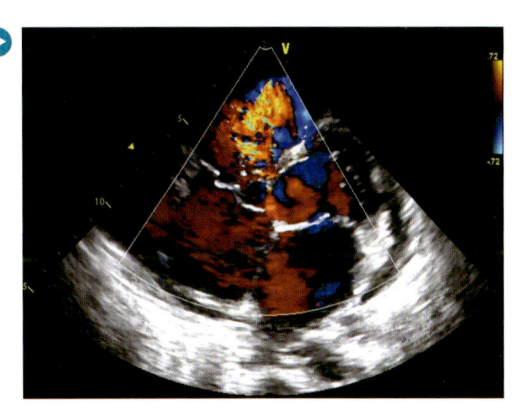

图 7-5-6 同一患者，CDFI 心底短轴切面显示主动脉血流进入右心室（视频截图）

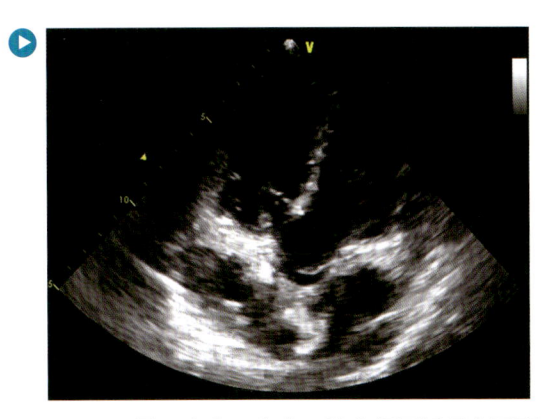

图 7-5-7 同一患者，心尖五腔心切面显示右冠窦（位于主动脉瓣上）呈囊袋样突入右心室，瘤壁可见回声中断（视频截图）

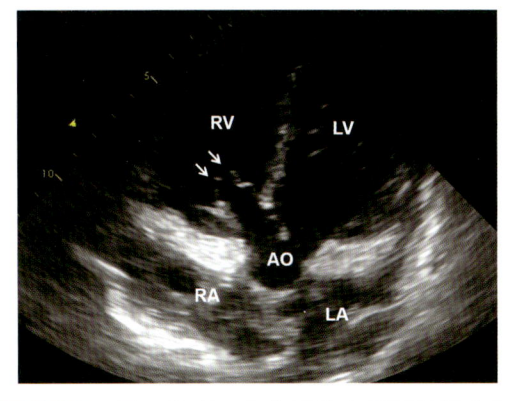

图 7-5-8 同一患者，心尖五腔心切面显示右冠窦（位于主动脉瓣上）呈囊袋样突入右心室（箭头），瘤壁可见回声中断。RV. 右心室；LV. 左心室；RA. 右心房；AO. 主动脉；LA. 左心房

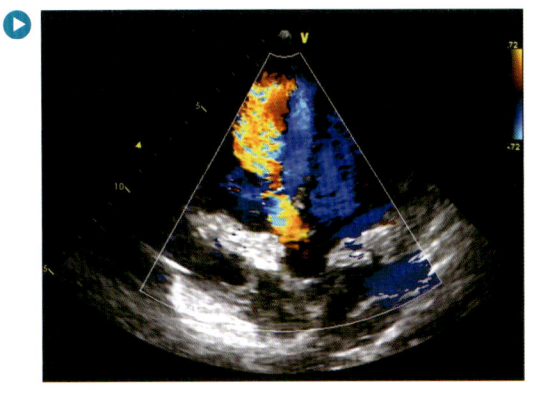

图 7-5-9 同一患者，CDFI 心尖五腔心切面显示主动脉血流进入右心室（视频截图）

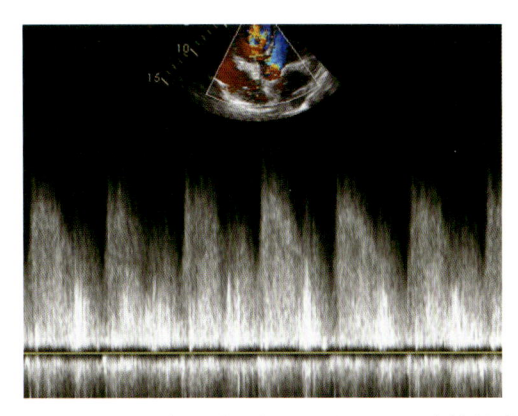

图 7-5-10 心尖五腔心切面，CW 显示连续性分流频谱

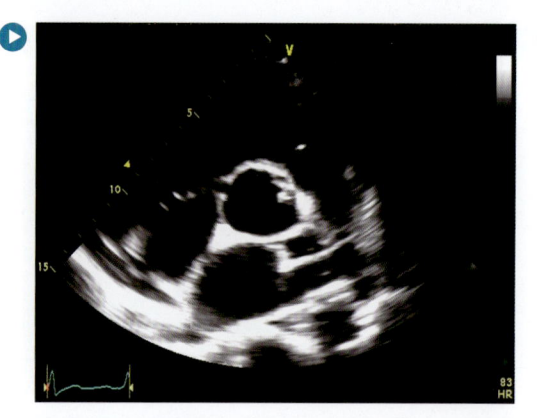

图 7-5-11　心底短轴切面显示二叶式主动脉瓣畸形，主动脉瓣赘生物，主动脉窦瘤突入右心室，瘤壁可见回声中断（视频截图）

图 7-5-12　同一患者，CDFI 显示主动脉血流进入右心室（视频截图）

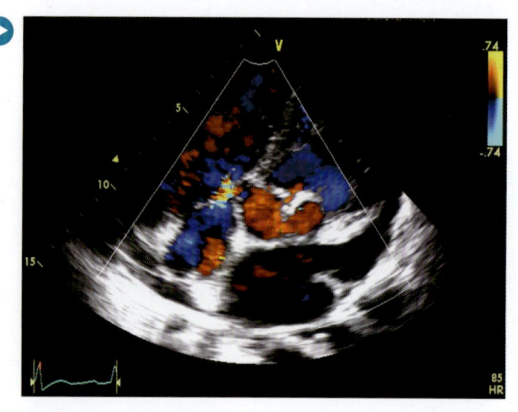

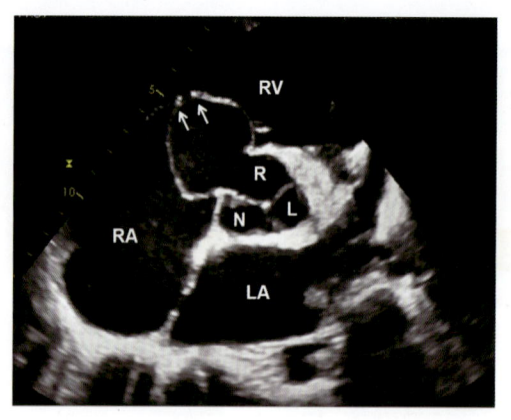

图 7-5-13　心底短轴切面显示右冠窦呈囊袋样突入右心房，瘤壁可见回声中断（箭头）。RV. 右心室；RA. 右心房；LA. 左心房；R. 右冠瓣；N. 无冠瓣；L. 左冠瓣

应该注意的是，主动脉窦瘤与主动脉窦瘤样扩张并非一个概念，超声心动图可以明确鉴别诊断。

右冠窦瘤破入右心室需要与室间隔缺损相鉴别。主要鉴别点：两者发生的部位不同，前者位于主动脉瓣上（即楼上），后者位于主动脉瓣下（即楼下）；两者分流的时相不同，前者为双期左向右分流，后者为收缩期左向右分流。

需要注意的是，右冠窦瘤破入右心室、室间隔缺损和主动脉瓣右冠瓣脱垂常同时存在，又称室间隔缺损三联征（图 7-5-14～图 7-5-17）。

三、治疗

主动脉窦瘤患者多无症状，故较难发现，是否需要积极治疗，目前仍存在争议，有学者认为对于此类患者，若无明显症状，密切随访即可。但是，一旦主动脉窦瘤破裂，对心功能影响迅速而严重，患者平均生存时间为 1 年。故一经确诊，宜及早手术。对于未破裂的主动脉窦瘤，如合并室间隔缺损或主动脉瓣关闭不全等心脏畸形，或窦瘤较大引起明显梗阻、压迫症状者，也应手术治疗。

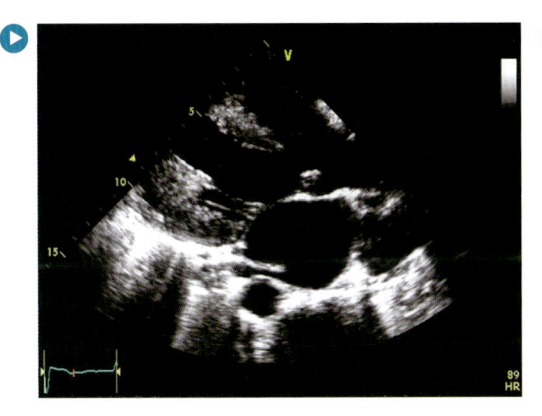

图 7-5-14　右冠窦瘤破入右（心）室流出道，合并室间隔缺损（视频截图）

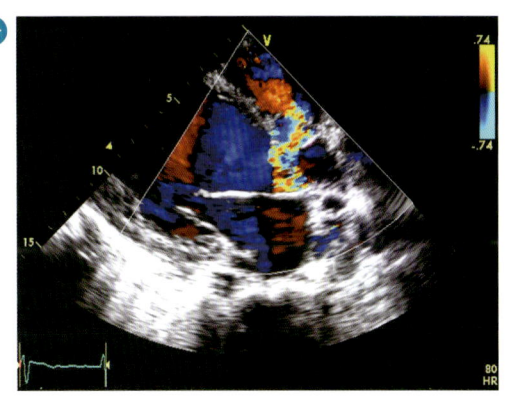

图 7-5-15　同一患者，右冠窦瘤破入右（心）室流出道的双期左向右分流，室间隔缺损的收缩期左向右分流，主动脉瓣右冠瓣脱垂所致主动脉瓣中重度关闭不全（视频截图）

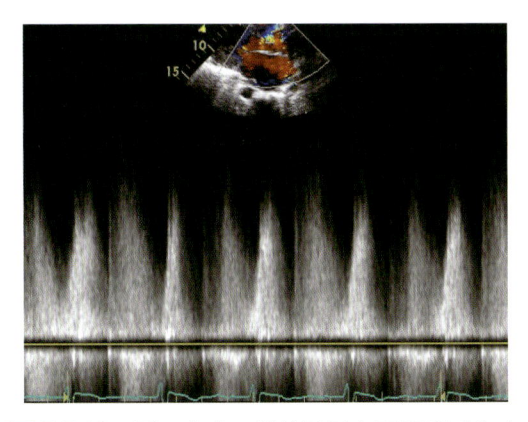

图 7-5-16　同一患者，CW 显示右冠窦瘤破入右（心）室流出道的双期分流频谱

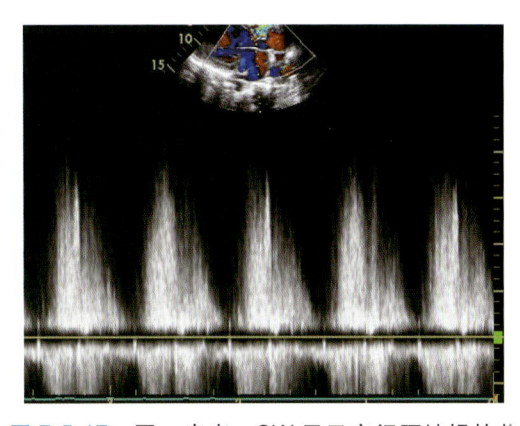

图 7-5-17　同一患者，CW 显示室间隔缺损的收缩期分流频谱

对于破裂的主动脉窦瘤，应及时修补，传统治疗多采用心内直视手术，手术入路包括经主动脉、经破入心腔或两者结合，具体采用何种入路应根据窦瘤的大小、位置等决定，修补方法包括自体心包、涤纶补片修补或直接缝合，原则上较小的窦瘤可直接缝合，较大的窦瘤因直接缝合易导致主动脉缩窄，多选用补片修补，必要时还需要行主动脉瓣置换甚至主动脉根部置换术。近年来开展的经皮导管介入封堵破裂的主动脉窦瘤成为一种新型的有效治疗方法，但其远期临床疗效和安全性还需要更多、更大规模的临床研究提供证据。

小结

超声心动图可以明确主动脉窦瘤的位置、形态、破口大小、数目等，准确诊断其并发的心血管畸形，为手术治疗提供确切的诊断依据。

第六节　风平浪静下的暗流汹涌——感染性心内膜炎

▶ **视频目录**

视频 7-6-1　二尖瓣前叶赘生物，位于瓣膜心房面
视频 7-6-2　同一患者，二尖瓣重度关闭不全
视频 7-6-3　与视频 7-1-3 是同一患者，主动脉瓣瓣膜瘤及瓣周脓肿
视频 7-6-5　CDFI 胸骨旁左（心）室长轴切面显示心室水平左向右分流（室间隔缺损）
视频 7-6-6　同一患者，右（心）室流出道长轴切面显示肺动脉瓣赘生物，位于瓣膜心室面
视频 7-6-8　同一患者，CDFI 右（心）室流出道长轴切面显示肺动脉瓣重度关闭不全
视频 7-6-9　同一患者，心底短轴切面显示嵴下型室间隔缺损，肺动脉瓣赘生物
视频 7-6-10　膜周部室间隔缺损，室间隔缺损处赘生物
视频 7-6-11　同一患者，心室水平左向右分流

> **导读**
>
> 感染性心内膜炎是一种非常严重的感染性疾病，早期正确诊断和及时治疗对降低其死亡率和减少并发症具有极其重要的临床意义。超声心动图是迄今为止检出感染性心内膜炎最好的无创性方法，同时结合临床及血培养检查，综合分析，有利于提高诊断率。

钱塘江大潮是世界著名的涌潮，以其"滔天浊浪排空来，翻江倒海山为摧"的壮观景象吸引着无数游人前往观看。然而，在潮水迷人的诱惑下，却暗暗藏匿着凶险，当风平浪静的潮水突如雄狮惊吼般跃起，激浪千重，在地势低处的观潮者通常措手不及，很快被巨浪吞噬而丧生。不容小觑的是，人体中也藏匿着类似凶险的危机。当穿过血路的致病微生物直接侵犯瓣膜或心血管内膜，引起一系列炎症表现，如果对病情未及时发现并处理，通常会出现严重的并发症，危及患者生命。

感染性心内膜炎（infective endocarditis）是心内膜表面存在微生物感染的一种状态。赘生物是其特征性病变，心脏瓣膜最常受累，也可累及间隔缺损处、腱索或心内膜面。感染性心内膜炎分为急性和亚急性。前者主要是由致病力强的金黄色葡萄球菌、溶血性链球菌等引起，可导致发热和明显的中毒症状，预后很差；后者主要由致病力较弱的草绿色链球菌、肠球菌等引起，起病隐匿，临床表现不典型，如低热、全身不适等，可持续数周至数月，预后相对稍好，但伴有赘生物及栓塞者预后差。

超声心动图对感染性心内膜炎的诊断具有较高的特异性及敏感性，已成为临床首选的检查方法。

一、病理生理及发病机制

急性感染性心内膜炎最常侵犯二尖瓣或主动脉瓣，主要病变为瓣膜的急性化脓性炎症，

瓣膜表面常形成巨大赘生物，极易脱落引起栓塞。

亚急性感染性心内膜炎常发生于风湿性心脏病、老年退行性瓣膜病、人工心脏瓣膜、二尖瓣脱垂、先天性心脏病等基础上，累及左心系统多于右心系统，以二尖瓣、主动脉瓣受累多见。随着静脉药瘾者、血液净化、心导管介入术、牙科操作增多，右心系统感染性心内膜炎发病率明显升高。

赘生物是感染性心内膜炎的特征性表现，由血小板和含有大量微生物及少量炎症细胞的纤维素团块组成。赘生物多出现于房室瓣的心房侧和半月瓣的心室侧，少见于心房或心室的心内膜，极少发生于大动脉内膜。

感染性心内膜炎常伴有各种心脏结构的破坏，如腱索断裂、瓣膜穿孔、瓣膜脓肿、瓣膜瘤、瓣环脓肿、心肌脓肿等。

二、超声心动图

进行超声心动图检查时，应观察心脏大小、各瓣膜情况及赘生物的位置、大小、形态、数量和回声，明确瓣膜破坏情况和反流程度，分析血流动力学变化，并确认有无其他心脏病变。

感染性心内膜炎的超声心动图表现各异，轻者仅有赘生物形成，无心脏结构的破坏；重者常伴有心脏结构的破坏，如瓣膜穿孔、瓣膜瘤、Valsalva 窦瘤、瓣周脓肿、心肌脓肿、瘘管形成、心包炎等。

感染性心内膜炎最常累及二尖瓣和主动脉瓣，累及三尖瓣和肺动脉瓣少见，另外，也可发生于室间隔缺损处、未闭的动脉导管、人工瓣膜等。

（一）二尖瓣

赘生物常位于二尖瓣的左心房面，二尖瓣穿孔时可显示瓣叶回声中断或瓣膜形态改变，形成瓣膜瘤时显示瓣叶上囊袋样无回声区，发生瓣膜脓肿时，早期表现为瓣膜上团块样回声，随着病程进展，相应部位可出现低回声区或无回声区，发生腱索或乳头肌断裂时瓣叶出现"连枷样"运动。

应用彩色多普勒可确定二尖瓣反流程度，通过反流束起源进一步判断二尖瓣有无穿孔（图 7-6-1，图 7-6-2）。

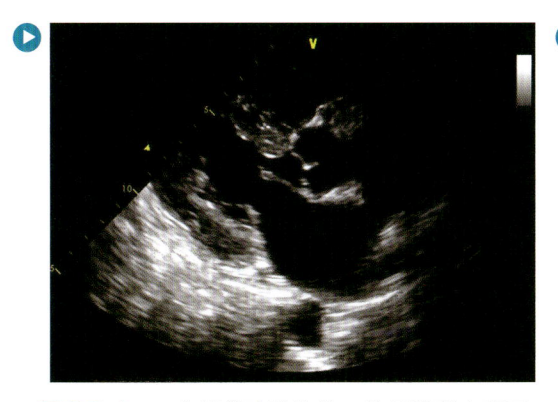

图 7-6-1　二尖瓣前叶赘生物，位于瓣膜心房面（视频截图）

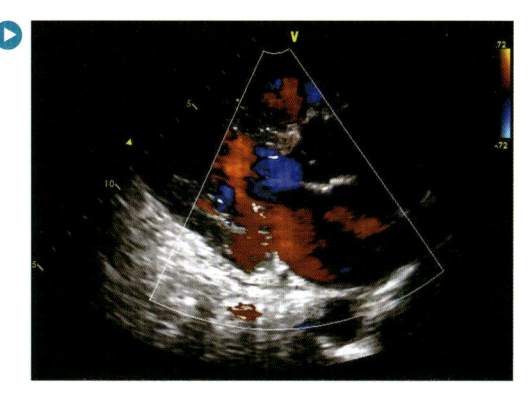

图 7-6-2　同一患者，二尖瓣重度关闭不全（视频截图）

（二）主动脉瓣

赘生物常位于主动脉瓣的左心室面，当瓣膜受损，形成瓣膜瘤时显示瓣叶上囊袋样无回声区，发生瓣膜脓肿时，早期表现为瓣膜上团块样回声，随着病程进展，相应部位可出现低回声区或无回声区。胸骨旁左（心）室长轴切面可显示右冠瓣或无冠瓣穿孔时的回声中断，心底短轴切面可以更好地判断瓣周脓肿与周围组织之间的关系，但应注意与主动脉-左（心）室隧道鉴别。

应用彩色多普勒可确定主动脉瓣反流程度，通过反流束起源进一步判断主动脉瓣有无穿孔（图 7-1-3～图 7-1-6，图 7-6-3，图 7-6-4）。

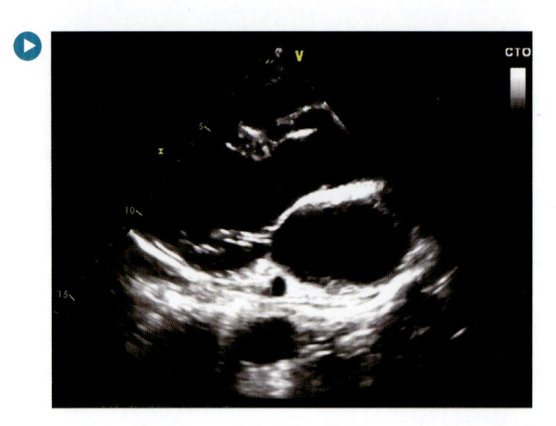

图 7-6-3　与图 7-1-3 是同一患者，主动脉瓣瓣膜瘤及瓣周脓肿（视频截图）

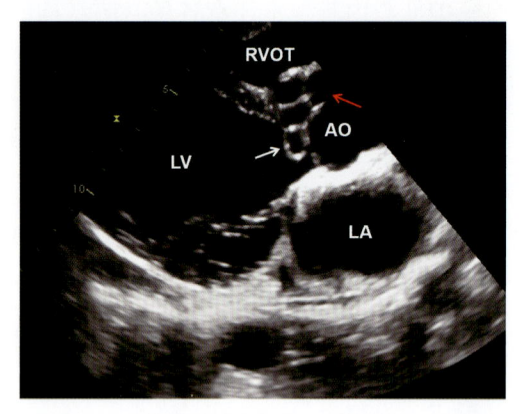

图 7-6-4　主动脉瓣瓣膜瘤（白色箭头）及瓣周脓肿（红色箭头）。RVOT. 右（心）室流出道；LV. 左心室；AO. 主动脉；LA. 左心房

（三）三尖瓣

感染性心内膜炎累及三尖瓣较少见，赘生物多附着于三尖瓣前叶的右心房面。彩色多普勒可确定三尖瓣反流程度（图 7-1-7）。

（四）肺动脉瓣

感染性心内膜炎累及肺动脉瓣也少见，赘生物多附着于肺动脉瓣的右心室面。彩色多普勒可确定肺动脉瓣反流程度（图 7-6-5～图 7-6-9）。

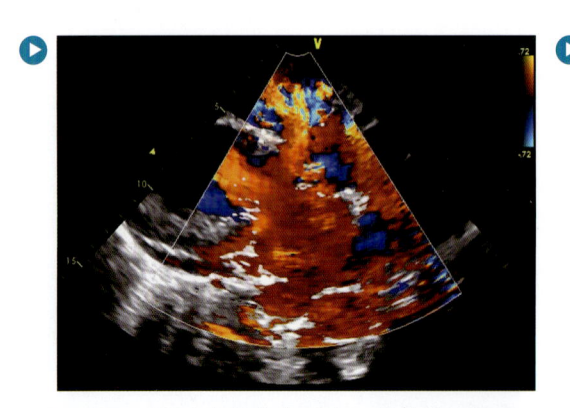

图 7-6-5　CDFI 胸骨旁左（心）室长轴切面显示心室水平左向右分流（室间隔缺损）（视频截图）

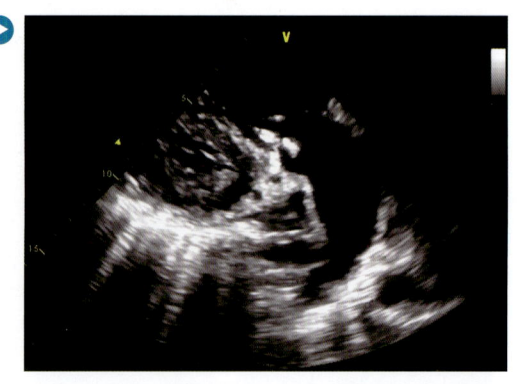

图 7-6-6　同一患者，右（心）室流出道长轴切面显示肺动脉瓣赘生物，位于瓣膜心室面（视频截图）

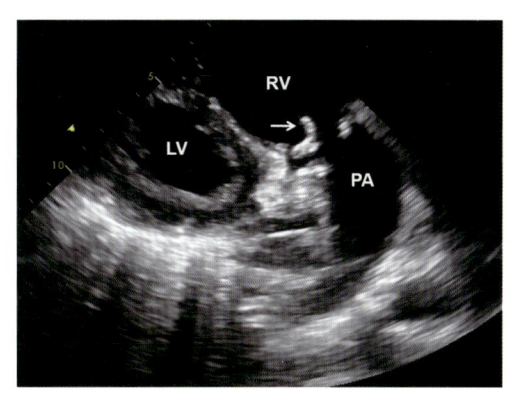

图 7-6-7　同一患者，右（心）室流出道长轴切面显示肺动脉瓣赘生物，位于瓣膜心室面（箭头）。RV. 右心室；LV. 左心室；PA. 肺动脉

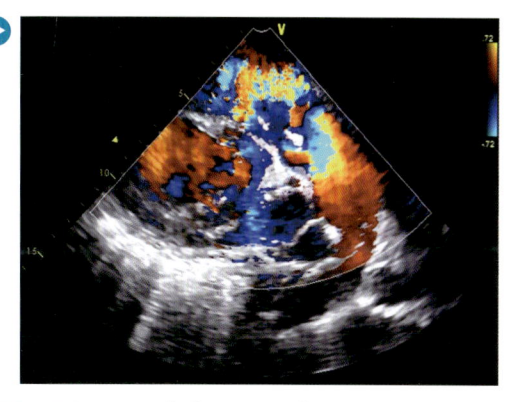

图 7-6-8　同一患者，CDFI 右（心）室流出道长轴切面显示肺动脉瓣重度关闭不全（视频截图）

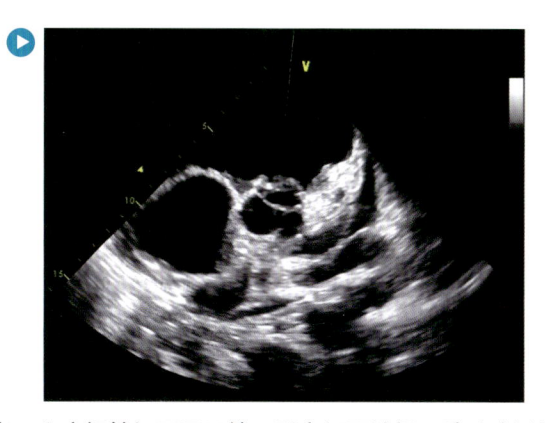

图 7-6-9　同一患者，心底短轴切面显示嵴下型室间隔缺损，肺动脉瓣赘生物（视频截图）

（五）其他部位

感染性心内膜炎除累及心脏瓣膜外，也可累及室间隔缺损处、未闭的动脉导管、人工瓣膜等（图 7-6-10，图 7-6-11）。

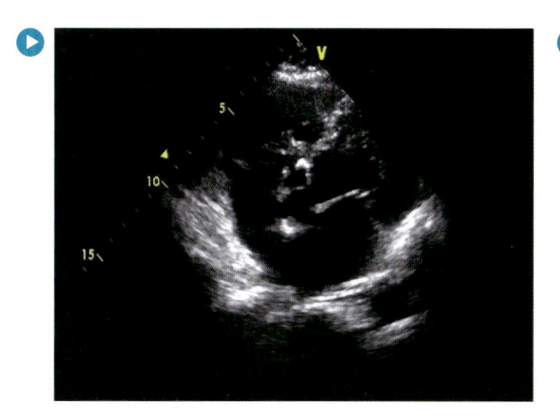

图 7-6-10　膜周部室间隔缺损，室间隔缺损处赘生物（视频截图）

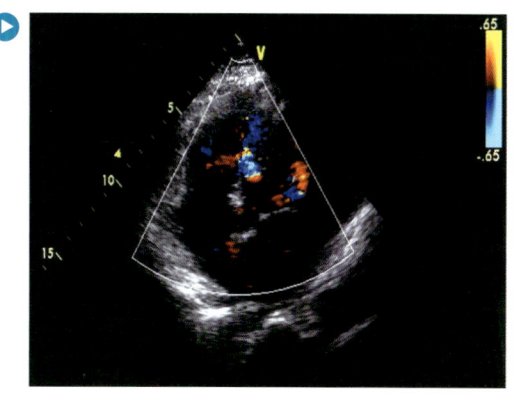

图 7-6-11　同一患者，心室水平左向右分流（视频截图）

三、治疗

感染性心内膜炎治疗以抗感染及去除赘生物为治疗原则。

超声心动图可观察感染性心内膜炎的动态变化，尤其是赘生物的变化，对临床治疗具有重要的作用。经过正规的抗感染治疗，赘生物逐渐缩小，病变局部回声增强，多提示病变好转；赘生物突然消失，多提示赘生物脱落造成栓塞；而赘生物增多、增大及心血管结构进一步受破坏，多提示病变进展、预后不良。

因瓣膜破坏造成严重的血流动力学障碍者，需要紧急进行瓣膜置换术。对于伴有严重心力衰竭、难以控制的脓毒血症及并发栓塞者，也应尽早手术。

小 结

二维超声心动图能快速准确地发现赘生物，并可准确诊断感染性心内膜炎导致的各种心脏结构的破坏，彩色多普勒可确定瓣膜反流程度和异常血流来源，可为选择治疗方案和判断预后提供有力支持。

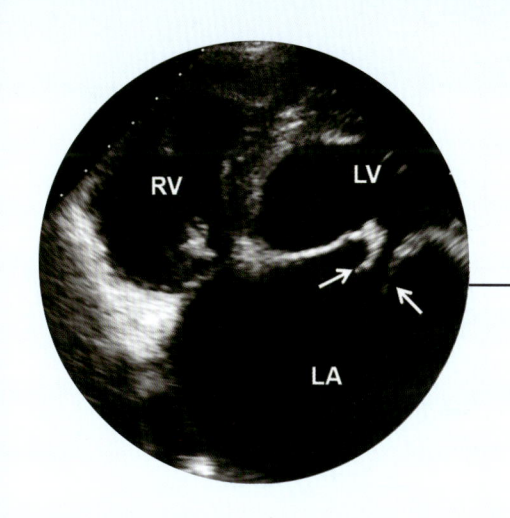

8

第八章
临床思路篇

第一节　呼吸困难与心脏疾病

▶ **视频目录**

视频 8-1-1　左心衰竭，左心室扩大，室壁运动弥漫性减弱

视频 8-1-3　二尖瓣前后叶增厚，反射增强，开放受限；主动脉瓣增厚，开放受限

视频 8-1-4　同一患者，二尖瓣前后叶反射增强，增厚，开放受限，开放面积减小，呈"鱼口"状

视频 8-1-5　非标准四腔心切面显示二尖瓣前、后叶腱索断裂

视频 8-1-7　同一患者，CDFI 显示二尖瓣重度关闭不全

> **导读**
>
> 呼吸困难是常见临床症状之一。导致呼吸困难的原因很多，其中心源性疾病是呼吸困难的重要原因之一。超声心动图是快速准确诊断心源性呼吸困难的重要手段。

呼吸困难是常见的临床症状之一。引起呼吸困难的病因复杂，主要有心源性、肺源性、代谢性及神经精神性几类。急性气促伴胸痛常提示肺炎、气胸、胸腔积液；慢性进行性气促常见于慢性阻塞性肺疾病和弥漫性肺纤维化疾病；肺梗死、左心衰竭患者常出现夜间阵发性呼吸困难。

心源性呼吸困难的主要生理病理基础是左心衰竭，或二尖瓣等病变引起的肺静脉和肺毛细血管压力升高，继而导致肺淤血、肺水肿。

超声心动图技术广泛应用于呼吸困难病因的鉴别诊断，可快速准确诊断导致呼吸困难的心源性疾病。

一、左心衰竭

左心衰竭是指各种心脏疾病导致左心室代偿功能不全而发生的心力衰竭，以肺循环淤血为特征。劳力性呼吸困难是左心衰竭最早和最常见的症状，其呼吸困难的程度与体力负荷的轻重有关。左心衰竭时，评价左心室功能对其治疗和预后尤其重要，超声心动图可以检出心脏扩大、观察室壁运动、评价左心室收缩和舒张功能等（图 8-1-1）。

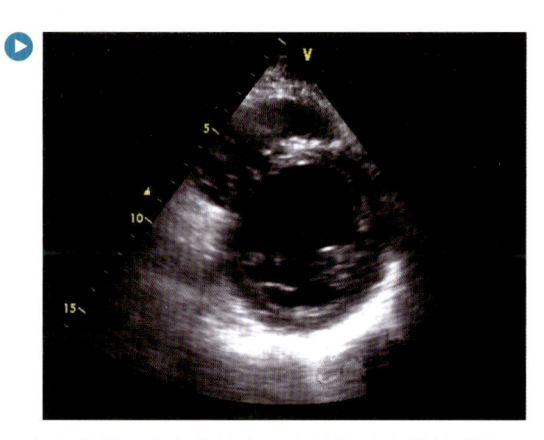

图 8-1-1　左心衰竭，左心室扩大，室壁运动弥漫性减弱（视频截图）

二、二尖瓣狭窄

二尖瓣狭窄是心脏瓣膜病中最常见的疾病，主要见于风湿性心脏病、先天性畸形和老年人。单纯二尖瓣狭窄引起的是一种特殊类型的心力衰竭，其不影响左心室的功能，但因左心房压力升高导致肺循环压力升高，继而产生肺淤血和相继出现的右心功能不全。一般当二尖瓣口中度狭窄时开始出现明显症状，最早出现劳力性呼吸困难伴咳嗽，可发生咯血，随着病情加重，休息时也可出现呼吸困难。二尖瓣口重度狭窄时可发生急性肺水肿。

二尖瓣狭窄的超声心动图具有以下典型特征：① M 型超声心动图可见二尖瓣前叶曲线呈"城垛样"改变，二尖瓣前后叶同向运动（图 8-1-2）；②二维超声心动图可见二尖瓣增厚，反射增强，瓣口面积减小，开放受限，舒张期前叶体部向左（心）室流出道膨出呈气球状（图 8-1-3，图 8-1-4）；③多普勒超声心动图可见二尖瓣口舒张期血流加速。

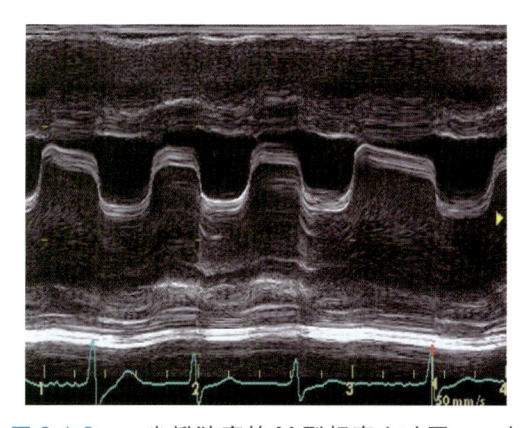

图 8-1-2　二尖瓣狭窄的 M 型超声心动图。二尖瓣前叶曲线呈"城垛样"改变，二尖瓣前后叶同向运动

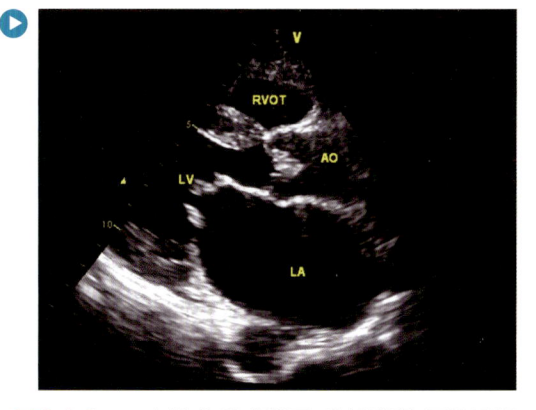

图 8-1-3　二尖瓣前后叶增厚，反射增强，开放受限；主动脉瓣增厚，开放受限。RVOT. 右（心）室流出道；LV. 左心室；AO. 主动脉；LA. 左心房（视频截图）

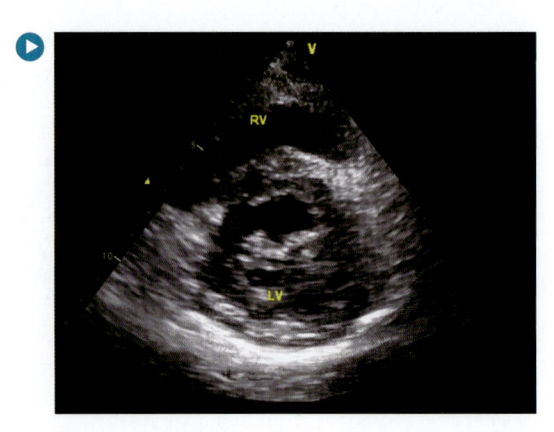

图 8-1-4 同一患者，二尖瓣前后叶反射增强，增厚，开放受限，开放面积减小，呈"鱼口"状。RV. 右心室；LV. 左心室（视频截图）

三、急性肺水肿

急性肺水肿是心源性呼吸困难中最为严重的一种类型，是急性重度左心衰竭的表现。其来势凶猛、复杂多变，常继发于急性心肌梗死、二尖瓣腱索或乳头肌断裂、室间隔穿孔等。

急性心肌梗死是进展迅速的危急重症，常伴有二尖瓣腱索或乳头肌断裂、室间隔穿孔、室壁瘤、心壁破裂等严重合并症。超声心动图不仅能够迅速准确判断室壁运动异常的位置，确定急性心肌梗死的范围，而且对其严重合并症也具有重要诊断价值。

二尖瓣腱索或乳头肌断裂约占急性心肌梗死的 1%，也可由其他因素导致。临床上表现为突然出现肺水肿、心源性休克。二维超声心动图表现为二尖瓣运动幅度增大，二尖瓣前叶或后叶连枷样运动，并可见与二尖瓣相连的腱索及断裂的乳头肌残端。彩色多普勒血流显像于二尖瓣口左心房侧可见收缩期重度反流血流信号（图 8-1-5 ～图 8-1-7）。

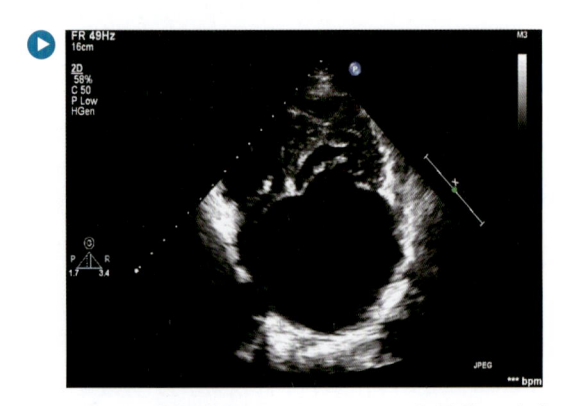

图 8-1-5 非标准四腔心切面显示二尖瓣前、后叶腱索断裂（视频截图）

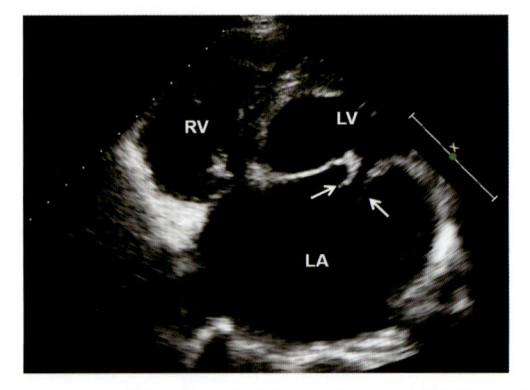

图 8-1-6 非标准四腔心切面显示二尖瓣前、后叶腱索断裂（箭头）。RV. 右心室；LV. 左心室；LA. 左心房

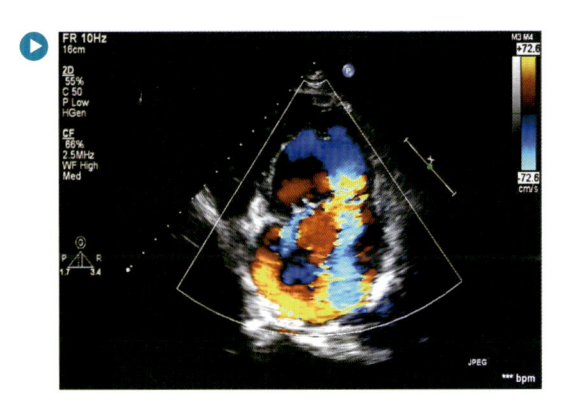

图 8-1-7 同一患者，CDFI 显示二尖瓣重度关闭不全（视频截图）

室间隔穿孔是急性心肌梗死的严重并发症，约占急性心肌梗死的 1%，其血流动力学表现相当于室间隔缺损。超声心动图可见室间隔回声连续性中断，中断处室间隔心肌变薄，运动减弱，彩色多普勒血流显像可见心室水平收缩期分流血流信号（图 5-3-5，图 5-3-6）。

此外，对于肺源性疾病导致的呼吸困难，如急性肺栓塞、慢性肺源性心脏病等，超声心动图也具有重要的诊断价值。

小 结

及时准确地找到引起呼吸困难的原因是呼吸困难救治的关键。超声心动图技术广泛应用于呼吸困难病因的鉴别诊断，可快速准确诊断导致呼吸困难的心源性疾病。

第二节　发热与心脏疾病

▶ 视频目录

视频 8-2-1　患者，男，15 岁，川崎病。左、右冠状动脉主干均扩张，右冠状动脉血栓

视频 8-2-2　暴发性心肌炎，左心扩大，左心室收缩功能降低，少量心包积液

导 读

发热的病因扑朔迷离，一直是令临床困惑的病症。发热及其伴随的症状，让心超医师注意到某些心脏疾病；反之，利用超声心动图找到这些心脏疾病的证据，就能揭开发热病因的神秘面纱。

发热是临床常见的症状，也是体内抵抗感染的机制。引起发热的原因很多，最常见的是感染；其次是结缔组织病、恶性肿瘤等。但仍有近 10% 的发热找不到明确的病因。

在原因不明的发热诊治过程中，要密切观察病情。对于反复发热不退，使用抗生素或

者进行正规治疗之后仍未康复，出现心脏杂音、心律失常、心肌缺血、心力衰竭等情况的，要警惕体内血管尤其是冠状动脉受侵犯或者细菌侵犯心脏内膜、心肌等导致的心脏疾病。临床应重视治疗过程中新出现的症状和体征，并据此进行进一步检查，超声心动图对导致发热的心脏疾病具有重要的诊断价值。

一、川崎病

川崎病（Kawasaki disease）又称皮肤黏膜淋巴结综合征，临床表现主要为急性发热、皮肤黏膜病损和淋巴结肿大，是一种以变态反应性全身中小血管炎为主要病理改变的结缔组织病。80%～95%的患儿为5岁以内，6～18个月的婴幼儿为高发人群。

川崎病可较早累及冠状动脉，冠状动脉损害显著者，可导致心肌梗死、缺血性心肌病甚至猝死。超声心动图诊断川崎病的价值如下：①早期可发现冠状动脉内径扩张、内膜增厚；随着病情进展，部分患者可出现冠状动脉瘤样或串珠样扩张；冠状动脉内血栓形成，冠状动脉狭窄甚至闭塞。②可观察室壁运动幅度减小甚至节段性室壁运动异常。根据笔者的经验，冠状动脉内径与主动脉瓣环内径的比值 > 0.2 视为冠状动脉扩张，该比值不受年龄影响。对于5岁以下婴幼儿，冠状动脉内径绝对值 > 3mm 应考虑为扩张。一般认为，冠状动脉内径与主动脉瓣环内径比值 > 0.3，提示冠状动脉瘤（详见第六章第一节）。

需要注意的是，大龄儿童也会有川崎病。笔者曾经诊断过1例15岁以发热就诊的患儿，临床疑似感染性心内膜炎，而超声心动图检查发现冠状动脉明显扩张（图8-2-1）。

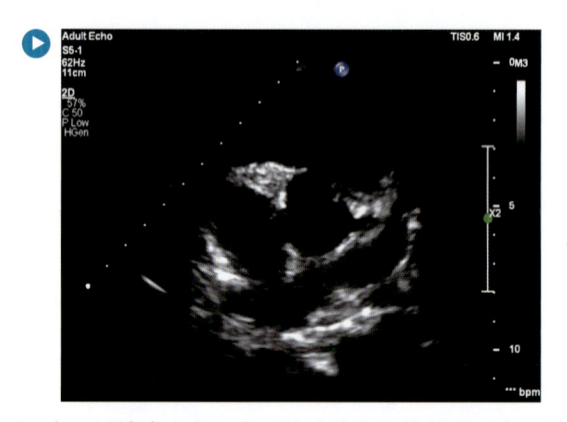

图 8-2-1　患者，男，15岁，川崎病。左、右冠状动脉主干均扩张，右冠状动脉血栓（视频截图）

二、感染性心内膜炎

感染性心内膜炎（infective endocarditis）是心内膜表面存在微生物感染的一种状态。赘生物是其特征性病变，心脏瓣膜最常受累，也可累及间隔缺损处、腱索或心内膜面。

从暂时性败血症发生至症状出现的时间间隔长短不一，多在2周以内，但不少患者无明确的细菌进入途径可寻。除少数老年患者或心力衰竭、肾衰竭重症患者外，几乎均有发热。急性者呈暴发性败血症过程，有寒战、高热；亚急性者可有弛张性低热，午后和晚上高，伴寒战和盗汗。

感染性心内膜炎的临床表现多样，对于不明原因的反复发热，出现心脏杂音或者杂音发生变化者,应考虑到此病,血培养阳性是感染性心内膜炎极为重要的诊断依据。超声心动图对感染性心内膜炎的诊断具有较高的特异性及敏感性,已成为临床首选的检查方法(详见第七章第六节)。

三、病毒性心肌炎

病毒性心肌炎(viral myocarditis)是一种与病毒感染有关的局限性或弥漫性炎症性心肌疾病,是最常见的感染性心肌炎。

病毒性心肌炎患者约50%于发病前1～3周有病毒感染前驱症状,如发热,全身倦怠感,即所谓"感冒"样症状或恶心、呕吐等消化道症状。体格检查可见与发热程度不平行的心动过速及各种心律失常等。

超声心动图对急性病毒性心肌炎的早期诊断有重要价值,主要表现如下:房室腔增大、心肌水肿、增厚、回声不均匀,心室收缩、舒张功能受损,节段性室壁运动异常,心室内附壁血栓,心包积液等。但少数急性病毒性心肌炎患者超声心动图检查无异常发现,需要结合临床、心电图、心肌酶等资料综合分析而做出正确诊断(图8-2-2)。

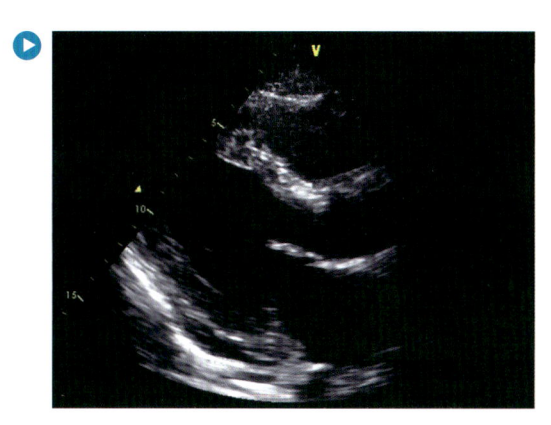

图 8-2-2　暴发性心肌炎,左心扩大,左心室收缩功能降低,少量心包积液(视频截图)

另外,急性心肌梗死导致心肌大面积坏死,坏死的心肌组织被机体吸收时也会出现发热。风湿热与A型溶血性链球菌感染有关,可出现发热,主要累及心脏和关节,其导致的风湿性心脏炎可表现为心肌炎、心内膜炎、心包炎或全心炎,其中以心肌和心内膜同时受累多见。

小 结

川崎病、感染性心内膜炎、病毒性心肌炎等均可导致发热,超声心动图检查对明确这些导致发热的心脏疾病具有重要的价值。

第三节　升主动脉增宽的心超思考

> **导读**
>
> 　　常规超声心动图检查中，升主动脉增宽是比较常见的直接征象。虽然大多数升主动脉增宽患者并没有明显的临床症状，但升主动脉增宽却是提示某些心血管重症的重要信号。因此，心超医师应对升主动脉增宽加以重视，以便及时对导致升主动脉增宽的疾病做出正确诊断。

　　正常升主动脉具有良好的弹性和张力，对维持腔内压力，推动血液循环具有重要作用。根据《中国成年人超声心动图检查测量指南》，成人升主动脉近端内径的正常参考值范围为 20～35mm（男性）、19～33mm（女性）。随着年龄增长，升主动脉弹性降低，可导致升主动脉增宽，但增宽的程度较轻。高血压、主动脉夹层、主动脉瘤、马方综合征、梅毒、主动脉瓣狭窄或关闭不全、外伤等是导致升主动脉增宽的主要病因。

　　大多数升主动脉增宽患者并没有明显的临床症状，多在体检、影像学检查时才被发现。升主动脉增宽是提示某些心血管重症的重要信号，因此，心超医师应对升主动脉增宽加以重视，以便及时对导致升主动脉增宽的疾病做出正确诊断。

一、高血压

　　左心室肥厚、左心房扩大、升主动脉增宽是常见的高血压导致的心脏结构改变。长期血管阻力增加使主动脉负荷加重，主动脉顺应性减退，舒张期左心室泵出的血液不能顺利流向外周，以及主动脉壁中层弹力纤维断裂、胶原纤维过度增生等，最终导致升主动脉增宽。

　　高血压超声心动图检查的临床意义不仅在于早期发现升主动脉增宽，更为重要的是，当发现升主动脉增宽时，应注意有无严重并发症——主动脉夹层发生（图 7-2-2，图 7-2-3）。

二、升主动脉夹层

　　主动脉内膜撕裂，血液经破口进入血管壁的中层，形成血肿，致使主动脉增宽。升主动脉夹层可导致升主动脉增宽（图 7-3-9，图 7-3-10）。

三、升主动脉瘤

　　主动脉瘤是由于主动脉壁中层受损，弹力纤维断裂导致动脉壁薄弱，在腔内压力的持续作用下出现管腔局限性扩张，心端内径 1.5 倍以上。

　　由于大多数主动脉瘤患者没有明显临床症状，因此病情更具有隐匿性。一旦主动脉瘤破裂，病情迅速恶化，极其凶险。如果主动脉夹层是血管中的"定时炸弹"，那么主动脉瘤就是血管中的"隐形杀手"，两者可互为因果，常同时存在（图 7-4-6）。

四、马方综合征

马方综合征是一种遗传性结缔组织病，主要累及骨骼、心血管系统和眼等器官组织。病理改变以心血管系统最为显著，表现为主动脉中层囊状坏死和弹力纤维变性。最常见的心血管异常为升主动脉增宽、主动脉夹层和二尖瓣异常等（图7-3-18，图7-3-19）。

五、梅毒

梅毒螺旋体侵入人体后，经淋巴管引流至主动脉壁营养血管，引起主动脉中层肌肉和弹性组织坏死、纤维瘢痕形成，致使主动脉壁变薄、膨出，形成主动脉瘤。梅毒性心血管疾病主要包括单纯性梅毒性主动脉炎、梅毒性主动脉瓣关闭不全、梅毒性主动脉瘤、冠状动脉口狭窄和梅毒性心肌树胶样肿5种类型。

需要注意的是，由于本病进展缓慢，常在初次梅毒感染后5～25年发病，并且由于患者隐瞒病史，梅毒性心血管疾病的诊断变得不明朗，主要依赖实验室检查和影像学检查。

另外，二叶式主动脉瓣常合并升主动脉增宽，各种病因导致的主动脉瓣狭窄或关闭不全、外伤等也可导致升主动脉增宽。

小 结

超声心动图检查不难发现升主动脉增宽，重要的是，心超医师应以此为线索，对隐藏在升主动脉增宽背后的疾病，尤其是心血管重症，做出正确判断，以便及时早期治疗。

第四节　心肌肥厚的心超思考

视频目录

视频 8-4-1　肥厚型心肌病。左心室心肌明显增厚，室间隔尤为明显

视频 8-4-2　心肌淀粉样变。左心室壁对称性肥厚，心肌内散在颗粒样强回声，呈毛玻璃样改变。合并右心房黏液瘤

视频 8-4-5　心内膜弹力纤维增生症。左心室下壁、后壁、侧壁心内膜明显增厚

导 读

心肌肥厚可以是心脏对后负荷增加产生的生理性反应，也可以是心肌本身原因导致的病理性改变。在超声心动图检查中，我们常会遇到心肌肥厚的直接征象，如果对心肌肥厚的病因及其特点认识不足，就可能出现漏诊或误诊。

心肌肥厚是超声心动图检查中常见的直接征象，遇到心肌肥厚的患者，心超医师应紧密结合临床资料，逐一排查，找到引起心肌肥厚的本质病因，避免漏诊或误诊。根据《中国成年人超声心动图检查测量指南》，成人室间隔与左心室后壁厚度的正常参考值范围如下：舒张末期6～11mm，收缩末期9～16mm，右心室前壁厚度2～6mm，右心室游离壁厚度2～7mm。运动员因长期超负荷职业运动可使心肌产生适应性变化，导致心肌肥厚，其为生理性心肌肥厚。导致病理性左心室心肌肥厚的主要病因有高血压心脏病、心肌病（包括肥厚型心肌病、限制型心肌病、心肌淀粉样变、糖原贮积病、心内膜弹力纤维增生症等）、左心室出口及主动脉狭窄（包括主动脉瓣下狭窄、主动脉瓣狭窄、主动脉瓣上狭窄、主动脉缩窄）等。

一、高血压心脏病

高血压是多种心血管疾病的重要危险因素，影响心、脑、肾等重要靶器官的功能。

心肌肥厚是高血压常见的并发症，是心肌对长期过度压力负荷产生的一种慢性、适应性代偿改变。因长期周围血管阻力增高，以及儿茶酚胺、血管紧张素Ⅱ等物质分泌增加，刺激心肌细胞肥大，左心室壁代偿性肥厚。随着病变进一步发展，发生失代偿改变，导致心腔扩大。

心肌肥厚是高血压心血管事件发生率和死亡率增加的独立危险因素，消退心肌肥厚可以降低心血管事件的危险性，是当前治疗高血压的重要目标之一。

高血压心脏病超声心动图表现：左心室壁呈向心性对称性增厚，增厚的心肌内部回声均匀。左心房内径增大，左心室内径多正常。早期室壁运动幅度正常或增高，左心室收缩功能正常或稍高，晚期呈离心性肥厚，运动幅度减小，收缩功能降低。

二、心肌病

表现为心肌肥厚的心肌病主要包括肥厚型心肌病、限制型心肌病、心肌淀粉样变、糖原贮积病、心内膜弹力纤维增生症等。

（一）肥厚型心肌病

肥厚型心肌病是一种常染色体显性遗传性心脏病，其重要特征为心肌微循环障碍和室壁肥厚，以左心受累为主，右心室心肌受累少见。根据左（心）室流出道血流动力学特点，肥厚型心肌病可分为梗阻性与非梗阻性。超声心动图是诊断肥厚型心肌病的重要手段，典型的肥厚型心肌病表现为左心室壁呈非对称性肥厚，心肌回声不均匀，呈斑点状或毛玻璃样改变，多普勒超声心动图可用于判断血流动力学改变，进一步确定有无左（心）室流出道梗阻及判断梗阻严重程度（图8-4-1）。

（二）限制型心肌病

限制型心肌病的主要病理变化为心内膜及心内膜下心肌间质纤维化增生，可为特发性或与心肌淀粉样变并存。其临床主要特征是心室舒张期充盈受限，需要与缩窄性心包炎鉴别。

超声心动图表现为心内膜回声增强、增厚，组织多普勒测定的受累心肌舒张早期峰值速度e′和收缩期峰值速度s′明显减慢。

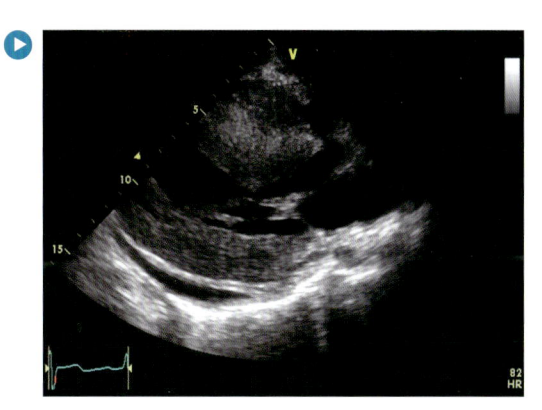

图 8-4-1 肥厚型心肌病。左心室心肌明显增厚，室间隔尤为明显（视频截图）

(三) 心肌淀粉样变

心肌淀粉样变是淀粉样蛋白质沉积在心肌组织内所致的一种少见心肌病，临床上可表现为顽固性心力衰竭、自发性低血压、心电异常等，心外表现可见舌体肥大、肝脾大等，预后较差，且不易识别，早期误诊率高。心肌淀粉样变的临床表现类似于限制型心肌病。

超声心动图的特征性表现：左心室壁对称性肥厚，心肌内散在颗粒样强回声，呈毛玻璃样改变；双房增大，左心室大小正常；左心室舒张功能和收缩功能降低等。

超声心动图提示左心室肥厚而心电图却表现为肢体导联低电压是诊断心肌淀粉样变的重要线索。有经验的心超医师根据上述特点并结合临床表现通常可以做出正确诊断，但因部分患者的超声心动图改变不典型或者检查者经验不足，易将本病与肥厚型心肌病或高血压心脏病相混淆，出现漏诊或误诊。心肌活检是诊断心肌淀粉样变的金标准，因取材困难，也可通过舌肌、牙龈、肝、肾等心外组织活检确诊（图 8-4-2～图 8-4-4）。

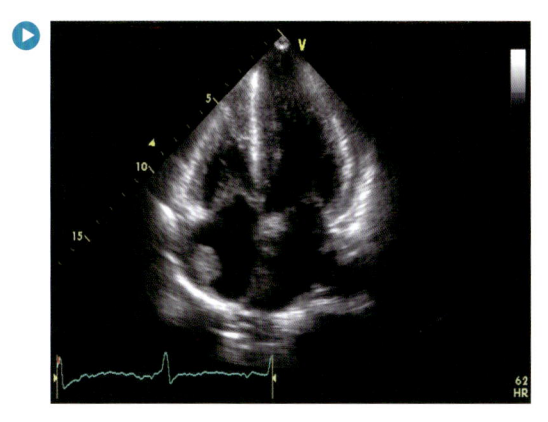

图 8-4-2 心肌淀粉样变。左心室壁对称性肥厚，心肌内散在颗粒样强回声，呈毛玻璃样改变。合并右心房黏液瘤（视频截图）

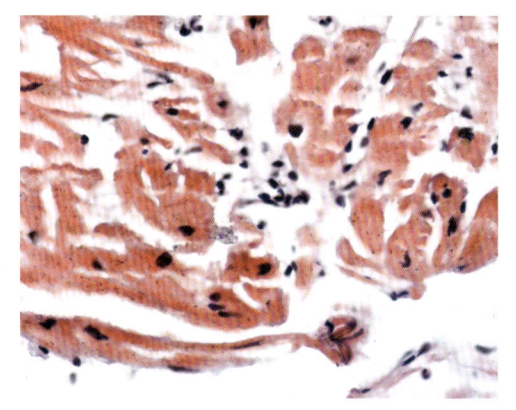

图 8-4-3 同一患者，心肌内团块状均质红染物（刚果红染色，×840）

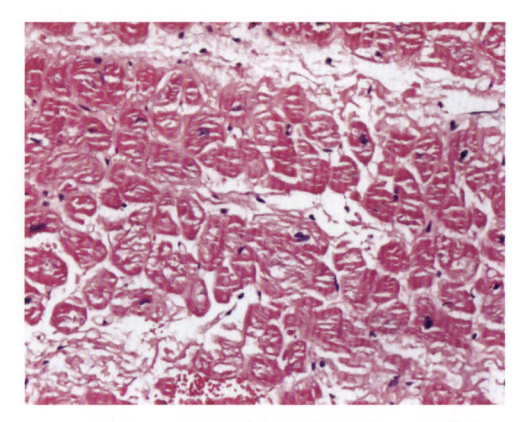

图 8-4-4 同一患者，心肌内团块状物沉淀（HE 染色，×420）

（四）糖原贮积病

糖原贮积病是一组由先天性酶缺陷所导致的糖代谢障碍性疾病，属于常染色体隐性遗传病。糖原贮积病有很多类型，其中Ⅰ、Ⅲ、Ⅵ、Ⅸ型以肝脏病变为主，Ⅱ、Ⅴ、Ⅶ型以肌肉组织受损为主。Ⅱ型是最严重的类型，病变广泛累及骨骼肌、心肌、肝和周围神经系统。依据发病年龄，糖原贮积病可分为婴儿型、青少年型和成年型，其中婴儿型糖原贮积病主要表现为左心室心肌增厚，回声增强。多在 1 岁以内发病，患儿在出生后的几个月内即可出现心肌肥大、全身肌肉无力、肌张力减退、肝大、呼吸困难和心力衰竭。糖原贮积病的临床表现类似于肥厚型心肌病，肌电图显示肌源性改变，肌肉活检见肌糖原水平升高可确诊。

（五）心内膜弹力纤维增生症

心内膜弹力纤维增生症是婴幼儿常见的心肌病之一，是由心肌胶原纤维和弹力纤维沉积导致心室内膜弥漫性增厚伴心腔扩大的一种疾病。心内膜弹力纤维增生症病因尚未明确，70%～80% 发生于 1 岁以内，易出现心力衰竭，以心内膜增厚，心腔扩大，心肌收缩和舒张功能降低为特征。超声心动图表现为左心室球形扩大，心内膜明显增厚，回声增强，收缩功能降低（图 8-4-5）。

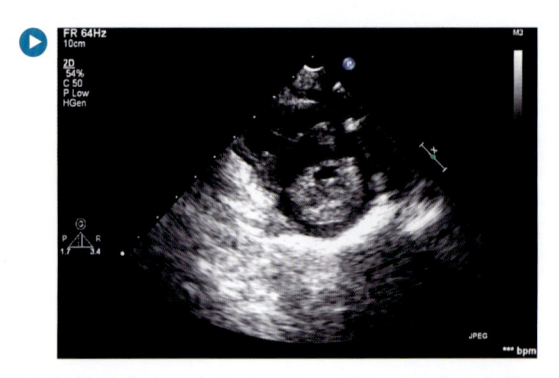

图 8-4-5 心内膜弹力纤维增生症。左心室下壁、后壁、侧壁心内膜明显增厚（视频截图）

三、左心室出口及主动脉狭窄

左心室出口及主动脉狭窄时，因左心室排血受阻，压力负荷增加，可导致左心室心肌呈向心性对称性肥厚。左心室出口狭窄包括主动脉瓣下狭窄、主动脉瓣狭窄及主动脉瓣上狭窄；主动脉狭窄可以发生于主动脉各部位，主要包括主动脉缩窄、降主动脉缩窄等。

对于发现左心室心肌肥厚的患者，极易漏诊这一类疾病。超声心动图可以明确左心室出口及主动脉狭窄的部位、累及范围和狭窄程度，是诊断该类疾病的首选检查方法（详见第三章第十二节）。

此外，肺动脉高压、右（心）室流出道梗阻性疾病、心肌病等可导致右心室心肌肥厚。

小 结

超声心动图检查发现心肌肥厚时，不应局限于高血压心脏病的诊断。肥厚型心肌病、限制型心肌病、心肌淀粉样变、糖原贮积病、心内膜弹力纤维增生症等心肌病同样表现为心肌肥厚，可结合临床资料、超声心动图及其他检查进行诊断。最容易漏诊的是导致心肌肥厚的左心室出口及主动脉狭窄类疾病，而超声心动图可以明确诊断。

9

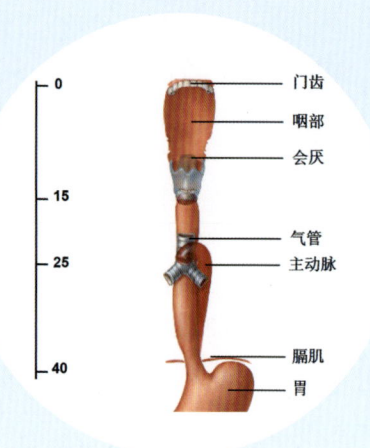

第九章
治 疗 篇

第一节 经胸超声心动图的有益补充
——经食管超声心动图

▶ **视频目录**

视频 9-1-3 食管中段四腔心切面

视频 9-1-4 食管中段主动脉瓣短轴切面。二叶式主动脉瓣，右冠瓣与无冠瓣未分离

视频 9-1-5 食管中段双腔静脉切面

视频 9-1-6 左心耳血栓

视频 9-1-7 食管中段双腔静脉和三尖瓣切面显示上腔静脉型房间隔缺损（9mm）

视频 9-1-8 同一患者，CDFI 显示上腔静脉型房间隔缺损的左向右分流

视频 9-1-9 食管中段双腔静脉切面显示卵圆孔未闭的原发隔与继发隔之间的"缝"

视频 9-1-10 同一患者，CDFI 显示卵圆孔未闭通过"缝"的分流

视频 9-1-11 食管中段双腔静脉切面显示中央型小房间隔缺损的"孔"

视频 9-1-12 同一患者，CDFI 显示通过中央型小房间隔缺损"孔"的分流

视频 9-1-13 食管中段主动脉瓣短轴切面显示四叶式主动脉瓣

视频 9-1-14 食管中段二腔心切面 CDFI 显示二尖瓣位人工双叶瓣舒张期 3 束前向血流、收缩期瓣口轻度反流及瓣周轻中度反流

视频 9-1-16 食管中段二腔心切面显示二尖瓣位人工瓣周左心房侧较小的赘生物（5mm×6mm）

视频 9-1-18：食管中段主动脉瓣短轴切面显示主动脉瓣位人工瓣膜

视频 9-1-19：经食管超声心动图在房间隔缺损封堵术中的应用

视频 9-1-20：经食管超声心动图在室间隔缺损封堵术中的应用

视频 9-1-21：经食管超声心动图在左心耳封堵术中的应用

> **导 读**
>
> 经胸超声心动图操作简便，无须特殊准备，可明确诊断绝大多数心血管疾病。经食管超声心动图对特殊情况下、特殊部位的检查具有明显优势，是经胸超声心动图的有益补充。

"物固莫不有长，莫不有短，人亦然。故善学者，假人之长以补其短"，在心血管疾病的诊疗中，经胸超声心动图（transthoracic echocardiography，TTE）和经食管超声心动图（transesophageal echocardiography，TEE）可发挥各自优势，取长补短，相得益彰。

TTE 操作简便，检查前无须特殊准备，并可反复使用，心超医师如能熟练掌握二维

超声心动图、M 型超声心动图和多普勒超声心动图，可对绝大多数心血管疾病做出明确诊断。

在特殊情况下，如肥胖、肺气肿、胸廓畸形、术中、心脏介入手术等，以及对特殊部位的检查，如左心耳、房间隔、主动脉瓣、人工瓣膜、上下腔静脉等，TEE 具有自己的优势。TEE 的探头置于患者食管内，从心脏后方近距离观察心脏，避免了胸壁和肺气等因素的干扰，并且探头分辨力高，对特殊部位的显示优于 TTE，是 TTE 的有益补充。

本节将对 TEE 的检查前准备、适应证与禁忌证、操作方法、常用切面、临床应用等进行一一介绍。

一、检查前准备

①禁食 8 小时以上；②了解有无牙齿、食管疾病及高血压、心律失常、心力衰竭、感染性疾病（乙型肝炎、丙型肝炎、艾滋病、梅毒）等病史；③对于重要感染性疾病患者，建议使用一次性 TEE 保护套；④告知患者 TEE 检查的必要性、相关风险和安全性，消除患者的心理顾虑，取得患者的配合；⑤签署患者知情同意书。

二、适应证与禁忌证

1. 适应证　①肥胖、肺气肿、胸廓畸形、术中、心脏介入手术等 TTE 检查困难者或不适宜行 TTE 检查者；②左心耳、房间隔、主动脉瓣、人工瓣膜、上下腔静脉、胸降主动脉、肺静脉、左右冠状动脉主干等 TTE 检查不易显示的部位。

2. 禁忌证　①绝对禁忌证。患者拒绝；严重的上消化道疾病，如食管梗阻或狭窄、食管占位性病变、食管静脉曲张、食管憩室等。②相对禁忌证。凝血障碍、颈椎病、咽部占位性病变等；严重的心血管疾病，如心力衰竭、严重心律失常、急性心肌梗死、重度高血压、低血压等。

三、操作方法

插管：患者取侧卧位，面向检查者，全身麻醉状态下可选择仰卧位或侧卧位。放置牙垫，换能器表面涂消毒耦合剂，将探头头端稍前屈，手持探头管体前 1/3 处，轻轻将探头送至咽后壁，嘱患者做吞咽动作，顺势将探头送入食管。操作过程中切忌使用暴力。

食管全长约 25cm，分为颈、胸、腹三部分，有 3 个生理性狭窄。第一个狭窄位于食管的起始处，距离中切牙约 15cm；第二个狭窄位于左主支气管后方与之交叉处，距离中切牙约 25cm；第三个狭窄在食管裂孔处，距离中切牙约 40cm（图 9-1-1，图 9-1-2）。食管的 3 个狭窄是异物易滞留之处和肿瘤的好发部位。临床上进行插管操作时，要注意避免损伤狭窄处的食管壁。

探头的调节：食管探头的操作技巧通过 4 个手法来完成。①根据检查部位的深度，将探头沿食管推进或回撤；②通过顺时针或逆时针方向转动探头管体，调节探头的右转或左转；③通过操作柄上的大轮或小轮，调节探头头端向前后或左右弯曲；④通过操作柄上的电控按钮，调节晶体片的扫查在 0°～180° 旋转。

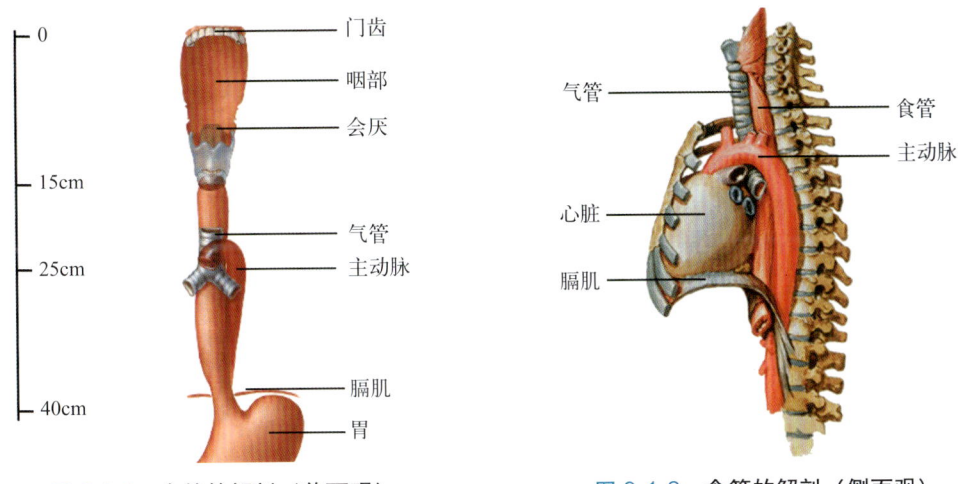

图 9-1-1 食管的解剖（前面观）

图 9-1-2 食管的解剖（侧面观）

整个检查过程中，时间不宜过长，以免引起患者不适或探头温度过高；术中 TEE 检查，在检查间期应保持图像在冻结状态，避免探头温度过高。

退出探头：轻轻将探头平稳退出，避免损伤食管。检查后对探头进行消毒和保养，保持探头清洁和干燥。

四、常用切面

美国超声心动图学会指南推荐了 28 个标准切面，实际检查中应根据临床需要选取相应的切面进行观察。

根据探头插入的深度，分为食管上段、食管中段、食管下段和胃部 4 个水平的切面，其中以食管中段水平的切面最为常用。

经食管多平面扫描时，0°时的切面为经食管探头的横轴切面，30°～50°时的切面为心脏的短轴切面，90°时的切面为经食管探头的矢状切面，110°～135°时的切面为心脏的长轴切面，180°时的切面为0°时切面的镜像图。

常用切面：食管中段切面包括四腔心切面（图 9-1-3）、五腔心切面、二尖瓣交界区切面、二腔心切面、左（心）室长轴切面、主动脉瓣长轴及短轴切面（图 9-1-4）、右心室流入道切面、双腔静脉和三尖瓣切面、双腔静脉切面（图 9-1-5）、左心耳切面；食管上段切面包括升主动脉长轴及短轴切面、右肺静脉切面、右肺静脉和左肺静脉切面、主动脉弓长轴及短轴切面。另外，食管全程可扫查降主动脉长轴及短轴切面。

胃部水平的切面并不常用，这里不再列举。

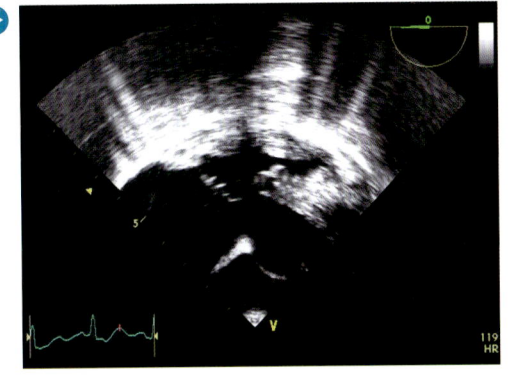

图 9-1-3 食管中段四腔心切面（视频截图）

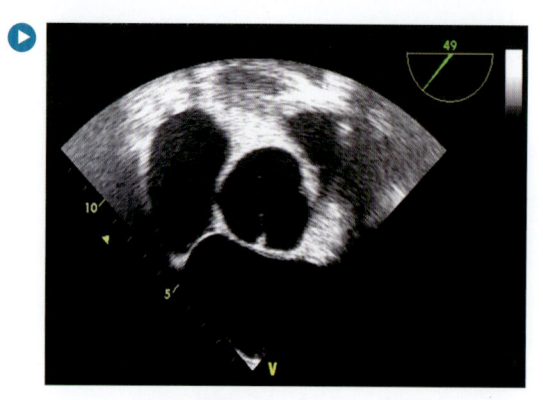

图 9-1-4　食管中段主动脉瓣短轴切面。二叶式主动脉瓣，右冠瓣与无冠瓣未分离（视频截图）

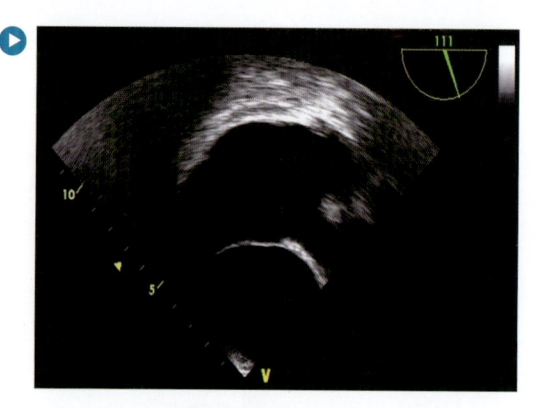

图 9-1-5　食管中段双腔静脉切面（视频截图）

五、临床应用

TTE 可对绝大多数心血管疾病做出明确诊断，但在特殊情况下，TTE 存在局限性，需要进行 TEE 检查。TEE 扩展了 TTE 检查的范围，是 TTE 的有益补充。

（一）左心耳

左心耳容易形成血栓，射频消融或电复律、二尖瓣球囊扩张等术前，需要进行 TEE 检查以明确是否存在左心耳血栓（图 9-1-6）。探头置于食管中段，可 0°～180° 全方位观察左心耳，评估左心耳形态结构、是否有血栓及血流充盈或排空速度等。

需要注意的是，勿将左心耳内的梳状肌误认为血栓。

（二）房间隔

TEE 可全方位显示房间隔，对于较小的、位置隐匿的缺损的显示，以及明确缺损与周围组织结构之间的空间关系，明显优于 TTE（图 9-1-7，图 9-1-8）。TEE 能够清晰显示卵圆孔未闭的原发隔与继发隔之间的"缝"（图 9-1-9，图 9-1-10），准确鉴别中央型小房间隔缺损的"孔"（图 9-1-11，图 9-1-12）。

图 9-1-6　左心耳血栓（视频截图）

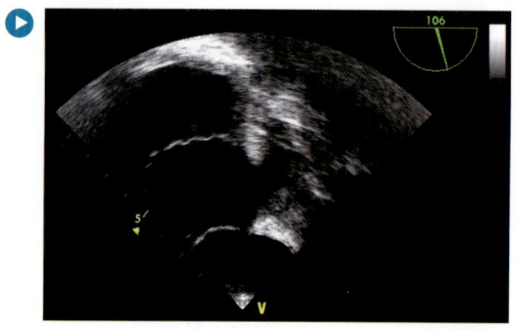

图 9-1-7　食管中段双腔静脉和三尖瓣切面显示上腔静脉型房间隔缺损（9mm）（视频截图）

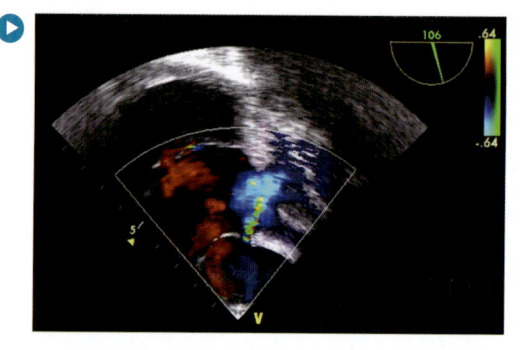

图 9-1-8　同一患者，CDFI 显示上腔静脉型房间隔缺损的左向右分流（视频截图）

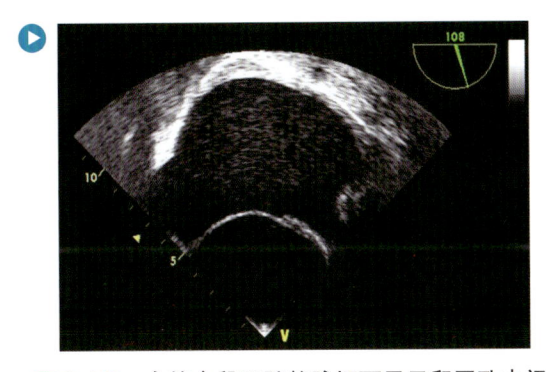

图 9-1-9 食管中段双腔静脉切面显示卵圆孔未闭的原发隔与继发隔之间的"缝"（视频截图）

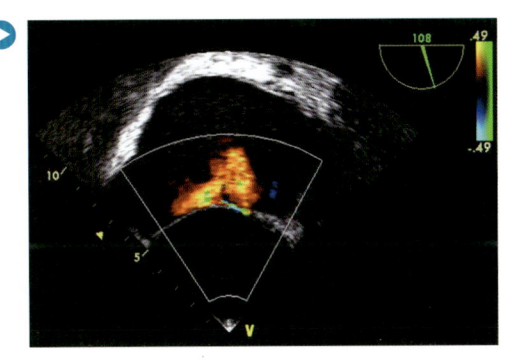

图 9-1-10 同一患者，CDFI 显示卵圆孔未闭通过"缝"的分流（视频截图）

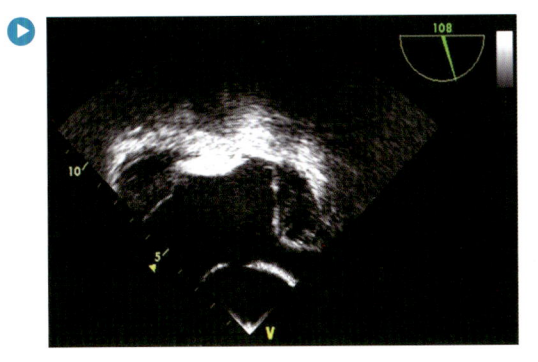

图 9-1-11 食管中段双腔静脉切面显示中央型小房间隔缺损的"孔"（视频截图）

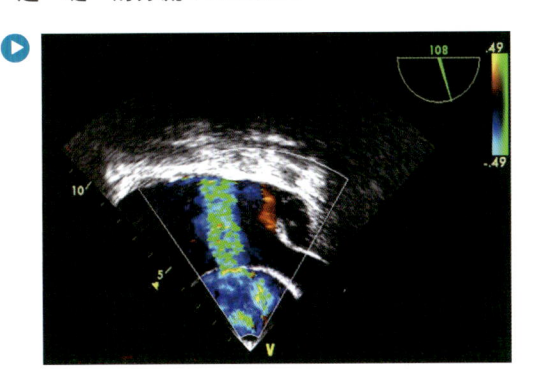

图 9-1-12 同一患者，CDFI 显示通过中央型小房间隔缺损"孔"的分流（视频截图）

（三）主动脉瓣

TEE 食管中段主动脉瓣短轴切面可清晰显示主动脉瓣的形态结构，尤其对主动脉瓣瓣叶数目畸形具有很高的诊断价值（图 9-1-13）。

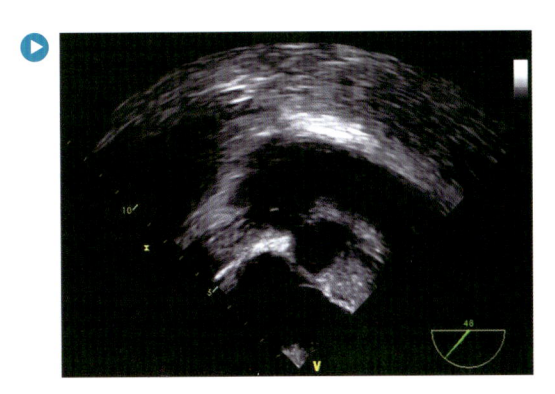

图 9-1-13 食管中段主动脉瓣短轴切面显示四叶式主动脉瓣（视频截图）

（四）人工瓣膜

心脏瓣膜置换术后，可能发生人工瓣膜瓣周漏、狭窄、反流、血栓及感染性心内膜炎、卡瓣等并发症（详见第四章第二节），TEE 能够清晰显示人工瓣膜，发现人工瓣膜功能异常的原因（图 9-1-14～图 9-1-17）。

　　TEE 对主动脉瓣位人工瓣膜的显示不如二尖瓣位人工瓣膜清晰，但仍优于 TTE（图 9-1-18）。

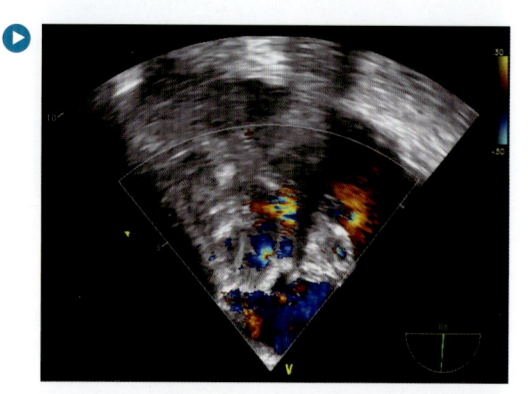

图 9-1-14　食管中段二腔心切面 CDFI 显示二尖瓣位人工双叶瓣舒张期 3 束前向血流、收缩期瓣口轻度反流及瓣周轻中度反流（视频截图）

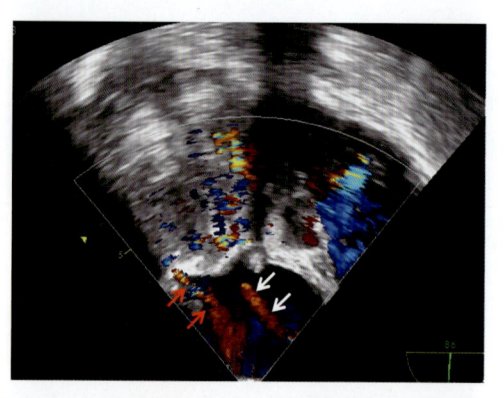

图 9-1-15　食管中段二腔心切面 CDFI 显示收缩期瓣口轻度反流（白色箭头）及瓣周轻中度反流（红色箭头）

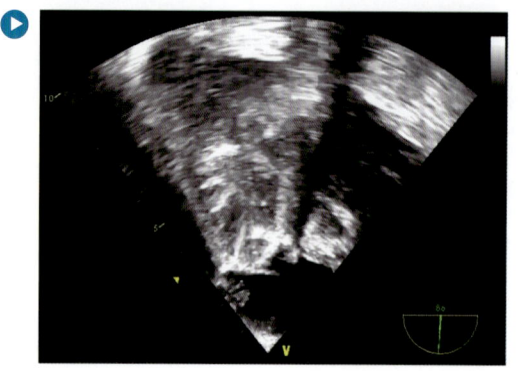

图 9-1-16　食管中段二腔心切面显示二尖瓣位人工瓣周左心房侧较小的赘生物（5mm×6mm）（视频截图）

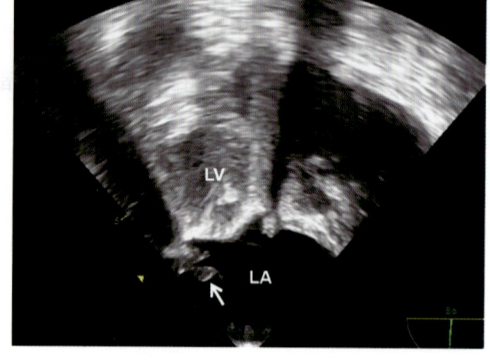

图 9-1-17　食管中段二腔心切面显示二尖瓣位人工瓣周左心房侧较小的赘生物（箭头）。LV. 左心室；LA. 左心房

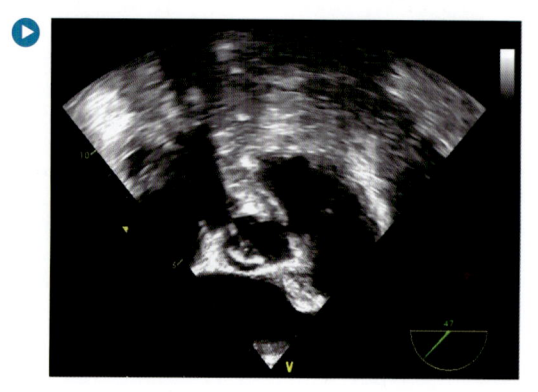

图 9-1-18　食管中段主动脉瓣短轴切面显示主动脉瓣位人工瓣膜（视频截图）

(五)术中经食管超声心动图

TEE 是心脏外科医师的第三只眼,可为心脏外科手术的成功保驾护航。TEE 在术前协助明确诊断或补充 TTE 的诊断、术中监测、术后即刻评估手术效果方面均发挥着重要作用。

(六)介入经食管超声心动图

TEE 在先天性心脏病封堵术、左心耳封堵术(LAAC)、经导管主动脉瓣置入术(transcatheter aortic valve implantation,TAVI)、经皮肺动脉带瓣支架置入术、经导管二尖瓣修复术等介入手术中均起着重要作用,甚至在部分领域可完全取代 DSA(图 9-1-19～图 9-1-21)。

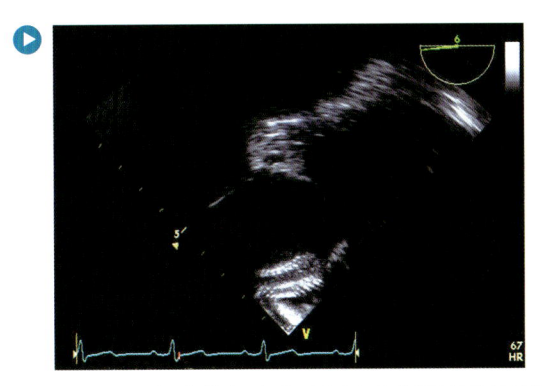

图 9-1-19 经食管超声心动图在房间隔缺损封堵术中的应用(视频截图)

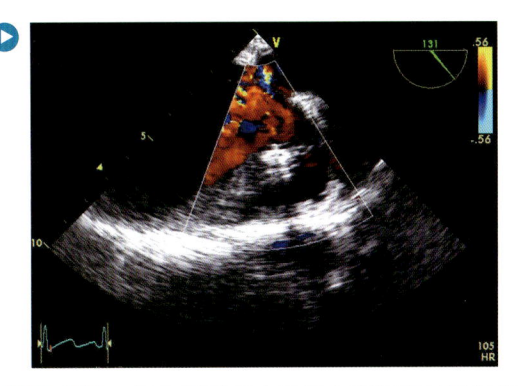

图 9-1-20 经食管超声心动图在室间隔缺损封堵术中的应用(视频截图)

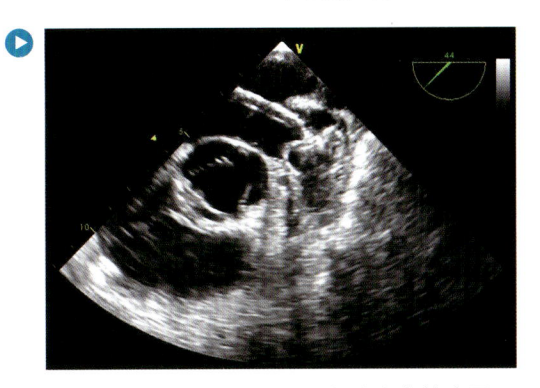

图 9-1-21 经食管超声心动图在左心耳封堵术中的应用(视频截图)

小 结

TEE 避免了胸壁和肺气等因素的干扰,并且探头分辨力高,对左心耳、房间隔、主动脉瓣、人工瓣膜等结构的显示,以及在术中、心脏介入手术等方面的应用优于 TTE,是 TTE 的有益补充。

第二节　经食管超声心动图在左心耳封堵术中的应用

▶ **视频目录**

　　视频 9-2-2　　Watchman 左心耳封堵术全过程
　　视频 9-2-3　　风向标型左心耳
　　视频 9-2-5　　菜花型左心耳
　　视频 9-2-8　　心底短轴切面显示房间隔穿刺点至左心耳的工作轴线
　　视频 9-2-9　　引导穿刺针在房间隔中下靠后的位置进行穿刺
　　视频 9-2-10　 DSA 显影下房间隔穿刺
　　视频 9-2-11　 在左上肺静脉交换导管并推进
　　视频 9-2-12　 猪尾导管造影定位
　　视频 9-2-13　 鞘管与左心耳前叶对齐
　　视频 9-2-15　 鞘管与左心耳后叶对齐
　　视频 9-2-18　 推进封堵器
　　视频 9-2-19　 打开封堵器
　　视频 9-2-20　 测试稳定性
　　视频 9-2-21　 封堵器释放前形态
　　视频 9-2-22　 封堵器形态、位置正常
　　视频 9-2-23　 封堵器后肩突出，周边残存血流
　　视频 9-2-24　 封堵器表面血栓形成

> **导　读**
>
> 　　心房颤动是临床上最常见的心律失常之一，心房颤动最主要的并发症是血栓栓塞，其中以脑卒中危害最大。数据显示，90% 的非瓣膜性心房颤动患者血栓来源于左心耳，因此，封闭左心耳是预防心房颤动患者栓塞并发症的有效途径之一。近年来，左心耳封堵术陆续开展，通过封堵左心耳预防心房颤动时左心耳内血栓形成，为具有脑卒中高危风险和口服抗凝剂禁忌或不宜长期口服抗凝剂的非瓣膜性心房颤动患者提供了一种有效的微创治疗手段。经食管超声心动图可为左心耳封堵术保驾护航，不仅能保证手术的质量，也能提高手术的安全性。

　　心房颤动是临床上最常见的心律失常之一，在普通人群中，心房颤动的患病率为 1%～2%，并随年龄增长逐渐增高。心房颤动最主要的并发症是血栓栓塞，其中以脑卒中危害最大。

　　左心耳（LAA）是形状不规则的狭长管状结构，内部存在丰富的梳状肌和肌小梁，血流速度缓慢，是血栓的好发部位。心房颤动时左心耳更易形成血栓，数据显示，60% 的瓣

膜性心脏病及 90% 的非瓣膜性心房颤动患者血栓来源于左心耳，因此，封闭左心耳是预防心房颤动患者栓塞并发症的有效途径之一。

左心耳封堵术（LAAC）是目前全球预防心房颤动患者脑卒中的治疗新趋势，它能有效减少患者的致残率、病死率，同时减少出血的发生。左心耳封堵术通过封堵左心耳预防心房颤动时左心耳内血栓形成，从而降低心房颤动患者由血栓栓塞引发长期残疾或死亡的风险，为具有脑卒中高危风险和口服抗凝剂禁忌或不宜长期口服抗凝剂的非瓣膜性心房颤动患者提供了一种有效的微创治疗手段（图 9-2-1，图 9-2-2）。

经食管超声心动图可为左心耳封堵术保驾护航，不仅能保证手术的质量，也能提高手术的安全性。经食管超声心动图术前评估左心耳形态、测量左心耳大小以选择合适的封堵器，术中引导穿刺房间隔、监测封堵器的输送和释放，术后评价封堵效果、观察有无并发症，在左心耳封堵术中发挥着重要作用。

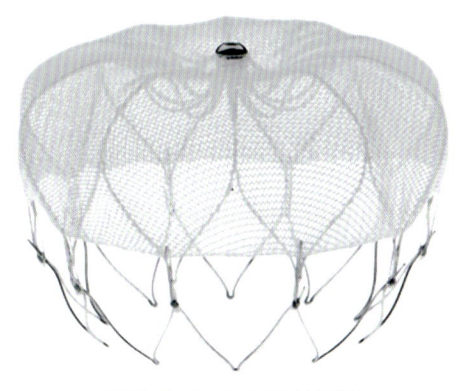

图 9-2-1　左心耳封堵器

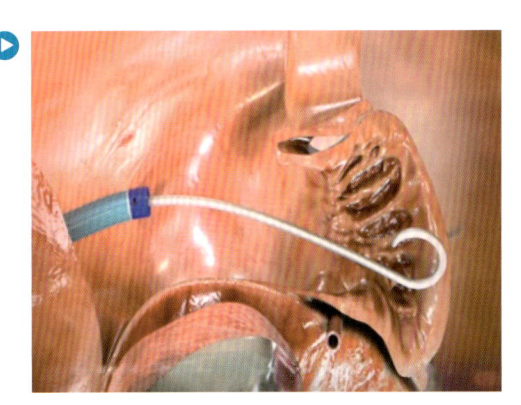

图 9-2-2　Watchman 左心耳封堵术全过程（视频截图）

一、左心耳封堵术适应证

非瓣膜性心房颤动伴高脑卒中风险（CHA2DS2-VASC 评分 ≥ 2 分），同时满足以下任一情况：① 有华法林应用禁忌证或不宜长期服用华法林，中度肾功能不全；② 服用抗凝剂依从性较差的患者；③ HAS-BLED 评分 ≥ 3 分的高出血风险患者，有 PCI 史需要抗凝联合抗血小板的患者。

二、经食管超声心动图与左心耳封堵术

（一）术前评估左心耳形态及解剖结构，选择合适的封堵器

左心耳的形态可分为风向标型、鸡翅型和菜花型，以两叶者多见，三叶者次之。经食管超声心动图可多角度观察左心耳的形态及其与左上肺静脉之间的位置关系（图 9-2-3～图 9-2-6）。

测量左心耳开口直径和深度：分别从 0°、45°、90° 和 135° 切面测量左心耳开口直径和深度，以测量的最大直径为依据选择封堵器大小（图 9-2-7）。左心耳开口直径 0° 时测量冠状动脉左回旋支至对侧左上肺静脉开口下 2mm 处的距离，45°、90° 和 135° 时测量二尖瓣环顶端至对侧左上肺静脉开口下 2mm 处的距离，左心耳深度为左心耳开口线中点至左心耳尖部的距离。

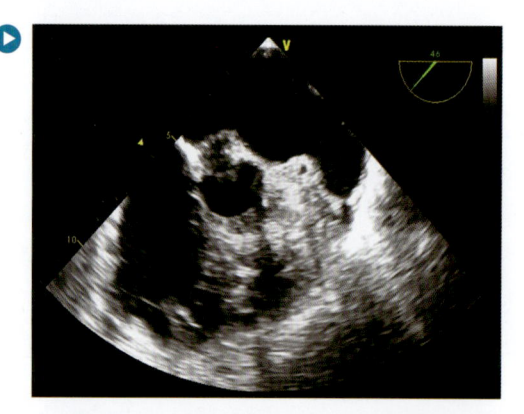

图 9-2-3 风向标型左心耳（视频截图）

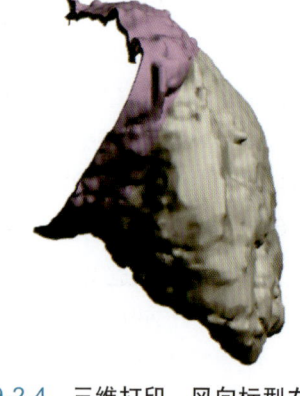

图 9-2-4 三维打印，风向标型左心耳

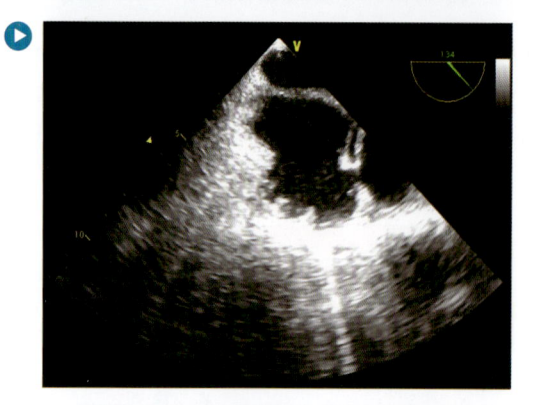

图 9-2-5 菜花型左心耳（视频截图）

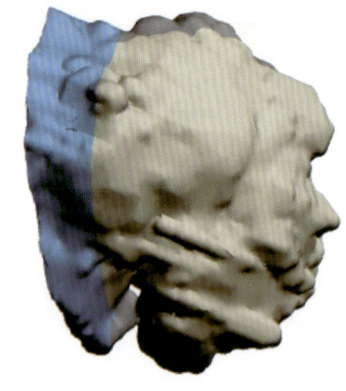

图 9-2-6 三维打印，菜花型左心耳

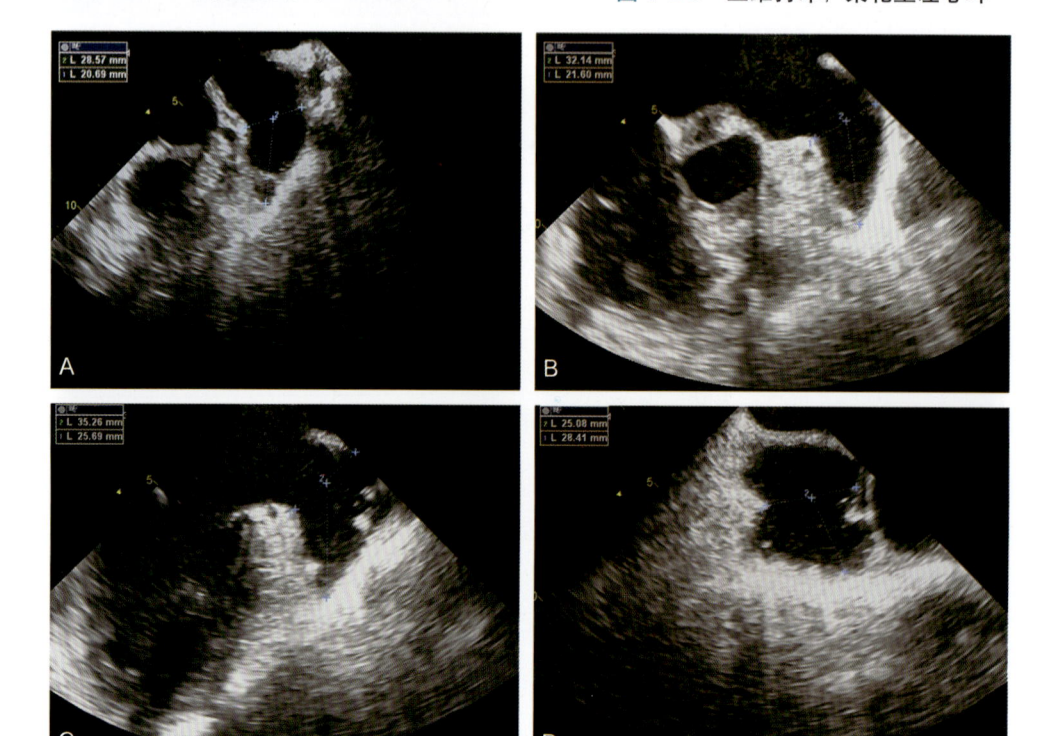

图 9-2-7 左心耳开口直径和深度的测量
A. 0°；B. 45°；C. 90°；D. 135°

Watchman 封堵器有 5 种规格，直径分别为 21mm、24mm、27mm、30mm 和 33mm。选择封堵器的标准：取决于左心耳开口的最大直径；左心耳开口直径应为 17～31mm；选择比左心耳开口直径大 10%～20% 的封堵器；左心耳可用深度应大于或等于开口直径。

（二）术中引导穿刺房间隔、监测封堵器的输送和释放

1. **房间隔穿刺** 正确实施房间隔穿刺是左心耳封堵术快速成功的关键步骤之一。在经食管超声心动图引导下，以心底短轴切面和上下腔静脉长轴切面确认穿刺点，引导穿刺针在房间隔中下靠后的区域进行穿刺，不仅显著减少房间隔穿刺的盲目性并提高安全性，而且能保证鞘管顺利进入左心耳（图 9-2-8～图 9-2-10）。如果没有经食管超声心动图的引导，房间隔穿刺针容易滑落到卵圆窝处，通过该处放置的鞘管难以进入左心耳，而且很难和左心耳封堵术的工作轴线吻合。

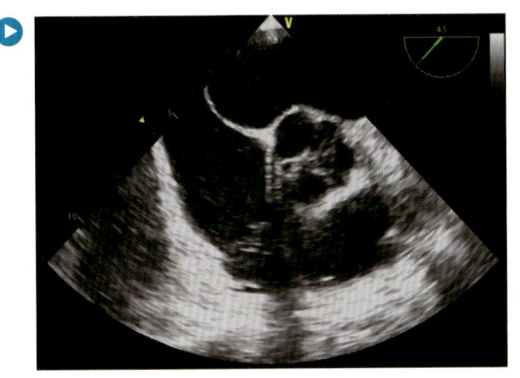

图 9-2-8 心底短轴切面显示房间隔穿刺点至左心耳的工作轴线（视频截图）

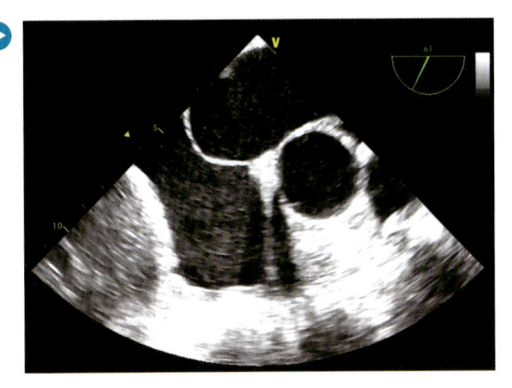

图 9-2-9 引导穿刺针在房间隔中下靠后的位置进行穿刺（视频截图）

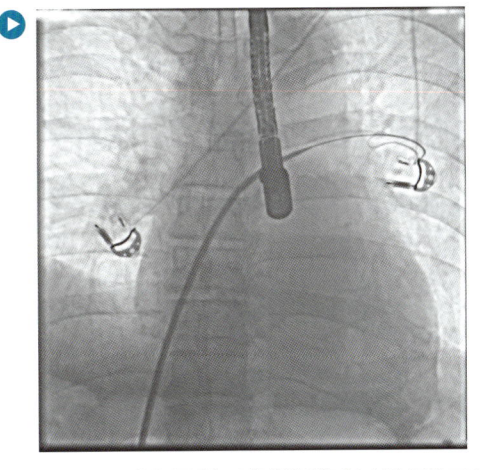

图 9-2-10 DSA 显影下房间隔穿刺（视频截图）

2. **监测封堵器的输送** 完成房间隔穿刺后，在经食管超声心动图监测下，于左上肺静脉内完成器械的交换，避免损伤左心耳（图 9-2-11）。然后在左心房内交换猪尾导管，送入左心耳，0°～135° 观察左心耳，沿猪尾导管缓慢推进鞘管进入左心耳尖部（图 9-2-12）。此时，超声应引导鞘管与左心耳前叶对齐，以保证封堵器与左心耳开口处于同一平面，而使封堵器不会突出（图 9-2-13，图 9-2-14）。如果鞘管与左心耳后叶对齐，则会导致封堵器后肩突出（图 9-2-15，图 9-2-16）。

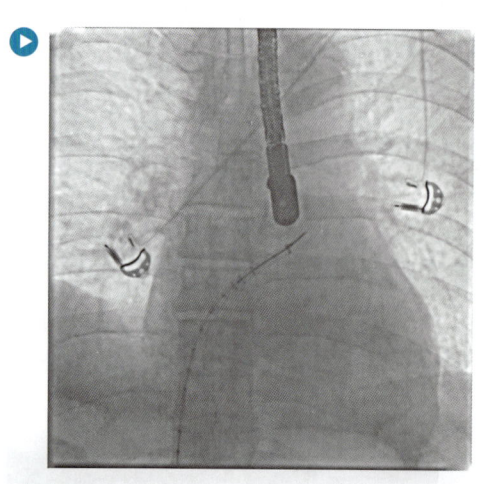

图 9-2-11　在左上肺静脉交换导管并推进（视频截图）

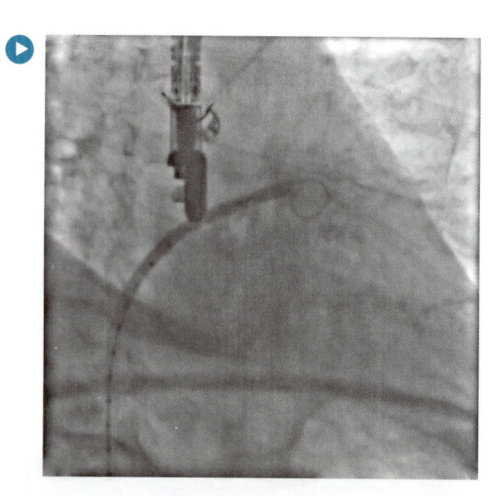

图 9-2-12　猪尾导管造影定位（视频截图）

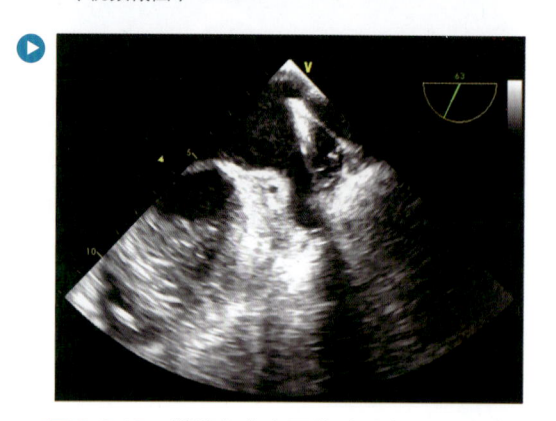

图 9-2-13　鞘管与左心耳前叶对齐（视频截图）

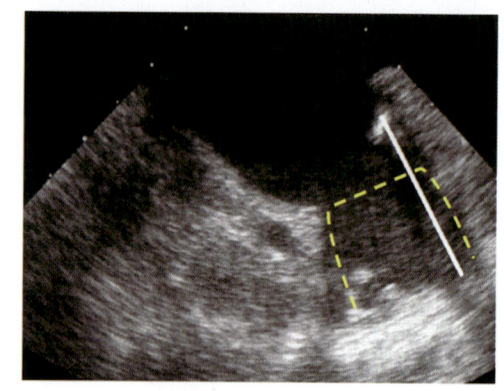

图 9-2-14　封堵器与左心耳开口处于同一平面示意图

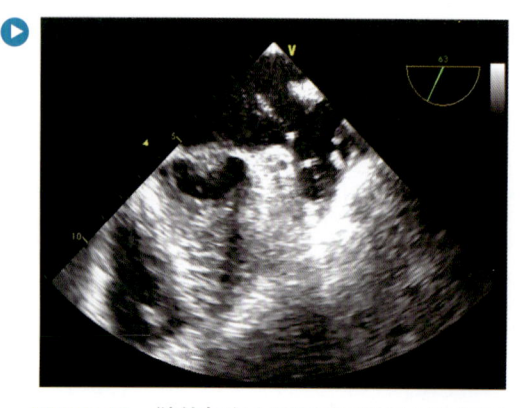

图 9-2-15　鞘管与左心耳后叶对齐（视频截图）

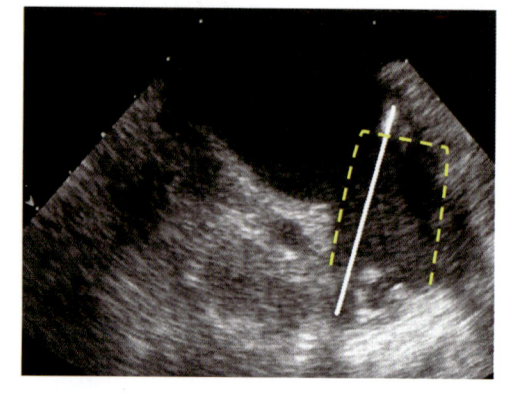

图 9-2-16　封堵器后肩突出示意图

3. 封堵器释放条件　鞘管上刻有不透射线标记环，用于确定封堵器的初始位置和深度（图 9-2-17，图 9-2-18）。当超声心动图满足以下条件时，即可释放：封堵器放置于左心耳口部或稍远的位置；固定锚已经嵌入左心耳壁，封堵器稳定；测量封堵器肩部最大直径，相对原尺寸压缩8%～20%；封堵器撑开左心耳开口，所有瓣叶都被封堵（图9-2-19～图9-2-21）。

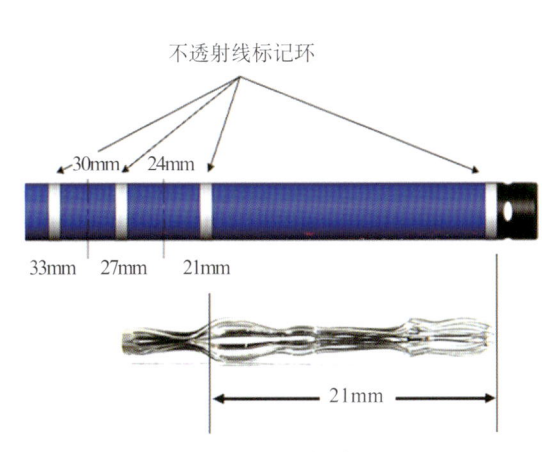

图 9-2-17　不透射线标记环

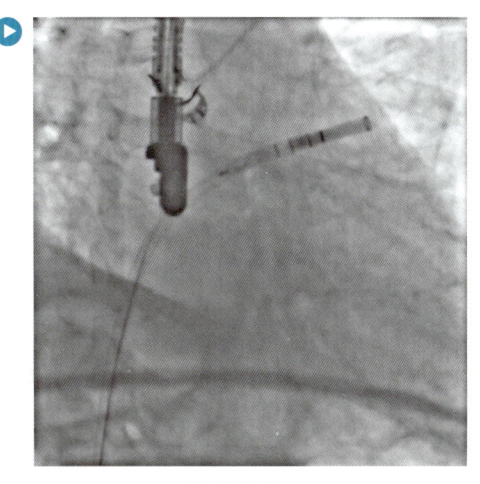

图 9-2-18　推进封堵器（视频截图）

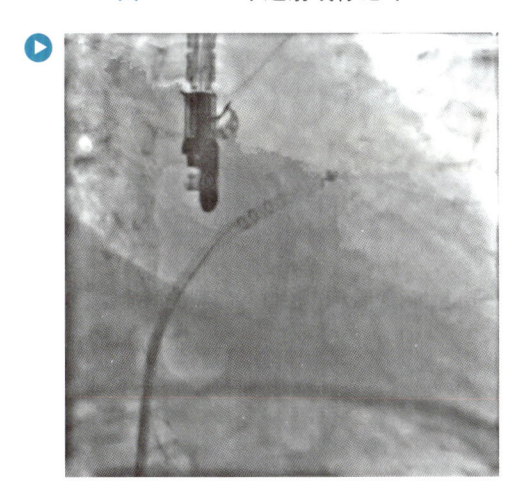

图 9-2-19　打开封堵器（视频截图）

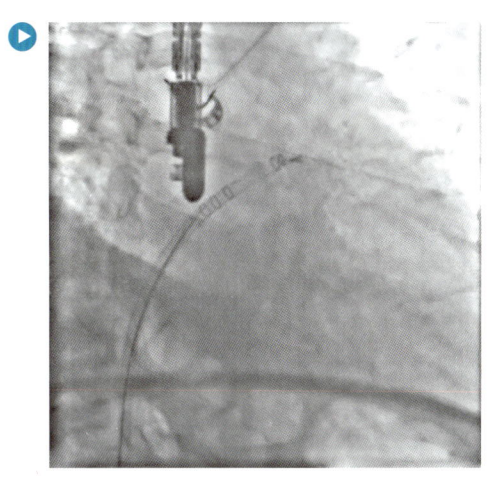

图 9-2-20　测试稳定性（视频截图）

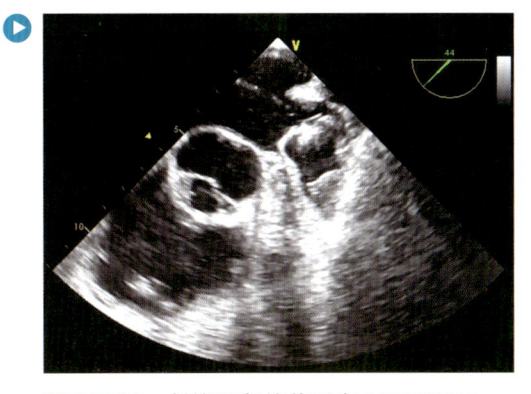

图 9-2-21　封堵器释放前形态（视频截图）

(三)术后评价封堵效果、观察有无并发症

术后经食管超声心动图观察封堵器的形态和位置(图 9-2-22);封堵器周边是否有残存血流,一般残余血流束宽 < 5mm 为可接受的范围(图 9-2-23);术后 45 天,观察封堵器表面是否有血栓形成(图 9-2-24)。

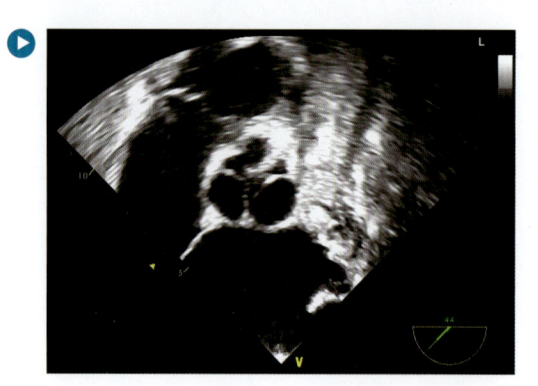

图 9-2-22 封堵器形态、位置正常(视频截图)

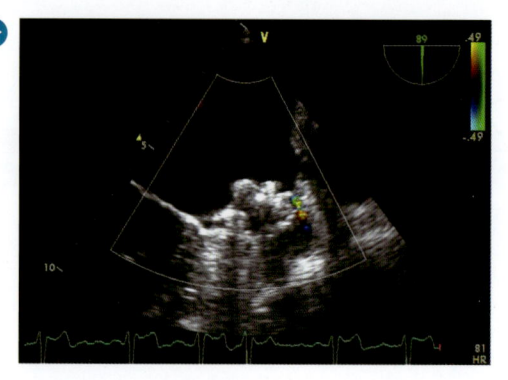

图 9-2-23 封堵器后肩突出,周边残存血流(视频截图)

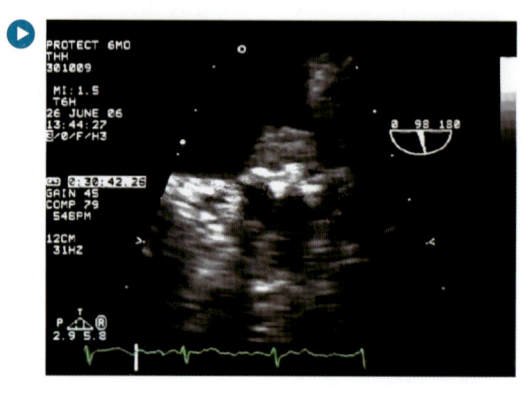

图 9-2-24 封堵器表面血栓形成(视频截图)

小 结

经食管超声心动图术前评估左心耳形态、测量左心耳大小以选择合适的封堵器,术中引导穿刺房间隔、监测封堵器的输送和释放,术后评价封堵效果、观察有无并发症,在左心耳封堵术中发挥着重要作用。